座位マッサージ
肩・首・頭・腰

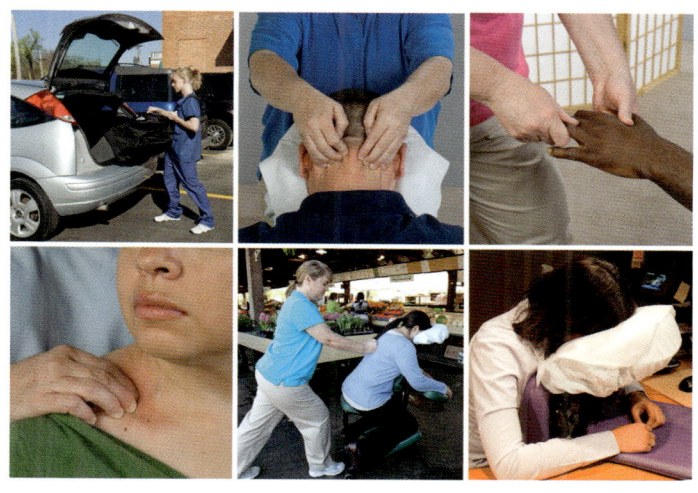

パトリシア・M・ホランド／サンドラ・K・アンダーソン
Patricia M. Holland／Sandra K. Anderson

森岡 望 監修

小坂 由香 訳

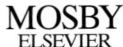

3251 Riverport Lane
St. Louis, Missouri 63043

CHAIR MASSAGE

Copyright © 2011 by Mosby, Inc., an affiliate of Elsevier Inc.

Japanese edition is published by GAIABOOKS Inc. This edition of Chair Massage by Patricia M. Holland and Sandra K. Anderson(ISBN:978-0-323-02559-1) is published by arrangement with Elsevier Inc through Elsevier Japan KK.
『座位マッサージ』(パトリシア・M・ホランド、サンドラ・K・アンダーソン 著、ISBN 978-0-323-02559-1)の日本語版はエルゼビア・ジャパン株式会社を通じてエルゼビア社との契約により刊行されました。

No part of this publication may be reproduced or transmitted in any form or by any means, electronic or mechanical, including photocopying, recording, or any information storage and retrieval system, without permission in writing from the publisher. Details on how to seek permission, further information about the Publisher's permissions policies and our arrangements with organizations such as the Copyright Clearance Center and the Copyright Licensing Agency, can be found at our website: www.elsevier.com/permissions.

This book and the individual contributions contained in it are protected under copyright by the Publisher, (other than may be noted herein).
Printed in China

お断り

本分野における知識や最良の実践は常に変化しています。新しい研究や経験で私たちの知識が広がるにつれ、研究方法、専門的診療、または治療法を変えることが必要になるでしょう。

施術者や研究者は、本書に述べたいかなる情報、方法、化合物、または経験を評価し用いる際にも、自分自身の経験と知識に常に頼らなくてはなりません。こうした情報または方法を使用する際、施術者および研究者は、自分自身の安全と、彼らが職業的責任を負う関係者を含む他者の安全に気を配るべきです。

特定されている任意の薬品つまり薬剤製品に関して、読者のみなさんには、(i) 取り上げられている治療法の最 新情報を入手し、(ii) 投与する薬の製造業者が提供する最新情報を見て、推奨用量や処方、投与の方法と期間、禁忌について確認されることをおすすめします。施術者自身の経験と患者に関する知識に基づいて、診断を行い、個々の患者に対する投薬量および最良の治療を決定し、すべての適切で安全な予防策をとることは、施術者の責任です。

法律が最大に及ぶ限り、出版社も著者、寄稿者、編集者も、製造物責任、過失またはその他の問題として、もしくは、本書の内容に含まれる任意の方法、製品、指示またはアイデアの任意の利用または実施から、個人または財産に生じた傷害および／または損害についていかなる法的責任も負うことはありません。

まえがき

　座位マッサージとは、縦型の持ち運びできるマッサージ用のチェアで行い、患者が着衣のまま、ローションやオイルを使わずに施術を受けることのできるボディーワークの一種である。一般に最もストレスや緊張のたまる、肩、首、上背部、頭部、腕に集中して施術が行われる。このタイプのマッサージは、ストレスを緩和できるものとして、しばしば、職場で利用できたり、会議、展示会、店舗、健康食品の店、スポーツイベントなど多くの他の公共の場で受けられたりする。

　施術時間は15分ほどでも可能で、ボディーワークの施術者にとっては良い臨時収入源となりうる。収入を生み出すだけでなく、施術者は、人脈を広げたり、施術台や布団でのトリートメント（指圧やタイ式マッサージなど）を含む施術の顧客を獲得したりする方法としても、座位マッサージを利用できる。さらに、施術台や布団の上での施術と座位マッサージを組み合わせている者もいる。怪我で痛みが非常に強い患者や、座位の方が施術しやすい疾患（特定の肩の問題など）を持つ患者は、座位マッサージから大きな恩恵を受けることができる。椅子からだと、マッサージ台や布団に患者を降ろしやすく、施術を続けられる。

　座位マッサージは、座位でのマッサージを、それ自体の利点に基づきうる実現可能な手法として促進するので、マッサージの専門家にとって重要である。本書は、座位マッサージビジネスの計画、実行、継続を成功させるため、または、既存の施術を補完するために、ボディーワークの施術者にとって実践的かつ有効な情報を提供する。著者は、ボディーワークの施術と教育的な努力において上手くいった知識と技術を伝えたくて、本書を執筆した。本書の意図は、座位でのマッサージを既存の施術に統合する、座位マッサージだけを用いた新たなビジネスを創出する、あるいはこの手法における施術者教育の授業を開発するために、読者を教育し、意欲をかき立て、準備させるような形式で、情報を提供することである。

本書の読者対象

　本書は、多くのボディーワークプログラムに用いることができる簡潔かつ包括的なテキストへの需要から生まれたものだ。教育課程を継続中か初級ボディーワークプログラムを受けている座位マッサージ学習中のマッサージ士およびその他のボディーワーク施術者のための教材として構成されている。座位マッサージは、追加収入の可能性と人脈を広げる機会を提供することから、学生と専門家にとって非常に関心のあるテーマだ。

　本書は、座位マッサージの手法の柔軟性を念頭において構成されている。このテキストは、マッサージ療法の技術など西洋のボディーワーク技術と、伝統的な中医学の経絡とツボの技術双方を包括している。さらに、さまざまな他のエネルギー手法のセクションも含まれており、施術者が、その一部またはすべてを座位マッサージ治療にどのように組み込むことができるかを理解できるようになっている。東洋のボディーワーク技術の施術者にとっても、マッサージ士と同じくらい、「座位マッサージ」が有益なことがわかるだろう。

　本書は、さまざまな長さおよび深さの過程に適合させることができ、学生と専門家が座位マッサージの名施術者になるよう教育するのに必要なすべての要素を網羅している。簡単な技術を最初に示し、学生がこれらをマスターすると、技術を強化するために設計された補促的手技が提示される。一貫して強調しているのは、良好な身体力学である。座位マッサージのビジネス、コミュニケーション、倫理を扱う章も含まれている。この情報はすべて、ボディーワークの実践において学生や専門家に役立ち、怪我を防ぐ助けとなり、キャリアを長続きさせる。

本書の構成

　本書は、論理的な展開で、リラクゼーションと治療目的の両方で座位マッサージを効率よく行うために必要な情報を通して、この手法を実践に付け加えることに成功する道へと読者を導く。

　第1章では、座位マッサージの歴史、座位マッサージと施術台でのマッサージとの違い、施術者と患者の両者にとっての座位マッサージの利点について述べている。これらは、この手法の重要性と有効性の背景を読者に示すものである。道具、移動、衛生に関する章は、座位マッサージを行うのに必要なものと、さまざまな所へ移動する時に予想されることに関する理解を読者に与えるための章である。この章で、座位マッサージ用チェアを自動車から適切に出し入れする方法を示す一連の写真を見れば、施術者が道具を運ぶ時に怪我をすることもない。

　座位マッサージの実践に入ると、基礎的な技術を用いた基本的なルーティンに関する章がある。その章では、解剖学と

キネシオロジーのレビュー、触診の考察、患者ごとの要求を満たすように圧迫の強さを調整する方法、適切な身体力学、注意すべき部位についても述べる。次の章では、肩、腕および手、腰、首と頭部といった特定の体の部位に対するルーティンを網羅しており、それぞれの領域に対する解剖学およびキネシオロジーのレビューと注意すべき部位、治療セッションを終える方法に関するコーナーが含まれる。腰痛の患者が多いため、腰に対する技術に取り組む詳細なセクションは重要である。セッションの終了に関するコーナーでは、座位マッサージセッションの開始から終了までの体験を読者が見通せるようになっている。

補促的手技と適用に関する次の章は、車いすの患者への施術に関する特別な配慮など、施術時に考慮すべきことをさらに読者に提供する。高齢の患者、または特定の損傷をしている患者や身体的に制約のある患者は、施術台に抱き上げたり布団に寝かせたりすることができない場合もあり、施術台や布団に横たわるのが快適ではないかもしれない。こうした患者に対して、座位マッサージは、最も実用的だろう。さらに、座位マッサージ技術は、車いすの患者または普通の椅子やベッドに座ったり枕で支えられたりしている人に容易に適用できる。この章は、これらの概念すべてを説明し、実際の例として介護付住宅での一連の写真を含んでいる。

伝統中医学のツボの簡単な説明が、技術的な章のそれぞれに含まれており、施術者は、さまざまな患者の疾患を扱う時にその有効性がわかるかもしれない。経絡に沿った伝統中医学のツボの知識は、施術者が座位マッサージ中に使う技術を増やし、患者中心の治療を行う能力を高める。伝統中医学になじみのない施術者でも、患者の特定の疾患を軽減するのに役立つ経絡に沿ったツボの位置を決め圧迫することができる。伝統中医学になじみのある施術者は、セッションの直前やセッション中に別のテキストを参照する必要がないことがわかるだろう。読者は、座位マッサージを簡潔に扱うことも内容に含むこともないさまざまな東洋のボディーワークや鍼治療のテキストで関連情報を探すのではなく、単に巻末の一覧ページを見れば復習することができる。

本書は、座位マッサージのビジネスに関する側面、コミュニケーション、倫理を扱う2つの重要な章で終わる。ビジネスに関する章は、料金設定や契約作成などのマーケティング方法と実践に関する考察を提供している。倫理に関する章は、マッサージ士およびボディーワーカーのプロとしての境界と自己の倫理的なプレゼンテーション、そして、患者との効果的なコミュニケーションの重要性について説明している。

座位マッサージの基礎の1つに関する情報を含む巻末の経絡と、関連筋の付着部と機能一覧に、簡単ではあるが徹底的な追加資料を本書自体に提供しているため、これらのテーマに関する別の本は、座位マッサージを学ぶ学生にとって必要なくなる。

本書のおもな特長

座位マッサージは、基本的に実践によって習得するものなので、関連性のあるすぐに適用可能な学習材料を持っていることが重要である。本書には以下のような特長がある。

- 450点以上のフルカラーの図。大部分は写真で、技術、概念、伝統中医学の経絡とツボを明確に示している。
- 施術者が患者のさまざまな疾患に対して圧迫すれば有効であることがわかるツボ（伝統中医学の経絡上のツボ）の簡単な説明。
- セッション中に使える対話のサンプル。
- 技術に関する各章に簡単な解剖学とキネシオロジーのレビュー。
- 関連筋の付着部と機能に特化した付属資料。
- 伝統中医学の経絡に特化した付属資料。

学習の助け

以下の項目は、題材に関する学生の理解と記憶を高める。

- 各章のはじめにある骨子と目的によって、学生は学習素材を体系化できる。
- 各章のはじめにキーワードが特定され定義されている。
- 技術の手順のそれぞれに、コツを含めたヒントが提供されている。
- 各章の終わりに学習問題があり、選択問題、空欄穴埋め、簡単に答える短答式問題で批判的思考を促す。
- 各章の最後のアクティビティは、学生が題材の理解を深めるのを助け、専門的な座位マッサージを行う準備をするのに役立つ。
- 本書の最後にある索引で、本書の中にある用語を速やかに参照できる。

学習者へのメッセージ

本書の実用的で包括的な内容が、新たな技術を学んだり既存の技術を手直ししたりする際に役に立つことがわかるだろう。この手法を詳しく学習する過程で、好奇心や創造性、勇気をかき立てられ、そして自分の仕事の中でこの手法の役割を見つけることができる。本書ではまた、身体力学、触診技術、患者との治療上の関係性にも注意を払うように促される。これらのすべてが、意味のある座位マッサージの実践を発展させる一端を担う。

目次

まえがき iii

1 座位マッサージとは? 1

なぜ座位マッサージを選ぶのか? 1
座位マッサージの概観 2
　道具と技術／座位マッサージと施術台でのマッサージの対比
座位マッサージの歴史 5
　起源／東洋ボディーワーク／西洋式マッサージ療法／デビッド・パーマー
座位マッサージの利点 11
　職場での座位マッサージの利点／東洋ボディーワークの観点からの座位マッサージの利点
座位マッサージが施術者に与える利点 15
　地域のイベント／多様化
座位マッサージを行うのに最適な場所 17
まとめ 17
学習問題 20
アクティビティ 21

2 必要な設備と準備 22

簡単に始める 22
座位マッサージ用チェアを選ぶ 23
　座位マッサージ用チェアの歴史／正しいチェアを見つける
座位マッサージ用チェアの取り扱い 27
　身体力学／座位マッサージ用チェアの設置／座位マッサージ用チェアの調整／座位マッサージ用チェアの片付け
衛生管理 39
　衛生ガイドライン／衛生管理
その他の道具と消耗品 43
　道具と消耗品の整頓
施術場所までの移動 46
　治療場所への移動前／治療場所に到着したら／患者についての考察
まとめ 49
学習問題 50
アクティビティ 51

3 基本的なシークエンス 52

身体力学 52
　ランジポジション（突きの構え）／直立ポジション／ニーディングポジション／スツールの利用
技術 56
　個別の技術
注意すべき部位 67
　注意すべき部位の位置
施術を始める前に 69
　着衣の患者に施術する時に考慮すべきこと／ストレッチとウォーミングアップ／治療前の問診／初めて座位マッサージを受ける患者と話す時の簡単な台本
基本的なシークエンス 74
　5つの領域／骨標識点と筋肉の概観／治療に有効なヒント／シークエンス
血管迷走神経性失神 96
まとめ 98
学習問題 99
アクティビティ 100

4 治療セッション向上のために ... 101

筋肉の概観 101
上背部 102
　肩の疾患／治療プロトコル／ツボ
腰背部 112
　腰の疾患／治療プロトコル／ツボ
首と頭部 115
　首および頭部の疾患／治療プロトコル／ツボ
腕と手 118
　腕および手の疾患／治療プロトコル／ツボ
治療セッションの終わり方 124
　患者がチェアから立ち上がるのを助ける／治療後の聞き取り
まとめ 125
学習問題 126
アクティビティ 128

5 補促的手技と適用 129

補促的手技 129
ストレッチ 129
　首のストレッチ／上部僧帽筋に対するストレッチ／胸部の筋肉のストレッチ／肩と腕のストレッチ
体のその他の領域に対する技術 136
　前鋸筋／患者を後ろ向きに座らせる／腸脛靭帯（ITB）／ふくらはぎの筋肉
施術台と布団上での補促的手技の実施 139
　座位マッサージ用チェアから施術台への移動／座位マッサージ用チェアから布団への移動
車いすの患者への適用 144
　患者の支え／治療プロトコル
ベッドの患者への適用 150
　治療プロトコル
背もたれが垂直な椅子を使った施術 155
　治療プロトコル
まとめ 159
学習問題 163
アクティビティ 164

6 座位マッサージ・米国におけるビジネスの状況 165

座位マッサージビジネスの状況 165
　従業員と個人事業主
座位マッサージビジネスを始めるにあたって . . . 166
屋号を選ぶ 166
ビジネス計画を立てる 167
　ターゲット市場
マーケティング 168
　マーケティング計画／提供するサービスおよび製品／サービスおよび製品の提供方法／投資費用と収入に対する財政計画
セールス 171
　取引先担当者へのアプローチ
プレゼンテーションスキル 172
　プレゼンテーション
情報文書について 173
　問診票／情報管理方法／資料／名刺／冊子およびパンフレット／マッサージのギフト券
座位マッサージの明細書の管理 177
　効率的な定期契約を計画するためのガイドライン
契約 179
　契約書の構成要素
まとめ 179
学習問題 181
アクティビティ 182

7 コミュニケーションと倫理 184

施術者にとっての倫理と効果的なコミュニケーションの重要性 184
　倫理規定／効果的なコミュニケーション
プロとしての自己提示 186
　プロとしての態度と行動／プロとしての身なり
他者との境界 188
　会社での人間関係
初めて座位マッサージを受ける患者とのコミュニケーション 191
　フィードバック／治療後の聞き取り／フィードバックフォーム
施術の準備 193
　心の準備／身体の準備
特殊なニーズの患者 193
　閉所恐怖症の患者および呼吸器系に問題のある患者／体の大きな患者
まとめ 194
学習問題 195
アクティビティ 196

8 伝統中医学の経絡一覧 198

経絡 198
　手の太陰肺経／手の陽明大腸経／足の少陰腎経／足の太陽膀胱経／足の太陰脾経／足の陽明胃経／足の厥陰肝経／足の少陽胆経／手の少陰心経／手の太陽小腸経／手の厥陰心包経／手の少陽三焦経

9 関連筋の付着部と機能一覧 212

上背部 212
　僧帽筋／棘上筋／棘下筋／小円筋／肩甲下筋／大円筋／菱形筋
腰背部 212
　広背筋／脊柱起立筋群／腰方形筋／大臀筋／中臀筋
首および頭 213
　僧帽筋／胸鎖乳突筋（SCM）／頭板状筋／頸板状筋／頭半棘筋／斜角筋／後頭下筋群／肩甲挙筋
腕および手 213
　三角筋／上腕三頭筋／上腕二頭筋／上腕筋／腕橈骨筋／円回内筋／方形回内筋／回外筋／手関節屈筋群（前前腕部）／浅指屈筋／深指屈筋／長母指屈筋／前腕伸筋群（後前腕）
学習問題の答え 216
参考文献 217
索引 218
著者について 225

座位マッサージとは？

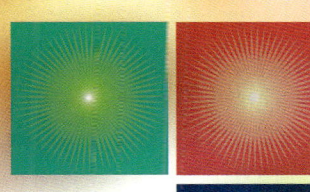

目的

この章を読めば、
読者は以下の項目に必要な情報を得ることができる：

1. 施術者と患者が座位マッサージを魅力的だと思う理由について議論すること。
2. 座位マッサージで用いる道具と技術について簡単に説明すること。
3. 座位マッサージと施術ベッドでのマッサージとの共通点および相違点を説明すること。
4. 座位マッサージの歴史を詳しく説明すること。
5. 西洋と東洋の両方の観点から座位マッサージの利点を列挙し説明すること。
6. 座位マッサージが施術者に与える利点を概観すること。
7. 座位マッサージを行うのに最適な場所を列挙すること。

キーワード

アーユルヴェーダ	推拿
按蹻	スウェーデン式運動療法（治療）
按摩	セン
医学体操	タイ式マッサージ
オーラ	チャクラ
オンサイトマッサージ	導引（中国読みでtao-yinn）
気	ヒーリングタッチ
経絡	ポラリティー
座位マッサージ	マルマ
指圧	リングシステム
仁神術	レイキ

なぜ座位マッサージを選ぶのか？

チェアマッサージやオンサイトマッサージとして知られる座位マッサージは、用途の広い手法である。普通の椅子を使うこともできるが、特別に設計された持ち運びできる座位マッサージ用チェアに患者を座らせて施術することが多いので、欧米ではチェアマッサージと呼ばれることもある。しかし日本では、温泉旅館等でよく見かけるマッサージチェアによる電動マッサージと勘違いされる恐れがあるため、本書ではあえてこの語を使用せず「座位マッサージ」と表記する。オンサイトマッサージという用語は、患者がマッサージを受ける場所へ赴くのではなく患者のいるさまざまな場所で提供できるという汎用性から用いられている用語である。このテキストでは、チェアマッサージ、座位マッサージ、オンサイトマッサージという用語は、同じ意味で用いられている。

座位マッサージの汎用性は、このマッサージが施術者に与える多くの商売の機会や個人的な機会によっても示される。座位マッサージは、サービスのメニューを充実させ、常連患者を増やし、マーケティングの枠組を提供し、極度の疲労を防ぐ手助けをする治療の創造性と多様性を刺激し、さまざまな状況で働くチャンスを提供し、多くの異なるタイプの患者に出会い、それらの患者の治療を経験する手段を提供しうるものである。

座位マッサージは、さまざまな理由から、患者や未来の患者にとって魅力的である。衣服を脱ぐ必要がない、つまり、着衣のままで治療が行われるので、マッサージを受けたことがない人たちは、座位マッサージを受けることをより快適に感じるだろう。患者は、衣服を乱すことなく、治療を受けることができる。この利点から、座位マッサージは、外傷を負った患者に対して安全に触れるための導入にもなりうる。

座位マッサージ治療の施術時間はたいていは10分間～30分間で、時間や収入に余裕が少ない人でも、施術を受けることができる。施術者は、たいてい、職場、運動イベント、ストリートフェアなど、患者がいる場所へ出かけていくので、患者は、マッサージを受ける場所へ移動するために時間を余分に割く必要がない。つまり、患者がすでにいる場所がマッサージの場所になる。低所得の人たちにとって、座位マッサージは、多くの費用をかけずに施術を受ける絶好の機会になりうる。なぜなら、施術台での治療に比べて、治療時間はたいてい短く、料金も安いからである。

座位マッサージ用チェアは、妊婦や施術台に上り下りすることが困難な患者など、背筋を伸ばして座る方が快適な患者に

施術するのに有効である。例えば、年配者や身体的に制限のある人は、座位マッサージ用チェアに坐る方が魅力的だと感じるだろう。この技術では、車いすに座っている患者や、デスクに向き合ってただ座っている患者、台所の椅子に座っている患者に合わせた治療も可能である。

他のタイプのマッサージと同様に、座位マッサージは、他の健康習慣をうまく補うものである。マッサージの利点が、エクササイズ、ヨガ、瞑想、正しい食生活などの習慣の利点と上手く合致するからである。座位マッサージを受けると、より長時間の施術ベッドでのマッサージを受ける気になることもあるので、健康や快適な暮らしを助長することに繋がる。患者がその気にならずに座位マッサージを受け続けようという場合でも、最初の座位マッサージは、患者がボディーワークと長くつきあうきっかけになりうる。

座位マッサージの概観

道具と技術

座位マッサージは、患者を椅子に座らせて行う簡単なマッサージ療法と見なすことができる一方で、独特なボディーワーク手法と考えることもできる。確かに、施術台でのマッサージで用いられるほとんどの技術が座位マッサージでも容易に使えるが、座位マッサージをユニークなものにしているのは他の要素である。

先に述べたように、座位マッサージに使う道具は、特別に設計された座位マッサージ用チェアである（図1-1）。背もたれのまっすぐな椅子を使うこともできる。患者は椅子に後ろ向きに座り、枕や補助枕（ボルスター）などで支えながら、椅子の背もたれに前傾してもたれる（図1-2）。さらに別のやり方は、特別に設計された卓上マッサージサポートで支える方法である（図1-3）。

衛生上の目的から、使い捨てのカバーを座位マッサージ用チェアの顔置き台（フェイスレスト）や卓上マッサージサポートにかける。枕などの支えにかけるカバーは、患者ごとに交換するため、施術者は、治療時間中に予定されている各患者の分だけ十分に用意しておく必要がある。また、施術者は、各患者の治療の合間にすぐに使うことができるハンドクリーナーと

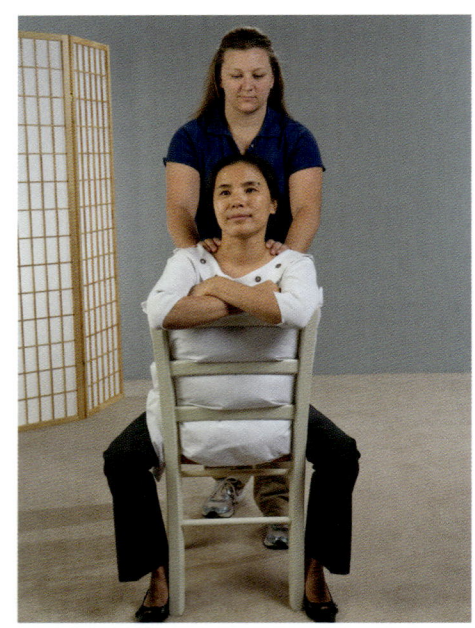

図1-2 背もたれのまっすぐな椅子に腰掛けて、前にもたれる患者

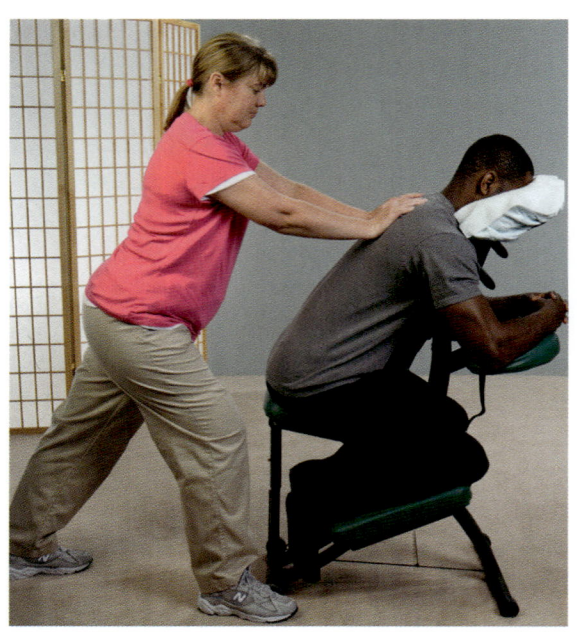

図1-1 座位マッサージ用チェアに座る患者

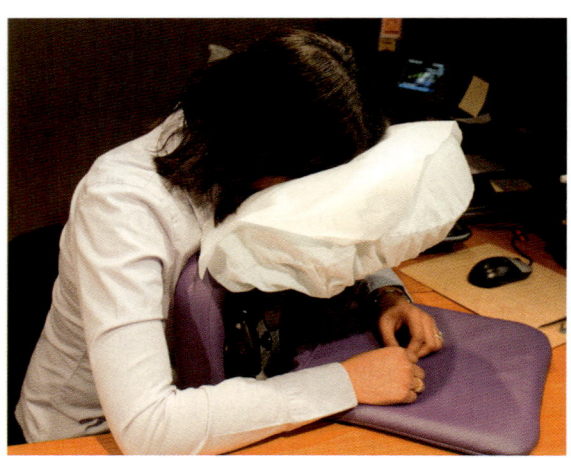

図1-3 卓上マッサージサポートを使う患者

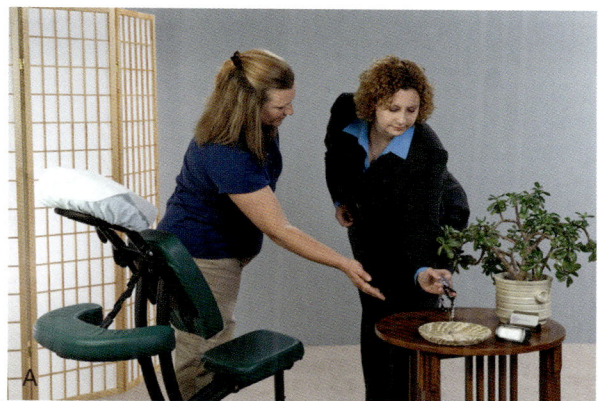
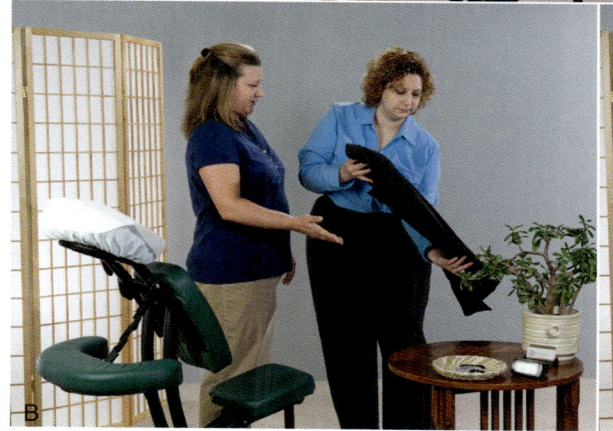
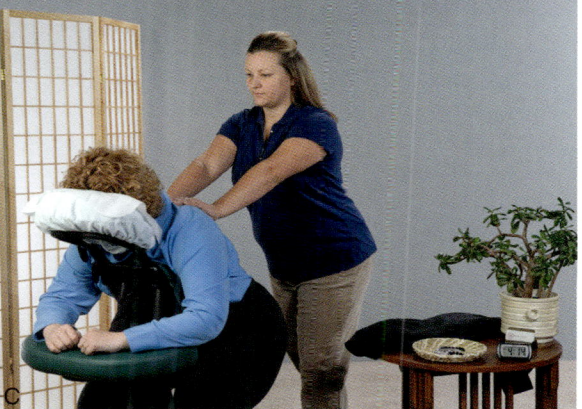

図 1-4 **A**、患者は装飾品を外す。**B**、患者はジャケットを脱ぐ。**C**、患者はジャケットと大きな装飾品を近くに置いて座位マッサージを受ける。

ペーパータオルを持っていなければならない。

　患者は、衣服を着たままで座位マッサージを受けることができる。患者が身につけている衣服やその他のアクセサリー（装飾品）などがマッサージの邪魔になる場合には、脱いだり外したりした方がよい。例えば、ジャケット、ネクタイ、大きな指輪、ブレスレット、時計、かさばるネックレス、ぶらぶらするイヤリング、場合によっては靴を、治療を開始する前にすべて外した方が良い（図1-4A、B、C）。そうすることで、患者は快適になり、施術者は効果的に治療を行うことができる

　患者は着衣のままなので、通常は、座位マッサージの際にオイル等の潤滑剤は使わない。ただし、施術者によっては、必要なときは、オイルなどを使って、患者の腕、手、背中上部、場合によっては脚などマッサージする場合もある。熟練した施術者が行うと、以下の手技は、施術台でマッサージを受けるのと全く同じ治療的利点を座位マッサージを受ける患者に与える。

- 手のひらでの押圧（プレッシャー）
- 手指での押圧（フィンガープレッシャー）
- 強擦
- 揉む
- 押圧
- 肘および前腕での押圧
- 擦る（フリクション）
- 関節モビリゼーション（関節可動域技術）
- ストレッチ
- 叩打法（パーカッション）

　他の手法も、座っている患者への施術に適している。例えば、**ヒーリングタッチ**、**ポラリティー**、**レイキ**、**仁神術**などのエネルギーバランス療法を、完結した治療法として実行することもできるし、それらのある側面をセッション中にマッサージ技術と併用することもできる（囲み記事1-1）。**指圧**、**タイ式マッサージ**、**推拿**など、東洋のボディーワーク手法にも、同じことが当てはまる。実際、「座位マッサージの歴史」と題するセクションで論じるように、東洋のボディーワーク技術は、座位マッサージ技術の基礎の一部をなしている。

　典型的な座位マッサージ治療では、10分から30分の施術が行われるが、もっと短い治療や長い治療を行うこともできる。座位マッサージでは、頭部と頭支、首と肩、上背部、腰背部、前腕、手首と手、脚の上部と下部など、身体のほぼ全体を扱うことができる。患者を又対向きにして座位マッサージ用

囲み記事 1-1　その他の手法

ヒーリングタッチ

　ヒーリングタッチは、身体的、感情的、精神的、霊的レベルでのヒーリングをサポートするエネルギー療法であり、全米ホリスティック看護協会の承認を受けている。施術者は、エネルギーの攪乱を評価した上で、個人のオーラとも呼ばれる人体のエネルギーフィールドの浄化、統合、エネルギー供給を行うための適切な技術を選択し、個人のエネルギーの中心つまりチャクラのバランスをとる。チャクラとは、車輪のような渦を指し、インドの伝統医学アーユルヴェーダによると、宇宙のエネルギーを受け止めて取り入れ、それを個人の生命力として発揮する身体の部分である。ヒーリングタッチは、着衣のままで靴を脱いだ患者に対して施術台で行う。施術者は、患者の身体と周りのヒューマンエネルギーフィールドへの軽いタッチを使う。ヒーリングタッチは、痛みの管理、リラクゼーション、ストレスの緩和、患者が自己と他者の関係性を癒す補助、落ち込みや不安、悲しみからの解放など、全体的な健康を促進するものである。患者は、エネルギーフィールドの中でバランスを作り維持するための提案も与えられる。

ポラリティー

　ポラリティー療法は、人体のエネルギーフィールドの概念に基づくもので、1940年代にランドルフ・ストーン博士によって開発された。アーユルヴェーダに由来し、頭蓋整骨マニピュレーション技術を組み込み、エネルギーの流れの経路に沿ってツボに働きかけるものである（指圧の項目を参照）。ポラリティーの理論には、生命エネルギーの宇宙の源は常に移動しているが、ニュートラルコアの周りの正の運動および負の運動に二極化するということが含まれる。これは、人体でエネルギーがどのように生じるかということでもある。健康は、エネルギーが円滑に途切れなく流れる時に生じる。施術者は、触診を行い、さまざまな圧力で、特にマルマにタッチを施すことによって、エネルギーの流れを妨害しているものを解放する。マルマとは、体表近くに位置するエネルギー点である。およそ100箇所のマルマがあり、筋肉と腱の結合部、関節の中、血管沿いに集中している。ポラリティーは、完全に服を着たままで靴を脱いだ患者に対して施術台で行う。施術者の右手は、正の極性を持っていると考えられていて患者にエネルギーを送り込み、左手は負の極性を持っていると考えられていて患者からエネルギーを受け取る。両手を同時に患者の上に置くことによって、患者の身体のさまざまな場所で、施術者は患者のエネルギーのバランスを取るよう努める。施術者は、具体的な運動の方法、ポジティブな考え方、そしてエネルギーの流れのバランスを取るのに適切な栄養の取り方についても患者に教える。

レイキ

　レイキは、臼井甕男が1922年に日本で開発した。患者の中の生命エネルギーの内部の流れを解き放つ力強いヒーリングエネルギーを導くものである。レイキは、エネルギーの中心（チャクラ）と身体の経絡（指圧の項目を参照）を回復させ、正常化し、バランスをとり、協調させる。これによって、患者の肉体的、精神的、感情的、霊的転換をもたらすことができる。患者は、完全に服を着たままで施術台に乗り、施術者は、患者の身体に軽く触れるか、または数インチ浮かせて手を置く。両手は、通常、次の位置へ動かすまで3分間から5分間動かさない。全体として、手の位置は、通常、頭部、胴体の前後、膝、足部に置かれる。手の位置を12箇所から20箇所の間に決めている施術者もいるし、手を置く位置を直感で決める施術者もいる。

仁神術

　仁神術は、身体の生命エネルギーのバランスに注目した古代アジアのヒーリング技術である。何千年もの間何世代にもわたって受け継がれてきたもので、日本人の村井次郎師が関心を寄せる前、1900年代初頭には廃れ始めていた。村井師は、メアリー・バーマイスターに教えを説き、メアリーは、1950年代に米国に仁神術をもたらした。仁神術の原理は、身体のエネルギーの経路に沿って26箇所のセーフティ・エネルギー・ロックという点を含んでいる。経路が遮断されると、エネルギーの流れが局所的に阻害され、結果として経路全体のアンバランスにつながりうる。患者は、完全に服を着たままで靴を脱いで施術台に横たわる。施術者は、指先で患者に触れることによって、さまざまな組み合わせで患者のエネルギー・ロックを保持する。その結果、患者のエネルギーの流れが調和し回復する。

指圧

　指圧は、1925年に北海道で指圧学院を創設した浪越徳治郎の功績で有名になった日本式のボディーワークである。指圧は、伝統中医学の一部である鍼治療と同じ原理に基づいている。これらの原理は、身体エネルギーすなわち気が、身体中を通る経絡と呼ばれる特定の経路に沿って移動するという概念を含んでいる。ある領域で気が遮断されたり不足したりすると、痛みや不快感などの問題につながりうる。施術者は、患者が耐えられる範囲内で、手や指での押圧、穏やかな牽引、関節モビリゼーションなどのさまざまな指圧技術を用いて、気のアンバランスを正し、心身への気付きを高めさせる。指圧は、通常、床に敷いた布団の上で、オイルやローションを使わず、靴を脱いでゆったりした衣服を着た患者に対して行われる。

1 座位マッサージとは？ ■ 5

> **囲み記事 1-1　その他の手法—続き**
>
> **タイ式マッサージ**
>
> 　タイ式マッサージは、ヨガマッサージ、タイ式ヨガ、古式マッサージとしても知られ、インドのアーユルヴェーダとヨガに起源を持ち、伝統中医学の影響も受けている。その原理は、身体全体に広がる線つまり**セン**に沿ったエネルギーの流れの理解を含む。施術者は、センに沿って押圧、牽引、関節モビリゼーション、および特殊な技を使って、身体の円滑なエネルギーの流れを促し、緊張した部分をゆるめ、全体的な幸福感を与える。タイ式マッサージは、通常、床に敷いた布団の上で、オイルやローションを使わず、靴を脱いでゆったりした衣服を着た患者に対して行われる。
>
> **推拿**
>
> 　推拿は、押すこと（推）とつかむこと（拿）を意味し、昔から行われてきた中国式のボディーワークである。伝統中医学の原理に基づいており、伝統中医学の施術者のための公式トレーニングの一部に含まれている。推拿は、通常、床に敷いた布団の上で、オイルやローションを使わず、靴を脱いでゆったりした衣服を着た患者に対して行われる。施術者は、揉法、推法、滾法、抖法、牽引法によって、また、関節モビリゼーションを用いたり、経絡に沿ってツボを押したりして、患者の身体にバランスをもたらす。これらの技術は、遮断されたエネルギー経絡を開き、円滑な気の流れを促し、患者が経験しているさまざまな症状を緩和する。

　チェアに背中をもたれさせれば、胸部と腹部をマッサージすることもできる。背もたれのまっすぐな椅子の場合には、患者を前向きに座らせればよいし、患者がテーブルやデスクに前向きに寄りかかっている場合には、患者の上半身を起こせるだけでよい。

　もちろん、患者の要求に合わせて各治療をデザインする。例えば、患者は、治療時間枠の間に身体のできるだけ多くの部位に対処する全身的なリラックス治療を選択してもよいし、首や肩、背中といった体の特定の部位の集中的な治療を選んでもよい。おそらく、患者は心地よくリラックスする治療を求めるか、強くて刺激的な治療を求める。座位マッサージで多くの技術を利用することができるため、施術者は、患者中心の治療法を作り出すことができる。これらの技術は、第3章、4章、5章に示す。

座位マッサージと施術台でのマッサージの対比

　座位マッサージは、用いる技術や治療的利点の一部で、施術台で行われるマッサージとの類似点があるが、違う点もある。例えば、先述のように、治療の長さは座位マッサージの方がたいていは短く、道具も異なっている。座位マッサージは、患者が着衣のままなので、施術台でのマッサージよりも多くの場所、例えば公共の場などでも行うことができる。

　施術者は、治療中に他の人に見られることを好まない潜在的な患者がいることを、念頭に置いておくべきである。患者たちが、皆が自分を見ているように感じる場合もあり、その結果、公共の場では治療を受けないことを選ぶ。障子や東屋など、プライバシーの感覚を作り出すことのできる構造物で取り囲むことによって、この問題に対処できる。別の選択肢は、患者と施術者の双方が快適である状況で治療を行うために、患者と打ち合わせをすることである。

　治療時間が短いので、座位マッサージは、施術台でのマッサージよりも安い。座位マッサージと施術台でのマッサージの相違点と類似点についての考えを施術者に提示するために、表1-1で両者を比較している。

座位マッサージの歴史

起源

　人類は、互いに触れ合うという自然の欲求を持っている。タッチは、認識の一形態として、コミュニケーションの手段として、遊びの一部として、そして、他者を癒し快適にする手段として用いられている。不幸なことに、タッチは、他者を支配し傷つける手段としても用いられる。しかし、昔から、他者を助けたいという心からの欲求の中からタッチが生まれた時には、それは、他人の中の健康と快適な暮らしを促進するのに役立つ能力を持つ。これが、すべての形態のマッサージ療法とボディーワークの基礎である。

　マッサージや他のタイプのボディーワークが、有史以前から長きにわたって行われてきたことには疑いがない。時と共に、技術が考案、修正、改良され、そうして、歴史が記録され始めた頃には、すでに、多くのボディーワークシステム（いくつかは単純でいくつかは洗練されたシステム）が、かなり長い間にわたって使われていた。ボディーワークを表現した例は数多く存在し、これらの多くは、座位でマッサージされている人々を描き出している。例えば、古代エジプトの巻物には、図1-5に示すように座っている人にさまざまなタイプのマッサージ技術を施している図が描かれている。座位のタイ式マッサージの姿勢を表現した彫像が、1500年代にバンコクに建設された王室寺院、ワットポー（伝統的にはプラチニートゥポン寺院としても知られる）の庭園で見られる（図1-6）。1700年代初頭のイ

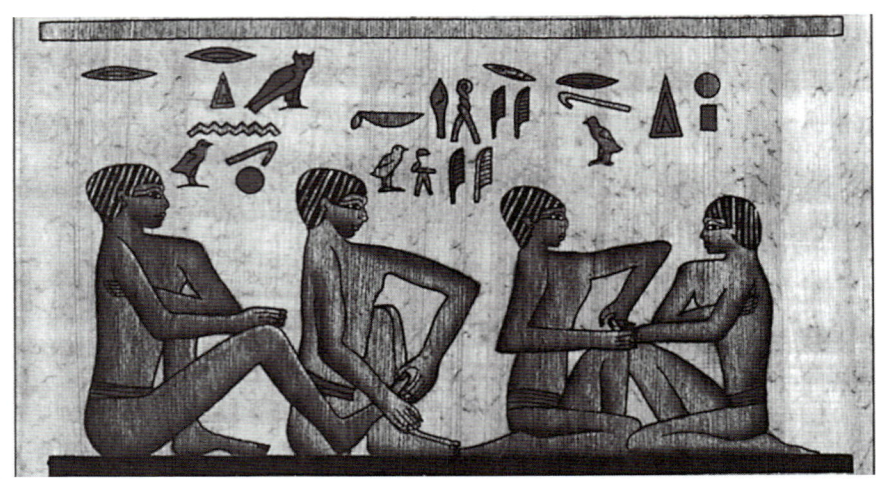

図1-5 エジプトのサッカラにあるAkhmaharの墓（医師の墓として知られている）には西暦紀元前2230年頃の壁画を描いた現代の模写で、座位の患者にマッサージを施している様子が見られる。出典：『The history of massage：an illustrated survey from around the world.』（Healing Arts Press.）

表1-1 座位マッサージと施術台でのマッサージの対比

	座位マッサージ	施術台でのマッサージ
施術場所	公共の場または私的な治療スペース	私的な治療スペース
道具	特別に設計された座位マッサージ用チェア、背もたれのまっすぐな椅子、卓上マッサージサポート	施術台、補助枕（ボルスター）
消耗品	顔置き台（フェイスレスト）カバー、ハンドクリーナー、ペーパータオル	顔置き台（フェイスレスト）カバー、シーツやタオル類、オイルなどの潤滑剤、ハンドクリーナー
患者の着衣レベル	完全に着衣	脱衣してタオルなどをかけるかまたは完全に着衣
用いられる技術	手のひらでの押圧 手指での押圧 揉む 圧迫 肘および前腕での押圧 摩擦 強擦 関接モビリゼーション（関接可動域技術） ストレッチ 叩打法（パーカッション） エネルギーテクニック 東洋ボディーワーク技術	手のひらでの押圧 手指での押圧 揉む 圧迫 肘および前腕での押圧 摩擦 強擦 関接モビリゼーション（関接可動域技術） ストレッチ 叩打法（パーカッション） エネルギーテクニック 東洋ボディーワーク技術
通常の治療時間	10-30分間	30分、60分、90分間
費用	1分当たり1米ドル	1時間当たり60米ドル

* 1分当たり1米ドル＝1時間当たり60米ドル。ただし、座位マッサージ治療は、施術台でのマッサージよりも時間が短いので、個々の治療の費用は安くなる。
** アメリカマッサージセラピー協会（2008年）の「マッサージ療法業概況報告書」による国内平均。http://amtamassage.org/new5/MTIndu5tryFactSheet.html#2 から2008年10月7日に取得した情報。

ンドの絵画には、クッション付の足のせ台に座った状態でマッサージを受けているマハラジャの妻が描かれている。

さらに、按摩（初期の形態の日本式マッサージ）、指圧、タイ式マッサージ、推拿といった多くの形態の東洋ボディーワークは、治療手順の一部で患者を座らせる。この歴史ゆえに、少なくとも部分的には座位マッサージが東洋ボディーワーク（特に日本式の手法である指圧）から発展したことが容易に見て取れる。実際、座位マッサージは、指圧と西洋式マッサージ療法を混合したものであると考えることができる。

東洋ボディーワーク

古代アジアの施術者は、人体を肉体的存在とエネルギー的存在の両方として捉える見方を開発した。彼らは、筋肉、骨、血液、器官の機能の知識、現代の西洋科学と多くの点で非常

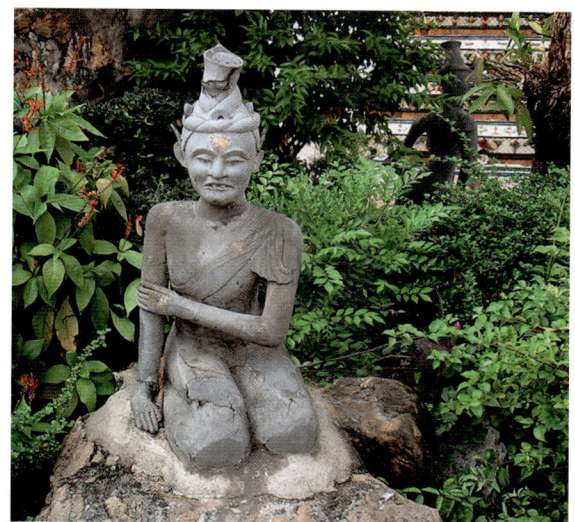

図1-6 バンコクの王室修道院ワットポーの庭の彫像の一つ。タイ式マッサージに特有の技術を表現している。(写真：©John Glines.)

に類似している知識を持っていたが、気と呼ばれるエネルギーが体の特定の領域にある経絡を流れ、組織と結び付いていることも究明した。個人の気は、宇宙全体の気ともつながっており、そこからエネルギーを得ている。

ほぼ間違いなく、最古のものとして知られるボディーワーク、按蹻および導引（中国読みでtao-yinn）は、5000年以上前に中国で発達した。按蹻は、ヒーリングおよび精神的な手法であり、身体の圧迫法（コンプレッション）、擦法（グライディング）、牽引法、叩打法（パーカッション）といった西洋式マッサージと類似した技術を利用していた。施術者は、親指、四指、前腕、肘、膝、足部を、患者の身体に対して使って筋肉の緊張をほぐし、気の経絡に沿ったツボに対して使って気の流れを刺激する。導引は、ヨガとよく似ている。導引は、今日でも、経絡ストレッチ、呼吸法、気の流れ、セルフマッサージのための運動の組み合わせとして行われている。

次第に、按蹻は、按摩として知られる様になり、一般的な医療法になってきた。西暦5世紀までに、按摩は、理論、診断、治療のより洗練されたシステムに発展し、その間に、按摩は、韓国、日本、インドといったアジア諸国へと広まった。しかし、1300年代までに、按摩は下火になったが、筋骨格の疾患および損傷に焦点を当てるようになり、推拿と呼ばれる医学的マッサージの基礎となった。

指圧

地理的に近いことから、日本文化と中国文化は密接な関係性を持ってきた。西暦6世紀に、鍼治療と按摩は日本文化に速やかに導入された。年代が進んでも、鍼治療は、日本に到達した時と比較的同じ状態のままだった。しかし、中国式の按摩は、修正および改良され、次第に日本独自のボディーワークである按摩に進化した。

江戸時代（1602-1868年）、按摩の人気は頂点に達した。新たな按摩の技術と方法が開発され、学校が設立され、按摩を教えるための教科書が執筆された。また、この時代、西洋文化が伝統的な日本文化の脅威になると考えられていたため、日本は、西洋に対して鎖国していた。外界とのすべての文化的、政治的接触が禁じられていた。オランダ人は、唯一日本との交易を許され、長崎沖合の小さな島に限定した形で日本人と接触できた。オランダ人は、解剖学や生理学など西洋の医学情報を日本人に紹介した。日本人は、按摩と鍼治療をオランダ人に教え、彼らはヨーロッパにこれらの手法を持ち帰った。

この時代、視覚障害者に対して開かれた専門職は多くなかった。しかし、視覚障害者は触覚が非常に繊細だという理由で、視覚障害者は按摩を職業にできた。福祉の一環とも考えられていた。すぐに、按摩は、視覚障害のある施術者によってほとんどが行われるようになったが、この時代には、視覚障害により、こうした施術者が受けることができる教育は限られていたので、彼らの医学的知識は、医師や漢方医の知識を下回っていた。多くの技術的、臨床的知恵が失われ、按摩は、リラクゼーションのためだけに有効なもの、あるいは貧しい人たちにだけ用いられる医療であると見なされるようになった。

日本の明治時代（1868-1912年）は、日本政府が改革された時代だ。日本政府は、西洋の枠組の中で再構築され、日本社会を西洋社会に近づける変化が起こった。西洋医学が優位に立ち、按摩や東洋医学の治療的価値は否定された。この時代に、西洋式マッサージ療法が日本に導入された。

1990年代初頭、按摩は、信頼を失ったので日陰の職業と考えられるようになった。真の按摩技術を持つ施術者は、あまり評判の良くない施術者と自分たちを区別する方法を探した。つまり、このボディーワークには新しい名称が必要だった。1919年、玉井天碧は「指圧法」という本を著した。この教科書は、按摩と西洋の解剖学および生理学の概念を統合し、指圧の施術者は、西洋式のカイロプラクティック医学およびマッサージ療法に由来する西洋式ボディーワークを実施し始めた。

1925年、指圧専門治療院が合法的専門職として指圧の普及を促進するために設立された。1955年、日本政府は、指圧を按摩の一部として公的に認め、これが、指圧の最初の法的認可となった。指圧は、1957年に独立した独得の手法として日本政府によって公的に認められ、同年、1940年に浪越徳治郎（1905-2000年）によって開校された日本指圧学院が当時の厚生大臣によって認可された。名高い日本の施術者であり教師であった浪越徳治郎やその息子である徹、増永静

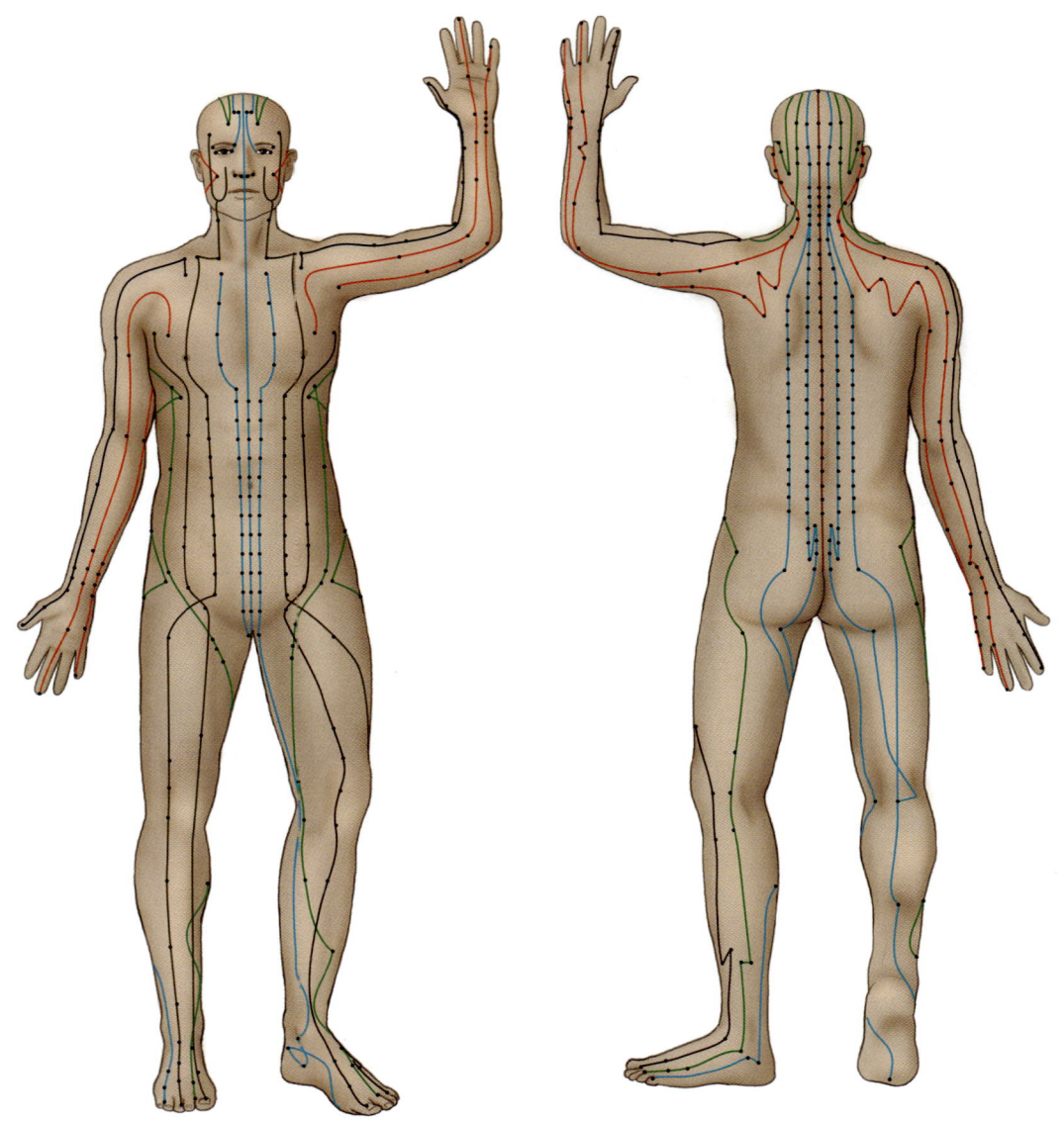

図1-7　主な経絡とツボ。出典：『The practice of shiatsu』(Mosby)

人(1925-1981年)らの影響により、指圧は、日本の境界を越えて広まってきた。

西洋式マッサージ療法

現代の西洋式マッサージ療法は、古代ギリシア・ローマ文化に起源がある。初期に書かれたマッサージに関する記録には、ギリシア人医師ヒポクラテス(紀元前460-377年)がさまざまな治療の利点のためにマッサージにオイルを使ったことを記述したものが含まれている。ガレン(西暦129-199年)は、当時のマッサージ方法を実践し、それについて書き残したギリシア人医師であり、そのマッサージ方法には、病気や損傷の治療のために身体を擦ることが含まれていた。彼は、最終的にローマに行き、これらの方法をローマに導入するのに一役買った。

ローマ帝国は、およそ500年間存続して、西暦476年頃に崩壊し、中世が始まった。ローマ時代には、マッサージを含む古代のヒーリング技術の知識はほとんど完全に失われた。幸運なことに、ヨーロッパ中の特定の修道院の修道僧が、ギリシア・ローマの古典文献を収集し、研究し、複製することに専念していた。さらに、中東イスラムの医師は、マッサージ技術の知識を活用し続けていた。実際、ヨーロッパの中世には、イスラム諸国が、古典的な西洋の科学的思考の中心になった。結果として、アリストテレス、ヒポクラテス、ガレンなどの知識が今日まで生き残っている。

16世紀、ルネッサンスの一部として、医学の刷新があった。古代ギリシア・ローマの文献が再浮上し、文献に書かれた損傷や病気の治療法が、マッサージを含む徒手ヒーリング技術への新たな関心を生んだ。マッサージが再び一般的になり始めたのだ。

現代のマッサージ療法

パー・ヘンリック・リング（1776-1839年）は、現代のマッサージ療法の発展における重要人物である。彼は、スウェディッシュマッサージと呼ばれることのあるマッサージを考案したわけではないが、より正式な治療プロセスに発展させるのに貢献した。当時のマッサージ技術を学び、効果的であると認めた他の方法を適用した後で、能動的および受動的運動とマッサージを利用する一貫したプログラムを作り出し、それを医学体操と呼んだ。この場合の体操とはエクササイズのことである。これは、現在のマッサージ療法と運動療法の基礎である。

リングは、とりわけ、フェンシングの達人だった。そういうわけで、彼は、身体の動きを研究し、人体の運動は、作業を行うための運動だけではなく、身体を鍛えたり癒したりすることもできることを理解するに至った。彼の医学体操のシステムには、能動的な運動と、施術者によって施されるいくつかの技術によって、筋力を強化することが含まれる。能動的な運動は、ある種のウェイトリフティングなど、患者が自分で行う運動であった。施術者は、筋肉に沿った長い圧迫法（コンプレッション）、擦法（グライディング）および揉ねつ法（ニーディング）、摩擦法（フリクション）、叩打法（パーカッション）、振せん法（バイブレーション）のような技術を、患者の身体に施す。要するに、現在はスウェディッシュマッサージとして広く知られているものである。

1813年に、リングは、ストックホルムに王立体操協会を設立し、ドイツ、オーストリア、ロシア、英国の医師がリングの技術を学び、リングの教えを祖国に広めた。1800年代後期までに、ナチュラルヒーリング法に関心を持った米国の人々を含む世界中の人々が、この協会を訪れ、リングシステム、スウェーデン式運動療法、スウェーデン式運動治療としても知られるようになった医学体操を学んだ。

1851年、マチアス・ロス博士は、初の英語で書かれたスウェーデン式運動療法の書籍「運動による多くの慢性病の予防と治療」を出版した。その中で、ロスは、医学的体操の施術者のクリニックで見られるであろう道具の種類を記述しており、これらはすべて、患者が能動的運動を適切な姿勢で行い、施術者から手技を受けるために設計された。道具には、長方形のテーブル、踏み台、吊り輪、椅子やスツールが含まれていた。これは、座位でのマッサージを記した現代の最初の文書

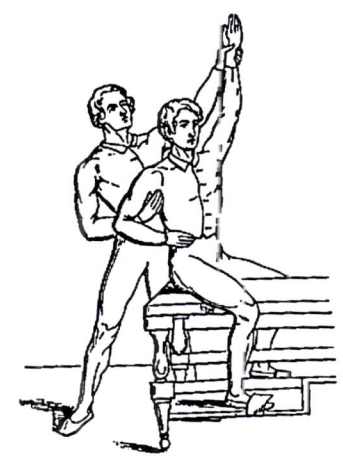

図 1-8 座っている患者にスウェーデン式運動療法の手技を施す施術者。出典：『The prevention and cure of many chronic diseases by movements.』(John Churchil)

記録である。一例は、図1-8に見ることができる。

ジョージ・H. テイラー博士は、ニューヨーク出身の医師で、エクササイズを利用した独自のシステムを開発しており、後にスウェーデンのストックホルムの協会が類似した方法を使っていることを知った。1856年、テイラー博士の弟であるチャールズ・F. テイラー博士が渡英し、リングの技術のトレーニングをロス博士から受け、ジョージ・テイラー博士自身が技術を学ぶために1858年に続いた。1858年、テイラー両博士は、リングシステムを米国に持ち帰り、ジョージ・H. テイラー博士は1860年にリングシステムに関する最初のアメリカの教科書「スウェーデン式運動療法注解」を著し、スウェーデン式運動療法の実践に特化した治療衛生研究所（the Remedial Hygienic Institute）をニューヨークに設立した。

1800年代後期まで、スウェーデン式運動療法を受ける人は、施術台に横たわる、高いバーから両腕でぶら下がる、膝を折り曲げる、椅子に座るなど、いくつかの異なる姿勢のいずれかで治療を受けていた。これらの姿勢は、図1-9と図1-10に見られるように、患者がエクササイズしたりマッサージを受けたりする体の部位によって異なっていた。

スウェーデン式運動およびマッサージ技術は、有効な治療法として徐々に受け入れられていった。やがて、個人のオフィス、介護施設や療養所で行われるようになった。療養所は、現在の温泉療養施設の先駆けで、1800年代後期から1900年代初期に流行した。米国で最も有名なのは、おそらく、ジョン・ハーヴェイ・ケロッグ博士（1852-1943年）が運営していたバトルクリーク療養所である。ケロッグ博士は、療養所という言葉を作り、健康とフィットネスは、良い食事とエクササイズ、正しい姿勢、新鮮な空気、適切な休養の結果である

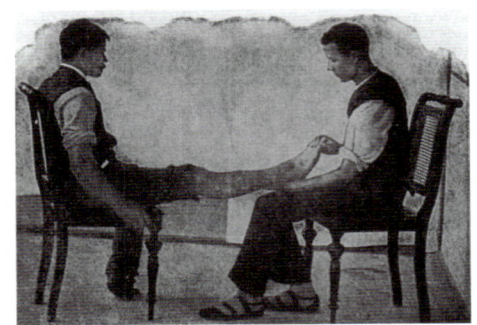

図 1-9　他動的足首関節可動域治療を受ける座位の患者。
出典：『The natural method of healing.』(FE Bilz)

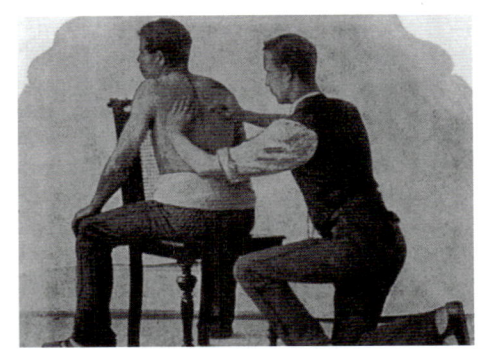

図 1-10　椅子に後ろ向きに座って背中のマッサージを受けている患者。出典：『The natural method of healing.』(FE Bilz)

という「バトルクリークアイデア」を開発した。バトルクリークを訪れ、身体の健康を取り戻すために数週間滞在する富裕層の客も多かった。そこに滞在している間に、彼らはエクササイズに参加し、厳しく管理された食事をとり、マッサージや水中療法を受けた。1895年、ケロッグ博士は、マッサージの効果、技術、実施方法、そして、当時の人体解剖学と生理学に関する知識に基づいた禁忌について記述した「マッサージ技術」を著した。これは、マッサージ療法の最初の実在のテキストであると考えられている。

マッサージは、看護にも組み込まれた。イギリス人女性フローレンス・ナイチンゲール（1820-1910年）は、現代の看護法の基礎を築いたとされている。彼女は、新鮮な空気、太陽の光、温かさ、静けさ、衛生、適切な食事が、健康とヒーリングに欠かせないと強調した。彼女の看護学校では、マッサージトレーニングを行っていた。ナイチンゲールが亡くなるまで、看護師たちは、日々トレーニングを受け、患者に対するマッサージ療法を練習した。

第1次世界大戦（1914-1919年）までに、スウェーデン式運動およびマッサージは、医学的治療に不可欠なものになった。傷痍兵たちは、陸軍病院の特別マッサージ部で施術台でのマッサージや座位マッサージを受けていた。この習慣は戦後も続いた。これらは、理学療法の基礎となり、1920年代にはより正式な健康管理の専門職になり始めた。

1950年代頃から、診断ツール、投薬治療、外科手術などの西洋の科学的治療法が発見および発展するにつれ、マッサージ療法を含む自然なヒーリング法は、医学の本流では次第に用いられなくなった。医学的理由で行うマッサージは、理学療法に切り替えられた。理学療法士は、より洗練された理学療法器具や設備が開発され始めた1960年代頃までは、治療プログラムの一部としてマッサージを利用し続けた。患者の徒手療法から、道具を使った治療法へと重点が移った。

それでも、マッサージ療法は、この時代を通して実施されていたが、リラクゼーションや満足のためだけのものと見なされるようになった。そのため、マッサージは通常、脱衣の上タオルでカバーされながらオイルなどを肌に直接用いてマッサージテーブルで行われ、患者はマッサージを受けるために、温泉やエステサロンなどの特別な場所へ赴かなければならなかった。1980年代までに、座位で患者に施すマッサージはほとんど消え去ってしまった。

デビッド・パーマー

「マッサージマガジン」は、デビッド・パーマーを現代座位マッサージの父と呼んだ。先述したように、マッサージやボディーワークが現れて以来、座っている患者にマッサージが施されてきた。つまり、デビッド・パーマーが、座位マッサージを考案した訳ではない。しかし、彼は、マッサージ療法の恩恵を多くの人々にもたらすまたとない機会を経験し、彼らにマッサージをもたらす方法を生み出した。その課程で、彼は、マッサージ療法の新しい流れを発展させ、施術者と患者がマッサージ療法を新たな視点で見られるように貢献した。

1980年にボディーワーク施術者になる前、パーマーは非営利部門で働いていた。彼は、カリフォルニア州サンフランシスコの按摩研究所に参加しており、そこで伝統的な日本式マッサージを学び、1982年に所長になった。当時、マッサージ療法は、現在のように広く受け入れられてはおらず、多くの施術者は、ボディーワークだけで生計を立てることができなかった。パーマーは、もっと手頃な価格で便利な方法でマッサージを患者に提供できれば、もっと多くの人が治療効果の恩恵にあずかることができ、もっと多くの施術者が自分のやりたい仕事をすることができると考えた。

パーマーは、座位の患者に対して行う鍼治療に基づいたボディーワークを作り出すのに、彼が学び練習した技術を適用できると考えた。また、治療は着衣の患者に施されるので、脱衣の場合にはマッサージを受けたがらない人たちにとって魅力的であり、古い技術を新たな視点と混ぜ合わせることができると考えた。彼は、1982年に按摩研究所で座位マッサージのト

レーニングを始め、1983年に同僚のステフォン・ピッツェラとともに、座位マッサージプログラムのトレーニングを受けた施術者を雇用するビジネスを始めた。

1984年、パーマーとピッツェラは、カリフォルニア州シリコンバレーのアップルコンピュータと契約を結び、座位マッサージの最初の大きな支持者を得た。最終的には、数人の施術者が、毎週300回以上座位のマッサージ治療を従業員に対して行うことになった。この関係から、座位マッサージはメディアに露出するようになった。座位マッサージの人気が出ると、パーマーは、持ち運びができるだけでなく、患者を支えることができ、そして、施術者が良好な身体力学を利用しつつ、より効果的な治療を施せるような特別な椅子が必要であると考えた。彼は、木製家具職人のサージ・ブイスーの協力を得て、1984年に、最初の座位マッサージ用チェアを設計した。1986年、Living Earth Crafts 社が、パーマーとブイスーの座位マッサージ用チェアの最初の生産モデルを製造した。このモデルは、大部分が木製で約12.7kgの重さがあったが、それ以降のほとんどすべての座位マッサージ用チェアに患者を適切に配置するためのひな型となった。

1985年にパソコン産業が最初の低迷期になると、アップル社は多くの従業員を一時解雇せざるを得なくなり、パーマーとピッツェラの取引は終了した。パーマーは彼の事業の一部をピッツェラに売り、連続的な教育クラスを通して座位マッサージを教える Touch Pro 研究所を設立し、1989年、パーマーは座位マッサージの専門職の発展に完全に専心するために按摩研究所の所長を辞した。それ以来、彼は、座位マッサージのビジネスに関する何冊かの書籍と多くの記事を執筆し、現代のマッサージ療法のマーケティング方法の開発の一翼を担った。

図1-11は、現代の座位マッサージの発展につながった出来事の簡単な歴史を示した年表である。

座位マッサージの利点

たった20分間の座位マッサージが患者の健康と快適な暮らしに貢献しうることが、研究からわかっている。座位マッサージに治療的な効果がないというのは、迷信である。例えば、緊張の緩和すなわちリラクゼーションだけでも、血圧を下げ、不眠症を緩和し、免疫システムをサポートするのに役立ちうる。さらに、肩、背中、首などの硬くなった筋肉に、深くて特効的な施術を行うことができるように、座位マッサージ用チェアに座った患者の姿勢を合わせることができる。ストレッチと関節モビリゼーション手技は、柔軟性を高めるのに役立ちうる。

施術台でのマッサージと同様に、座位マッサージを受けると、感情的にも心理的にも恩恵がある。これらの恩恵には、不安の軽減、感情の高まり、精神的な明晰さ、より冷静で集中する全体的な感情、そして、おそらく身体意識の高まりが含まれる。患者はたいていすぐに気分が良くなるため、これらの効果のいくつかは、すぐに現れる。そして、座位マッサージを定期的に受ければ、これらの効果はかなり長続きする。

職場での座位マッサージの利点

人類は、動くように作られている。筋肉が収縮して骨を引っ張り、骨は、関節をてことして機能し、運動を生み出す。肉体労働者たちは、確かに、筋肉と関節の運動を使っているが、体の使い方が適切でないと、筋肉と関節のこわばりが起こったり損傷をすることがある。こうした損傷の例としては、肉離れ、椎間板ヘルニア、一般的な腰痛、手根管症候群や腱炎などの反復運動損傷が挙げられる。これらの疾患のいずれも、罹患すれば生産性の低下や病気休職につながる可能性があり、結果として、企業には毎年何万ドルもの負担となり得る。

米国労働省労働統計局（BLS）によると、「人間工学上の傷害とも呼ばれる筋骨格疾患（MSD）は、筋肉、神経、腱、関節、軟骨、脊椎円盤といった身体の結合組織に起こる傷害または疾患である。滑る、躓く、落ちる、または自動車事故などの事故に遭うことによる損傷または疾患は、MSDではない」。（詳しい定義は、BLSウェブサイト（www.bls.gov/iif/oshdef.htm）で）。

また、労働統計局は、MSDを異なるカテゴリに分類し、MSDのケースのうちどのくらいが休職につながるかを詳しく述べた。2007年の統計を表1-2に示す。

休職を必要とする職場での損傷全体のおよそ30％がMSDに起因しており、これらの疾患のために失われる労働日数の平均は、9日間である。肩の損傷は、その半分が酷使によるもので、回復に必要な日数は平均18日間に至る必要であり、反復運動による損傷では、仕事を休む必要がある日数が最大であり、20日間に至る。

一方で、パーティション内でのデスクワークのように長時間座っている仕事や、食料品店のレジ打ちのように狭い場所で長時間立っている仕事など、肉体労働ではない仕事をしている人も、筋肉や関節のこわばりや損傷を経験することがある。これは、長期間であること、筋肉の固定（筋肉を縮めた姿勢または伸ばした姿勢）、関節運動の不足（柔軟性の低下を引き起こす）、筋肉の強度の全体的な低下によって起こりうる。人々が経験する可能性のある疾患のいくつかの例としては、首や肩の筋肉のこり、緊張性頭痛、腰のこりや痛み、関節可動域の減少が挙げられる。

したがって、座位マッサージは、多くの職業の労働者に役立つ可能性がある。仕事が肉体労働であるか頭脳労働であるかに関わらず、だれもが経験できる全体的な恩恵がいくつかある。

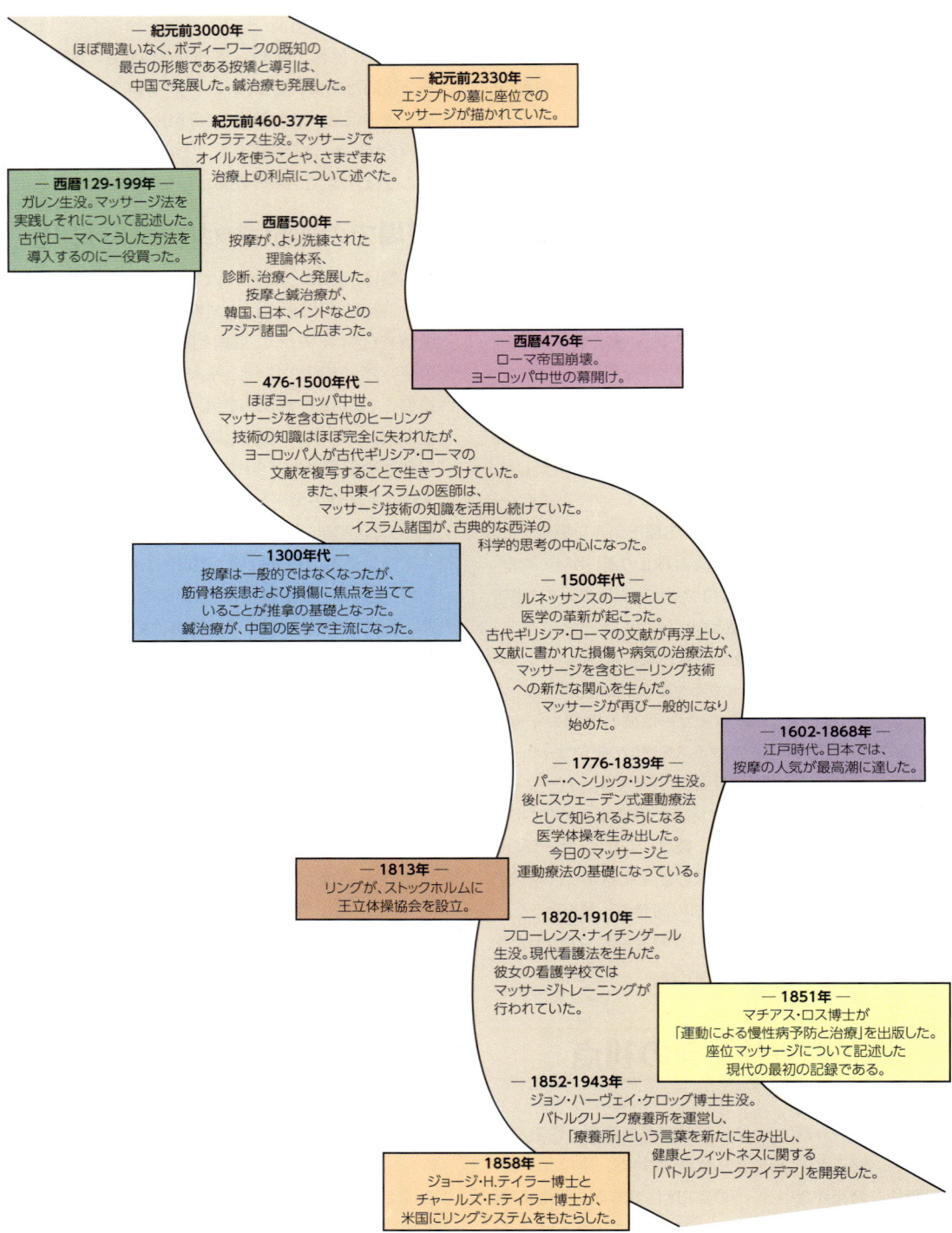

図 1-11　現代の座位マッサージの発展につながった出来事の年表

1 座位マッサージとは？

― 1860年 ―
ジョージ・H.テイラー博士が、米国で最初のリングシステムに関するテキスト「スウェーデン式運動療法注解」を著し、一部に座位マッサージを含むスウェーデン式運動療法に特化した「治療衛生研究所」をニューヨークに設立した。

― 1868-1912年 ―
明治時代。西洋医学とマッサージ療法が日本に導入された。按摩と伝統的な東洋医学は拒絶された。按摩が信頼性を失った。

― 1800年代後期 ―
世界中の医師がリングの技術を学び、自国にその教えを広めた。

― 1895年 ―
ジョン・ハーヴェイ・ケロッグ博士が「マッサージ技術」を著した。これはマッサージ療法の最初の実際的なテキストと見なされている。

― 1900年代初期 ―
按摩は、日本では視覚障害者の職業と考えられていた。真の技術を持つ按摩の施術者は、あまり評判の良くない施術者と自分たちを区別するすべを必要としていた。

― 1905-2000年 ―
日本人の著名な指圧施術家であり指導者である浪越徳治郎生没。

― 1914-1919年 ―
第1次世界大戦。スウェーデン式運動およびマッサージが、医学的治療に欠かせないものになった。傷痍兵は、施術台でのマッサージと座位マッサージを受けた。これは、理学療法の基礎として戦後も続いた。

― 1919年 ―
玉井天碧が「指圧法」を著した。指圧は、彼らの仕事を合法化するために施術者が用いた用語である。

― 1920年代 ―
理学療法が、より正式な健康管理の専門職となり始めた。

― 1925年 ―
指圧専門治療院が、合法的専門職として指圧を促進するために設立された。

― 1925-1981年 ―
日本人の著名な指圧施術家であり指導者である増永静人生没。

― 1941年 ―
浪越徳治郎が日本指圧学院を開校。

― 1950年代 ―
診断ツール、投薬、外科手術を含む西洋式の科学的ヒーリング法によって、マッサージ療法を含む自然なヒーリング法が主流の医学ではあまり使われなくなった。医学的理由で行われるマッサージは、理学療法にシフトした。

図1-11

続く

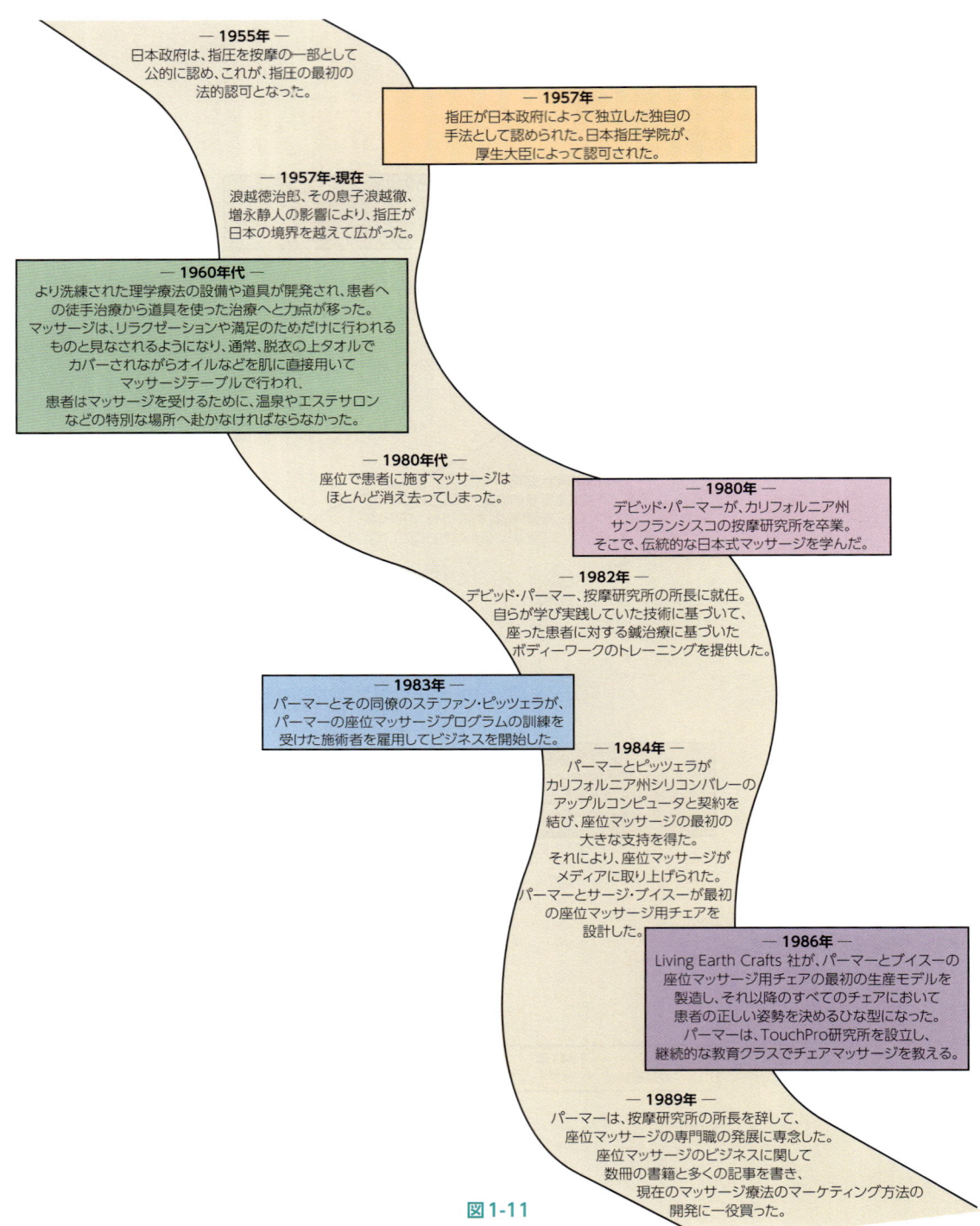

図 1-11

- ストレスの軽減
- 精神的な明晰さの向上
- 血流改善、関節の柔軟性の向上、筋肉のこりの軽減；長時間の座り仕事の影響や繰り返し動作（ファイリングや、組立ラインでの作業など）の影響を軽減する。
- 頭痛や筋肉痛の軽減
- 健康的な休息；人々は元気を回復し、すぐに仕事に戻ることができると感じる。
- 免疫機能の向上；風邪、インフルエンザ、ストレス関連疾患への耐性がつく。

健康な従業員は生産性が高く、病気や損傷による時間の損失も少ないことは疑う余地がない。職場での健康プログラ

表1-2 休職につながる筋骨格疾患のケース（2007年）

筋骨格疾患	仕事を休んだケースの数
捻挫、筋違い、裂傷	448,380
反復運動	36,700
手根管症候群	11,940
腱炎	4,380
痛み（合計）	115,540
背中の痛み	37,130
酷使（合計）	264,930
挙上動作による	140,330

州当局の協力の下で行われた労働災害、職業病の調査のデータ。米国労働省労働統計局より。2009年5月12日に、以下のウェブサイトから取得。www.bls.gov/iif/oshwc/osh/case/ostb1973.pdf

表1-3 座位マッサージの利点

身体的利点	感情および心理的利点
筋肉の緊張の緩和	不安の軽減
血液循環の向上	精神的明晰さや集中力の向上
血圧の降下	身体感覚の向上
関節の柔軟性の向上	
免疫機能の向上	
不眠症の緩和	

ムは、労働者の賠償請求や常習的欠勤を減らすと同時に、従業員が職場で健康に過ごすのを助けるものだと認められている。これらはすべて、ビジネスのコストを削減する。これらのプログラムは、従業員がエクササイズをし、体重を減らし、禁煙し、ストレスを減らすための方法を含みうる。また、健康プログラムは、雇用主が従業員の健康や福利に投資していることを従業員に伝える。容易にわかるように、職場で従業員に座位マッサージを提供することは、従業員の健康と福利に貢献するプログラムの一部にもなりうる。表1-3は、患者が座位マッサージを受けることで得る可能性のある肉体的、感情的、心理的利益を示す。

東洋ボディーワークの観点からの座位マッサージの利点

「座位マッサージの歴史」で述べたように、現代の座位マッサージは少なくとも部分的に、伝統的な東洋ボディーワーク、特に指圧に起源を持っている。したがって、身体的なものと同様にエネルギー的要素を持つ東洋ボディーワークの観点、すなわち、身体がエネルギー的要素と物理的要素を持つという観点から見ることができる座位マッサージの利点がある。患者に施術している時に、施術者は、身体の特定の領域にある経絡を流れる気にアクセスしサポートできる。施術者が東洋ボディーワークの素養を持たない場合でも、患者に手を置くだけで、患者の気に影響を与えている。精神的な明晰さや集中力の向上など、マッサージの利点のいくつかは、実際、施術者が患者の気と相互作用することに起因しうる。

指圧の基礎となった伝統中医学によると、個人の気が何らかの方法でバランスを失うと、痛み、不快感、その他の病気につながる。指圧の目的は、患者の気のバランスを取り戻し、不快感を緩和するのを助けることである。気が流れる経絡は、身体の器官と結びついており、大体は、名前が共通している。器官と経絡は、身体の中で特定の肉体的、精神的、心理的、感情的、霊的機能を持っており、バランスのとれた経絡内の気の流れがこれらの機能を維持している。

図1-7を参照すると、経絡に沿って、容易に気にアクセスできるツボがある。多くの理由のうちのどれかによって気の流れが阻害された時に、ツボで気に影響を与えることによって、平衡状態に戻すことができる。先に述べたように、鍼灸師は、気のバランスをとるために、ツボに鍼を刺入する。しかし、指圧師は、彼ら自身の気を使って、患者の気をサポートして安定させる。指圧師は、四指、親指、前腕、肘、膝、足部の押圧、牽引、関節モビリゼーションを使ってこれを行う。ツボを扱うことに集中するタイプの指圧もあれば、経絡全体を扱うタイプもある。

第3章から第5章は、座位マッサージに利用できる技術とシークエンスを扱っている。第4章、第5章、および巻末の「伝統中医学の経絡一覧」には、身体のさまざまな領域の経絡とツボの位置と、それらに働きかける方法に関する情報が含まれる。個々のツボに働きかける利点も含まれている。例えば、あるツボを押圧すれば、頭痛を軽減したり、不眠症に対処したりすることができる。

座位マッサージが施術者に与える利点

座位マッサージを行うことは、ボディーワークの専門職において、施術者に多くの利点をもたらす。時間や費用に制約を感じている人々や、慎み深い人々にボディーワークをより利用しやすくさせるのだ。コミュニティーに参加し、コミュニケーションとマーケティング技術を高め、収入を増やす機会も施術者に与える。

座位マッサージは、1時間かかる施術台のマッサージに興味がないか、もしくは、それを受けることができない患者にとって1つの選択肢になるので、サービスのメニューを増やすことになる。座位マッサージは、料金の安いことが魅力的で、さまざまな体の大きさ、健康のレベル、身体能力、身体障害の患者に合わせやすい。さらに、マッサージへの導入として座位マッサージの治療を受けた後、多くの患者は、より長時間の施術台マッサージを受けたいと思うかもしれない。いずれにしても、

手法として座位マッサージを身につければ、施術者が常連患者を増やす機会が生まれる。

座位マッサージ施術者の仕事の選択肢は数種類ある。オンサイトでの治療を提供する会社の従業員になることができる。こうした会社は、小規模で地域的な事業から、大規模で国レベルのフランチャイズチェーンまでの範囲にわたりうる。一部のオンサイトマッサージ業者は、従業員ではなく、個人事業主を使うことを好む。従業員と違って、個人事業主は、独自の治療スケジュールを立て、患者から直接支払いを受け、自分の道具を使う。ただし、彼らは、自分の税金や保険も支払う。

個人事業主は、通常、施術した治療単位または施術に要した時間単位で設定した料金を、オンサイトマッサージ会社に支払う。あるいは、行った治療の回数にかかわらず、週単位や月単位の料金を支払う場合もある。

さらに別の選択肢は、施術者自身が単独であるいは他の施術者と組んで事業主になるというものだ。この選択肢では、最も多くの収入を得られる可能性もあるが、最も多く働くことも必要になる。治療を行ったり、施術者として他人を雇ったりすることに加えて、ビジネスのあらゆる面に責任を負うことになる。これには、マーケティングを行い、治療のスケジュールを立て、必要なものや道具を買いそろえ、それらを適切に使えるように維持し、経理や人件費などの財務記録を維持管理することなどが含まれる。施術者が最良の選択をするのに役立つように、第6章では座位マッサージ施術者の仕事の選択肢についてさらに詳しく論ずる。

地域のイベント

座位マッサージ用チェアでの施術は、施術者にとって地域の関心を呼ぶ良い方法であり、ボディーワークのキャリアへの入り口となる。特定の理由で資金を集めるイベントなど、社会奉仕イベントやスポーツイベントで、奉仕活動をするのにはそれほど多くの時間も労力もかからない。施術者は、地域社会に還元する機会を持つ一方で、自らのビジネスの評判を広める。ネットワークをつくる機会は、ほとんど無限であり、実績を作る良い方法になる。

チェアは施術台よりも安いので、道具の初期投資が少なく、ごくわずかな労力でさまざまな場所へ運ぶことができるため、商売の機会が多いということになる。また、施術台よりも場所をとらず、運びやすい。施術台を設置して簡単な施術台のマッサージを行うよりも、イベントでマッサージ用チェアを設置して数時間の施術をする方が容易である。

施術者は、近く開催される地域イベント主催者に座位マッサージを無償または低料金で行えるか問い合わせることもできる。名刺やパンフレットを配ることもできる。各治療にかける時間の長さによるが、2時間の座位マッサージの間に、お
そらく10人から15人の患者を診ることができる。この中で、1人か2人は、体全体に行う施術台でのマッサージを予約しようと施術者に連絡してくるかもしれない。施術後名刺をもらった患者が、イベント後に新規患者となることは数多くある。別の選択肢は、施術者の屋号、ロゴ、連絡先がイベントのマーケティング資料に載るように、イベントのスポンサーになることである。

多様化

施術者が取りうる別の手段は、企業や法人の顧客を得ることである。そうすれば、かなりの利益を得られる可能性があり、治療セッションのスケジュールを定期的に組めば収入を安定させることができる。実際、単独の施術として座位マッサージを行う施術者もいるし、個人営業の施術台マッサージと組み合わせて座位マッサージをするか、もしくは、温泉や健康センター、その他のマッサージ施設で仕事をする施術者もいる。オフシーズンに施術者を一時解雇する温泉で働いている場合など、何らかの理由で他の収入源が減るような場合に収入を維持する良い方法である。

仕事の切れ目を回避することは、専門職の従事者であれば誰でも取り組んでいる課題である。ほとんど変化のないルーティンにするのは容易である。座位マッサージは、いつもの仕事場から出て、別の場所で行うので、施術者にとって魅力的である。異なった体型、個性、治療の要求を持ったさまざまな患者がいる可能性がある。また、施術者にとって、異なる専門職で働く人たちとつながる良い機会にもなる。特に施術者が個人で開業している場合は、時に孤立しやすくなる。さまざまな会社に赴くことにより、他の職業の人々と出会う機会ができる。

座位マッサージは、治療の選択肢における施術者の創造性を刺激しうる。例えば、施術台での治療と併用することができる。効果的な座位マッサージの技術は、施術台で対処しにくいような上半身の問題部位に対処できる。まず、座位マッサージで集中的に肩甲帯へ治療を行った後に、患者を施術台に移動させて身体の残りの部分に対処することができる。治療の選択肢に関する詳細情報は、第4章と第5章に示している。

しかし、すべての施術者が、さまざまな場所で座位マッサージを行う気質を持っている訳ではないことに注意するのが重要である。変化や新たな人たちに出会うことを好む社交的な人は、最高に満足するだろう。頭の柔かさもまた、必須である。環境の要素は予測不可能な場合がある。こうした要素は、屋外イベントでの荒天から、治療場所として約束していたスペースが使えないとわかること、施術者が到着するまでに座位マッサージを行うことが従業員に知らされていなかったため

に患者がいないことまで、あらゆることを含みうる。冷静で積極的な態度を保ちつつ不測の事態に対処することのできる人にとっては、座位マッサージは実りある手法になりうる。

座位マッサージを行うのに最適な場所

　座位マッサージは、オフィスの従業員向けに考案されて売り込まれたものだが、空港、フィットネスクラブ、ホテルなど、さまざまな環境で利用できるようになった。米国では頻繁に、資金集めのウォークアンドランで座位マッサージが見られる。はじめてのマッサージの体験は、地域のウォーキングまたはランニングのイベントで5分間の施術を受けるというのが普通である。競技大会も、施術をするのに一般的な場所である。実際、いくつかのスポーツイベントでは、人々が10分間の治療を受けるためだけに1時間半並んでいた。イベントの終わりにマッサージを利用すれば、潜在的な患者たちは、ボディーワークを健康維持計画に取り入れることができると十分に確信する。

　人々が座位マッサージの恩恵を受けることができる場所、従って、座位マッサージを売り込むのに最適な場所を考える時には、施術者は以下の点を念頭に置くべきである。
- 人通りの多い場所
- 人々がストレスを受けている可能性のある場所
- 人々が楽しんでいるイベントで、座位マッサージが楽しみの延長になりうる場所
- 健康関連のイベント
- 競技会場
- 人々が日常的な活動をしている場所
- 職場
- 健康管理の場
- 特別なイベント
- 慌ただしさから逃れるオアシスになりうる場所

　囲み記事1-2は、座位マッサージを提供できる数例の場所を示している。施術者は、マーケティングのアイデアを生み出すために、これを指針とすることができる。

まとめ

　座位マッサージは用途の広い手法である。治療を提供するにあたっての創造性を刺激し、治療メニューを増やすことができる。また、施術台マッサージよりも費用と時間がかからないので、慎み深く座っている方が快適な患者にとっては特に、魅力的でありうる。治療は、特別に設計された座位マッサージ用チェア、背もたれのまっすぐな椅子、または卓上マッサージサポートを使って行うことができる。患者は完全に着衣のまま、オイルなどを使わないにもかかわらず、施術台マッサージで行うのと同じ技術の多くを提供でき、治療の効果も同程度である。エネルギー手法および東洋ボディーワーク手法をセッションに組み込むこともできる。標準的な治療の長さは10分から30分程度であり、ほぼ全身に施術できる。

　座位マッサージは、部分的には東洋ボディーワーク、特に日本の指圧と、西洋式マッサージ療法から発展した。医学体操の創始者と言われているパー・ヘンリック・リング、「バトルクリークアイデア」を開発し、マッサージ療法の最初のテキストを著したジョン・ハーヴェイ・ケロッグ博士、看護学校にマッサージトレーニングを組み込んだフローレンス・ナイチンゲールなどが貢献した。これらの傑出した人物たちのおかげで、マッサージは、1950年代に西洋の科学的治療法が自然なヒーリング法に取って代わるまでは、医学的治療の一部であった。マッサージは、リラクゼーションと満足だけを目的としたものと見なされるようになり、施術台でのマッサージが主流になった。1980年代、デビッド・パーマーは、マッサージ療法を利用しやすくするために、座った患者に行う鍼治療に基づいたボディーワークを作りだした。彼は、最初の座位マッサージ用チェアの設計にも一役買い、彼のマーケティング努力によって、座位マッサージの手法に一般の関心を向けた。

　患者は、座位マッサージを受けて、肉体的、精神的、心理的恩恵をたくさん体験することができる。座位マッサージは、肉体労働を必要とする職業でも、長時間じっと座ったままか立ったままでいなければならない職業でも、多くのさまざまな職業の人々に特に有効である可能性がある。いずれの場合も、手根管症候群、捻挫、筋違いのような反復運動性障害などの筋骨格疾患につながりうる。これらの疾患を理由とする労働者の賠償請求や常習的欠勤のために、会社に毎年多くのお金を失っている。従業員の健康と福利に貢献するプログラムの一部として従業員に対してオンサイトで行う座位マッサージは、損傷の結果として失われるお金や時間を削減しうる。

　座位マッサージを行うことは、施術者に多くの利点をもたらす。施術者にとっては、いくつかの仕事の選択肢がある。従業員になるか、個人事業主になるか、企業経営者になるかである。地域のイベントで座位マッサージを行うことは、施術者にとって、関心を集める良い方法であり、実践によって得られる多様性は、施術者の創造性を刺激し、倦怠感や極度の疲労を防ぎ、他の専門職の人々とのつながるすべを施術者に提供しうる。座位マッサージは、さまざまな環境で受けられるようになった。座位マッサージの売り込みに最適な場所としては、職場の他に、人通りの多い場所、人々がストレスを感じている可能性のある場所、競技会場、結婚パーティーや誕生日パーティーなどの特別なイベントなどが挙げられる。

囲み記事1-2　座位マッサージの場所の例

人々がストレスを受けている可能性のある場所
　空港(図1-12)
　病院
　会議場

人通りの多い場所
　路上カフェ
　ショッピングモール(図1-13および図1-14)

人々が楽しんでいる場所
　野外コンサート
　お祭り
　ビーチ
　農産物直売所(図1-15)
　講演会会場

健康関連のイベント
　健康フェア
　糖尿病や癌の研究などのための資金集めのウォークアンドラン

競技会(図1-16)
　トライアスロン
　サッカーの試合
　ソフトボールの試合
　ゴルフトーナメント

人々が日常的な活動をしている場所
　銀行
　スーパーマーケット
　学校
　フィットネスクラブ
　美容室

職場
　会社
　小企業(図1-17)
　工場

健康管理の場
　病院
　診療所
　歯医者
　高齢者福祉施設

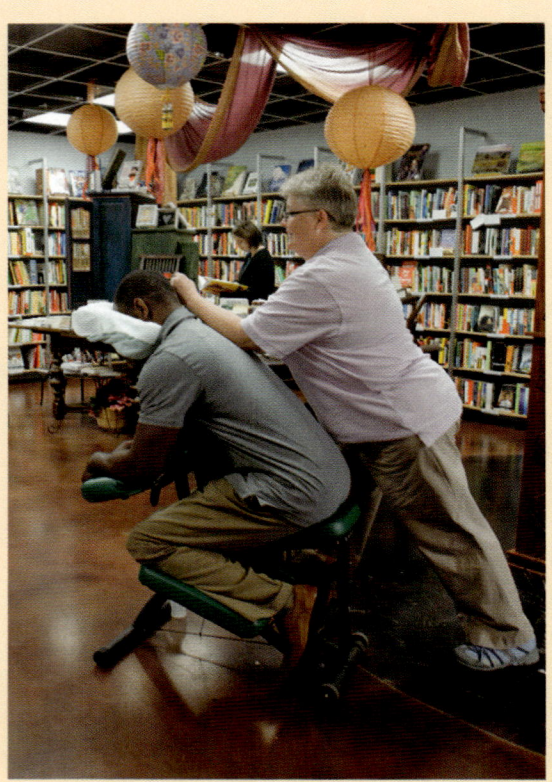

図1-13　書店での座位マッサージ

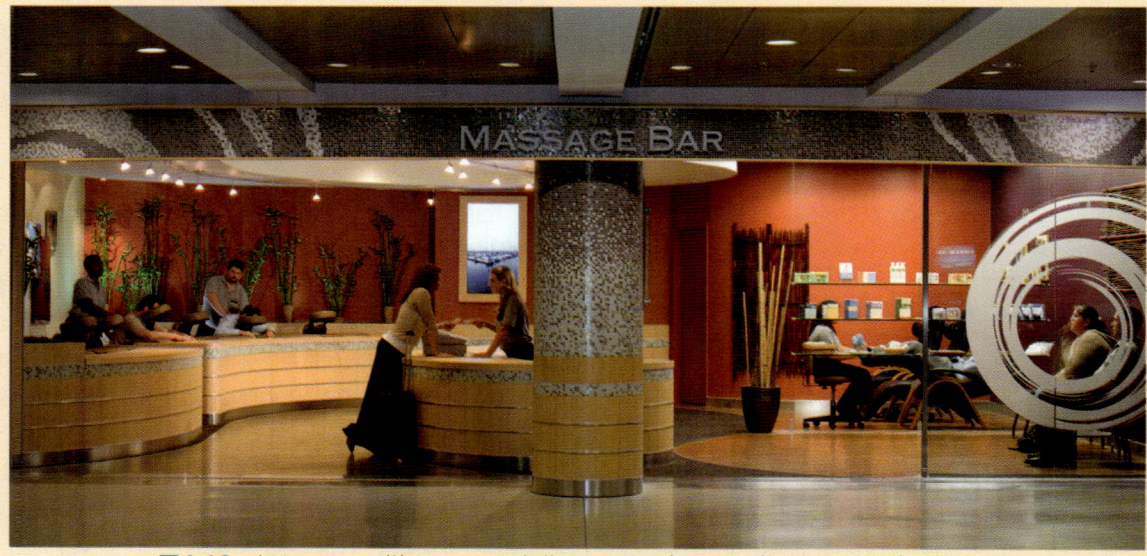

図1-12　カリフォルニア州サクラメント空港のマッサージコーナー(無料マッサージコーナー)

囲み記事 1-2　座位マッサージの場所の例　続き

特別なイベント
　誕生日パーティー
　卒業パーティー
　退職パーティー
　結婚祝いパーティー
　赤ちゃんの誕生パーティー

座位マッサージが慌ただしさから逃れるオアシスになりうる場所
　会議
　展示会

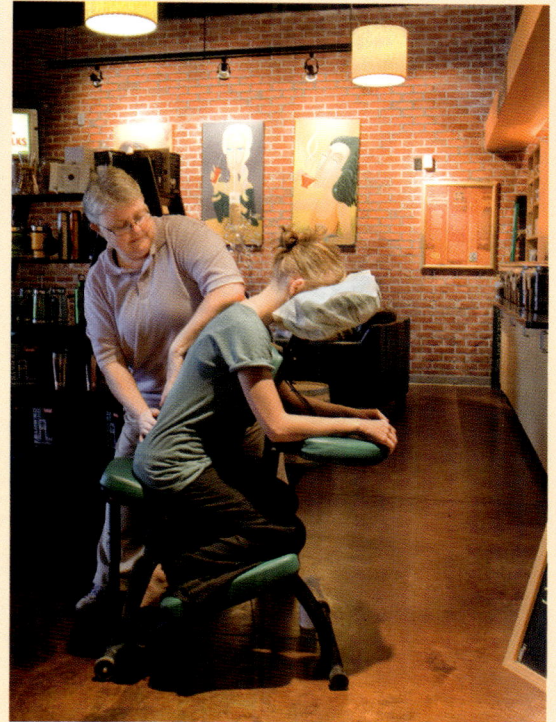

図 1-14　コーヒーショップでの座位マッサージ

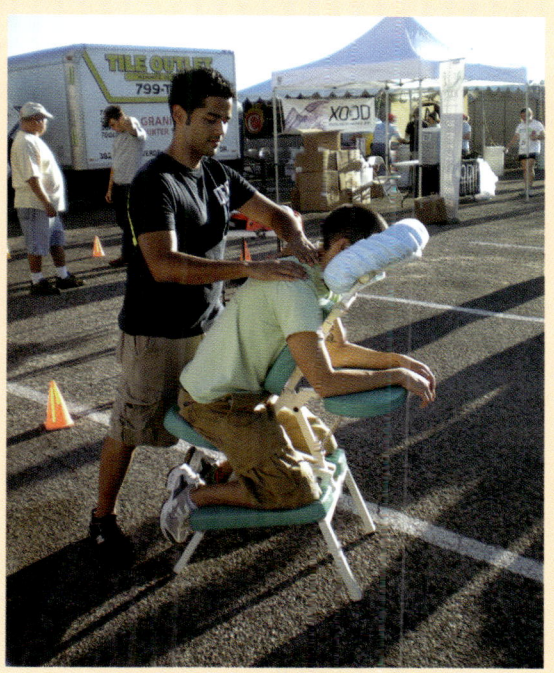

図 1-16　競技会での座位マッサージ

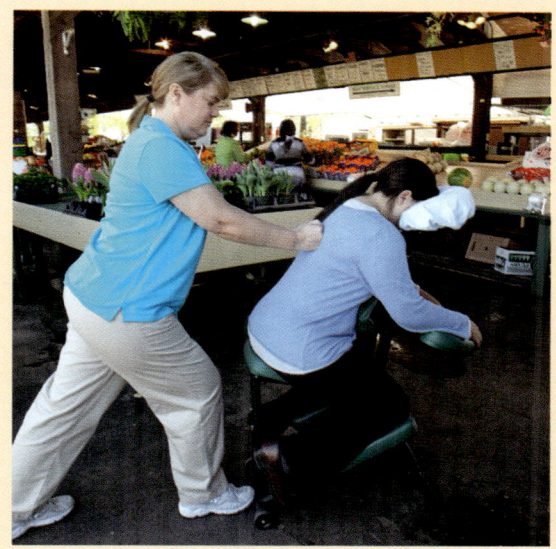

図 1-15　農産物直販所での座位マッサージ

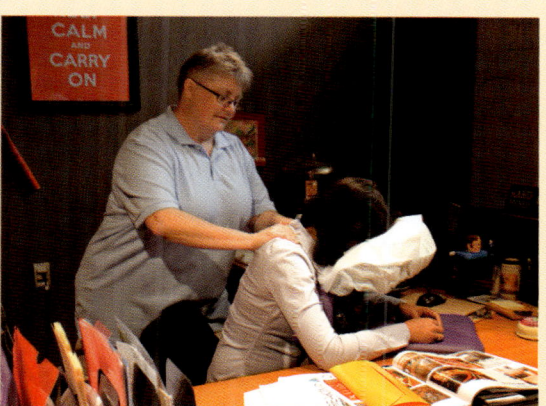

図 1-17　事務所での座位マッサージ

学習問題

学習問題の答えは216ページ。

選択問題

1. 以下の技術のうち、座位マッサージ中に用いられそうにないのはどれか？
    a. 叩打法（パーカッション）
    b. リンパマッサージ
    c. 前腕ワーク
    d. 摩擦法（フリクション）
2. 患者が座位マッサージ用チェアに座っている時に、マッサージできる体の部位は？
    a. 下肢
    b. 腹部
    c. 背中
    d. 足部
3. 指圧の発展に最も直接的に影響を与えたのは次のうちのどれか？
    a. 按摩
    b. 推拿
    c. タイ式マッサージ
    d. レイキ
4. スウェーデン式運動療法を生み出したのは誰か？
    a. ヒポクラテス
    b. ジョン・ハーヴェイ・ケロッグ
    c. ジョージ・H.テイラー博士
    d. パー・ヘンリック・リング
5. 職場での座位マッサージの効果は以下のうちのどれか？
    a. ストレスの軽減
    b. 頭痛や筋肉痛の軽減
    c. 免疫機能の改善
    d. 上記のすべて

穴埋め問題

1. 標準的な座位マッサージ治療は、＿＿分から＿＿分間続けられる。
2. 最古の既知のボディーワーク、按矯および導引は、＿＿年以上前に中国で発達した。
3. 肉体的な利点に加えて、座位マッサージには、施術台マッサージと同様に、＿＿＿にも＿＿＿にも利点がある。
4. 気は、＿＿＿と呼ばれる身体の特定の流れの中を流れている。
5. 座位マッサージは、＿＿や＿＿に制約を感じている人々や、＿＿人々にとってボディーワークを身近なものにする。

記述問題

以下の設問について、簡潔に答えよ。

1. 座位マッサージが施術者に与える専門的および個人的機会について述べよ。

   _____
   _____
   _____
   _____
   _____

2. 座位マッサージと施術台マッサージの共通点と違いについて説明せよ。

   _____
   _____
   _____
   _____
   _____

学習問題

3. 東洋ボディーワーク、古代ギリシア・ローマ、西洋式マッサージ技術が、座位マッサージの発展にどのように貢献したかを概説せよ。

_____
_____
_____
_____
_____

4. パー・ヘンリック・リングの現代マッサージ療法への貢献について述べよ。

_____
_____
_____
_____
_____

5. デビッド・パーマーの座位マッサージの普及への貢献について述べよ。

_____
_____
_____
_____
_____
_____

2. 地域のイエローページと新聞を使って、座位マッサージを受けられる会社とイベントのリストを作成せよ。

3. 座位マッサージ施術者を雇用する会社をインターネットで検索せよ。これらの会社に連絡を取り、以下について調べよ。

   a. 座位マッサージの施術で施術者は現実的にどれ程の収入を期待できるか？ 年俸と時間／治療当たりの料金は？
   b. 治療時間の構成は？ 10分間、15分間、30分間、その他。
   c. 施術者を雇用しているか、個人事業主を使っているか、またはその両方か？
   d. 採用面接の時に、会社が何を期待するか？
   e. 座位マッサージを行うために施術者を派遣するのは、どのような場所か（会社、結婚記念パーティー、モール、その他）？
   f. どのようにビジネスをはじめたか？
   g. ビジネスにおける最大の恩恵に何か？
   h. ビジネスにおける最大の課題は何か？

アクティビティ

1. プロの座位マッサージ治療を1回以上受けよ。どのような状況で施術を受けたか？各治療の長さは？治療前と比較して治療後にどのように感じたか？各治療に関して何がよかったか？各治療に関して何がよくなかったか？

必要な設備と準備

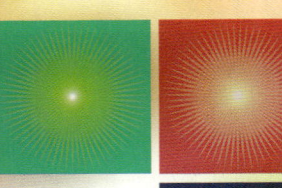

目 的

この章を読めば、
読者は以下の項目に必要な情報を得ることができる：

1. 座位マッサージ用チェアを使わずに施術する方法を説明する。
2. 正しい座位マッサージ用チェアを選ぶ際の要素を詳しく説明する。
3. 座位マッサージ用チェアの取り扱いに関する適切な身体構造について議論する。
4. 座位マッサージ用チェアの適切な組み立て、調節、片付けの方法を説明する。
5. 座位マッサージの実践および施術者のための衛生ガイドラインについて説明し、道具の適切な維持管理の重要性について説明する。
6. 座位マッサージの実践のために必要なその他の消耗品をリストアップし説明する。
7. 座位マッサージを行う場所へ移動する際の輸送手段について述べる。

キーワード

衛生
衛生管理
殺菌剤
消毒剤
身体力学
卓上マッサージサポート（卓上システム）
道具の特徴
投資費用に対する利潤
微生物
病原体
普遍的(標準的)予防策

簡単に始める

マッサージや専門的なボディーワークがはじめての施術者であっても、かなり長い経験のある施術者でも、道具への投資は十分に考慮する必要がある。考慮しなければならないのは、必須の道具を決定すること、価格帯を決めること、その価格帯で利用できる最高品質の道具を選ぶこと、投資に見合った治療回数を計算することなどである。これは、**投資費用に対する利潤**としても知られている。第6章「座位マッサージ・米国におけるビジネスの状況」では、座位マッサージビジネスを立ち上げて運営するために施術者が必要とする情報を網羅している。

時には、施術者は自分の治療をどのように組み立てるか迷うことがあり、マッサージや専門的なボディーワークにおける自分の道筋がはっきりするまで道具に多額の費用をかけたくないと思うだろう。その意味でも、座位マッサージは魅力的である。施術台でマッサージを行うのに必要な設備投資より、座位マッサージの初期投資は低く抑えることが可能だ。

座位マッサージを提供する最も簡単で最も費用のかからない方法は、背もたれのまっすぐな椅子と枕を使って患者を支える方法だ（図2-1）。別の選択肢は、テーブルの上に枕を置いて、患者をスツールか椅子に座らせ、前向きに枕に寄りかからせる方法だ（図2-2）。より多くの支えが必要な場合には、特殊な形状の発泡ゴムなどでできた補助枕（ボルスター）を購入して用いれば、患者を快適にすることができる（図2-3）。これらの場合には、関連する費用は比較的少なく、枕と補助枕、それらのカバーの費用である。

次に座位マッサージの道具をステップアップするなら、専門的に作られた**卓上マッサージサポート**（**卓上システム**ともいう）である。これらは、テーブル、机などの平らな面上に設置するよう設計されている。患者は、顔置き台（フェイスレスト）に頭を載せ、患者の体幹を支えるための胸（胸骨）パッドを使うことができる。ほとんどは、患者の安全を確保するために卓上サポートの位置を適所に固定するメカニズムで調節可能である。卓上マッサージサポートは、車いすの患者に対して（図2-4）、場所が限られているオフィスや、できるだけ影響や手間のかかることを会社側が避けたいという場合（図2-5）、身体的な理由から（例えば、膝の関節炎などで）座位マッサージ用チェアに膝をつくことができない患者に対して、そして、絶対安静の出産前の患者や入院中の患者など、ベッドに寝たきりの患者に対して使うことができる。患者が座っている椅子や患者が寝ているベッドによって、患者の腰へのアクセスが制限されるかもしれないが、首、肩、そしておそらく腕や手は容易に

22

2 必要な設備と準備 ■ 23

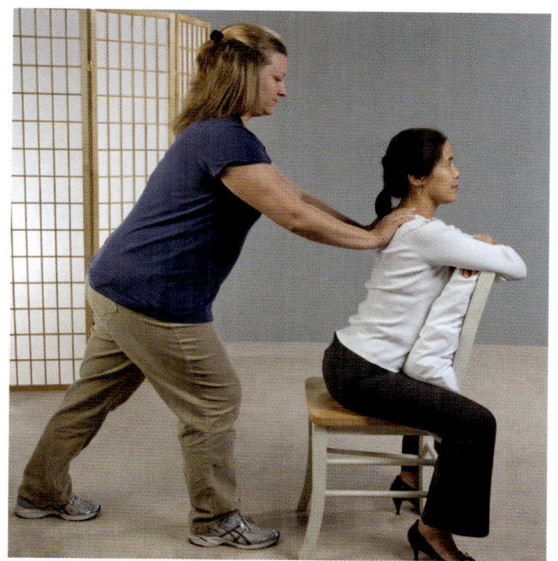

図 2-1 背もたれのまっすぐな椅子でマッサージを受ける患者。

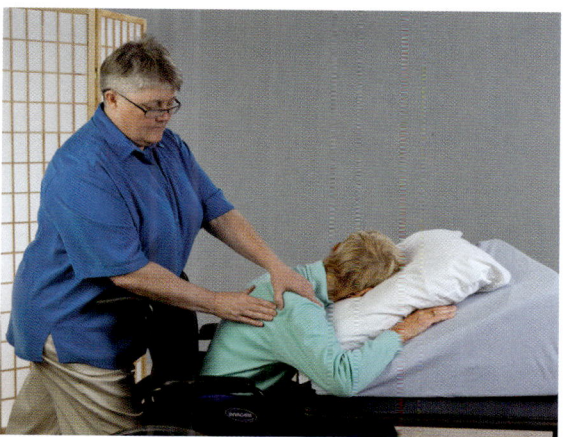

図 2-3 発泡ゴム補助枕（ボルスター）での支持。

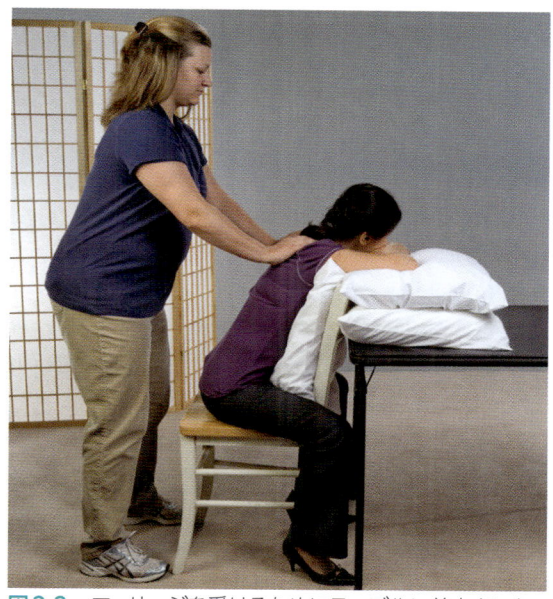

図 2-2 マッサージを受けるためにテーブルに前向きにもたれる患者。

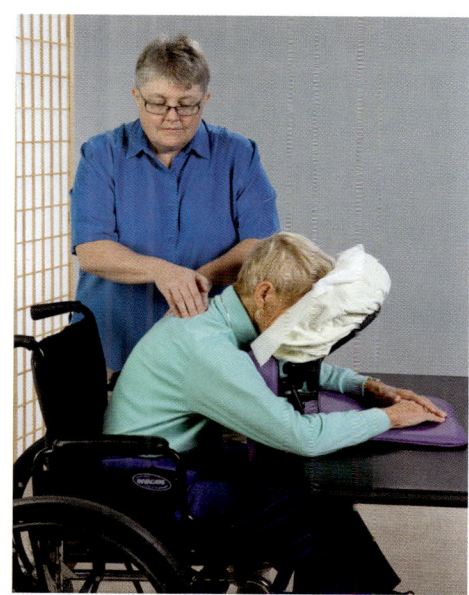

図 2-4 卓上マッサージサポートを用いてマッサージを受ける車いすの患者。

マッサージできる。

　卓上サポートの重さは、約4.5kg程度であり、座位マッサージ用チェアよりも軽く、収納もしやすい。たいてい、値段は200米ドル足らずであり、輸送用バッグを含む場合も含まない場合もある。米国では卓上サポートを扱っている会社は2社あり、Desktop Portal携帯マッサージシステムを製造するOakworks社（www.oakworks.com）、TravelMate卓上マッサージサポートを製造するEarthlite社（www.earthlite.com）である。

　最も費用のかかる選択は、専門的に製造された座位マッサージ用チェアである。しかし、幅広い患者にとって最も快適であり、多くのさまざまな場所に運ぶことができ、適切にメンテナンスすれば、何年も使うことができる。

座位マッサージ用チェアを選ぶ

座位マッサージ用チェアの歴史

　第1章で述べたように、デビッド・パーマーとサージ・ブイスーが、1984年に最初の座位マッサージ用チェアを設計した。

　1986年に、Living Earth Crafts社に、このチェアの最

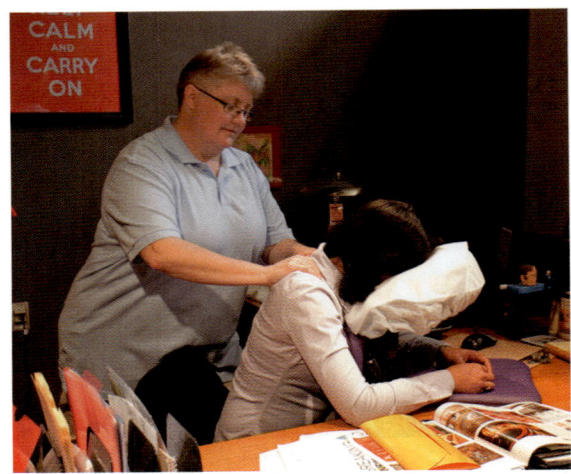

図 2-5　卓上マッサージサポートを用いてデスクでマッサージを受ける患者。

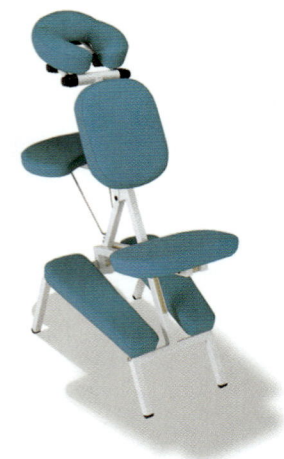

図 2-7　Quicklite 座位マッサージ用チェア。最初の金属フレームの軽量チェア。(ジョン・ファヌッツィの許可による)

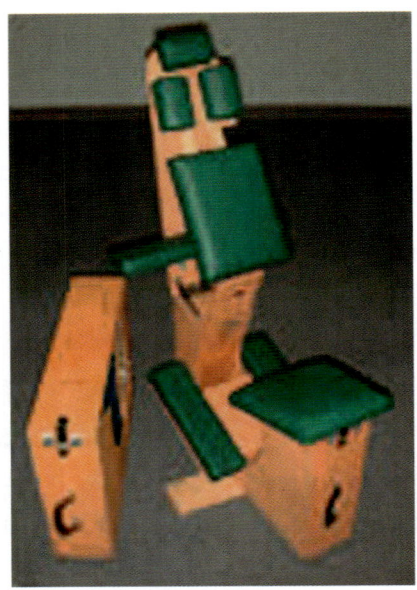

図 2-6　1980年代初期の木製 Stronglite チェア。(Stronglite の許可による)

初の生産モデルを導入した。これは、現在の座位マッサージ用チェアの標準（約12.7kg）からすると重く、主として木製であり、折りたたむと大型のスーツケースのようだった。図2-6は、1980年代初期の木製 Stronglite チェアを示す。

1989年、Quicklite 座位マッサージ用チェアが Golden Ratio Woodworks 社によって導入された。このチェアは、デビッド・パーマーの学生の一人であるスコット・ブレイヤー、そしてジョン・ファヌッツィによって設計され開発された。約6.4kgで、最初の軽量座位マッサージ用チェアであり、金属製フレームで、すばやく簡単に調節できた。

1989年以来、さらに多くの会社が座位マッサージ用チェアを製造した。これらのチェアは、調節方法や利用できるオプションなどの点で互いに異なっていたが、いずれも、最も効果的なマッサージを受けられるように患者を適切な姿勢にする手段を提供した。

正しいチェアを見つける

現在、多くのさまざまな座位マッサージ用チェアが市販されているので、どのチェアが施術者のニーズおよび**道具の特徴**（つまり、道具を使う時に個人が好む品質）に合っているかを決めるのは、個々の施術者次第である。例えば、座位マッサージ用チェアにたくさんの調節オプションがついているものを好む施術者もいれば、チェアを設置または片付けをする時にたくさんの「オプション機能」を扱わないことを好み、実用的なアプローチをする施術者もいるだろう。

主に現場での治療に用いる場合には、車輪付の軽量のチェアを選択するのがよい。マッサージとボディーワークの診察室の設備を補完する場合には、多くの調節機能がついた重いチェアがより適しているだろう。両方の状況で治療を行う場合、施術者は、移動性とチェアの重さ、調節オプションなどの観点から最も重要なものが何かを決める必要がある。

座位マッサージ用チェアの特徴

座位マッサージ用チェアは施術台と類似した機能を提供するので、どのチェアを購入するかを決定する時には、施術台の特徴と同じくらい真剣にチェアの個々の特徴を検討するのが重要である。また、チェアの価格は、一般に約200米ドルから600米ドルの範囲にあり、施術台の価格と同程度のものもある。座位マッサージ用チェアを選ぶ時、以下の全体的な検討事項を念頭に置くことが重要である。

- チェアの重量はどのくらいか？一般に、ほとんどの座位マッサージ用チェアは、約6.8〜10kgの重さである。ほとん

ど同じ重さのチェアの間で決める時、数kgの違いが実際に影響しうる。例えば、2つのチェアが実質的に同じ特徴を持っていて、一方が8kgで他方が9kgであるなら、車から出し入れし、持ち運び、施術を一日繰り返すとその1kgは大きな負担に感じる可能性がある。
- チェアの耐久性はどのくらいか？つくりはしっかりしているか？例えば、露出した調節メカニズムがあるか？これらは、患者と施術者の両者にとって安全でない可能性がある。露出した歯車に指や髪の毛が絡まったり、固定されていない調節レバーに偶然身体が当たって場所がずれることで、顔置き台やアームレストが滑ったりすることがある。つくりのしっかりしたチェアは、高価であるかもしれないが、より安全で、長い目で見れば、修理する必要があまりなく長持ちする傾向にあるので費用対効果はよい。
- チェアはどのくらい安定しているか？さまざまな身体の大きさや体形に対応し、患者の安全性を確保するのに十分な安定性が必要である。
- 組み立てはどのくらい簡単か？組み立てが比較的簡単なチェアもあれば、より多くの作業を必要とするチェアもある。個々の施術者は、チェアの組み立てに使ってもよい時間と労力がどの程度かを決める必要がある。
- どんな調節オプションが備えられているか？どのくらい容易に調節できるか？施術者が、適切な身体力学を維持しつつ効果的に患者の組織にアクセスするために、チェアは、さまざまな患者の身体の大きさや体形と、施術者の身体の大きさや体形に適合するよう調節可能である必要がある。チェアの調節オプションは、少ないものからかなり多いものまでさまざまである。どのチェアを選ぶにしても、施術者は、速やかにそして容易に調節できる必要があるため、そうすることができるチェアを選ぶべきである。
- チェアにどのような特別のオプションがあるか？付属品が付いているか？付属品には以下のようなものが含まれる。
    - （輸送を容易にするための）チェアに付属した車輪
    - 調節可能な顔置き台とアームレスト
    - 胸骨パッド
    - 着脱可能な膝パッド（膝が敏感なためにパッドに膝を押しつけることができない患者にとって必要；パッドを取り外すと、患者は床の上に足をぴたりと置くことになる）
    - 患者のメガネや装飾品を入れるポーチ
    - アロマセラピーオイルをたらす場所
    - チェアの組み立て、調整、片付け方法を示した取扱説明DVD
    - キャリングケース（キャリングケースがチェアについていない場合には、購入する価値があるだろう。ケース

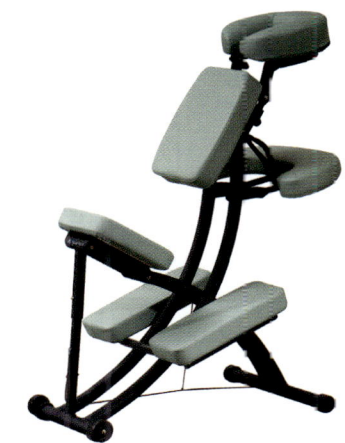

図2-8 Oakworks社製Portal Pro。（Oakworks社の許可による）

はチェアを損傷から保護するだけでなく、キャリングケースがあると、マッサージセッションを行う場所に入る時に施術者が専門家らしく見えるようになる。車輪がついたキャリングケースもあり、車輪のないチェアでも運びやすくなる。チェアにもキャリングケースにも車輪がついていない場合、施術者は、移動しやすくなるように、別個の車輪付カートの購入を考えてもよい）。
- チェアに品質保証がついているか？品質保証は、1年間から耐用年限までさまざまでありうるが、一部の耐用年限保証は限定的である。保証は、製造業者ごとに異なる。
- ビニールのタイプや色の選択ができるか？ビニールのタイプや色の選択肢がわずかしかない製造業者もあり、消費者が選べるバリエーションがかなり広い製造業者もある。

座位マッサージ用チェアの製造と流通

座位マッサージ用チェアや卓上マッサージサポートの製造および流通業者は米国、カナダ、中国やその他の国にあるが、かなり少ない。しかし、数社が市場を独占しており、従って、最も良く知られている。そのうちの数社は、長い間、マッサージおよびボディーワークの道具を製造して流通させるビジネスを行ってきたため、良質な仕上がりと消費者の満足に実績を持っている。施術者は、あまり有名でない会社から購入する前に、まずこうした会社を検討したいだろう。

Oakworks社 図2-8は、Oakworks社製Portal Proである。Oakworks社は、1977年創業で、ペンシルバニア州ニューフリーダムにある。マッサージ台、チェア、付属品に加えて、この会社は、医療用の処置台、電動式スパテーブル、理学療法用施術台、トレーニング用の台を製造している。米国を始め世界中の35カ国で販売している（www.oakworks.com）。

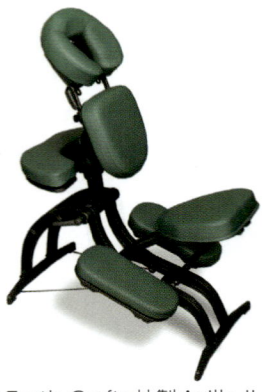

図2-9 Living Earth Crafts社製Avilla II。(Living Earth Crafts社の許可による)

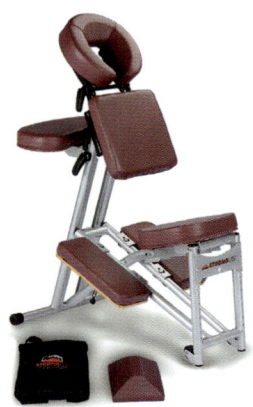

図2-10 Stronglite社製Ergo-Pro座位マッサージ用チェア。(Stronglite社の許可による)

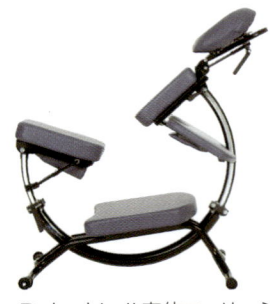

図2-11 Pisces Dolophin II座位マッサージ用チェア。(Pisces Producationsの許可を得て印刷、www.piscespro.com)

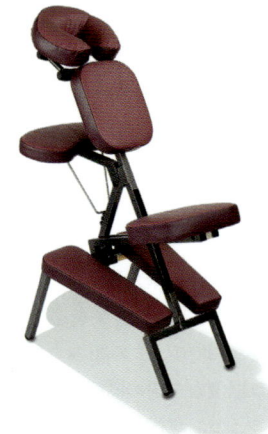

図2-12 Touch America社製Quicklite座位マッサージ用チェア。(Touch America社の許可による)

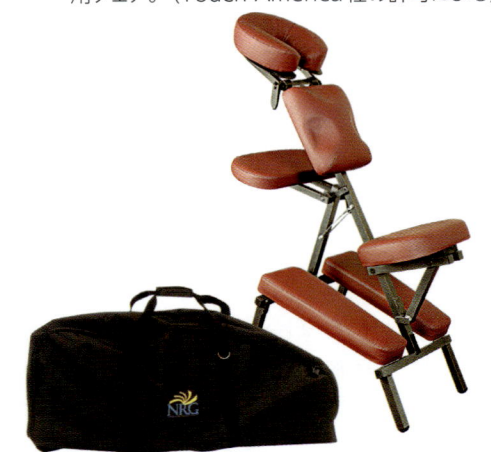

図2-13 NRG Grasshopper携帯用座位マッサージ用チェア。(Massage Warehouseの許可による)

Living Earth Crafts社 図2-9は、Living Earth Crafts社製Avilla IIである。Living Earth Crafts社は、1973年から、マッサージおよびスパ業界で道具と消耗品を販売している。世界中で販売しており、カリフォルニア州ヴィスタにある(www.livingearthcrafts.com)。

Stronglite社 図2-10は、Stronglite社製Ergo Pro座位マッサージ用チェアである。Stronglite社は、ユタ州ソルトレークシティにある。マッサージ療法用の道具と付属品の製造に特化しており、1986年から操業している。流通業者は、米国およびカナダ中にある(www.stronglite.com)。

Earthlite社 Earthlite社は、マッサージ師によって1987年に創業し、カリフォルニア州ヴィスタにある。マッサージ台、チェア、付属品に加えて、スパテーブルやサロンテーブルも製造している。Earthlite社は、Living Earth Crafts社が販売しているのと同じチェア、Avilla IIを販売している(www.earthlite.com)。

Pisces Production社 図2-11は、Pisces社製Dolphin II座位マッサージ用チェアである。Pisces Producion社は、マッサージ師によって1977年に設立された。カリフォルニア州セバストポルにあり、マッサージ台、チェア、付属品を製造している。この会社は、患者の姿勢を標準的な座位から完全な水平まで変えることができる唯一のチェアを製造している(www.piscespro.com)。

Touch America社 図2-12は、Touch America社 (Golden Ratio) 製Quicklite座位マッサージ用チェアである。ノースカリフォルニア州ヒルズボロにあり、Touch

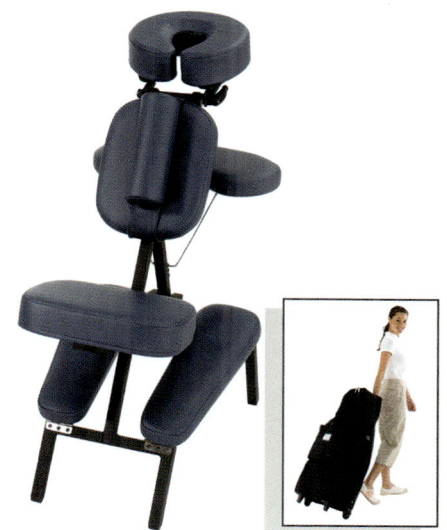

図2-14 コストコの携帯用マッサージ専門チェア。(Master Massage Equipmentの許可による)

America社は、1983年からスパ用およびマッサージ療法用の道具と家具を製造してきた。2007年に、Golden Raion Woodworks社（1982年創業の会社）によってもともと開発された製品（Quicklite座位マッサージ用チェアなど）の独占製造販売業者となった（www.touchamerica.com）。

NRG Energy Massage Tables社 図2-13は、NRG社製Grasshopper座位マッサージ用チェアである。NRG Grashopperは、NRG Energy Massage Table社製の座位マッサージ用チェアである。NRG社と直接コンタクトを取るためのウェブサイトはないが、Grasshopperは、他のマッサージ療法道具の流通業者から購入できる。検索すべき推奨ウェブサイトを以下に示すが、これらに限らない。

- www.massageking.com
- www.massagewarehouse.com
- www.midasmassage.com

Membership Warehouse Clubs社 図2-14は、コストコの携帯用マッサージ専門チェアである。Membership Warehouse Clubsは、さまざまな製品、すなわち、食品からオフィス用品、電化製品まで何でも取りそろえている。マッサージ台とチェアを店に置いているこれらの会員制ディスカウントストアのうちの2つは、コストコ（www.costco.com）とサムズクラブ（www.samsclub.com）である。

施術者が低価格の座位マッサージ用チェアを購入できるもうひとつの選択肢は、他の施術者から中古品を買うか、クレイグリスト（www.craigslist.com）やイーベイ（www.ebay.com）などのサイトでインターネットを介して中古品を購入することだ。しかし、自分でチェアの状態を確かめられないかぎりは、いくらかのリスクがあるかもしれない。

座位マッサージ用チェアの取り扱い

身体力学

マッサージ師やボディーワーカーが専門職を離れる最も一般的な理由の一つは、仕事に関連した損傷である。たいていの場合は、不適切な身体力学と姿勢に直接的な原因をたどることができる。オンサイトマッサージを行うために座位マッサージ用チェアを取り扱うことには、チェアの組み立てと片付けだけでなく、チェアを持ち上げて運び、設置することが含まれるので、こうした動作を行う時に施術者が良好な**身体力学**を用いることが重要である。もちろん、良好な身体力学は、座位マッサージを受ける患者に施術する際にも欠かせない。こうした身体力学については、第3章で詳細に述べる。

『クリニカル・マッサージ』（ガイアブックス）で、サンディ・フリッツは、こう述べている。「身体力学によって、身体マッサージ施術者は、体を注意深く効果的に慎重に使うことができる。身体力学には、ボディーワークを行う際の良い姿勢、バランス、てこの作用、最強で最大の筋肉の使い方が含まれている」。これは、患者に施術を行うだけでなく、道具を物理的に持ち運ぶ座位マッサージの施術者にとって、特に重要である。

座位マッサージ用チェアを取り扱う時に施術者が念頭に置くべき身体力学の主な要素は3つある。

- 背中をまっすぐにすること
- より大きな筋肉を使って作業すること
- 呼吸を忘れないこと

背中をまっすぐに保つことは、身体の中心から安定性をもたらし、効率的な呼吸ができるように、胸を開き続けることになる。背中がまっすぐに保たれていないと、不必要な緊張が、背中の小さな筋肉（傍脊椎筋など）にかかり、背中の痛みや怪我につながる。また、座位マッサージ用チェアを持ち上げて運ぶための力は、肩と腕の筋肉に由来し、これらの筋肉にも疲労や肉離れや損傷の可能性がもたらされ、胸腔が狭まり、最大肺活量を制限してしまうだろう。

ほとんどのマッサージ師とボディーワーカーが知っているように、筋肉は大きいほど強いため、同じ仕事をする際に小さな筋肉に比べて損傷の可能性が低くなる。従って、座位マッサージ用チェアを持ち運んで設置する時には、施術者は、大きな筋肉、つまり、脚や臀部の筋肉を使うべきである。腰を入れて持ち上げることが、非常に重要である。図2-15および2-16は、チェアの持ち運びの不適切な方法と適切な方法を示している。キャリングストラップは、重量が施術者の身体により均等に分配されるように、施術者の身体を交差するようにすべきであり、短いストラップはハンドルとして使うべきである。ストラップを片側の肩にかけると、チェアの全重量がその肩にかかり、損傷の可能性が高まる。「座位マッサージ用チェアの

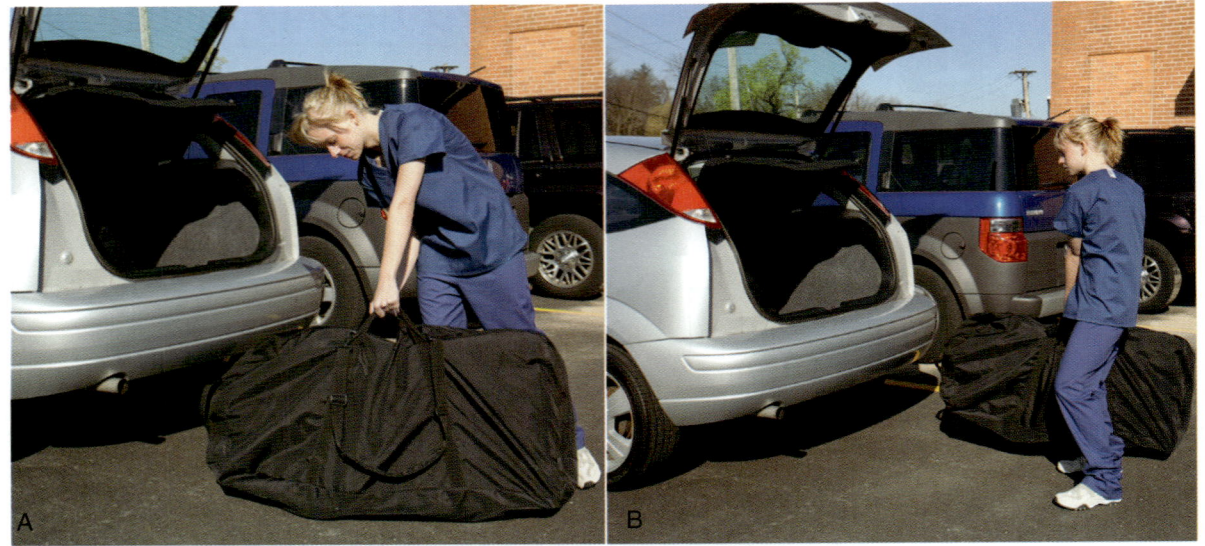

図2-15　**A**、チェアを持ち上げる際の不適切な方法。**B**、チェアを持ち上げる際の適切な方法。

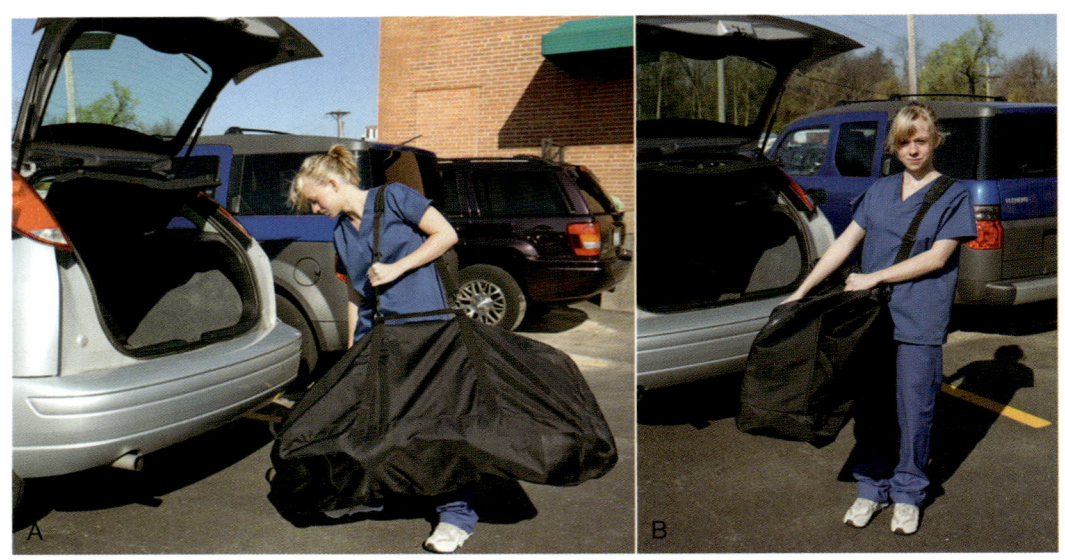

図2-16　**A**、チェアを運ぶ際の不適切な方法。**B**、チェアを運ぶ際の適切な方法。

特徴」のセクションで述べたように、車輪付のチェア、車輪付のキャリングケース、またはチェア運搬用の車輪付カートは、施術者の身体にかかる緊張を著しく軽減することになる（図2-17）。

　座位マッサージ用チェアを移動する際には、自動車のトランクにチェアを入れたり、取り出したりするなど、施術者の身体の回転運動を伴うことがよくある。自動車のトランクへのチェアの出し入れの時、施術者は、施術者の身体にキャリングストラップを交差してかけるようにすべきである。背中をまっすぐにして、脚部を使って持ち上げ、施術者は、チェアを操作するハンドルとして短い方のストラップを使うべきである。図2-18は、ケースをつかんで自動車から出し入れする際の不適切な方法と適切な方法を示している。

　ほとんどの腰の損傷は、背骨をねじる動きに関連しているので、施術者は、チェアを取り扱う時に向きを変える際は、特に注意をすべきだ。持ち上げて向きを変える際に、背中をねじらないようにして足で旋回すべきである。図2-19は、座位マッサージ用チェアを取り扱う間に向きを変える際の不適切な方法と適切な方法を示している。

　座位マッサージ用チェアを降ろす際には、基本的に、落下の運動を抑制しなければならないが、チェアそのものは、損傷が起こりうるので決して落としてはならない。

スムースにチェアを地面に設置する間に、特定の筋肉が収縮されて下方の運動を生み出し、それらの対抗筋が伸張されて、滑らかで制御された動作を実行するように下方運動の速度を弱める。筋肉が伸張すると、筋肉内の張力が増す。再度確認するが、臀部や脚部の筋肉などのより強い大きな筋肉は、肩や腕、腰の筋肉などの小さな筋肉よりも、筋緊張の増加に耐えることができる。図2-20は、マッサージ用チェアを降ろす際の不適切な方法と適切な方法を示している。

呼吸を忘れないこと

座位マッサージ用チェアの扱いは、身体活動である。身体の細胞に酸素を連続的に確実に供給するために、チェアを動かす間（および座位の患者に施術を施す間）に効率的な呼吸をすることを忘れないことが重要である。制御された規則正しい呼吸は、疲労を防ぎ、集中を持続させ、体の不必要な緊張を軽減するのに役立つ。加重をかけるエクササイズ（例えば、ウェイトリフティング）のように、施術者は、（チェアを持ち上げる時）力を入れる際に息を吐き出し、筋肉を弛緩する時に息を吸うべきだ。

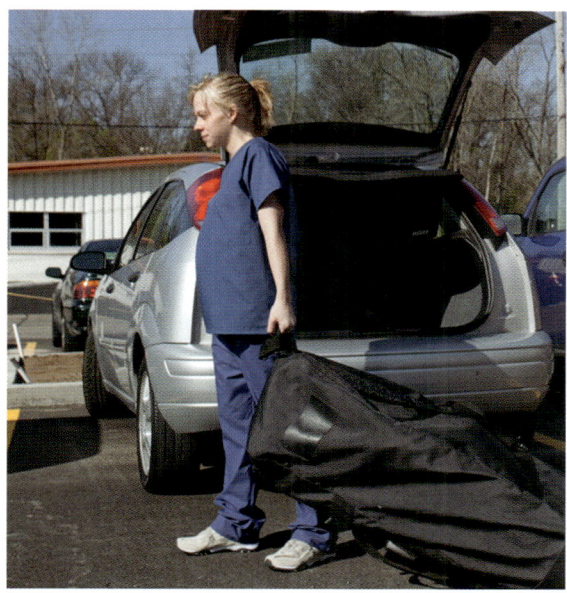

図2-17　車輪付チェアの移動。

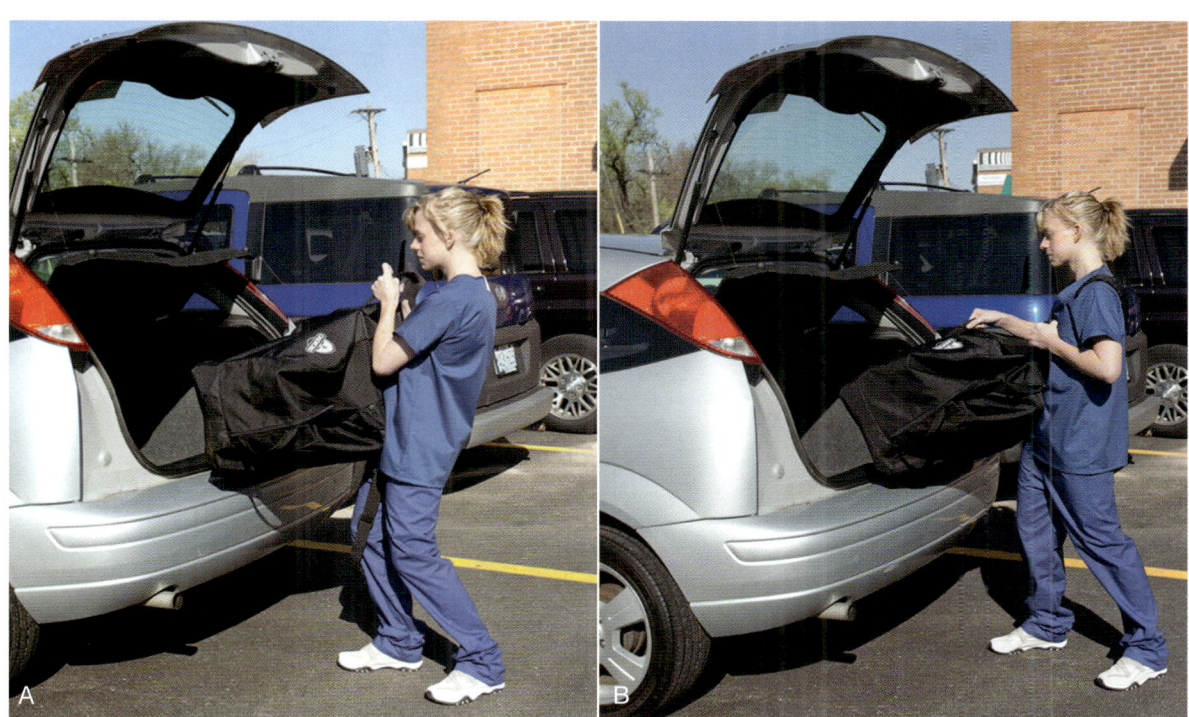

図2-18　**A**、ケースをつかんで自動車から持ち上げて出し入れする際の不適切な方法。**B**、ケースをつかんで自動車から持ち上げて出し入れする際の適切な方法。

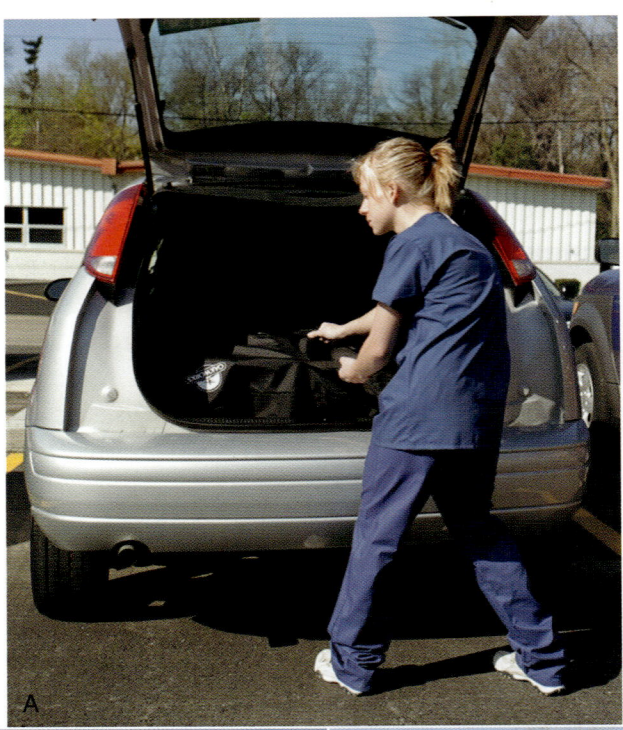
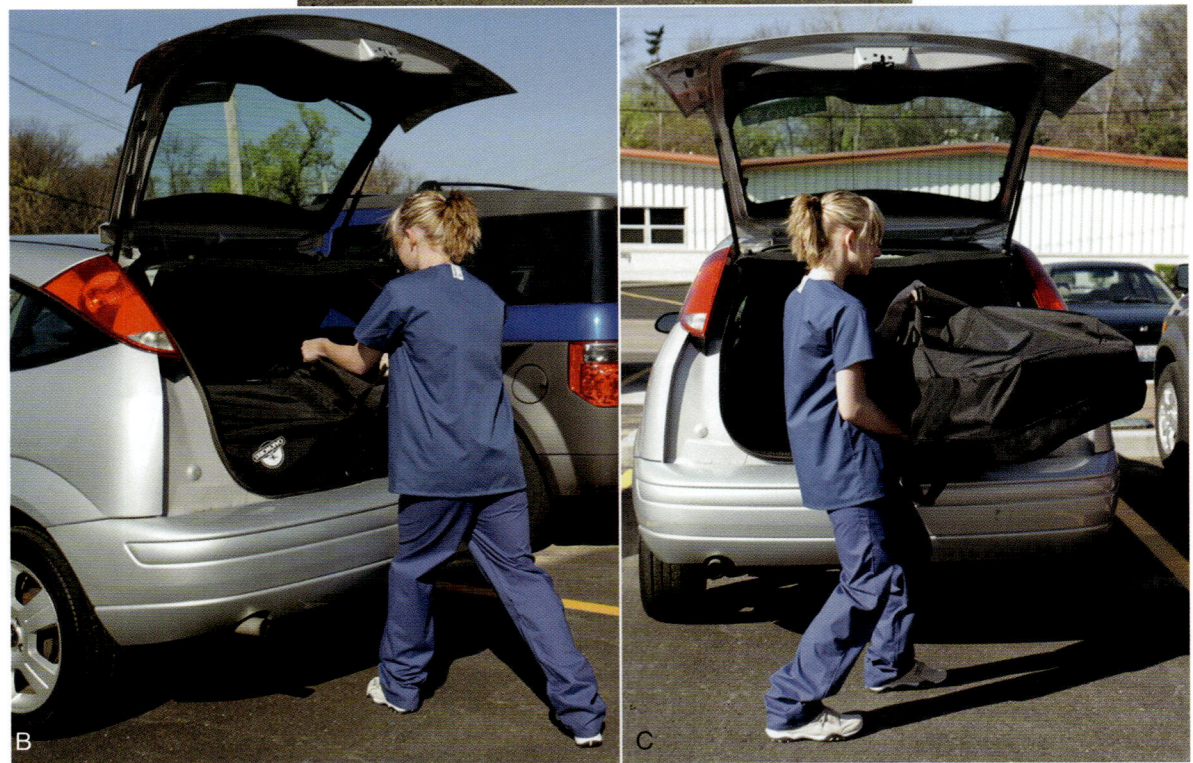

図 2-19　**A**、チェアを取り扱う時に向きを変える際の不適切な方法。**B**および**C**、チェアを取り扱う時に向きを変える際の適切な方法。

2　必要な設備と準備　■　31

図 2-20　**A**、チェアを降ろす際の不適切な方法。**B**、チェアを降ろす際の適切な方法。

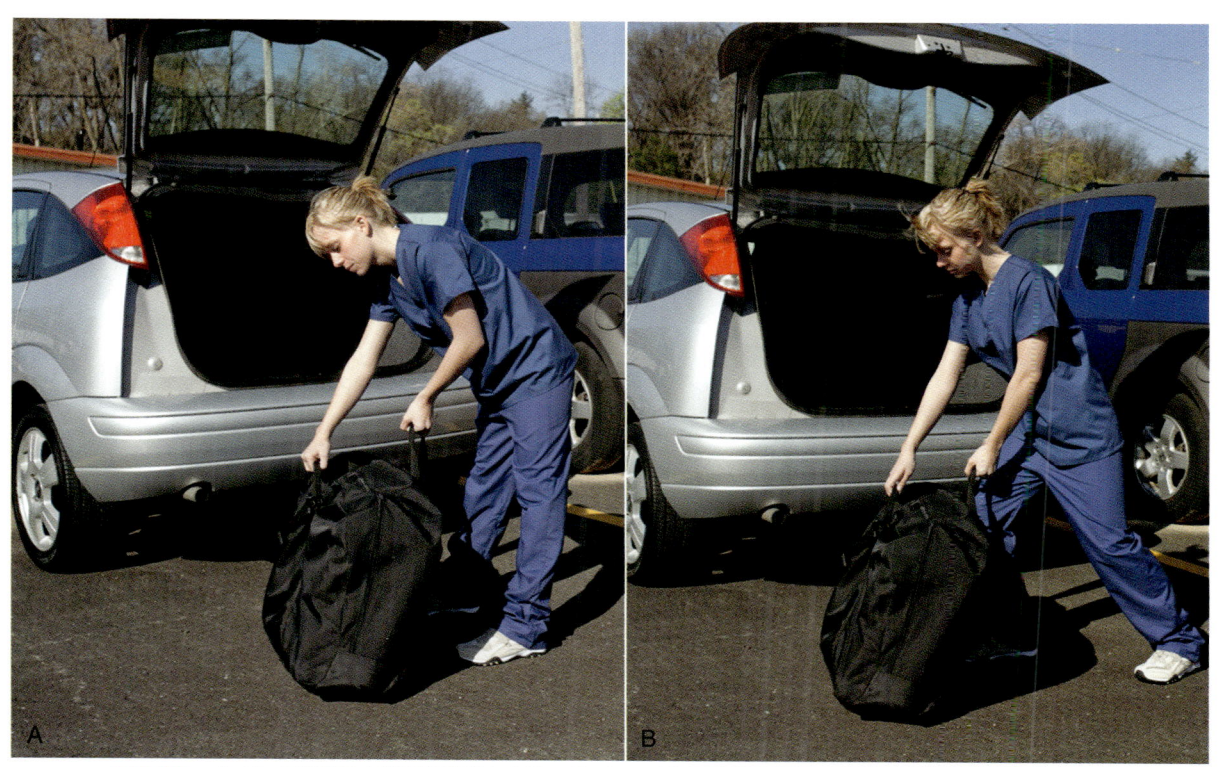

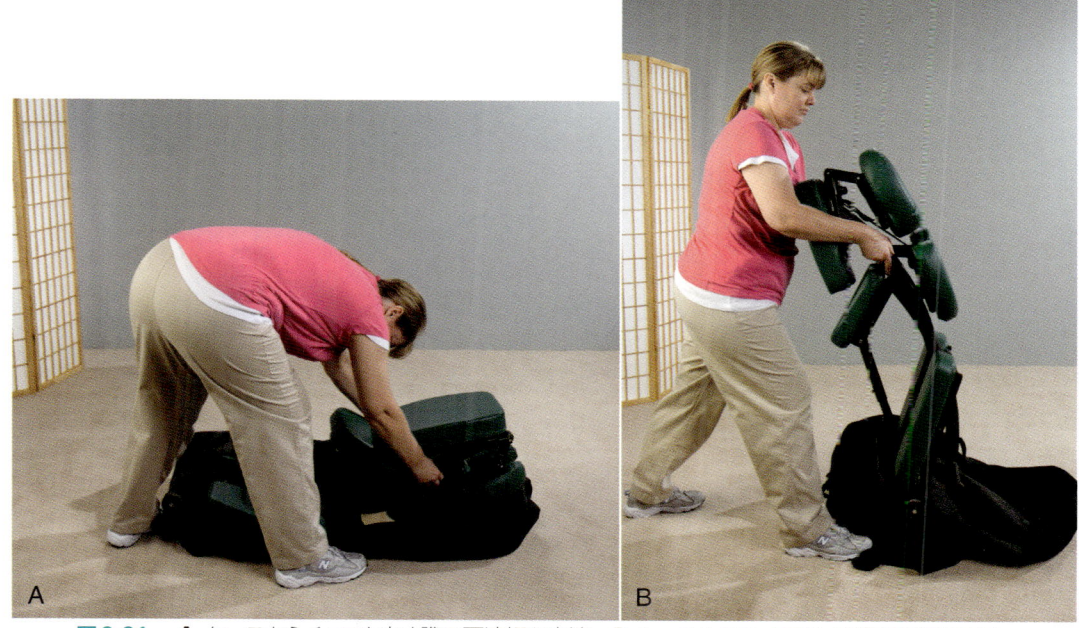

図 2-21　**A**、ケースからチェアを出す際の不適切な方法。**B**、ケースからチェアを出す際の適切な方法。

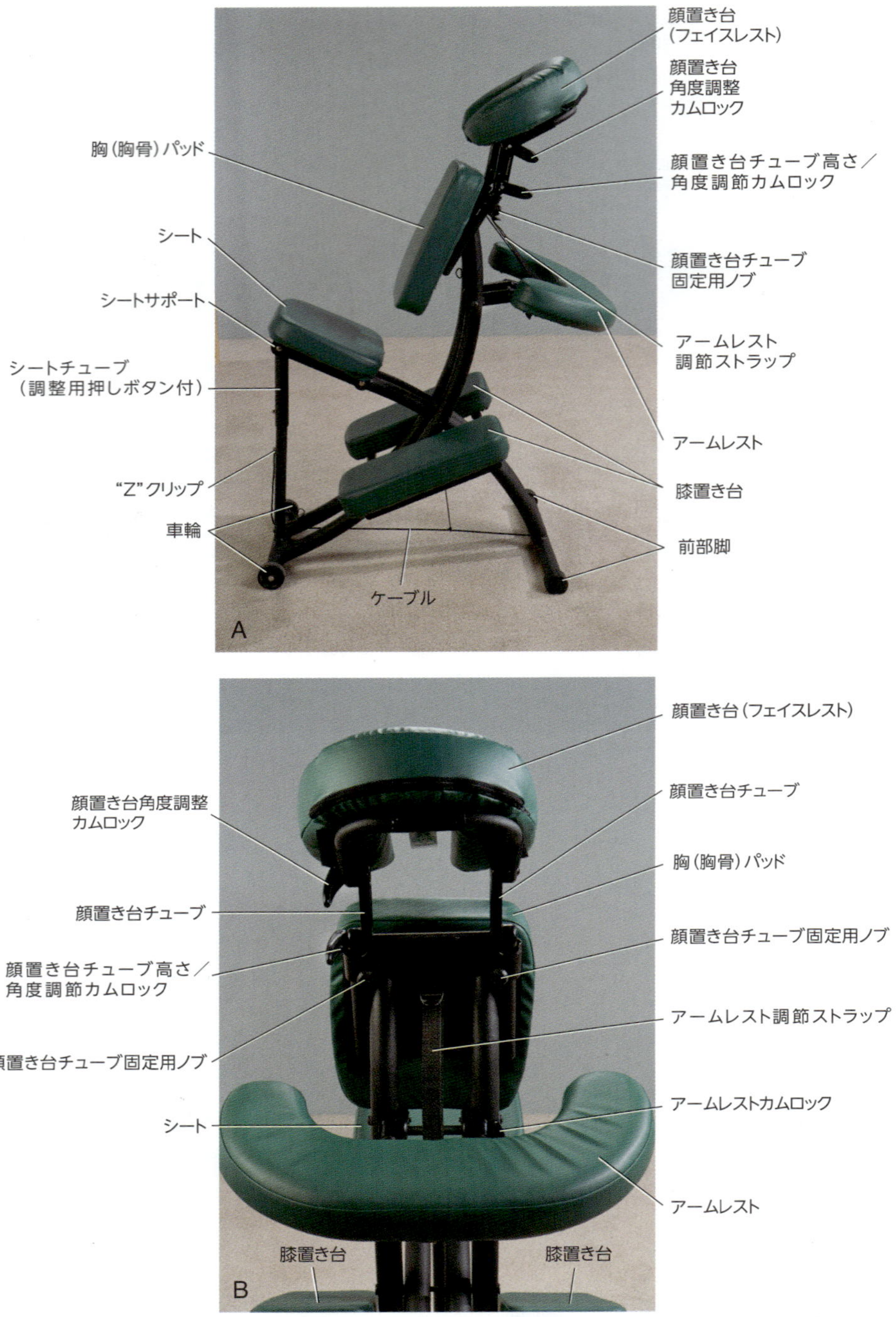

図 2-22 **A**、部品の名称を示すマッサージ用チェアの側面図。**B**、部品の名称を示すマッサージ用チェアの前面図。

座位マッサージ用チェアの設置

　チェアを購入すると、チェアの組み立て方法、患者を快適にするための調節方法、片付け方法について記述したマニュアルが添付されている。会社によっては、取扱説明DVDも付いている場合がある。しかし、座位マッサージ用チェアはいずれも、類似した構造を持ち、同じような方法で組み立てる。

　最初のステップは、キャリングケースから適切にチェアを取り出すことだ。ケースを床に置いて、腰をかがめてファスナーを開き、ケースからチェアを取り出すのが最も簡単に見えるだろう。図2-21Aが示すように、この方法は、より強い臀部や脚部の筋肉ではなくて傍脊椎および脊柱起立筋を主に使っているので、施術者の腰に不必要な緊張をかけてしまうデッドリフ

2　必要な設備と準備　■　33

トによって持ち上げる方法である。（デッドリフトは、床から臀部の高さまで重量を持ち上げることを意味するウェイトリフティングの用語である）。

　最も効率的な身体力学を用いる方法は、チェアを直立させて、ケースのファスナーを開き、バッグから取り出せる分だけチェアを持ち上げる方法である。施術者は、背中をまっすぐに保って臀部と脚部の力を使って持ち上げることができる。この方法は、図2-21Bに示している。

　基本的な構造は、シート、顔置き台、胸骨パッド、アームレストを含む。緩めた状態で様々な構成要素の位置を変え、その後に、締め付けることによって構成要素を適切な場所に留めるためのメカニズムがある（図2-22）。チェアを組み立てたら、施術者は、座ってみて安定していることを確かめ、チェアが崩壊したり、シート、顔置き台、胸骨パッド、アームが適切な場所からずれたりして、患者が損傷をしないように、すべての必要なカムロックとノブが、締め付けられていることを確認する。

　チェアの下にしっかりした土台を作ってチェアの設置を始めること。ほとんどのチェアは、展開すると三角形になるような折りたたみメカニズムを持っている。チェアのシートを外向きに動かして、構造の土台を固める（図2-23A、B、C）。顔置き台を所定の位置に上げ、顔置き台角度調節カムロックを使って適所に固定する（図2-23D、E）。アームレストを所定の位置に上げる（図2-23F）。アームレストは、アームレスト調節ストラップを引いて調節し（図2-23G）、アームレストカムロックを用いて適所に固定できる（図2-23H）。

　チェアの土台の幅は、Zクリップを取り外し（図2-23I）、土台の幅を変え、適切な穴にZクリップを入れ直す（図2-23J）ことで調節できる。シートの高さは、シートチューブにある調節整用押しボタンを使って変えることができる（図2-23K）。ボタンを押し込んで、必要に応じてシートチューブを上げたり下げたりする。ボタンは適切な穴に自動的に入る。

　顔置き台の角度を変えるために、顔置き台角度調節カムロックを外して、角度を調節し、角度調節カムロックを締め付けることで顔置き台を固定する（図2-23L）。顔置き台の高さを変える時には、顔置き台チューブ高さ／角度調節カムロックを外して、顔置き台の高さを調節し（図2-23M）、その後、カムロックを締め付け、顔置き台チューブを固定するノブを締め付けることによって、適所に顔置き台チューブを固定する（図2-23N）。

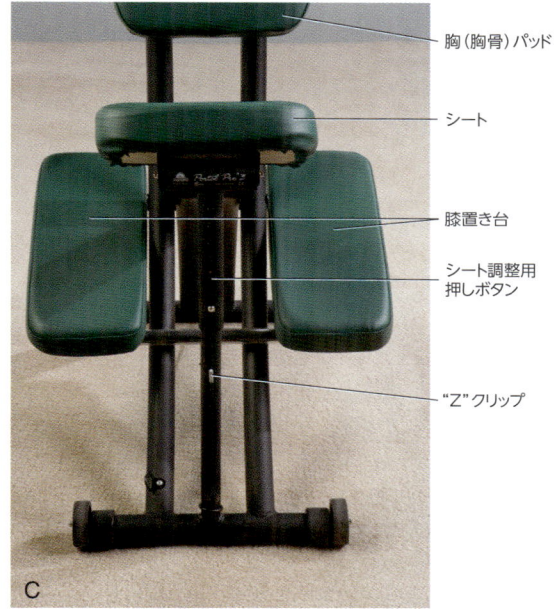

図2-22　C、部品の名称を示すチェアの背面図。

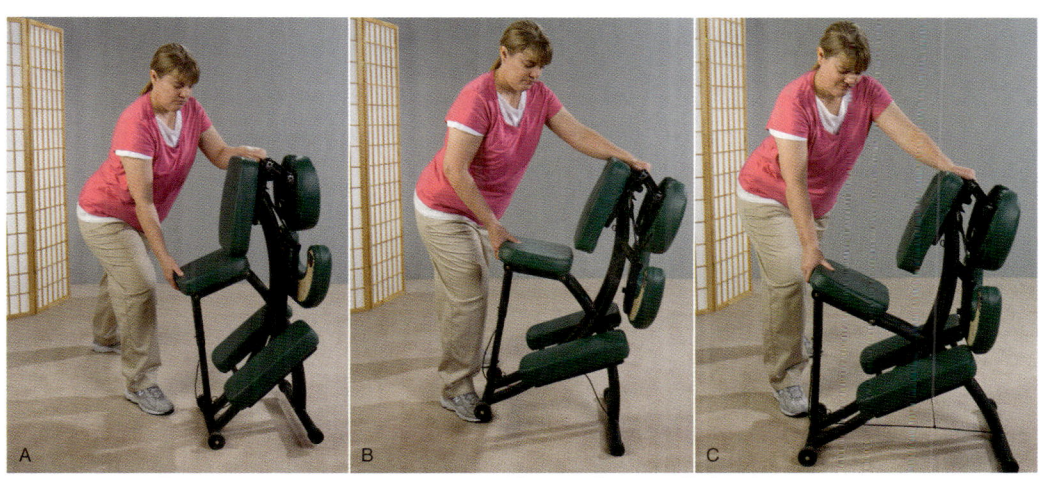

図2-23　A、B、C、チェアのシートを外向きに動かして、構造の土台を固める。

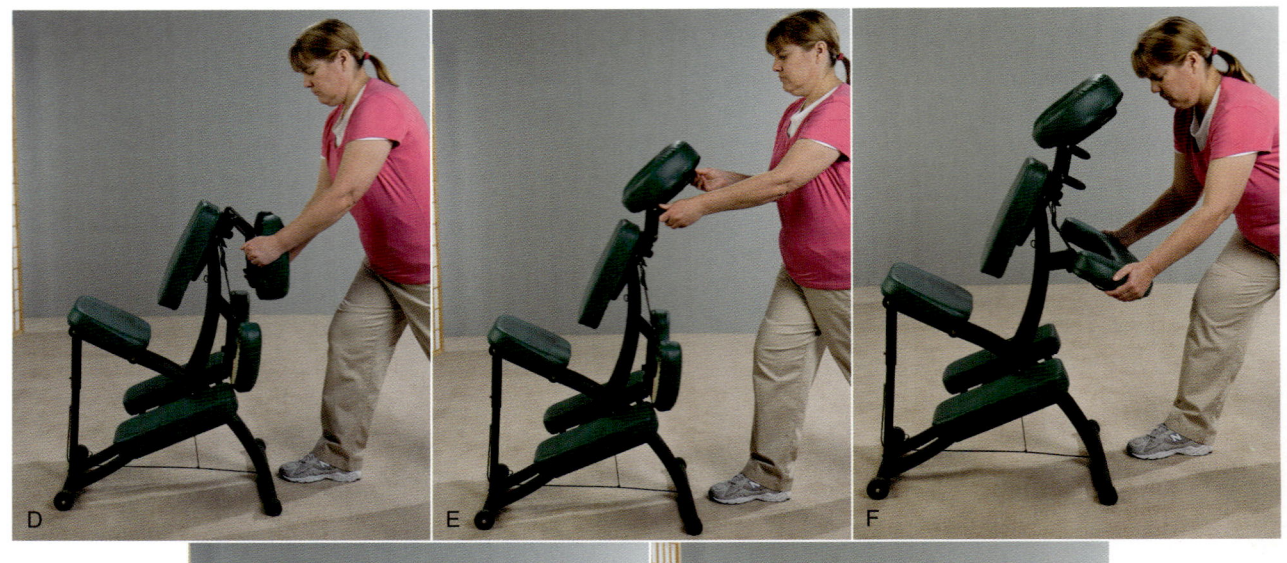

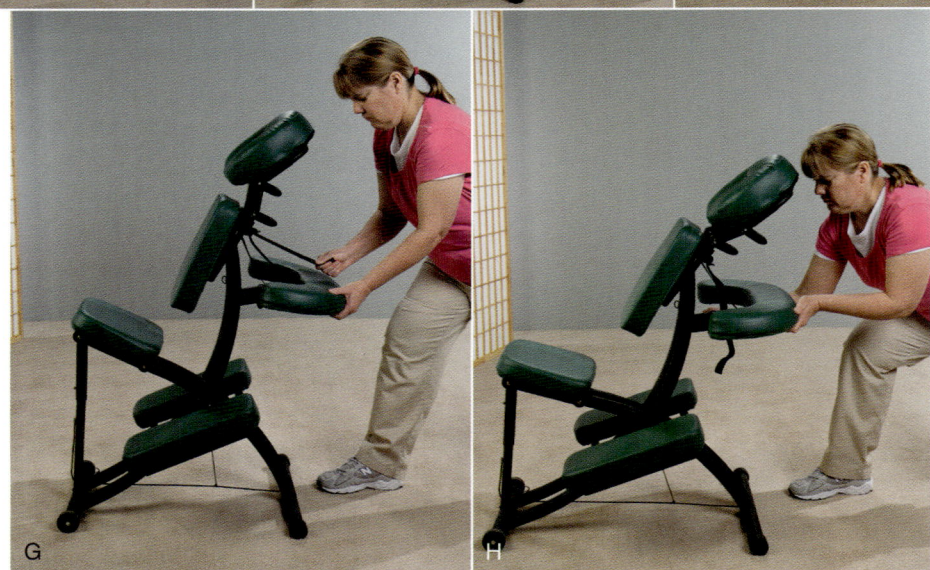

図 2-23　**D**、顔置き台を所定の位置に上げる。**E**、顔置き台角度調節カムロックを使って顔置き台を適所に固定する。**F**、アームレストを所定の位置に上げる。**G**、アームレスト調節ストラップを引っ張ってアームレストを調節する。**H**、アームレストカムロックを使ってアームレストを適所に固定する。

座位マッサージ用チェアの調整

　チェアの土台を設置してシートの位置を決めたら、患者が快適に座ることができ、施術者が施術中に適切な身体力学を用いることができるように、胸骨パッド、顔置き台、アームレストを調節する必要がある。

　施術者が犯す最も一般的なミスの一つは、間違った高さや角度で患者をチェアに座らせることであり、それによって施術時に適切な身体力学を使うことができなくなる。

　座位マッサージ用チェアには、多くの身体のタイプに対応するためのさまざまな設定がある。セッションを始めた後に、患者が効果的な治療に最適な姿勢を取っていないことに気づくのではなく、治療の開始時に少しの時間を割いて患者の快適性を確保するのがベストである。個々の患者が快適になるようにチェアを調節する時に用いる一般的なガイドラインを以下に示す。

● 患者の身長を目視で確認し、患者の体幹の長さに合っていて、膝をついた姿勢で脚が快適になる高さにシートを上げ下げする。シートは、一般に、患者が膝をついた姿勢で膝に十分なゆとりができるような位置にし、患者の背中が快適に伸びるだけの十分な空間がシートと顔置き台の間にあるべきである。背が高い患者の膝を窮屈にすべきではなく（図2-24A）、膝が膝パッドに直接押しつけられ、足が床につくほどに、背の低い患者の脚を過度に伸ばすべきではない（図2-24B）。背の高い患者ほどシートを低

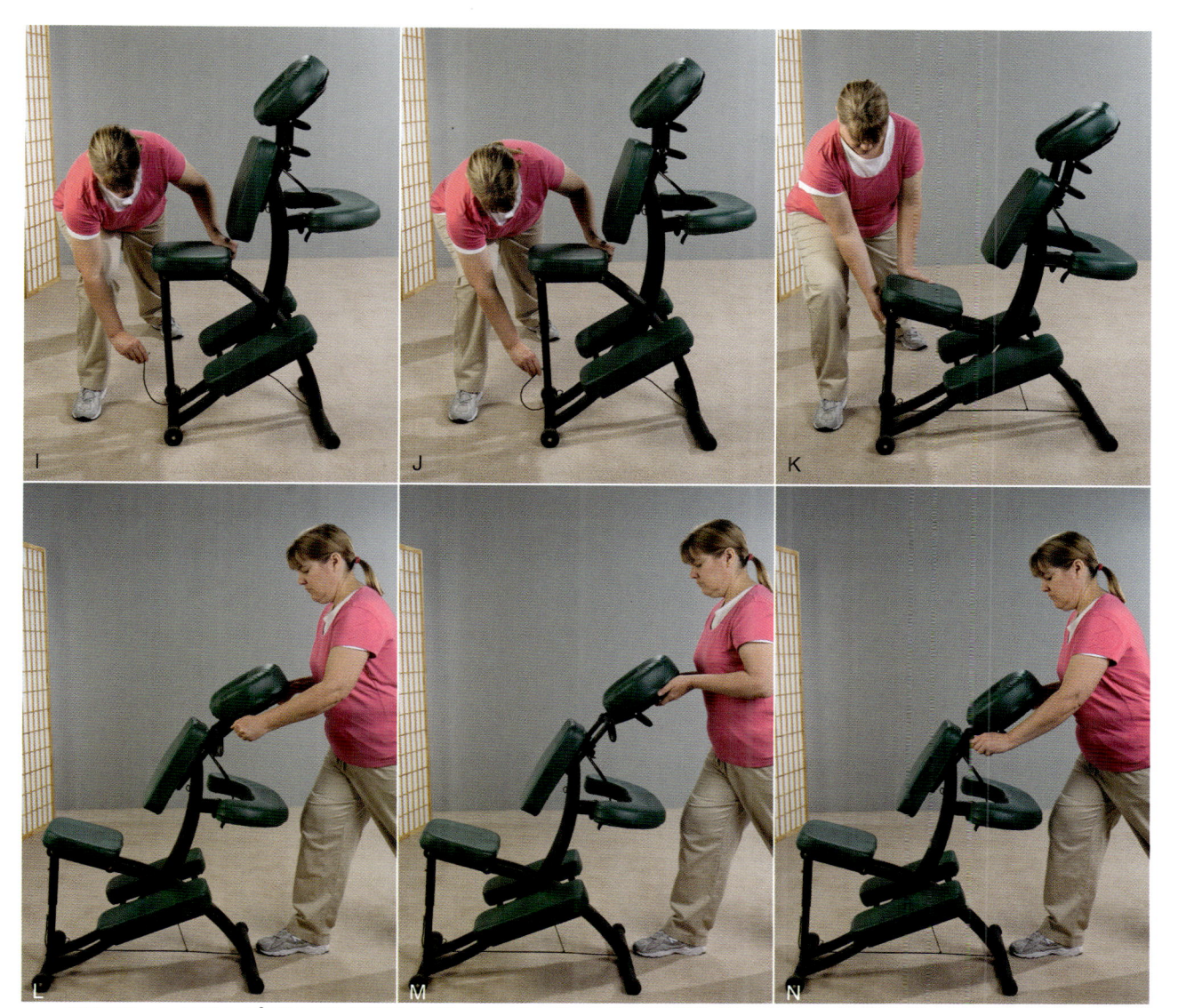

図 2-23　**I**、Zクリップを取り外して適切な幅にチェアの土台を調節する準備をする。**J**、Zクリップを適切な穴に入れる。**K**、シートチューブ上にある調節用押しボタンを使ってシートの高さを調節する。**L**、顔置き台角度調節カムロックを外し、顔置き台の角度を調節し、角度調節カムロックを締め付けて顔置き台を固定する。**M**、顔置き台チューブ高さ／角度調節カムロックを外し、顔置き台の高さを調節する。**N**、カムロックを締め付け、顔置き台チューブを固定するノブを締め付けることで、顔置き台チューブを適所に固定する。

く、背の低い患者ほどシートを高くする。図 2-24Cには、患者にとって快適な高さに調節したシートが示されている。

時に、患者は、全体重を膝にかけてシートの前端だけに腰掛けるべきだと思っている。こうした患者には、シートのもっと後ろに座って、膝置き台に下肢を乗せるだけにさせるべきだ。

- 胸骨パッドによって、患者は、胸を完全にサポートされた状態で快適に前にもたれかかることができる。胸骨パッドを鎖骨の下に快適に置くように調節する。患者が前にもたれるときに、胸骨パッドが、患者の気管、乳房組織、腹部を圧迫しないようにする（図 2-25）。患者の快適さに合わせて、垂直の位置から水平の位置にパッドを動かせるように設計されているチェアもある。さらに快適になる三角形の胸骨パッドも購入できる。これらのパッドは、垂直（図 2-26A）から水平（図 2-26B）に変えることができる。これは、身体の大きな人や妊娠中の女性の施術時に、より多くのオプションを提供できるため、有効な特徴である。

- 顔置き台は、患者の首が若干伸びて快適になるように調節すべきである。顔置き台が高すぎると、患者の首は伸びすぎる。低すぎると、首は肩に向かって不快に「縮こま

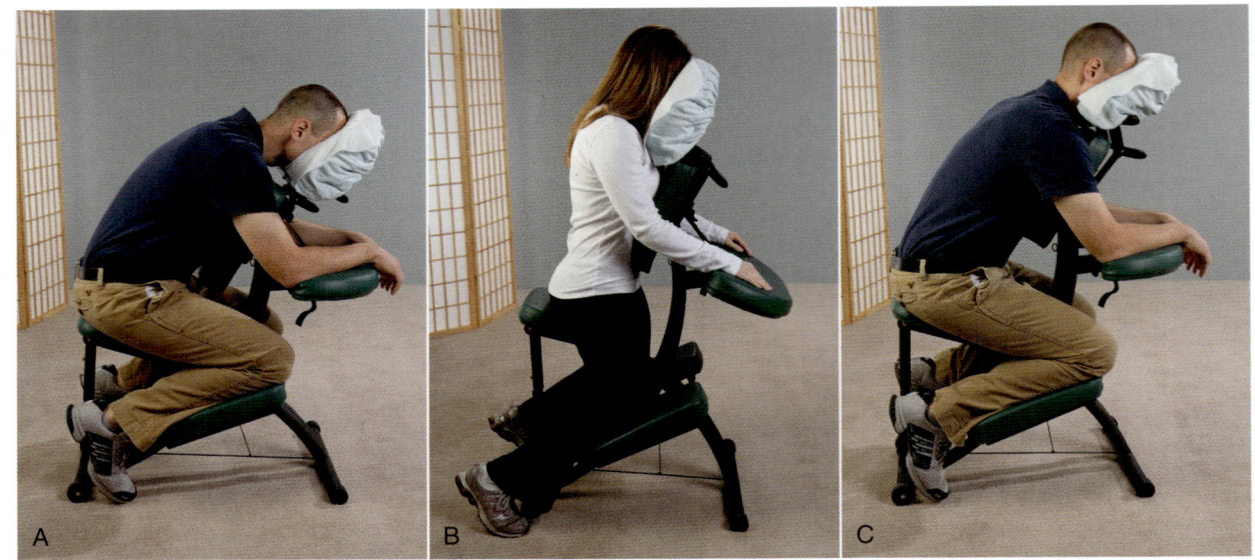

図2-24 **A**、背の高い患者にとって高すぎる位置にあるシート。**B**、背の低い患者にとって低すぎる位置にあるシート。**C**、患者にとって快適な高さにあるシート。

る」。

　顔置き台が適切な位置にあるかどうかを確かめる方法が2つある。1つは、目視による評価である。患者の首の後ろ側にしわができるべきではない。図2-27Aは、顔置き台の適切な位置を示しており、図2-27Bは、顔置き台の不適切な位置を示している。しわが見える場合には、顔置き台が低すぎるため、高くする必要がある。治療中に患者をこの姿勢のままにしておくと、脳への適切な血流が不足するために頭痛になったり、首の筋肉の不適切なアライメントのために筋肉がけいれんしたりする可能性がある。

　もうひとつの速やかな評価方法は、触診を用いる方法である。施術者が、首の後ろの筋肉組織を揉みながらつかんで上手く持ち上げられる場合には、患者の首は過伸展しておらず、顔置き台は適切な位置にある（図2-28）。

　顔置き台のクッションは、患者の呼吸を妨げる位置にあってはならない。治療を受けている間に不快になることから、患者のあごは、顔置き台の部分（サポートバーなど）に乗せるべきではない。また、顔置き台フレームの金属構造の部分に頬を乗せるべきでもない。また、顔置き台のクッションは、患者の上部僧帽筋に触れるほど低くするべきではない。これは、施術者が前腕部を使って患者の身体のこの領域を治療する時に妨げになるからである。顔置き台クッションは、マジックテープで所定の位置に固定されるので調節しやすい。

● アームレストによって、患者は治療を受けている時に腕を快適に置くことができる。アームレストは、上部僧帽筋が弛緩するように配置すべきである（図2-29A）。アームレストの位置が低すぎると、肩と腕の筋肉が伸び、揉むときに筋肉組織をつかむのが難しくなる。アームレストの位置が高すぎると、肩が上がり、神経圧迫によって、患者の腕に無感覚やしびれを起こす場合があり、また、この組織を揉むのが難しくなる。

　アームレストの適切な位置を確認するために、上部僧帽筋を両側でつかむ。組織が上手く持ち上がれば、アームレストは適切な位置にある（図2-29B）。

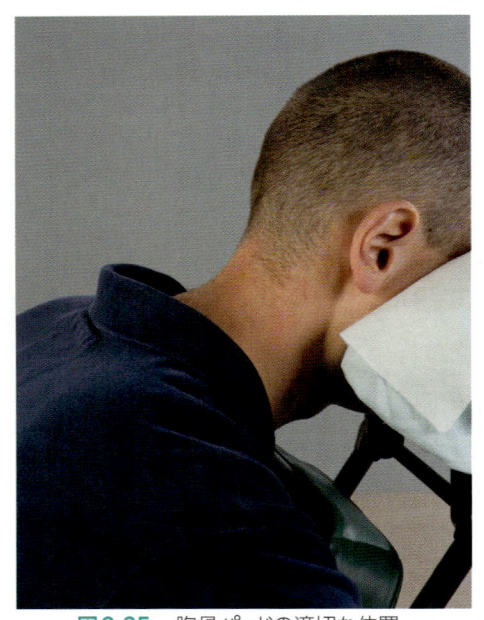

図2-25 胸骨パッドの適切な位置。

2 必要な設備と準備 ■ 37

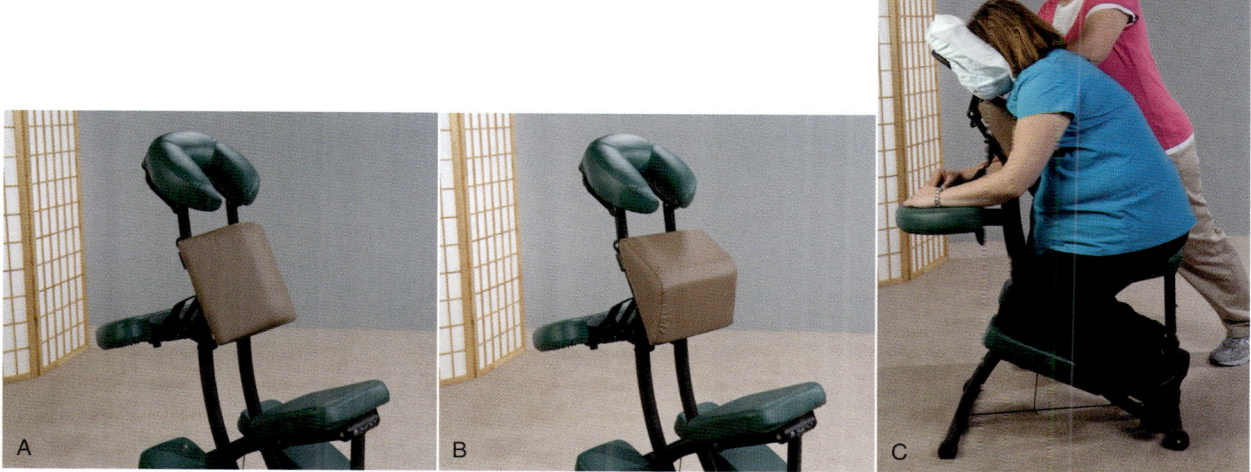

図2-26　**A**、垂直に配置した三角形の胸骨パッド。**B**、水平に配置した三角形の胸骨パッド。**C**、妊娠中の患者と、水平に配置した三角形の胸骨パッド。

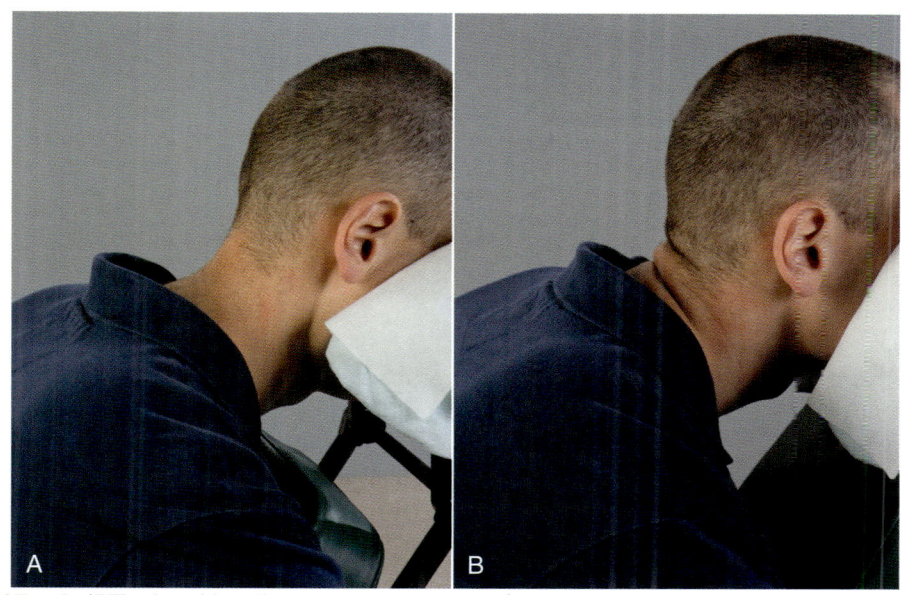

図2-27　**A**、顔置き台の適切な位置。**B**、顔置き台の位置が不適切であることを示す患者の首の後ろのしわ。

これらは、座位マッサージ用チェアの適切な設置と調節のための汎用的なアドバイスであることに留意されたい。患者がチェアに座る度に、「快適ですか?」と尋ねることが重要である。施術者がチェアの調節についてどれだけ知っていても、どのくらい快適かを決めるのは最終的には患者次第である。

座位マッサージ用チェアを効率的に設置、調節、片付けできることも、専門的技術の一部である。座位マッサージの予約はたいていの場合はタイトなスケジュールになるので、チェアの取り扱いで貴重な治療時間を無駄にしない方がよい。これは患者の目に付くため、もたもたしていると患者がイライラして、治療の開始が上手くいかない場合がある。

練習すれば、すべての調節を終えるのにたったの数秒間しかかからなくなる。上達する一つの方法は、最初の治療を行う前に、チェアの設置と患者の調整を何度も練習することだ。色々な体の大きさや形の家族や友人に協力してもらうと、よい練習ができる。時間と共に、施術者は、患者を迎えた時に患者の身長を確認して、行うべき基本的な調節をすぐに把握できるようになる。

座位マッサージ用チェアの片付け

チェアの片付けは、組み立ての際に行うステップの逆のステップを含む。最初にシートを倒して、基礎を作っているチェアの2つの部分を閉じることによって、チェアの土台を閉じる。顔置き台と胸骨パッドは、一番下の位置でカムロックを締め付けることによって固定しておくべきである。アームレストパッドを下げれば(チェアに向かって平らにすれば)、チェアをキャリングバッグに入れることができる。

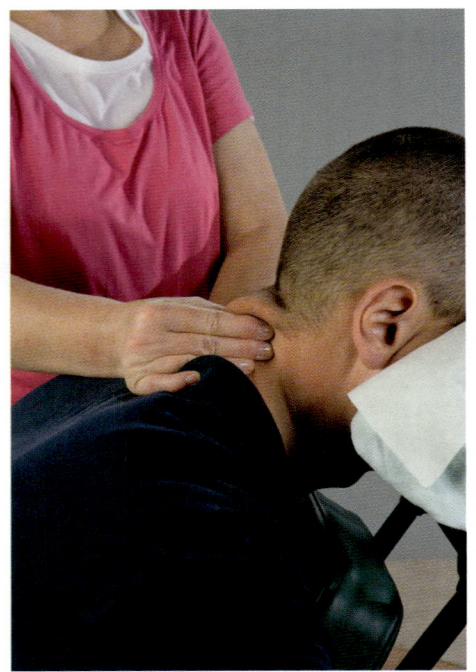

図2-28　患者が適切なアライメントにあるかどうかを確認するために、首の後ろの組織の一部をつかむ。

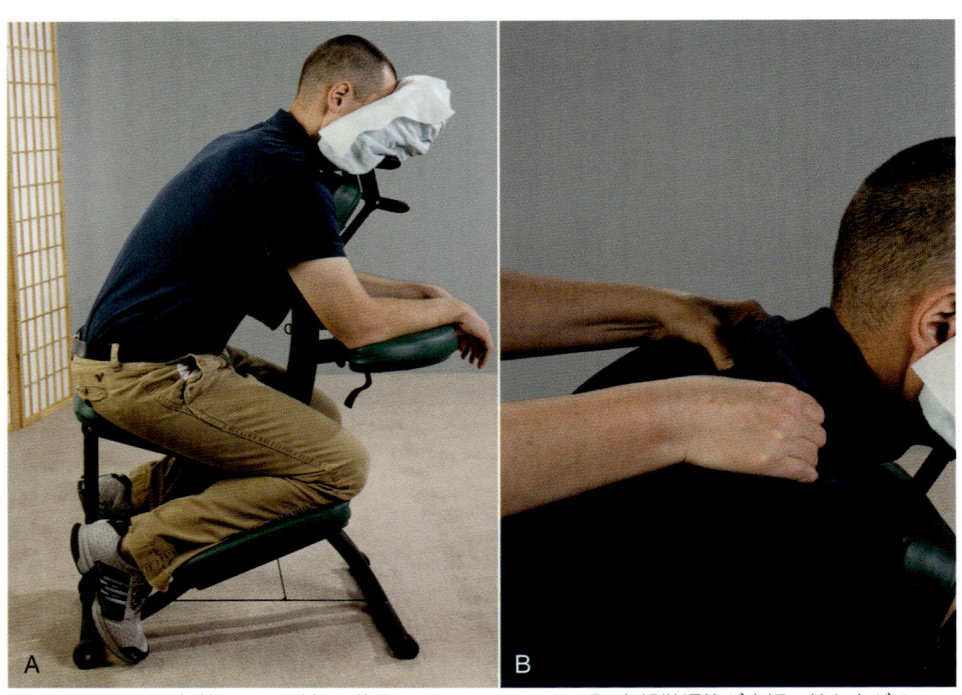

図2-29　**A**、患者にとって適切な位置にあるアームレスト。**B**、上部僧帽筋が良好に持ち上がる。

衛生管理

ボディーワークの成功は、かなりの程度まで、施術者が使う道具と消耗品に依存する。座位マッサージ用チェアを選んで購入したら、チェアを最高の状態に維持し、すべての消耗品を清潔で手入れが行き届いた状態にし、適切な衛生対策を取ることが欠かせない。道具と消耗品を清潔で完全に機能するように維持することに加えて、施術者は、個人的な衛生に注意を払う必要がある。これらのすべては、患者の健康と安全を確保するのみならず、患者と施術者の両者に対して、専門技術をはっきりと示して自信を抱かせる。

人と人が接触する他のサービスと同様、施術者は、病原体の伝染の危険に気をつける必要がある。**病原体**は、菌類、酵母、カビ、ウィルス、細菌など、病気の原因となる有機体である。**微生物**という用語が病原体の代わりに使われることもある。微生物は、顕微鏡的な生命形態である。

患者が座位マッサージを受ける際に服を着たままであるとしても、施術者から患者へ、患者から施術者へ病原体がうつるリスクがある。一人の患者から別の患者へと施術者が病原体を運ぶリスクもある。これは、微生物が、患者の衣服や肌(患者が半袖の上着やショートパンツを着用している場合の腕や足など)から、ビニール製のチェアにうつる可能性があるからである。患者ごとにチェアを消毒しないと、微生物が別の人にうつる可能性がある。施術者が手や腕を清潔にしていないと、施術者が別の人に微生物を移す可能性もある。人為的な要因に加えて、病原体は、消耗品や道具にも見出される可能性がある。

衛生と**衛生管理**は、健康と清潔さを確保する方法を含んでおり、ボディーワークを実践するルーティンの欠かせない部分である。個人の衛生は、プロとして欠かせない要素である。それは、施術者と患者の両者の健康を維持する役割を果たす。座位マッサージの施術者が患者の体液に日常的に触れることはありそうもないが、患者からの血液、粘液、唾液、嘔吐物、尿、精液ですら道具を汚染し、施術者の肌や衣服と接触する可能性が常にある。例えば、患者の皮膚、鼻水、唾液が、顔置き台に接触するかもしれない。アクシデントもある。傷や月経由来の血液、尿、衣服や手からの糞便物質が、チェアの一部に付着するかもしれない。考えたくはないかもしれない、また、おそらく一部の施術者は自分には決して起こらないだろうと考えるだろうが、これらの体液はいずれも、座位マッサージ用チェアを含むボディーワークの道具を汚染することが知られている。全く予想もしない状況に出くわすのではなく、不測の事態に備えておいた方がよい。

衛生ガイドライン

以下の衛生ガイドラインは、すべてのボディーワークの施術者に役立つ。

1. 毎日お風呂に入って個人の衛生に気をつける。
2. 爪を短く清潔に保ち、マニキュアはつけないこと。長い爪や割れたマニキュアは、病原体が繁殖する場になる。長い爪は、患者を傷つける可能性もある。
3. 治療中、指輪、ブレスレット、腕時計は外すこと。これらは、たくさんの小さな割れ目があって、病原体が繁殖する場所になる。また、患者を傷つけるかもしれないし、ブレスレットが音を立てて気が散ることもある。
4. 毎日清潔な制服や清潔な衣服を着用すること。もしも、制服や衣服が体液に触れた場合には、すぐに着替える必要がある。
5. 各施術の前後に、石けん、お湯、ペーパータオルで、手と前腕、肘を徹底的に洗うこと。固形石けんは直接触ることで汚染される可能性があるため、ポンプ容器入りの液体石けんが最も良い。両手(必ず指の間も)、前腕、肘を30秒間石けんの泡でマッサージし、すべての石けんの泡がなくなるまで洗い流す。ペーパータオルで水気を拭き取り、再汚染を防ぐためにペーパータオルを使って蛇口を止める。ペーパータオルは使い捨てなので、より衛生的である。何度も使う布製タオルは、病原体が繁殖する場になる。

オンサイトで座位マッサージを行う場合、各施術の前後に手を洗うことが実践的でないこともある。例えば、施術の回数が多くて施術の合間が数分間しかない場合には、洗面所に行く時間が足りないかもしれない。また、公園や駐車場など野外の環境で施術を行う場合には、手を洗う施設が利用できない場合もある。これらのような状況では、手の除菌用ローションを持っていく必要がある。一つの選択肢は、消毒用アルコールで皮膚やその他の表面を拭き取る方法である(道具の消毒に使うこともできる)。速やかに蒸発し、さまざまな病原体を殺す。消毒用アルコールは、水と混ぜると最も有効である。実際、70%イソプロパノールの方が、95%のものよりも効果が高い。70%イソプロパノールは、安くて手に入りやすい。70%イソプロパノールと水を半々に混ぜて希釈することができ、スプレーや噴出ボトルに入れて、治療場所へ持っていくことができる。しかし、特に、繰り返し使う場合、アルコールは皮膚を非常に乾燥させる可能性がある。また、アルコールの臭いが不愉快な場合もあるが、ウィンターグリーン、サクランボやシトラスの香りをつけたアルコールも市販されている。

別の選択肢は、ウィッチヘーゼルローションである。手や道具を洗浄するのにも有効であり、水と50/50の割合で希釈でき、スプレーや噴出ボトルに入れて持ち運ぶことが

できる。しかし、ウィッチヘーゼルローションの香りが嫌いな人やアレルギーがある人もいる。

第3の選択肢は、市販の手の除菌用ローションである。現在、多くが市販されている。多くのものはアルコールを含んでおり、そのため速やかに揮発し、何度も使えば皮膚が乾燥する可能性がある。手の除菌用ローションには、脱水に対抗するためにアロエのような皮膚の保湿剤を含むものもある。

6. 施術者の手の皮膚に切り傷などがある時に、汚染された消耗品を取り扱う必要があったり、体液に接触した道具を洗浄したりする場合には必ず、使い捨て手袋をつけるべきである。傷や切り傷が指にある場合、代わりに指サックを使ってもよい。
7. 患者と共同施術者に病原体を移す危険があるため、病気の場合には施術を行わないこと。
8. アルコールや副作用のある薬を服用している時には施術をしてはいけない。これらは判断を鈍らせ、感染の抑制に関する判断やその他の判断を誤る機会を増やす。極端に職業倫理に反することでもある。

米国の一部の地域では、施術者が風疹、結核、ポリオ、肝炎などの特定の疾患のワクチンを接種することを、州法や雇用主が求めたり強く推奨したりする場合もある。施術者は、個々の自治体で何の予防接種が求められるのかを調べておいた方がよい。

衛生管理

個人の衛生管理と同じくらい重要なのが道具と消耗品の適切な衛生管理である。適切な衛生管理には、<u>殺菌剤</u>と<u>消毒剤</u>の使用が含まれる。殺菌剤は、微生物を殺すために無機物に用いられ、消毒剤は肌に付いた微生物を殺すために使う。患者の肌に触れた道具と消耗品を、施術の合間に清潔にすることが重要である。多くの良質な抗菌効果のあるスプレーや殺菌剤が市販されている。施術者は、それらについて調べて、最良の機能のものを見つけるとよい。

「衛生ガイドライン」で述べたように、消毒用アルコール（70%イソプロパノール）は、表面を拭き取って、すぐに蒸発し、さまざまな種類の病原体を殺すことができ、安価で入手しやすいため、優れた汎用性のある殺菌剤である。もちろん、多くの他の消毒剤や殺菌剤も利用できる。

化学物質過敏症の患者もいるかもしれないので、「無害」つまり環境に安全な製品も強くおすすめする。オレンジ、レモン、グレープフルーツなどのシトラス系精油から作られたシトラス製品が市販されている。これらの殺菌剤は、安全で、毒性がなく、環境に優しい。その他の自然製品や市販の洗浄剤も

救急箱

座位マッサージが行われる多くの場所には、命に関わらないような緊急事態に利用できる救急箱があるだろう。しかし、施術者は、施術者や患者が損傷した場合にすぐに利用できる自分専用の救急箱を持っていると安心するのであれば、市販の救急箱を購入するという選択肢もある。別の選択肢は、救急箱を作ることである。簡単な救急箱には、絆創膏と過酸化水素水などの消毒液だけが入っている。より複雑な救急箱には、以下の一部または全部が入っている。
- 救急マニュアル
- 無菌ガーゼ
- 粘着テープ
- さまざまなサイズの絆創膏
- 伸縮包帯
- 消毒剤ティッシュ
- 石けん
- 抗生物質クリーム（三種抗生物質軟膏）
- 消毒薬（過酸化水素など）
- ヒドロコルチゾン軟膏（1%）
- アセトアミノフェンとイブプロフェン
- ピンセット
- 先の尖ったはさみ
- 安全ピン
- 使い捨て瞬間冷却剤
- カラミンローション
- アルコールティッシュまたはエタノール
- プラスチック製手袋（少なくとも2双）
- 心肺機能蘇生（CPR）を施すためのマウスピース（地域の赤十字から入手できる）

さらに、マッサージやボディーワークの施術者は、救急やCPRの資格を得て、その資格を維持することを強くおすすめする。自治体によっては、マッサージやボディーワークの免許交付の要件にしているところもある。

利用できる。すべての製品についている製造者の指示に従って、適切な殺菌を確実に行うべきである。

家庭用漂白剤は、入手できる最も有効な殺菌剤の一つである。米国では家庭用漂白剤は、医療現場で血液などの体液の流出を洗浄するために米国疾病対策予防センター（CDC）によって義務づけられており、安価で入手しやすいために、ボディーワークの現場での体液の除染に用いられる。10%溶液（漂白剤1に対して水9の割合）がおすすめである。

漂白剤は、ボディーワークの治療院に保存して用いることができるが、現場に持っていくことは実際的でない。それに代わるものとして、道具を殺菌するための市販のプロ用殺菌ティッ

> ### 普遍的（標準的）予防策
>
> **普遍的（標準的）予防策**は、医療現場で接触感染症が広まる可能性を低減するために米国疾病対策予防センター（CDC）が発行したプロトコルである。これらのプロトコルは、患者と医療従事者の両方を保護するために設計されている。医療従事者が体への貫通や浸透を含む医療行為を行う時、または、医療従事者が体液を扱う時に従う必要があるものである。これらが普遍的予防策と呼ばれる理由は、特定の患者だけでなくすべての患者に普遍的に適用されるものであるからだ。普遍的とは、これらの予防策がすべての病原体から普遍的かつ完璧に患者と医療従事者を守るという意味であると誤解されることがあるが、実際にはそうではないので、標準的予防策という用語が代わりに使われることもある。
>
> 医療従事者用のこれらの予防策は以下を含むがそれに限定されない。
> - マスク、ガウン、手袋、ゴーグル、フェイスシールドなどの保護用具を着用すること。
> - 針などの尖ったものやリネン類には特別な廃棄方法をとること。
> - 機器と消耗品に対しても血液流出に対しても特別な除染技術をとること。
> - 頻繁に徹底して手を洗うこと。
>
> 医療従事者に適用される普遍的予防策のすべてが、ボディーワークの専門家に適用されるわけではない。しかし、特に関連するものがいくつかある。施術者は日常的に体液と接触しないかもしれないが、患者からの血液、粘液、唾液、尿、精液がリネン類や道具を汚染し、施術者の皮膚や衣服に接触する可能性が常にある。本章に概説した衛生管理方法は、CDCの普遍的予防策に基づいている。
>
> CDCは、1987年に普遍的予防策を発行し、必要に応じて更新している。施術者は、衛生管理手順に関する情報を6ヶ月ごとに更新することをおすすめする。ウェブサイトアドレスは、www.cdc.govである。

シュが販売されている。食料雑貨店や百貨店で見られる汎用の家庭用洗浄ティッシュとは違い、医療消耗品店やオンラインで購入できる。いくつかの異なるブランドやタイプから選択できる。最良の選択は、最も一般的で潜在的に極めて有害な病原体を含む広範囲の病原体を殺すものだろう。

- 結核（TB）細菌
- 肝炎ウィルス
- 大腸菌
- MRSA（メシチリン耐性黄色ブドウ球菌）

米国では160枚入りティッシュの箱を約10米ドルと送料で購入できる。アルコールと同様に、これらのティッシュは皮膚が乾燥しやすいので、施術者は、このティッシュで表面を清潔にする時には、ラテックス製の手袋を着用することが望まれる。ラテックスにアレルギーがある場合には、ビニールやニトリルゴムなどの非ラテックス製の手袋も利用できる。

道具のメンテナンスと衛生管理ガイドライン

先に述べたように、患者の健康と安全性を確保するために、道具をメンテナンスし、衛生管理手順に従うことが不可欠である。治療セッション中に従うべき衛生管理ガイドラインと、一般的な道具のメンテナンスと衛生管理のガイドラインがある。

以下は、米国における治療セッション中に従うべき衛生管理ガイドラインである。

1. 座位マッサージ用チェアと卓上システムは、最初の患者の前、各患者の間、最後の患者の後に清潔にして殺菌する必要がある。これには、顔置き台、胸骨パッド、アームレスト、足置き台、および、患者の息がかかったり患者が触れたりするチェアの他の部分が含まれる。消毒用アルコール、ウィッチヘーゼルローション、または、プロ用の殺菌用ティッシュを使うこと。先述したように、消毒用アルコールとプロ用の殺菌用ティッシュは、皮膚を乾燥させるので、施術者は、道具を殺菌する時に、ラテックス、ビニール、ニトリルゴム製の手袋の着用を検討してもよい。

2. 使用済みの親指保護具も、最初の患者の前、各患者の間、最後の患者の後に消毒すべきである。

3. 顔置き台を消毒した後、患者ごとに清潔なカバーを掛けること。顔置き台に掛けるカバーにはいくつかの選択肢がある。

    - 《ペーパータオル》これが最も安く上がる選択肢である。ペーパータオルは、表面に凹凸のない平坦なものがよい。もし凹凸がある場合には、治療中に患者の顔にそのデザインが押しつけられる。ペーパータオルは、2つの方法のいずれかで用いることができる。個々のシートが顔置き台をカバーするのに十分なくらい大きい場合には、1枚のシートを切り取って真ん中まで半分に裂いて、顔置き台に乗せる（図2-30A）。裂け目によって患者の鼻と口に余裕ができるので、患者は快適に呼吸ができる。もうひとつの方法では、2枚のシートを（分離せずに）ロールから破りとる。それから、2枚のシートをミシン目に沿って半分まで分離する。顔置き台に、ミシン目が縦方向になるように、裂け目を下の方にしてシートを置く（図2-30B）。
    - 《市販の使い捨て顔置き台カバー》これらは、患者一人ずつに用いるためにデザインされ、柔らかく厚みのある紙か柔らかい不織布で作られている。平らなもの（図2-31A）と、顔置き台の形状に似せ、顔置き台に固定するために周囲にゴムのついているもの（図

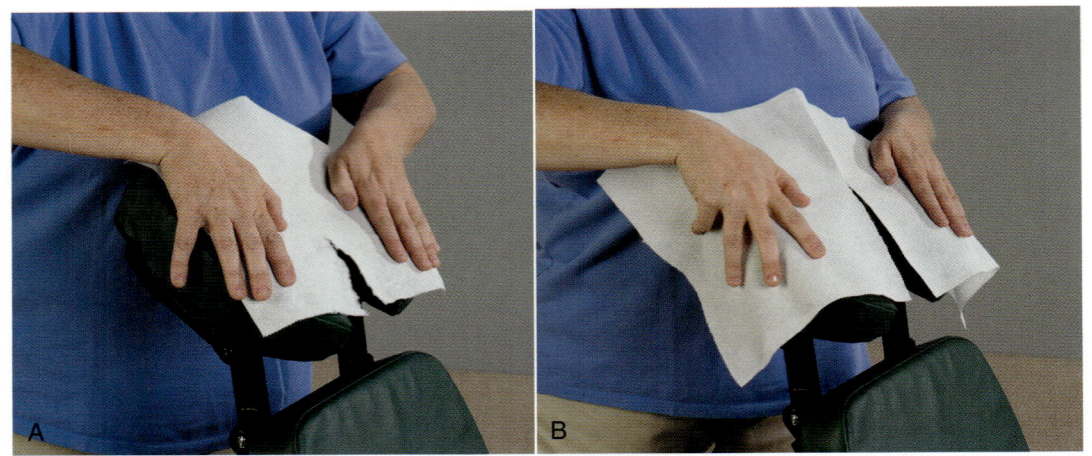

図2-30 **A**、顔置き台カバーとして用いた1枚のペーパータオル。**B**、顔置き台カバーとして用いた2枚のペーパータオル。

2-31B)が、主に販売されている。座位マッサージ用チェアを販売している会社や、マッサージ用消耗品の会社から入手できる。

- 《治療中を通してかけ続ける洗濯可能な布製の顔置き台カバー》最も快適で長持ちするものは、100％綿製で、顔置き台に固定するために周囲にゴムバンドがついているものである（図2-31C）。布製カバーが汚れない限りは、その上に新しいペーパータオルか使い捨ての顔置き台カバーを患者ごとに掛ける（図2-31D）。汚れた場合には、取り除いて清潔なカバーと交換する必要がある。
- 《患者ごとに交換する洗濯可能な顔置き台カバー》施術者は、布製顔置き台カバーをストックするための費用だけでなく、洗濯費用も増加するということを念頭に置くべきだ。

4. 患者ごとに使う補助枕（ボルスター）と枕カバーの上に清潔なカバーを掛けること。

以下は、米国のボディーワーク施術者に対する一般的な道具のメンテナンスと衛生管理ガイドラインである。

1. 適切に道具を清潔にしてメンテナンスするためにすべての製造業者の指示に従うこと。メンテナンスが不適切な道具は、患者と施術者の安全性を危険にさらすだけでなく、病原体の潜在的な温床にもなりうる。座位マッサージ用チェアや卓上システムに裂け目や傷がないか定期的に調べること。持ち運びは道具に負担が掛かる。壊れたファスナーや布の裂け目を修理したり、定期的にきれいにしたりして、キャリングバッグも適切に使える状態にしておくこと。清潔で傷のないバッグは、道具を保護するだけでなく、プロ意識の現れでもある。

2. 清潔な顔置き台カバー、補助枕、枕カバーだけを使うこと。患者の皮膚に触れるすべての布製カバーは、その患者だけに使用し、使用後には洗濯すべきである。洗剤を入れた温水で洗濯して、熱風乾燥機で乾燥させること。ペーパータオルや市販のカバーなど、使い捨ての顔置き台カバーを使うのも一つの選択肢だ。これらについては、「その他の必要な道具と消耗品」でさらに詳細に述べる。

3. 治療を行う間に使う制服などの衣服は、布製の道具用カバーとは別に洗濯すべきである。着用後には、洗剤を入れた温水で洗濯し、温風で乾燥させるべきである。

4. 使用済みの親指保護具は、摩耗の徴候があればすぐに交換すること。これらの表面の裂け目や割れ目は、病原体が繁殖しやすい。

除染プロトコル

顔置き台カバーや補助枕や枕などのカバーのいずれかが体液で汚染された場合、施術者は、使い捨て手袋を着用して、施術エリアからそれらを取り除き、他の使用済みのカバーやリネン類を入れている容器とは違う安全容器に入れるべきだ。オンサイトマッサージをする時、密閉できるガロンサイズのプラスチックバッグまたは安全に結ぶことのできるゴミ箱を安全容器として使うことができる。

汚染されたものは、他のどんなものとも別々にして洗濯すべきである。温水、洗剤、1/4カップの塩素系漂白剤を用いて、その後に、温風で乾燥させる。この手順は、施術で着用した制服などの汚れた衣服に対しても用いた方がよい。

道具、床などの表面に接触した体液を拭き取るためにペーパータオルを使う際には、使い捨て手袋を着用する。ペーパータオルは、他のゴミとは別の安全容器に廃棄する。新しいペーパータオルを使って、施術に使ったエリアを石けんと水で掃除し、これらのペーパータオルも別の安全容器に廃棄すべきである。施術エリアは、次に、10％の漂白溶液で消毒す

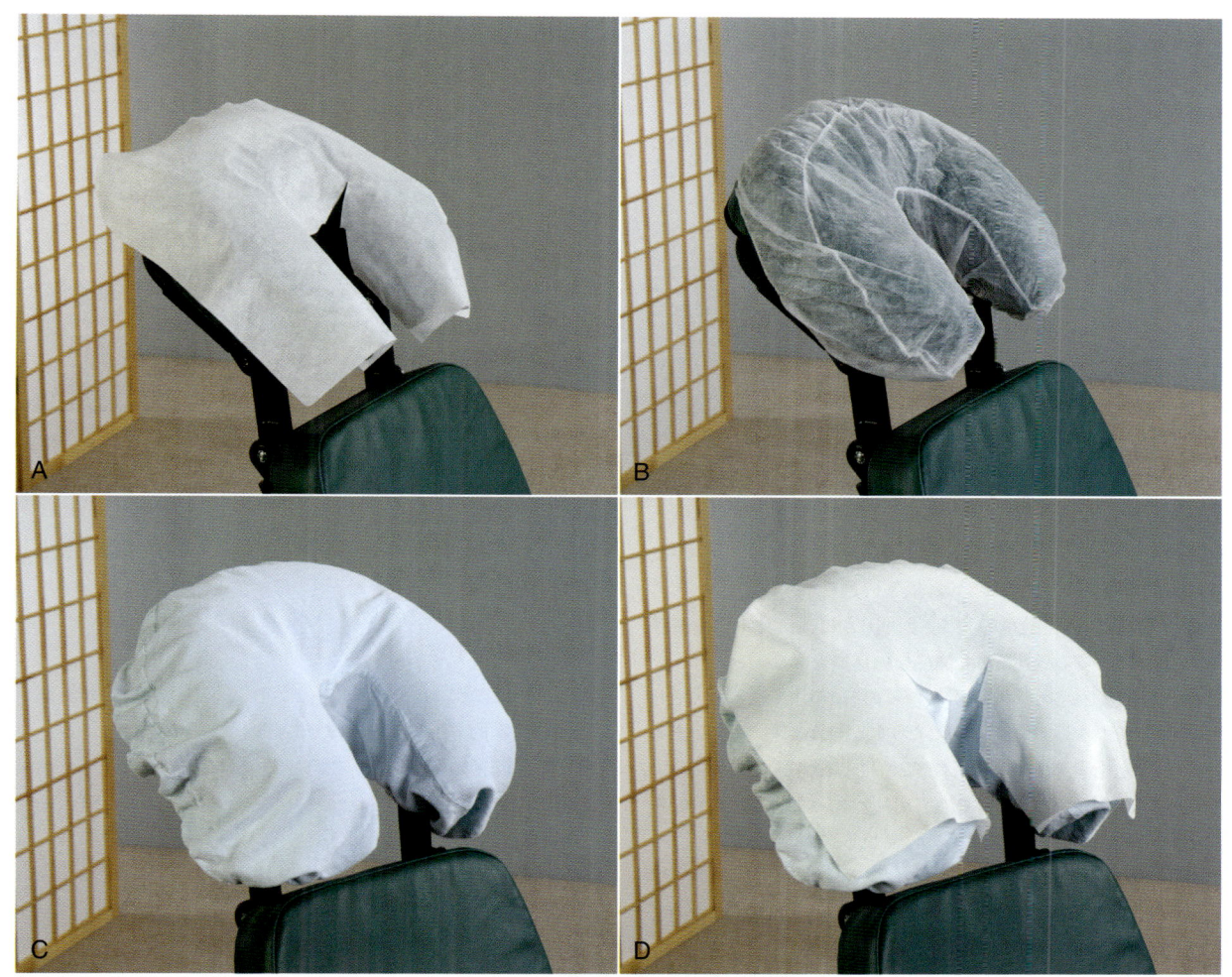

図2-31　**A**、平坦な紙製使い捨て顔置き台カバー。**B**、顔置き台の形状に似せた不織布製使い捨て顔置き台カバー。**C**、洗濯可能な布製顔置き台カバー。**D**、使い捨て顔置き台カバーを上に載せた洗濯可能な布製顔置き台カバー。

るのがよい。治療したエリアを完全に掃除して消毒した後、使い捨て手袋を外して、別の安全容器に廃棄し、手は、石けんと水を使って洗うべきだ。

　先述したように、座位マッサージを行う場所に漂白剤を持っていくことは実際的ではない。施術中に体液による汚染が発生した場合には、施術者は、緊急スピルキットを持っていた方が安心かもしれない。キットには、以下のようなものが含まれる（図2-32）：

- プロ用の商用グレード殺菌ティッシュ
- ペーパータオル
- ラテックス、ビニール、ニトリルゴム製グローブ少なくとも2双
- 密閉できるガロンサイズのプラスチックバッグまたは安全に結ぶことのできるゴミ袋

その他の道具と消耗品

　マッサージ治療を行う時、その他にも利用可能なものがいくつかある。追加の支えや補助枕、患者が顔や髪、（している場合は）化粧を施術後にチェックするための小さな鏡など、患者の快適性のためのものだ。治療の長さを測るための時計、施術者に直接支払をする患者のための領収書やおつり、予約帳、名刺など、施術者のためのビジネスアイテムなども含まれる。さらに他のものとしては、施術者の仕事を宣伝するための資料である。これらは、バナー、DVD、パワーポイントディスプレイ、価格表などだ。

　どの消耗品が必要かが決まったら、施術者は再び「道具の特徴」について考える必要がある。あらゆる不測の事態に準備するという観点で、多くのさまざまなものを備えたいという人もいる。最小限で持ち運びをできるだけ軽くしたいという人もいるかもしれない。施術者が持ち運ぶものを決める時に考慮

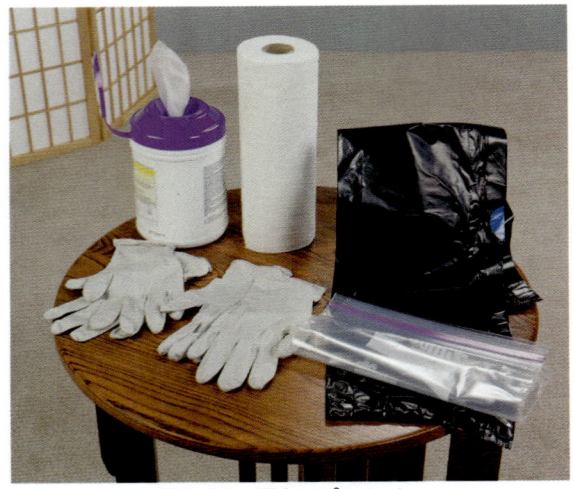

図2-32 緊急スピルキット。

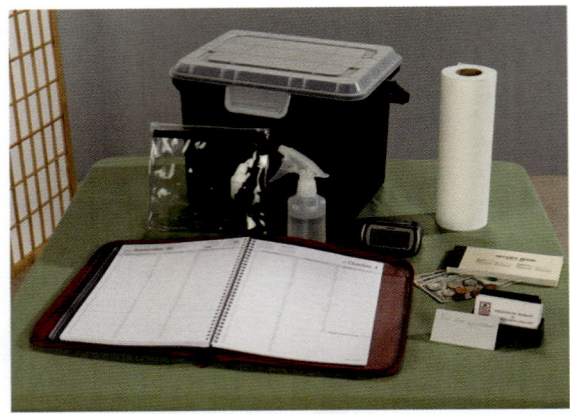

図2-33 施術者が備えておく必要がある消耗品の最小限のキット。

に入れるべきその他の要素は、以下の通りである。

- 《輸送用の自動車の大きさ》明らかに、自動車に余裕があれば、多くの道具と消耗品を輸送できる。
- 《治療セッションの場所》多くのものを持っていったとして、それをしまったり展示したりする十分なスペースはあるか？施術者の駐車場所はどこか？もしも治療場所から遠いなら、施術者は、1回で治療場所へすべてを運びたいだろうから、持ち物を少なくする必要がある。
- 《準備時間と片付け時間》治療スペースを準備したり片付けたりする時間がたくさんあるなら、より多くのものを持っていって準備し、治療セッションの後に片付けて持って帰ることができるだろう。準備時間と片付け時間が限られている場合には、持ち物を少なくすべきである。
- 《財政的投資》財政的に限られている施術者は、最初は少数の必要なものにしか投資できないかもしれない。その後、利益が上がった後に、より多くの消耗品を追加できる。

道具と消耗品の整頓

　道具と消耗品のちょっとした計画と整頓は、オンサイトマッサージ治療を行う時に大いに役立つ。整頓することによって、施術者は時間と労力をより有効に使い、治療場所までの移動のストレスを削減できる。施術者は、治療に持っていくのに絶対に欠かせないものを最初に決めるべきで、その後、荷物に余裕がある場合に持っていきたい追加的なものを決めるとよい。施術者が治療を行うために移動する必要がある時にすべてが準備されているように、物品を一箇所にまとめておくべきである。

　次に、道具と消耗品をまとめる方法についていくつか提案する。これらは、施術者が座位マッサージ用チェアまたは卓上サポートと一緒に持っていくことのできるキットとして設計したものだ。

最小限のキット（図2-33）

　これらは、オンサイトマッサージのセッションに施術者が必要とする基本的で不可欠なものである。

- 手と道具の殺菌剤：スプレーまたは噴出ボトル入りの消毒用アルコールまたはウィッチヘーゼルローション（50/50の割合で水で希釈）
- 凹凸加工のないペーパータオル
- 時計
- （施術者が企業から施術の支払を受ける場合ではなく）施術者に直接支払をする患者のための領収書
- 現金で支払う患者へのおつり
- 次の座位マッサージや施術台マッサージ（行っている場合）のいずれかを患者が予約するための予約帳、ペン、予約カード
- すべての消耗品を入れるキャリングケース

中間的なキット（図2-34）

　最小限のキットに含まれるものに加えて、これらの追加的な物品は、オンサイトマッサージのセッションをより良いものにする。

- 洗濯できる布製顔置き台カバー：施術者は患者が変わる時にペーパータオルの顔置き台カバーを交換するだけでよく、1回ごとに顔置き台を殺菌する必要はない。
- 市販の手の殺菌剤
- 必要であれば施術者の爪を手入れするための爪切りとやすり
- 患者がメガネや、ポケットの中の鍵、小銭、財布、ペン、携帯電話などを入れることができる小さなバスケット

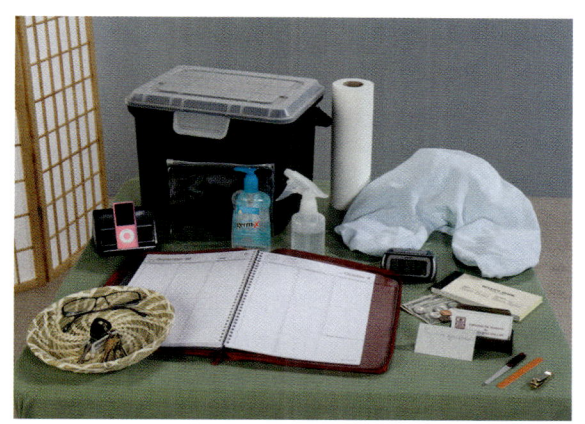

図2-34 施術者が持っていきたい消耗品の中間的なキット。

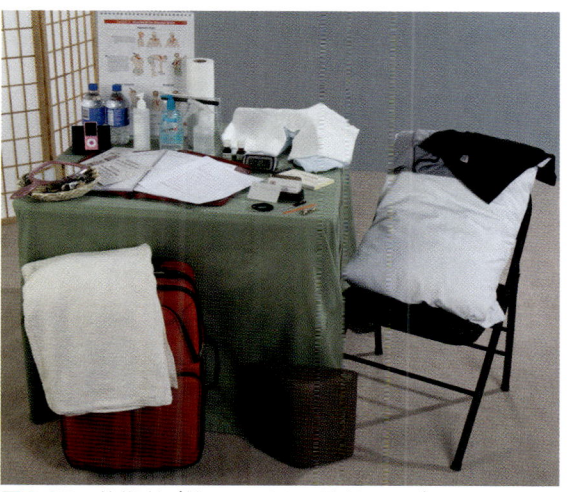

図2-35 施術者が持っていきたい消耗品のデラックスキット。

- 音楽。携帯用CDプレーヤかスピーカ付のiPodやMP3などの携帯用デジタルオーディオプレーヤ。デジタルオーディオプレーヤはCDプレーヤよりもずっと小さいという利点があり、平均的な携帯用CDプレーヤが1枚から5枚のCDを再生できるのに対して、何百曲もの曲を再生するようプログラムできる。

デラックスキット（図2-35）

デラックスキットは、現場に持っていくには贅沢であると見なされるような消耗品を含んでいるのでそう名付けた。しかし、それらは、座位マッサージセッションの治療と環境を非常によくすることができる。これらの消耗品は、最小限のキットや中間的なキットに含まれるすべての物品に加えて装備される。

- 患者の腕や手を治療する間に施術者が座るのが好ましいならば、折りたたみ椅子かスツール。患者の腕や手の治療中に座ることについては、第3章「基本的なシークエンス」で詳細に述べている。
- 使い捨て顔置き台カバーまたは洗濯できる顔置き台カバー
- 治療を受ける間に寒くなる患者や、ミニスカートで治療を受ける患者の太ももに掛けるための毛布やバスタオル。
- さまざまなサイズのTシャツ。自分のシャツやブラウスを気にする患者が、治療中に代わりに着ることができるもの。
- 治療の邪魔になる長髪の患者の髪を縛る洗濯可能なゴム/使い捨てのゴム。
- 治療後に患者がチェックするための小さな鏡。
- 問診票。これらは、第6章で詳細に述べる。
- 支えのための小道具：
  - 妊娠中の患者、胸の大きな女性、体の大きな人のための、追加の三角形をした胸骨パッド。
  - 顔置き台に顔を置きたくない場合に、患者がもたれる枕。
- アロマセラピー。施術者は、患者がアレルギーや特定の香りに敏感であるかもしれないことに気をつけた方がよいので、アロマセラピーを使う前には必ず、アレルギーや感受性について患者に確認すべきである。
- 患者が希望する場合には、衣服で覆われていない患者の部分（腕や手など）をマッサージするためのローションまたはオイル。
- 宣伝用の資料：
  - 名刺
  - パンフレット
  - マッサージのギフト券
  - 施術者の屋号や仕事の電話番号を入れた水のボトルやマグネットなどのお土産
- 患者の教育のためのツール：
  - 例えば、身体の骨や筋肉、またはツボを書いた小さくて持ち運びできるフリップチャート
  - 座位マッサージの効果を継続するために、患者自身が自分でできるストレッチやエクササイズの資料。施術者は、患者に思い出してもらうため、どの資料にも屋号と電話番号を載せるべきである。
- 価格表

展示会、見本市、フェアのためのキット

展示会、見本市、健康フェアなどのフェアで施術する時、施術者が高度なマーケティングや宣伝を行うのにうってつけの指定された治療場所やブースで座位マッサージをする機会があるだろう。最低限のキット、中間的なキット、デラックスキットに加えて、施術者は、以下のものを持っていくことも考えるだろう。

- ビジネスを促進するための看板やバナー。
- 座位マッサージの利点をリストアップし、施術を受けている人の写真を載せた大きなポスターや看板。

- 座位マッサージの利点について説明するDVDまたはパワーポイント。
- 水入りのボトルまたはキャンディーや果物やクッキーなどの軽食。
- ゴミ箱。

施術場所までの移動

　座位マッサージの施術場所まで移動する時に施術者が念頭に置いておくべきいくつかの輸送に関する要素がある。最も重要なのは、柔軟であることだ。例えば、施術場所までの行き方の指示が不明確または不正確な場合がある。たくさんの駐車場があると聞いたものの、かなり離れたところにしか駐車スペースが見つからないこともあるだろう。治療スペースが小さくて暑い場所だとわかるかもしれないし、会社の担当者が治療セッションについて従業員に伝え忘れており、施術者が到着しても患者がいないということもあるかもしれない。冷静なままで、プロとして行動し、素早く決断できれば、どんな不都合な状況に出くわした時も冷静になることができる。

治療場所への移動前

　先述したように、ちょっとした計画と整頓が大いに役立つ。できるだけ災難や誤解を防ぐために、施術者が治療場所に移動する前にできることがいくつかある。最も重要なことの一つは、施術者が、企業やイベントの代表者など、現地の人と連絡をとることである。前もって予測されることを確定することによって、施術者は、どの道具と消耗品を持っていくべきか、治療スペースがどのような状態か（結局は施術者が想像したものと徹底的に違うこともあるだろうが）、支払をどのように扱うか、何人の患者がいるか、どれくらいの時間を計画する必要があるかを把握できる。

　企業やイベントの代表者と連絡を取った時には、施術者は、以下のことについて確実に議論すべきだ。

- どのくらいの長さの治療セッションを何回行うか？治療は、10、15、20、30分間でありうる。施術者は、どの長さの治療を何回行うことができるか、そして、行いたいかを決定する必要がある。例えば、30人の従業員がそれぞれ15分間の治療を受ける場合、休みなしで7時間半のマッサージということになる。その一方で、5人の従業員が10分間の治療を受けると、マッサージは50分間で、時間と労力をかける価値がないと考える施術者もいるだろう。
- 施術者は、各治療の合間にしなければならないことを念頭に置くべきだ。例えば、15分間の治療には、事前の問診、治療後に患者をチェアから立たせる補助、チェアの殺菌と次の患者のための準備、施術者自身が飲み物を飲むことが含まれうる。実際の治療時間は、やむを得ず12分間になるかもしれない。そうでなければ、患者が滞り始めて、施術者と患者の両者がイライラすることもある。
- 誰が予約表を作成するか、施術者か代表者か？名前を書く紙や、患者の名前と治療時間を印刷したスケジュールなど、簡単なものでよい。予約表は、いくつかの理由で有用である。患者の順番を決めて、施術者に対して、施術する患者の人数と施術を行う順番を知らせ、支払の際には参照できる。
  - 可能であれば、予約表は、（予約しても来なかった時のために）患者の電話番号や、各セッションがどのくらいの時間続いたか、（該当する場合には）治療のコストも含む。
  - 施術者や代表者は、患者が予約する方法も明らかにすべきだ。予約表が、治療前に従業員に回覧されるのか？そうであれば、誰が、どのように（電子メール、紙のコピーでの回覧など）、治療のどのくらい前に回覧するのか？事前に施術者に送るのか？その場合、どのようにして送るか？ファックス、電子メール、通常の郵便か？また、予約表は、治療セッションが始まる直前に治療場所以外から投函され、その時に患者が参加を申し込む機会が与えられるのか？
- 施術者への支払はどのように行われるか？時間当たりか、治療当たりか？これは、治療の長さと料金設定を決定しうる。例えば、施術者が2時間に15分間の治療を行うように雇用されて、5人だけを治療した場合、施術者の待ち時間が長くなる。施術者は、5回分の治療の請求のみを行うと決めることもできるが、治療を行うために移動時間を除いて自分の時間を2時間割いたということを念頭に置いておく必要がある。
- 治療スペースは、どのような感じか？例えば、企業の会議室、小さな事務所、それともロビーか？または、デスクに座っている従業員に対して行うのか？個人宅で開催されるパーティー中に予備の部屋で行うのか？公園のイベントでの指定されたブースか？
- 準備と片付けの時間はどのくらいあるか？企業の中には、できるだけ仕事を邪魔されたくないので、施術者には道具の準備と片付けの時間がわずかしかないこともある。一方で、例えば、健康フェアでは、出品者や施術者にかなりの時間が与えられる場合がある。
- どこの駐車場が利用でき、治療場所からの距離はどのくらいか？駐車するのに特に配慮することはあるか？例えば、

駐車場に入るためのコードが必要であるとか、駐車スペースや道の特別な場所にしか駐車できないとかいうことが含まれる。できるだけスムースにするために、施術者が治療場所に移動する前にできることがさらにいくつかある。これらには以下のようなことが含まれる。

- 紙の地図やオンラインの地図サイトを使って、予め治療場所までのルートを緻密に計画しておく。その地域に不慣れであり、実際的である場合には、イベントの1日か2日前にそのルートを自動車でたどることを検討してもよい。
- 治療場所への到着時間に余裕を持つこと。理想的には、施術者は、到着後に準備の時間として20分から30分の余裕があった方がよいので、その時間を治療場所へ自動車で移動するのにかかる時間に加える。施術者は、交通事故など、移動中の遅延も考慮しておくべきだ。

施術者が事前に予約表を持っていて、患者の電話番号がわかる場合には、患者が遅れたり予約をすっぽかしたりすることを避ける一助として、次回の治療セッションについて確認の電話をすることができる。治療に向けて何を着てくるべきか患者に助言することもできる。例えば、ミニスカートでは座位マッサージ用チェアに患者が座るのが難しい可能性があるので、長いスカートかズボンを勧める。患者は、治療中にしわになることを気にしないなら、シャツやブラウスを選んでもよい。時々、患者は、着替えとしてキャミソールやタンクトップを事前に準備して持ってくるか、あるいは、作業着の下にそれを着てくるので、首、背中、肩、肩甲骨の領域に特別に施術することができる。

治療場所に到着したら

治療場所に到着したら、施術者には、対処すべき点がいくつかある。

- 以下のことをする時間を考慮に入れること。
  - 駐車して、イベントが行われている建物やスペースを探す。
  - その中で治療スペースを見つける。
  - 代表者に面会し、事前に施術者に渡されていなかった場合には予約表をもらう。
  - 準備する。
- 割り当てられた治療スペース内で治療できるようにすること。さまざまな治療スペースがありうる。
  - クローゼット
  - 役員室
  - 雑然としたオフィス（図2-36）
  - 仕事スペースで、座位マッサージ用チェアや卓上システムを用いる；施術者は、デスクの椅子に座って電話をしている患者に治療しなければならないこともある。

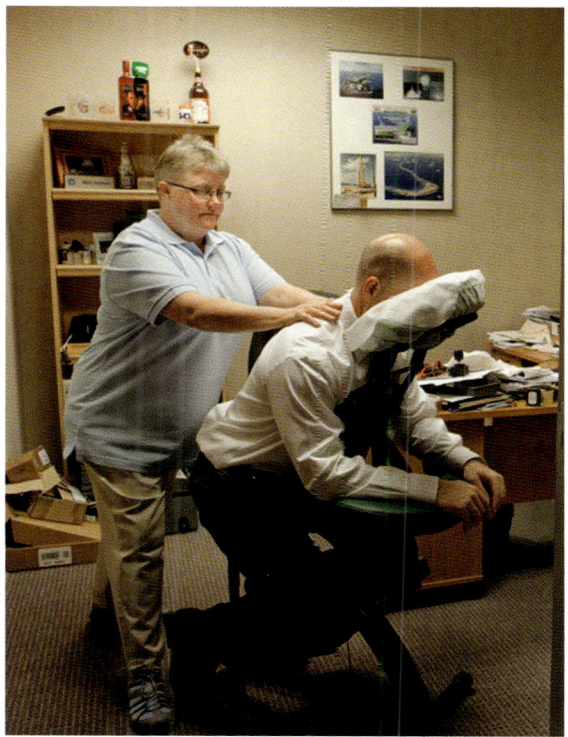

図2-36 雑然としたオフィスでのマッサージの実施

- 広々としたオフィス（図2-37）
- ロビーで；治療中に、通りかかった人が施術者と患者を眺めていくかもしれないので、施術者がこれを快適でないと感じるなら、オンサイトマッサージ治療をすることを考え直したいと思うだろう。
- 工場や倉庫で（図2-38）

施術者は、清潔で安全な場所にチェアを組み立てなければならない。すべての消耗品を整然と並べ、キャリングケースはきちんとたたんで邪魔にならないところに置くべきだ。チェアの周辺の領域は、施術中に適切な身体力学を用いることができるように、事故や損傷の原因となりうる障害物がないように、きれいであるべきだ。延長コードや尖ったキャビネットの角など避けがたいリスクがある場合、患者が治療スペースに入る時に知らせること。可能なら、直射日光の当たる場所または暖房や冷房の下に設置することは避ける。時に不可能な場合もあるため、施術者は、暑すぎたり寒すぎたりする条件で治療を行っているかもしれないことに注意すべきだ。

患者についての考察

患者にはもちろん、あらゆる体形と大きさの人がいる。さらに、公共の場で座位マッサージを行う時に、施術者が念頭に置かなければならないその他の側面がある。施術者は、できるだけ最高の治療をする一方で、プロ意識を持って親切に患

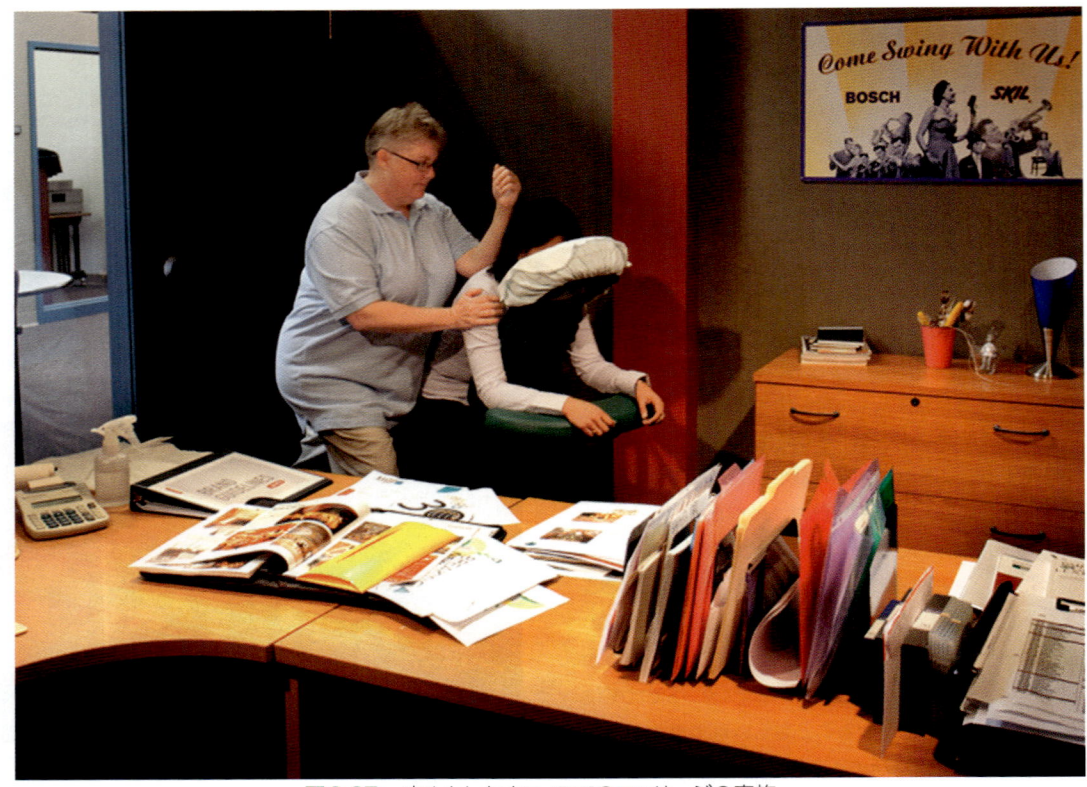

図 2-37　広々としたオフィスでのマッサージの実施。

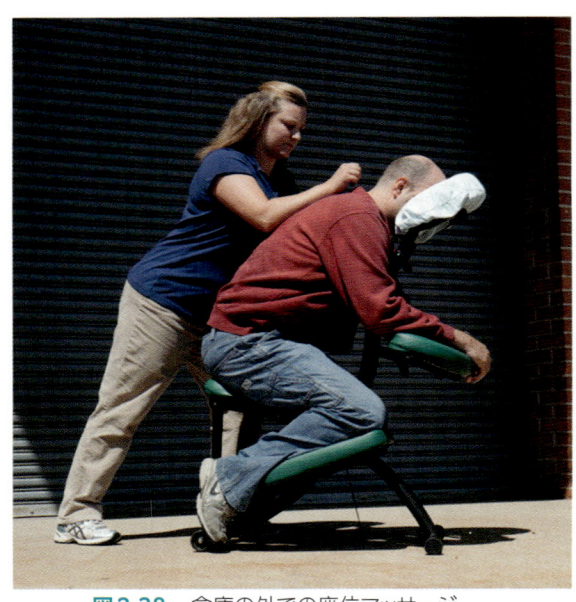

図 2-38　倉庫の外での座位マッサージ。

者の要求を受け入れる必要がある。

　ある患者は、閉所恐怖症であるために顔置き台に顔を置くことが不快であるかもしれない。枕や補助枕を使って、チェアにまっすぐ座る姿勢に患者を支えるという対応が可能である。化粧を崩したくない患者、または、顔置き台に顔を置いて顔にしわを作りたくない患者に対しても、同じことが言える。

　典型的な座位マッサージ治療は、頭皮マッサージを含む。しかし、特に患者の髪が乱れる可能性があるため、施術者は、すべての患者が頭皮マッサージを望むと決めつけない方がよい。施術者は、頭皮マッサージについて各患者に確認し、患者が望まない場合には行わないこと。患者が顔置き台に顔を置く影響について気にする場合には、チェアに枕か補助枕を置いて直立の姿勢で支えることができる。

　何を着るべきか事前に助言したとしても、患者は、想像しうるあらゆるタイプの衣服で座位マッサージの治療にやってくるだろう。例えば、患者が高価なシルクのブラウスを着用している場合、施術者は、施術するとしわになることを患者に知らせ、それを容認できるかどうかを訊いておく必要がある。容認できない場合、患者にTシャツを渡して（人から見えない場所で着替えてもらう）のが施術者にとって都合がよいだろう。そうでなければ、治療の予定を変更する必要がある。

その一方で、患者が分厚いセーターを着ていて、特定部位の治療が難しかったり不可能であったりすることもあるだろう。施術者は、この情報を患者に伝えて、施術者がTシャツを用意している場合には、患者にTシャツを渡して着替えてもらう必要がある。そうでなければ、全身的に治療を行うか、治療の予定を変更する必要がある。

時に、男性の患者は、シャツを脱いで治療を受けたがるだろう。これは行うべきではない。なぜなら、不衛生であることに加えて、患者の皮膚がチェアのビニールに付着して非常に不快だからである。

まとめ

オンサイトマッサージの道具への初期投資は、比較的少なくすることができる。座位マッサージを提供する最も費用のかからない方法は、背もたれのまっすぐな椅子と枕を使って患者を支える方法だ。次にオンサイトマッサージの道具をステップアップするなら、卓上マッサージサポートである。最も高価で最も用途の広い選択肢は、専門的に製造された座位マッサージ用チェアである。マッサージ用チェアを選ぶ時、施術者は、チェアの重さ、耐久性、安定性、組み立てやすさ、調節オプション、特殊なオプションや付属品、品質保証、ビニールと色の選択肢などの特徴を検討する必要がある。座位マッサージ用チェアの製造業者や流通業者は数多くあるので、施術者は、どのチェアを購入するかを決定する前に、注意深く各会社について調べるとよい。

施術者は、チェアの組み立て、積み下ろし、持ち上げ、運搬、片付けの間、良好な身体力学を利用する。これには、背中を真っ直ぐにし、より大きな筋肉を使って仕事をし、呼吸を忘れないことが含まれる。座位マッサージ用チェアの組立に含まれるステップは、ケースからチェアを出し、構造のしっかりした土台を作るためにチェアのシートを外側に動かし、顔置き台を上げて適所に固定し、アームレストを上げて適所に固定するステップが含まれる。個々の患者にとってチェアを快適に調節するために、チェアの土台の幅、シートの高さ、顔置き台の高さと角度、胸骨パッドの位置を変更することができる。さらに患者が快適になるように、オプションの三角形パッドを購入することもできる。

衛生管理の方法は、ボディーワークの実践には欠かせない。これは、個人の衛生と、道具と消耗品の適切な殺菌消毒を含む。道具と消耗品を適切に使える状態にメンテナンスすることに加えて、施術者は、患者の合間に適切な衛生手法を用いるべきであり、体液の流出で汚染された場合には除染プロトコルに従うべきである。

オンサイトマッサージ治療に持っていきたいその他の消耗品は、現場で治療を行うために必要な基本的に欠かせないものが含まれている最小限のキット、治療セッションをより良いものにするための追加の物品を含む中間的なキット、および、セッションの治療と場所をさらによいものにするデラックスキットに分けられる。

治療を行う場所への移動時、施術者にとって最も重要な要素は、柔軟性である。できるだけ多くの災難や誤解を防ぐために、施術者は、治療セッション、予約表、支払、治療スペース、準備と片付けの時間、駐車場について、企業やイベントの代表者と連絡を取っておくべきである。施術者は、車を駐車して、治療スペースを探し、予約表を入手し、準備する時間を考慮に入れておく。また、施術者は、治療スペースの広さ、場所、乱雑さの程度、温度などがさまざまであり得ることに気をつけておくのも重要である。患者の身体の大きさや体形はさまざまであり、中には、座位マッサージ治療を受けるのに不適切な衣服を着用している人もいるだろう。施術者は、さまざまな患者の要求に応えることができる必要がある。

学習問題

学習問題の答えは216ページ。

選択問題

1. どの座位マッサージ用チェアを購入するか決定する時に検討するのは以下のどれか？
   a. 重さ
   b. 耐久性
   c. 安定性
   d. 上記のすべて

2. 座位マッサージ用チェアの組み立ての最初のステップは何か？
   a. 顔置き台を調節する
   b. しっかりした土台を作るために外向きに動かす
   c. 胸骨パッドを適所にスライドする
   d. アームレストを上げる

3. ボディーワーク施術者にとって有効な衛生管理ガイドラインは以下のうちどれか？
   a. きちんと爪を磨くこと
   b. 10秒間石けん水で手を洗うこと
   c. 毎日入浴すること
   d. 音のしないブレスレットをつけること

4. 医療現場で血液などの体液を殺菌するのに用いるべきなのは以下のうちどれか？
   a. 家庭用漂白剤
   b. 石けんと水
   c. ウィッチヘーゼルローション
   d. 消毒用アルコール

5. 治療を行う時に座位マッサージ施術者にとって欠かせないのは以下のうちどれか？
   a. 音楽
   b. 手と道具の殺菌剤
   c. 患者の持ち物を入れる小さなバスケット
   d. 予約帳

穴埋め問題

1. 道具や消耗品の費用の元を取るために行わなければならない治療の回数を計算することは、_____ として知られている。

2. ほとんどの座位マッサージ用チェアの重量は、_____ kgから _____ kgである。

3. _____ によって、マッサージ施術者の身体を注意深く効率的で意図したように用いることができる。

4. 健康と清潔を保証し、ボディーワークの実践ルーティンの欠かせない部分である方法には、_____ と _____ が含まれる。

5. _____ なままで、プロとして行動し、素早く決断することによって、施術者は、どんな不都合な状況に出くわした時も冷静になることができる。

記述問題

以下の設問について、簡潔に答えよ。

1. 座位マッサージ用チェア以外の道具や支えを使って、どのように座位マッサージを行うことができるかについて述べよ。

2. 施術者が、座位マッサージ用チェアを扱う時に念頭に置くべき身体力学の3つの主な要素をそれぞれ詳しく述べよ。

学習問題

3. 患者のために座位マッサージ用チェアを調節するステップに含まれる要素について説明せよ。

4. 治療セッション中に従うべき衛生管理ガイドラインについて説明せよ。

5. 座位マッサージを行う場所に到着した後に対処すべき点について述べよ。

アクティビティ

1. 座位マッサージ用チェア会社を選択し、ウェブサイトに目を通す。会社が提供しているチェアを調べよ。どれが魅力的か？何故魅力的なのか？そのチェアにはどんな特徴があるか？魅力を感じないチェアはどれか？何故魅力を感じないのか？

2. 座位マッサージ用チェアの組み立て、さまざまな体のサイズに合わせた調節、片付けを、効率よくできるようになるまで練習せよ。速やかにかつ容易に調節ができるようになるまで、あらゆるからだの大きさと体形の家族や友人をリストアップして、チェアに座らせること。

3. 座位マッサージ用予約表を作成せよ。治療の長さ、治療と治療の間の時間、患者の名前と連絡先電話番号を書き込むスペースを含めよ。その他必要と考えるものはなんでも含めよ。

4. 最小限のキット、中間的なキット、デラックスキットの概念を用いて、座位マッサージを行うのに必要と考える消耗品は何かを決め、リストを作成せよ。一度購入すれば続けて使える消耗品（例えば、治療を受けている間に患者が持ち物を入れる小さいバスケットなど）と、無くなったら続けて購入しなければならない消耗品（例えば、手の消毒剤など）にリストを分けること。各リストに含まれる物品の価格を調べ、消耗品にかかる総投資額を工面せよ。

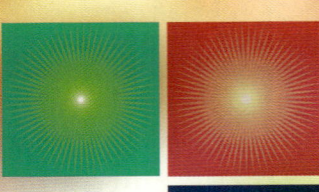

基本的なシークエンス

3

目的

この章を読めば、
読者は以下の項目に必要な情報を得ることができる：

1. 座位マッサージを行うための適切な身体力学について説明する。
2. 座位マッサージで用いる技術（圧迫法、パーミング、手指での押圧、強擦法、揉ねつ法、摩擦法、前腕ワーク、肘でのワーク、振せん法、ブラシストローク、叩打法）を行う。
3. 注意すべき部位およびこれらの部位において適切にマッサージをする方法について説明する。
4. 着衣の患者に施術するために考慮すべきことを概説する。
5. 座位マッサージ施術前に自分でストレッチをしウォーミングアップする。その重要性について説明する。
6. 治療前の問診の内容について議論し、実践方法をデモンストレーションする。
7. 基本的なシークエンスで扱う骨標識点および身体の筋肉について述べる。
8. 基本的なシークエンスを行い、治療中に適切な圧力調節を行う。
9. 定義、原因、症状、座位マッサージ施術者による適切な対応を含め、血管迷走神経性失神について説明する。

キーワード

- 圧迫法
- 親指での押圧
- 基本的なシークエンス
- 禁忌
- 血管迷走神経性失神
- 叩打法—カッピング、ハッキング、クワッキング、ポメリング、プラッキング、タッピング
- 四指での押圧
- 失神
- 振せん法
- 前腕ワーク
- 注意すべき（生死に関わる危険を伴う）部位
- 直立ポジション（騎馬の構え）
- ニーディングポジション（膝立ちの構え）
- パーミング
- 肘のワーク
- ブラシストローク
- 摩擦法—円形摩擦法、深部特定摩擦法
- 癒着
- ランジポジション（突きの構え、射手の構え、弓の構え）

座位マッサージの施術は、短い治療時間に慣れていない施術者や完全に着衣のままの患者に施術を行ったことがない施術者にとっては、最初は若干やりづらいかもしれない。ストレスと筋肉の緊張から患者を解放するのを助け、柔軟性と関節の可動域を増すのを助け、全身のバランス感覚と健康を与えることは、オイルを使わない座位マッサージ用チェアでの15分から20分間のセッションで行うには多すぎるようだ。しかし、何度も基本的な一連の技術を施術することによって、施術者は、座位マッサージのスキルを向上させ、施術台でのマッサージ技術と同じくらい熟練できるだろう。

座位マッサージ治療にこれらの技術を組み込むための基本的なシークエンスも提示する。このシークエンスの目標は、この手法を始めたばかりの施術者が効率的な治療を提供できるような簡単で効果的なルーティンを提供することだ。さらに、このシークエンスは、施術者がさまざまな技術に熟練し容易にこなせるようになった時には、創造的な適応に役立つ。

技術を適用するには、効率的な施術者の姿勢と構えが伴う必要がある。適切な身体力学を学ぶことは、施術者と患者の損傷の可能性を減らし、技術の有効性を高める。従って、座位マッサージに関する身体力学を学ぶことは、技術を学ぶことと、あらゆる点で同じくらい重要である。

座位マッサージのための身体力学は、いくつかの点では、施術台マッサージのための身体力学とは異なっているので、最初は不自然に感じるかもしれない。施術台マッサージのための適切な身体力学と同じように、座位マッサージの身体力学が、身につき、時間とともに身体にしみこむだろう。

身体力学

施術者の中には、丸一日座位マッサージをすることができ、疲れを感じない人もいるが、全身の施術台マッサージの後では疲れを感じないのに、たった1時間の座位マッサージの後で疲れを感じる人もいる。違いは、ほぼ必ず身体力学に起因し

ているため、座位マッサージの施術者に対する良好な身体力学の重要な価値について話をする。

　座位マッサージ用チェアを扱う時に考慮するのと同じ3つの重要な要素を、座位マッサージの施術時にもしっかりと念頭に置いておくべきである。

- 背中をまっすぐにすること。座位マッサージ施術中の効率的なアライメント（姿勢）および身体の使い方が、疲労や肉離れ、障害を防ぐのに役立つ。適切な骨格アライメントは、施術者が軟組織を痛めずにマッサージ技術を行うのに必要な身体サポートを提供する。（適切な姿勢とアライメントは、施術者が深く効果的な呼吸をする事ができるように腹部と胸部を開き続ける。以下の「呼吸を忘れないこと」を参照）。
- より大きな筋肉を使って作業すること。大きな筋肉は、小さな筋肉よりも強くて損傷しにくい傾向にある。小さな筋肉は、大きな筋肉よりも早く疲れる傾向にある。
- 呼吸を忘れないこと。深くリラックスして呼吸すると、身体は副交感神経のモードになり、施術者が集中力を保つのに役立つ。全体として、呼吸は、ゆっくりと注意深く行うべきである。過呼吸になる可能性があるので、呼吸は速すぎず深すぎずに行うべきだ。施術者は施術を行うのに十分な酸素を確保するために、治療を通してスムースにむらなく呼吸することができなければならない。治療中に息切れしたり、息が浅くなったりするのは、施術者が集中していないことを示しうる。

　座位マッサージのための身体力学は、筋肉を使って患者の組織を圧迫するのではなく体重や重力を使って圧迫することを可能にするという点で、施術台マッサージのための身体力学と類似している。しかし、直立した状態で着衣の患者の組織を効果的に圧迫するのに必要な身体の構えやマッサージ技術にはいくらかの修正点がある。患者が座位であるために、施術台に横たわっている時とは角度が異なる。

ランジポジション（突きの構え）

　座位マッサージで用いられる主要な体の構えは、**ランジポジション（突きの構え）**であり、**射手の構え**または**弓の構え**とも呼ばれる。この構えでは、背筋を真っ直ぐに、片足をもう一方の足の前に踏み出し、両方の足のつま先を平行にして、おしりを足と同じ方向に向ける。両足と、施術者の全身は、圧迫する部位と一直線になっているべきである。

　この構えでは、施術者の重心が、（おへそがある）胴体に落ち、施術者のバランス感覚とエネルギーの力が、身体の中心から生じてくる。この集中が、施術者を安定させ、（すぐに疲れうる）収縮した筋肉ではなく、前傾する時の重力を使って、力が掛けられる。施術者の体重を使って前傾するだけで圧力を加えることができるため、このような重力との関係性が重要である。

　肩や腕の関節にかかる圧迫力が最小限になるように、圧力を加えるべきである（つまり、関節に角度をつけずに真っ直ぐにして力をかける）。これを達成するために、施術者の腕が、肩から90°の角度になるように、肩、肘、および手の角度を調整する（あるいは、指をつかった「技術」の項で後に示す通りにする）。

　施術者は、肘と中立位の手首をリラックスさせ、手を前に出して患者前に置く。肘のリラックスとは、伸ばした状態で固定されていないということである。その代わり、関節は柔らかくつまり力をかけずに曲げて、施術者が圧迫する時に伸ばす。手首は、（過伸展しない）中立位にあるが、患者の背中に当たったときに若干伸びるように真っ直ぐ前に出す。手首を中立位にすることは重要である。なぜなら、治療中に手首を慢性的に過伸展の位置にし続けていると、反復運動損傷（RSI）の恐れがある（手首を100%中立位にしないで行うストロークもいくつかあるが、これらのストロークは、圧迫せずに短時間適用される）。施術者の肩は、上方に挙げずに、リラックスさせて中立位に置くべきだ。

　患者の身体を圧迫するためにランジポジションを使う時には、施術者は体重の大部分を後側の足にかけて始める。施術者の力は後側の足から生じる。後足から前方に身体を押し出すと、前膝が若干曲がるが、体重の大部分は患者の身体へ腕と手を通して伝わる（図3-1A）。施術者が前膝を曲げるほど、より多くの体重が患者の身体に伝わる（図3-1B）。従って、施術者は、両足の動きを調節することによって、患者の身体にかける体重（圧力）の量を制御する。背の高い施術者は、適切な身体力学を確実にするために、より深く突き出す必要があるが、背の低い施術者はあまり突き出す必要はない（図3-2）。

　この構えの重要な点は、施術者が体重を後方および前方へ容易に移動させ、前方への動きで圧力をかけ、後方への動きで圧力を解放することに熟練することである。これは、圧迫するリズム感覚を生みだし、同時に、腕の筋肉ではなくて体重で圧迫できるようになる。均一にそしてしっかりと圧迫して放すべきである。施術者は、圧迫するために前方に動く時に、息を吐き、圧迫を解放するために後方に動く時に、息を吸う。これによって、施術者は確実に、施術中に息を止めることなく、リズムよく動くことの助けにもなる。

　リズミカルな音楽を施術中にかけることは、施術者が優雅に圧迫を行うのに役立ちうる。音楽のビートは、前方に傾く時と後方に傾く時のきっかけとして働く。多くの面で、ボディーワークは患者の身体の周りで踊る美しいダンスである。このボディーワークのリズミカルな性質に触れつつ、ランジポジション

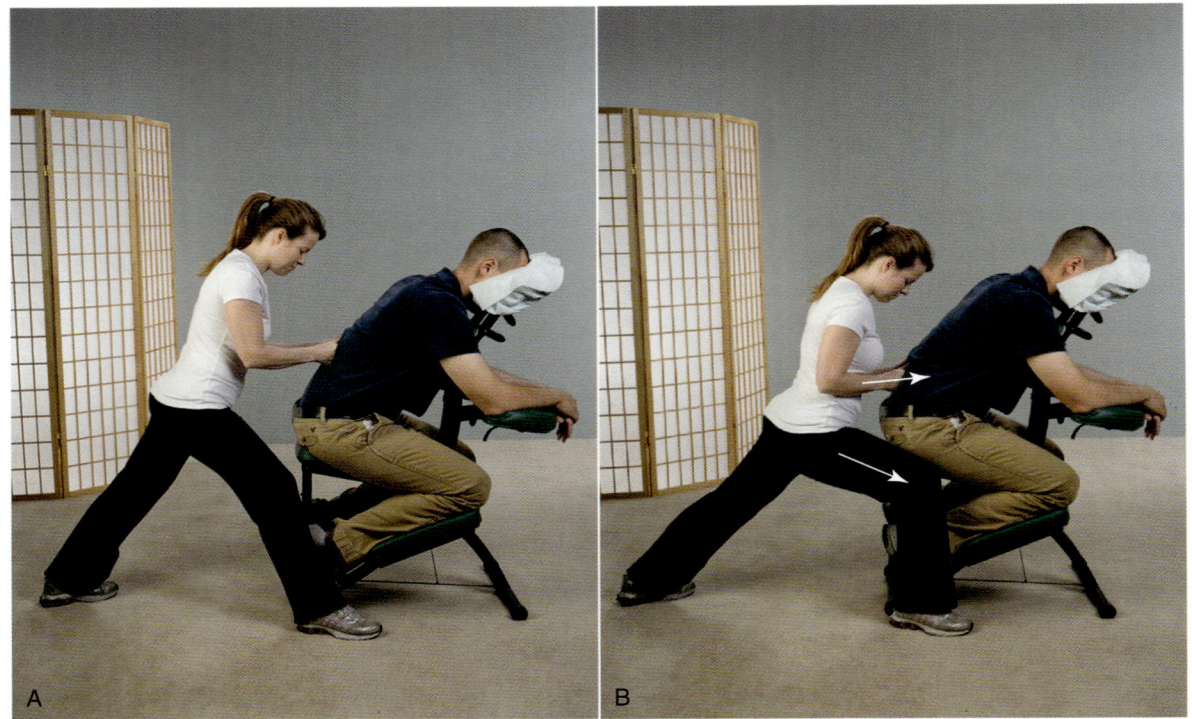

図3-1　AおよびB、ランジポジションで強い圧迫を行うために前に寄りかかる。

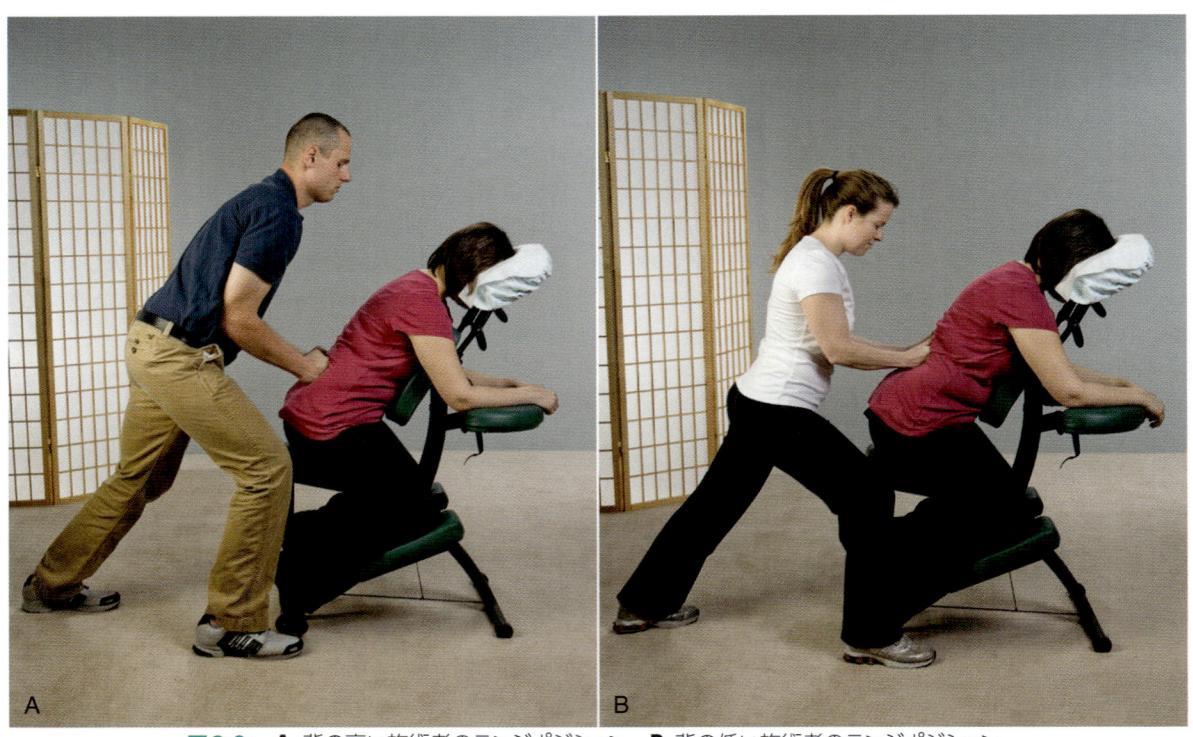

図3-2　A、背の高い施術者のランジポジション。B、背の低い施術者のランジポジション。

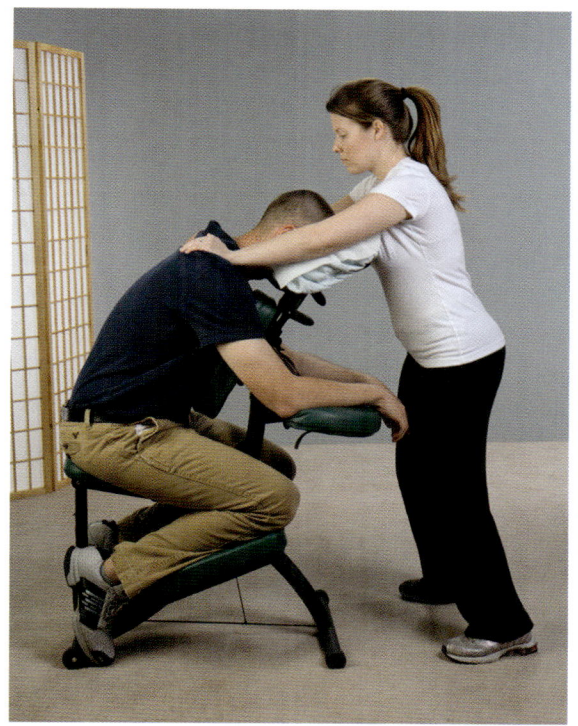

図3-3　直立ポジション

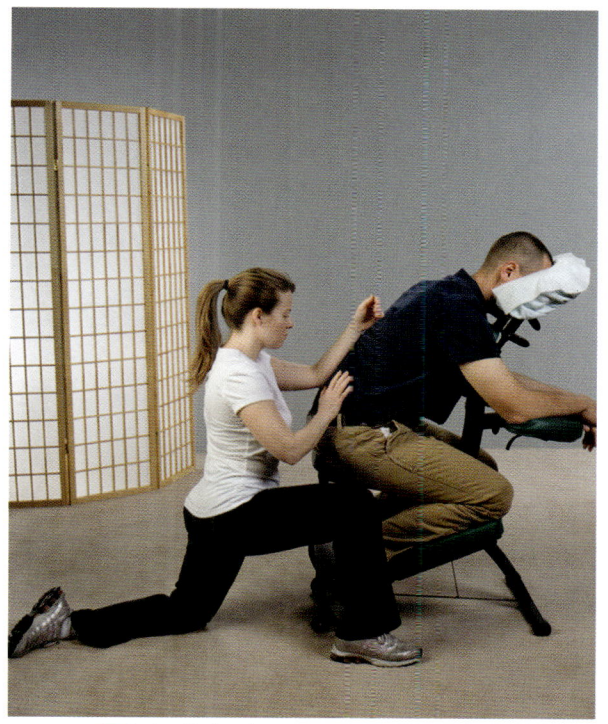

図3-4　施術を行うために片膝をつく。

で快適に施術することによって、施術者がスムースに流れるような治療をする能力が高められるだろう。より重要なことは、施術者の関節へのストレスも軽減し、疲れないセッションができることである。さらに、患者にも利点があり、優雅でリラックスできる治療を体験するだろう。

直立ポジション

　いくつかの技術は、正確さを必要とするが、必ずしも強い圧力を必要としない。これらの場合、施術者は**直立ポジション（騎馬の構え**とも呼ばれる）を使うことができる（図3-3）。施術者は、背中を真っ直ぐにして、施術する部位に向かい合う。足は平行に肩幅に開いて、体重を均等にかける。施術者の膝は伸びているが、関節は柔軟で固定されていない。

　施術者は、手を前に出して患者の身体に置き、肩をリラックスさせ、肘をリラックスさせ（固定せず関節を柔軟にし）、手首は中立位にする。両足を軸に身体を前方に揺らすことで圧迫する。施術中に動きの方向を変える際には、施術者は、骨盤と足を少し動かして回転するのがよい。動きを大きく変える必要がある場合には、施術者は、ひねって背中の傍脊柱筋群に過度にストレスをかけないように、ランジポジションを使うべきである。また、肘は、外側に回転させたり、施術者の肩よりも上に挙げたりするべきではない。なぜなら、こうした姿勢は、施術者から患者への良好な力や体重の移動を妨げるからである。

ニーディングポジション

　患者の腕および前腕に対処する際には、片膝を曲げる**ニーディングポジション（膝立ちの構え）**が適している（図3-4）。この場合、施術者の重心は腹部に向かってさらに下方に落ちる。背中は真っ直ぐであり、体全体が、施術している患者の身体の部位に向かい合う。施術するために両膝をつくことは避けるべきである。図3-5に示すように、この構えは片膝をつく姿勢ほどは安定してはおらず、施術者の重心が腹部にない。施術者が直立を維持するために緊張を高めると、深部傍脊椎と脊柱起立筋への負担が増す。圧迫を加える時に足の動きを調節できないので、主に肩と腕の筋肉から力が生じるため、損傷するリスクが高まる。床に座ると、施術のために腕を伸ばす必要があることから、あまり効果的でなく、背中の筋肉に負荷をかける恐れもあるため、これも避けるべきである。

スツールの利用

　施術者の中には、腕や前腕部への施術など、特定の技術を適用する時に、スツールまたはバランスボールを使う人もいる（図3-6）。スツールは、施術者が患者に施術するために腕を伸ばさなくてよいように、患者の十分近くに置くべきだ。スツールに車輪がついている場合、施術者に、施術中に適所に固定されていることを確認すべきである。これで、スツールが動いて施術者がスライドすることによって患者の腕を突然引っ

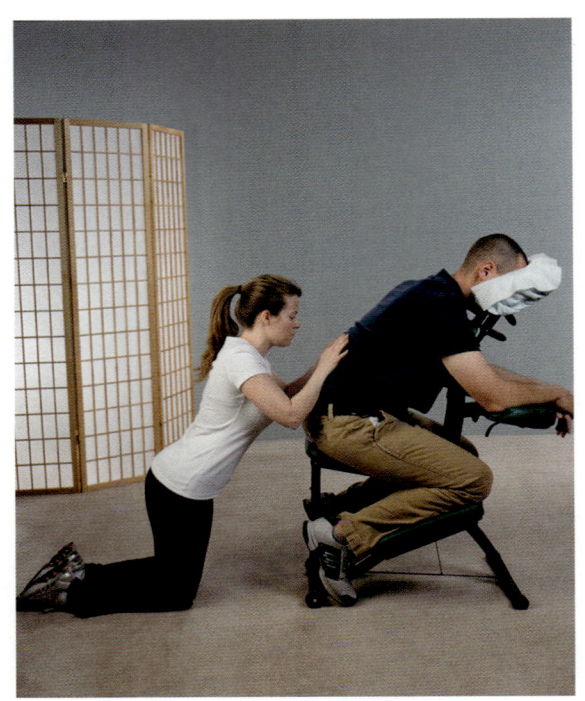

図3-5　施術を行うために両膝をつく。

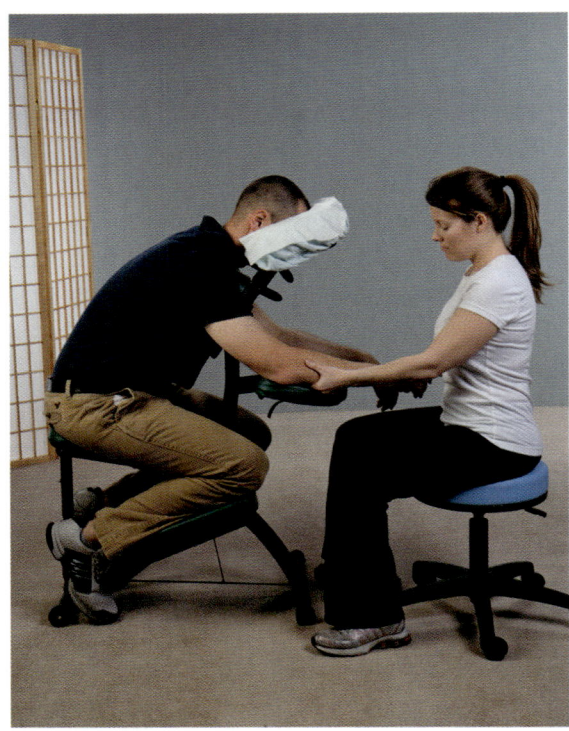

図3-6　施術を行うためにスツールに座る。

張ることが避けられる。施術者は、背中を真っ直ぐにしてスツールに座り、患者の施術する部位に真っ直ぐ向かい合う。

技術

　座位のマッサージにはさまざまな技術が用いられる。施術者は、ストロークのタイプと、患者のニーズに特に合った各ストロークの使用を選択する。このセクションで網羅している技術のいくつかは、施術台マッサージからのものであり、指圧に由来するものもある。それらはすべて座位マッサージに用いるために調整されている。以下のような技術が含まれる。

- 圧迫法(コンプレッション)
- パーミング
- 指での押圧法(フィンガープレッシャー)
- 強擦法(ディープグライディング)
- 揉ねつ法(ニーディング)
- 摩擦法(フリクション)ー円形摩擦(サーキュラーフリクション)、深部特定摩擦(ディープフリクション)
- 前腕ワーク
- 肘のワーク
- 振せん法(バイブレーション)
- ブラシストローク
- 叩打法(パーカッション)

　ボディーワーク一般に不慣れな施術者も、脱衣した患者に施術台マッサージを施術した経験からこれらの技術の一部またはすべてになじみのある施術者も、着衣の患者に施術するための検討事項に留意しなくてはならない。皮膚に施術するのと同じ技術でも衣服の上から行う場合には、施術者と患者の両方にとって、かなり違ったものに感じることがある。さらに、衣服自体から、施術者が施術方法を調整する必要性が生じるのだ。

個別の技術

　最初に表面組織から施術すれば、患者にとって最高のマッサージになるだろう。表面組織が柔らかくなると、深部筋肉が施術を受け入れやすくなる。骨格筋組織は、もちろん骨格につながっている。(骨と骨をくっつける)靱帯を構成する密性結合組織、関節包、(筋肉を骨にくっつける)腱、(筋肉と筋肉または筋肉と骨をくっつける)腱膜、個々の筋肉を取り巻き保護する筋膜などの関連組織もある。これらの組織の上には、脂肪組織、皮下脂肪、そして、最も外側つまり最も表層に皮膚がある。表層から深部までのこれらの組織に対処することによって、マッサージ治療の最適な効果が達成できる。

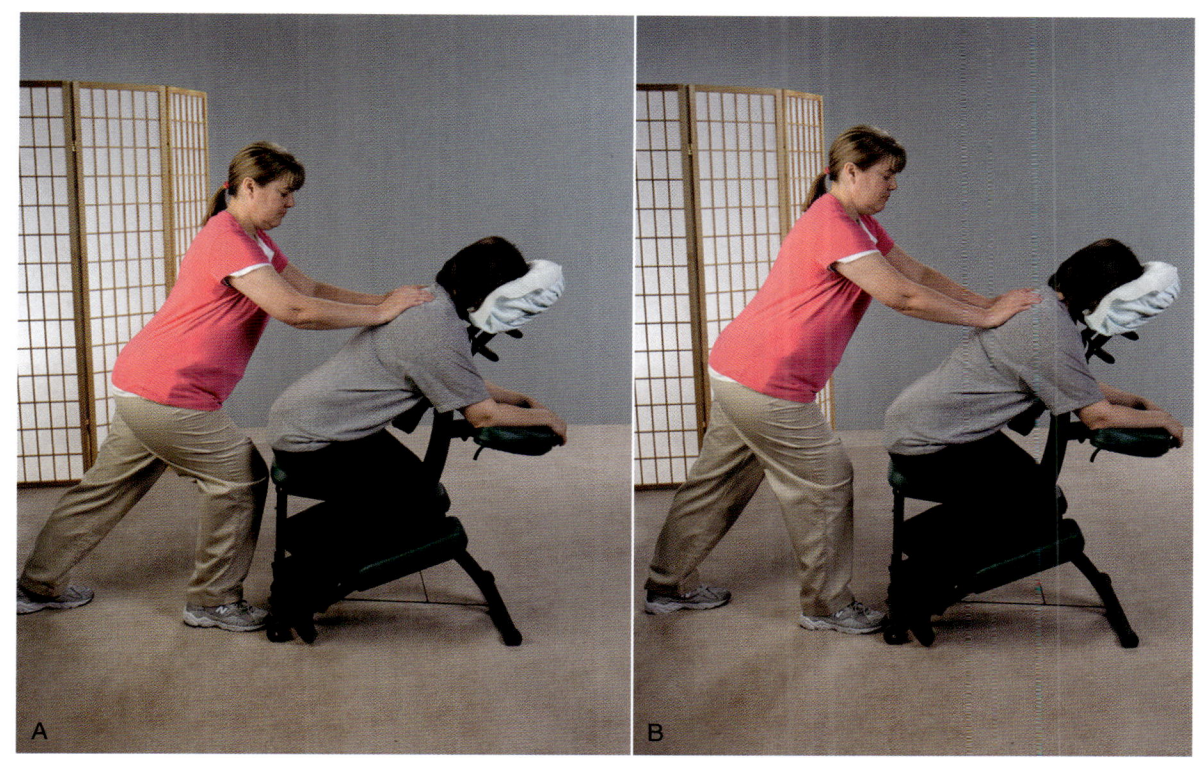

図3-7　**A**、圧迫法の際に圧をかける。**B**、圧迫法の際に圧を解放する。

圧迫法（コンプレッション）

　圧迫法では、たいていの場合は背中で患者に触れる。圧迫法は、組織を柔らかくし、血流を表面にもたらし、治療が進んだ時のより長い圧迫や深部への技術に対して組織に準備させる。圧迫法は、患者の肩、腕、大腿部にも施術できる。

　圧迫法のストロークでは、柔らかい筋肉組織の上に片方または両方の手のひらを置いて、組織を骨に向かって送り出し、身体から手を持ち上げずに解放する（図3-7）。圧迫法は、身体の両側に施術することができ、片手をもう片方の手の上に置いて両手で同時に（図3-8A）、拳で（図3-8B）、および、組織に向かって下方にねじる動きを組み合わせて（図3-8C）行う。

　このストロークの動作にはリズミカルな性質があり、圧迫中に息を吸い、解放する時に息を吐くことで、このリズムを高める事ができる。この集中した呼吸法と技術を組み合わせることによって、施術者は、治療を始める時に集中し、それと同時に、患者が深く呼吸し、リラックスして治療に望むための手本になることもできる。

パーミング

　パーミングは、施術者が、背中、肩、腕、大腿部など、患者の身体を圧迫するために手のひらを使う技術である。圧迫法と似ているように思われるかもしれないし、治療への導入として用いることもできるのだが、掛けられる圧力に、圧迫法ほどは深く届かず、リズミカルなポンプ作用もない。手のひらで圧迫することによって圧力が患者の身体に掛けられ、その後、手を患者に接触させたまま圧迫を解放する（図3-9）。

　パーミングは、施術者の手のひらを通してスムースにそして均等に適用されるべきであり、指はリラックスしているべきである。患者の組織は、つかんだり横から押したりしない。施術者は、圧力を掛ける時に患者とともに息を吐き、そして、患者が息を吸う時に徐々に圧迫を解放するべきである。

指での押圧（サム＆フィンガープレッシャー）

　より細かい施術を患者に施すために、手の指を利用する。**親指での押圧（サムプレッシャー）**および**四指での押圧（フィンガープレッシャー）**では、母指球および指先の腹で圧力を加える。押圧を行う時には、鋭く突き刺さないように注意すべきである。患者には快適さの程度しかわからないので、施術者が指による押圧の深さをチェックし、必要に応じて圧力を調節することが重要である。

　施術者は、親指の過伸展のリスクを軽減するいくつかの方法で親指による押圧を行うことができる。一つの方法は、「スパイダーサミング」である。指をクモの脚のように広げて親

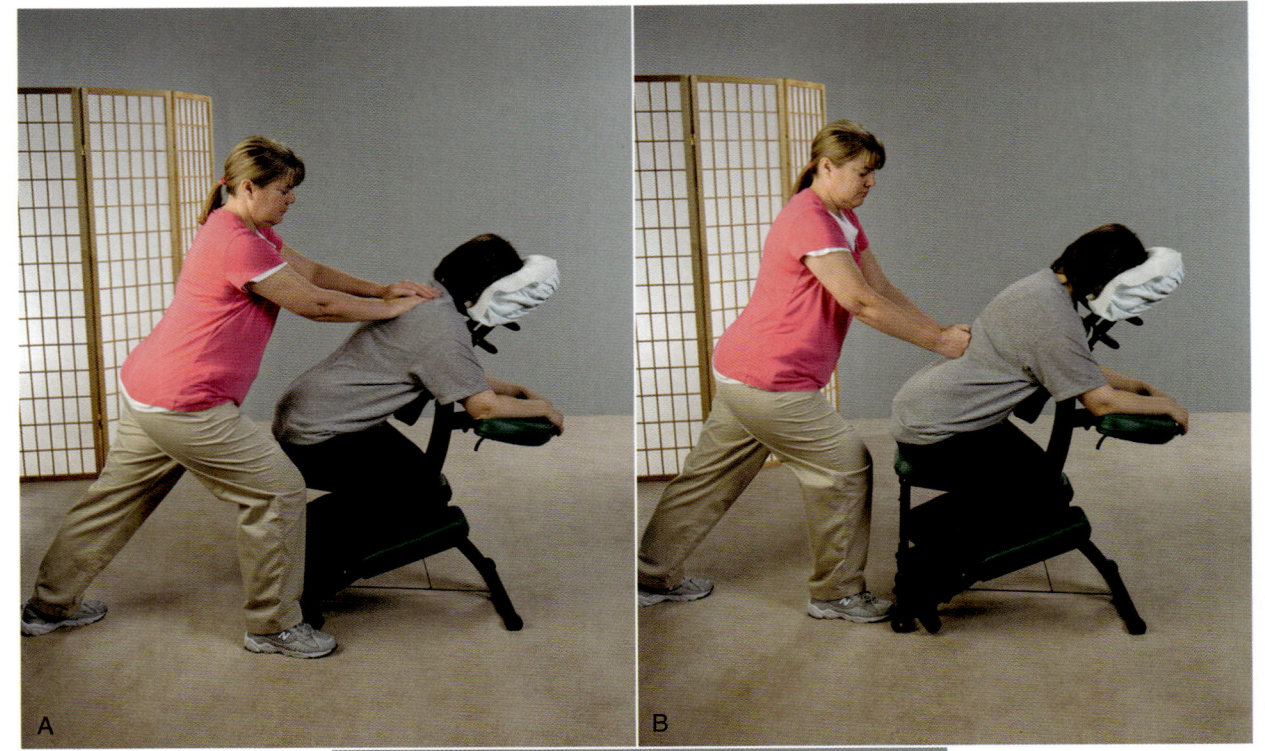

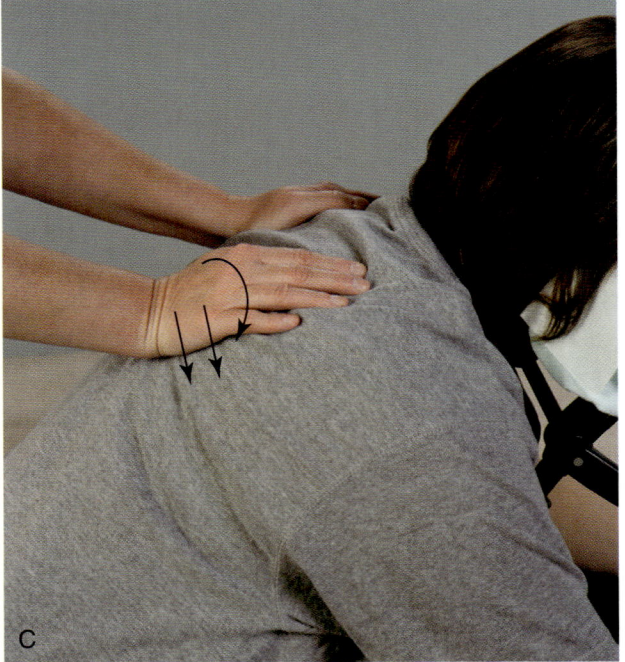

図3-8　**A**、両手を互いに重ねて圧迫法を行う。**B**、拳での圧迫法。**C**、ねじりを入れた圧迫法。

3　基本的なシークエンス　59

参照すること)を圧迫するため、および、筋線維に沿って強擦するためにも用いることができる。

強擦法(ディープグライディング)

強擦法は、衣服を通して組織に効果的に対処できるストロークである。目標は、筋肉の全長に沿って組織を伸ばしてストレッチし、筋線維をリラックスさせてその部位への血流を増やすことである。筋線維の方向に、または、筋線維を横切ってゆっくりと移動しながら、組織に働きかけるのに十分な圧力で施術される。

施術者は、膝を柔らかくしランジポジションで立つ。組織の上で四指を強く滑らせるので、片方の手をもう片方の手の上に置いて、滑らせる四指を支えることができる。下側の手の指の腹は、患者の着衣を介して組織に接触し、強擦法の動きを与える。このストロークを行う間、両手の指を軽く曲げてリラックスさせ、指の関節が緊張しないようにする。

この技術が有効である部位の一つは、菱形筋である。患者の左側の肩甲骨の内側縁から始めて、施術者は、もたれかかることによって指の腹で圧力を掛け、内側縁の付着部からC-7、T-5の付着部へと深く滑らせる。施術者は、その部位を効果的に治療するために、2、3回のストロークを行ってよい。

揉ねつ法(ニーディング)

揉ねつ法は、筋肉のリラックスと結合組織の柔軟性を高めるために、軟組織をつかんで持ち上げて穏やかに握る基本的なマッサージストロークである。(この技術のフランス語はpetrissage〈ペトリサージュ〉といい、「石をすり減らす」という意味である)。組織を揉むことによって生じる温かさは、その部位の血流の増加によるものである。この温かさは、筋肉をリラックスさせ、結合組織の硬直を減ずるのに役立つ。血流の増加は、代謝産物の組織を取り除くのにも役立つ。

揉ねつ法は、手を網のように使って患者の組織をつかみ、指で組織を寄せ上げ(図3-12A)、患者の身体に触れたまま緩める(図3-12B)。患者が、つままれているように感じるようではいけない。効果的な揉ねつ法は、リズミカルで一定して感じる。揉ねつ法は、特に上部僧帽筋に対して効果的であり、三角筋、上腕二頭筋、および、上腕三頭筋でも行うことができる。ペンチグリップ揉ねつ法は、首の後方に利用できるように修正された方法である(図3-13)。

他にアレンジされた揉ねつ法のテクニックには、軽く握った拳の使用がある。指は、曲げておくが、水や砂が手からこぼれるくらいに開いておき(図3-14A)、きつく握りしめない(図3-14B)。二つの軽く握った拳を同時に円運動を描くように用いる(猫が揉む方法にいくらか似ている)。このストロークは、

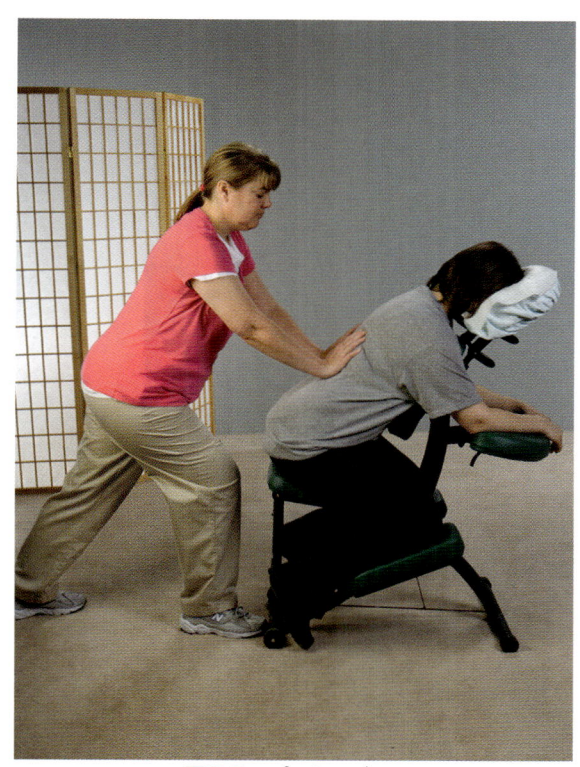

図3-9　パーミング。

指を安定させることから、そう呼ばれている(図3-10A)。親指の腹で圧力を加え、四指は体に軽く触れているだけである。四指を曲げた親指押圧法(サムプレッシャー)は、親指を支えるために四指を曲げる方法である。この場合も、親指の腹で圧力を加え、四指は体に軽く触れているだけである(図3-10B)。指の背を使った圧迫法とは、親指の腹で押圧する際に、四指の中手指節関節を曲げて支えにする方法である(図3-10C)。

親指での押圧では、施術しない方の手を患者の上に置いて片方の手で施術することもできるし(図3-10D)、図3-10Aのように両手で施術することもできる。

ある角度から肩甲骨の内側縁に沿って施術する時、または、施術者が患者の前に立っている時に後頭下に沿って施術する時など、親指ではあまりに扱いにくい体の部位を施術する際には、四指の指先を用いることができる。施術者は、施術中に指先を緊張または過伸展させるべきではない(図3-11A)。より強い圧力を加え、筋線維に沿って強擦法を適用するために、四指を互いに重ねることもできる(図3-11B)。

さらに、親指の腹と四指の指先は、経絡に沿って気の流れの経絡上のツボ(第1章の「東洋ボディーワーク」のセクションを見直すこと。ツボおよび経絡に関するさらに詳しい情報については、第4章および巻末の「伝統中医学の経絡一覧」を

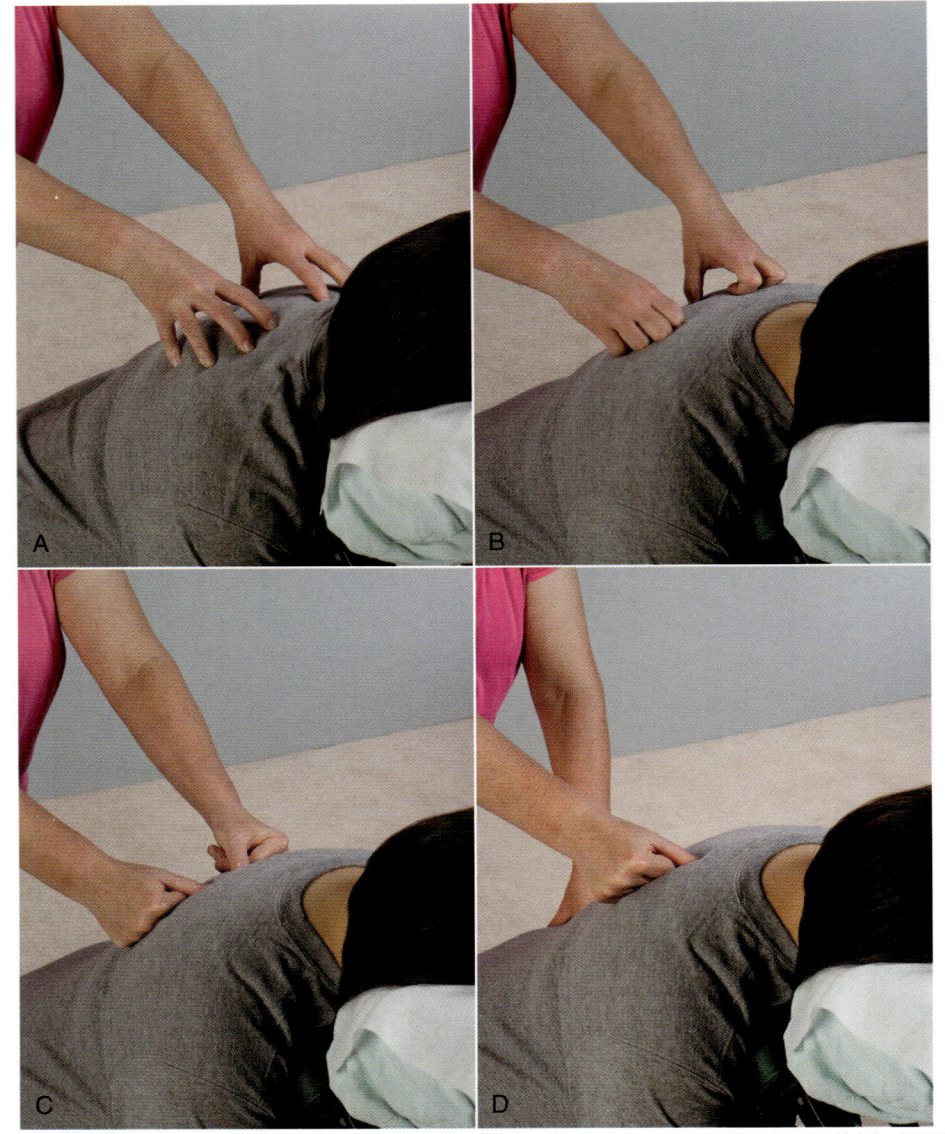

図3-10 **A**、クモのような押圧法。**B**、四指を曲げた押圧法。**C**、指の背を使った押圧法。**D**、片側の押圧法。

腸骨稜に沿って腰に、中臀筋に沿って（図3-14C）、下肢外側の腸脛靱帯に沿って、利用するのが適切である。

　施術者が反復運動損傷にならないように、座位マッサージ治療中には、揉ねつ法の使用を制限すべきである。前腕や肘を用いた技術（簡潔に述べた）など、他の技術を深部筋肉の治療に用いれば、施術者の手首、手、指の小さな関節の摩耗や疲労を軽減することができる。

　揉ねつ法は、患者の身体の一部分から他の部分へ移行する方法としてもかなり有効に利用できる。例えば、マッサージ治療が患者の上部僧帽筋に集中している場合、施術者は、2つの独立した領域として各上部僧帽筋を施術するのではなく、両側がつながっていると感じられるように、左右の上部僧帽筋を同時に揉むことを選択できる。

摩擦法（フリクション）

　摩擦法は、異なる方向の動き、すなわち、直線的な前後の動きまたは円形の時計回り反時計回りの動きで、組織を圧迫するマッサージストロークである。手の指と手の尺骨縁は、すべて摩擦法に用いることができる。この技術は、血液循環を高め、組織を温め、身体が結合組織の配列を正すことをサポートする様に深部筋膜（筋膜、腱、靱帯）に働きかける。これは、組織の柔軟性を増し、癒着（組織の異常な結合）を緩めるの

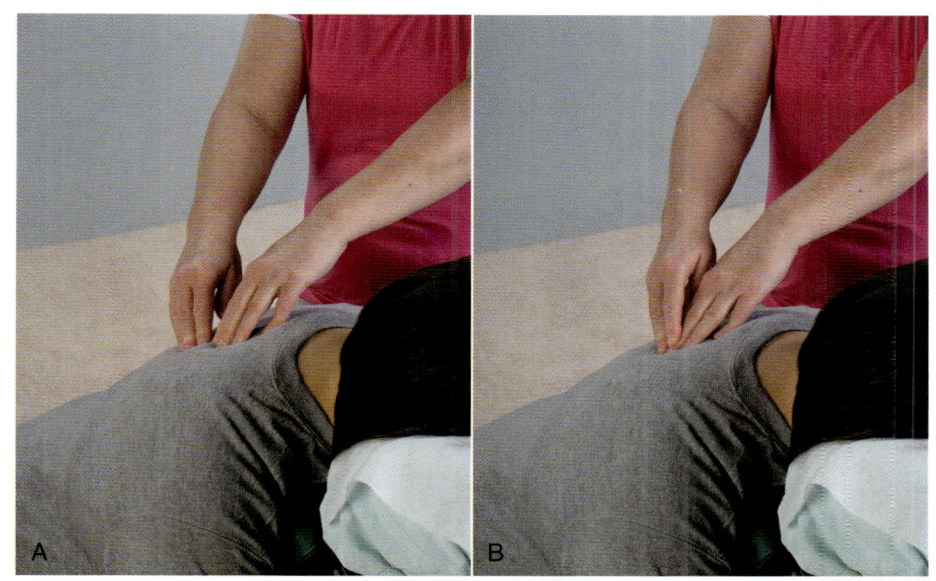

図3-11　**A**、指での押圧。**B**、より強い圧を加えるために指を重ね合わせる。

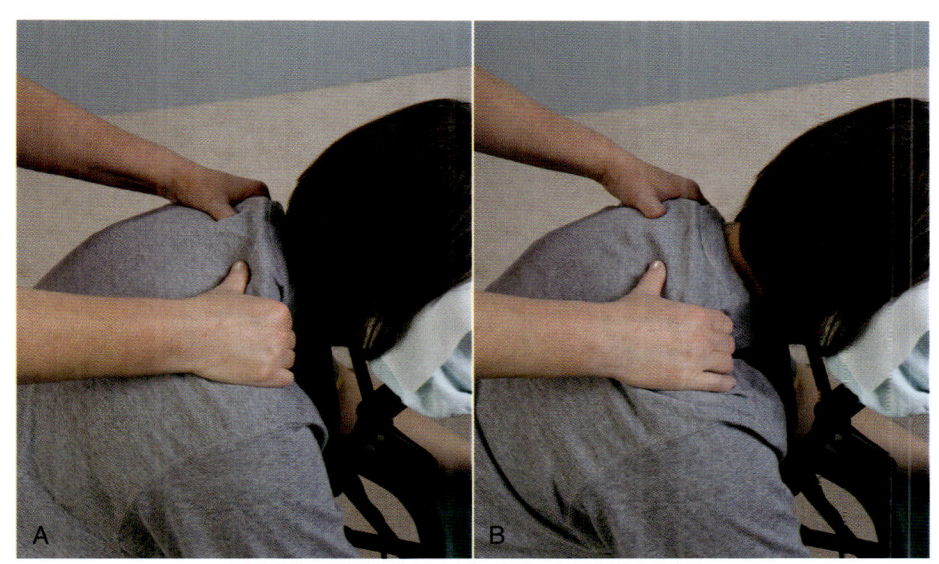

図3-12　組織を寄せ上げて(**A**)、その後緩める(**B**)。

に役立つため、組織の動きを増し、関節の可動域を増すことができる。

　座位マッサージでは2つのタイプの摩擦法を用いることができる。深部特定摩擦法（ディープフリクション）および円形摩擦法（サーキュラーフリクション）である。深部特定摩擦法は、組織内の特定の点の上で前後に直線運動することによって施される。動きの方向は、筋肉または結合組織線維に沿った方向か、または、線維を横切る方向である。この技術は、親指または指先で施術できる。図3-15Aでは、深部を圧迫するために、指先を重ね合わせている。その名前が示すように、円形摩擦法は、組織に向かって下方に圧力を掛けながら円運動を行うことによって施される（図3-15B）。

　この技術は、前腕部の付着部、手首の支帯、肩甲骨の内縁部の菱形筋付着部、首の後方の筋肉、および後頭下筋（図3-15C）など、付着部の筋肉を緩めるためより特化した施術が必要な部位に有効である。労働時間の大半にコンピュータを使っている患者は、これらの部位のすべてに痛みがある場合がある。短時間タイピングの動作を行うことで、前腕の筋肉がこわばり、手首の痛みが生じる。腕を前に出してキーボードに手を載せて長時間座っていると、菱形筋がこわばって伸びすぎる場合がある。一度に長時間コンピュータの画面を見ていると、首の筋肉の後側がこわばり、特に、頭蓋基底部付近

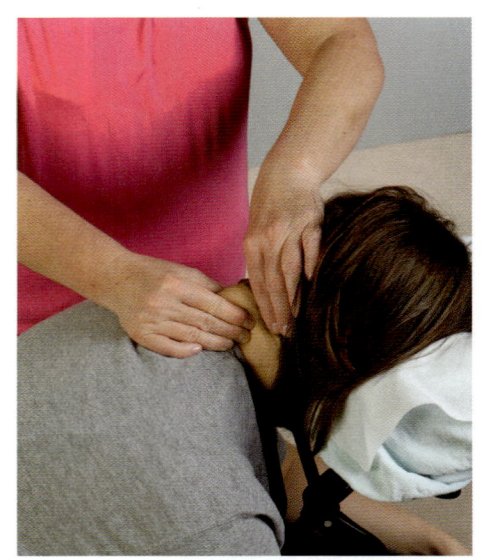

図3-13 首の後方をペンチグリップで揉む。

の後頭下筋と呼ばれる小さな深部の筋肉がこわばる。このこわばりはいずれも、結果として、施術時の患者に対する効果を妨げる。

前腕ワーク（前腕の利用）

前腕は、座位マッサージ治療中に深部を圧迫するための優れたツールである。前腕が非常に効果的である理由は、上部僧帽筋、肩帯、腰など、筋肉の密度が高い領域へ適用できる表面積が広いからである。前腕ワークの最終的な目標は、深部ワークを受ける準備として組織を柔らかくするために広範囲の全体的なストロークを提供することである。

前腕ワークの施術を学ぶ時、施術者は、まず、効果を持つのに十分広く、骨張って感じない前腕の部位を特定する必要がある。この部位について、図3-16に概略を示している。腕、手、手首全体をすべてリラックスさせなければならない。この技術の施術時に前腕の筋肉が緊張していると、患者が圧迫を不快に感じることがあり、施術者の腕は容易に疲れてしまう。施術者の中には、この技術中に手首と手をだらんと垂らすことを選択する人もいるだろうし、前腕、手首、手を一直線に（つまり、中立位に）しながらリラックスさせることを選択する人もいるだろう。

治療中に前腕ワークを行う時には、前腕による施術の補助として重力を利用できるように、適切な身体力学を用いることが重要である。例えば、前腕を用いて上部僧帽筋に働きかける場合、施術者は、その筋肉に前腕を置き、膝を柔らかくして、下方に押す。ランジポジションでは、組織を「力で押す」のではなく、施術者の体重でストロークの力を生み出すことができる。患者の後ろまたは前（図3-17B）に立って、菱形筋（図3-17A）、腰、および先述したように上部僧帽筋など、多くの部位に前腕を適用できる。

前腕での圧迫は、組織に向かって下方に圧力を掛けながら擦るように施すこともできる。施術者の腕および前腕の筋肉は、技術を適用する時に、肩関節を通して伝わる緊張を生み出さないように、完全にリラックスしていなければならない。施術者が前腕の利用に慣れてくると、他にも多様なストロークを行うことができるようになる。

肘のワーク（肘の利用）

肘の利用、つまり肘のワークによって、施術者は、筋肉組織の最深部層に働きかけることができる。肘頭は、細かい施術を行うために使うことができ、その効果は、ランジポジションによる圧力と直接的かつ持続的な圧力の組み合わせに依存する。快適さの程度は患者にしかわからないので、施術者は、肘の圧迫の深さをチェックし、必要に応じて調節し、肘頭で患者を鋭く突かないように終始気をつけていることが重要である。

肘は、上部僧帽筋、上背部、腰背部に沿ったいくつかの場所に適用できる（図3-18）。（ただし、肘は、腎臓の真上で腰に適用してはならない。深部の特定部位の施術から腎臓を守るのに十分な組織がないからである）。施術者は、肩甲骨の内縁または腸骨稜などの骨標識点上ではなく、軟組織の上に肘を置くように、肘を使う前に施術対象部位を触診することが重要である。施術者は、筋肉の起始・停止および筋膜を触診しなければならない。これらを理解することで、施術者は、肘を使う最良の方法を決定できる。治療中に肘を使う時、施術者は、肘による施術の補助として重力を利用できるように、ランジポジションを使うべきだ。圧迫する時、施術者は、前足に体重を移し、踵を床から離すように上げるとよい。

施術者には、肘の使い方について2つの選択肢がある。一つの方法は、施術対象部位で前腕を伸ばして始める方法であり（図3-19A）、ゆっくりと完全に屈曲するまで肘を曲げていく（図3-19B）。肘が完全に曲がったら、施術者は持続的に圧迫するために患者の身体にもたれかかる。肘が完全な屈曲に至る時に、前腕が上方に「引き寄せられて」圧力が高まるので、患者は、組織が徐々に広げられるように感じるはずである。

肘が完全に曲がると、組織の特定の領域に作用する。施術者は、組織が柔らかくなったと感じたら、圧迫を解放し、若干上方に移動して、再びシークエンスを始める。このシークエンスは、施術されている筋肉の長さ全体に繰り返して行われる。これは、例えば、施術者が、筋肉の緊張を緩和するために、患者の菱形筋を小さく一針ごとに上がっていくような「縫い物」に例えられてきた。

肘のワークを行う別の方法は、すでに肘を完全に曲げた状

3 基本的なシークエンス ■ 63

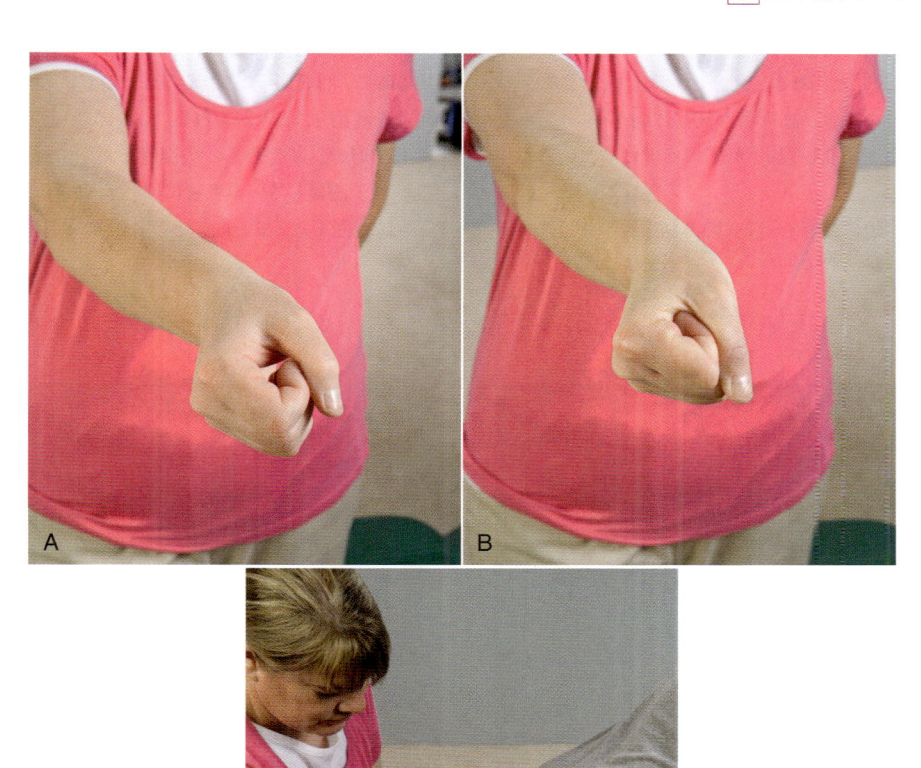

図3-14　**A**、柔らかい握り拳。**B**、硬い握り拳。**C**、臀部を硬い握り拳で揉む。

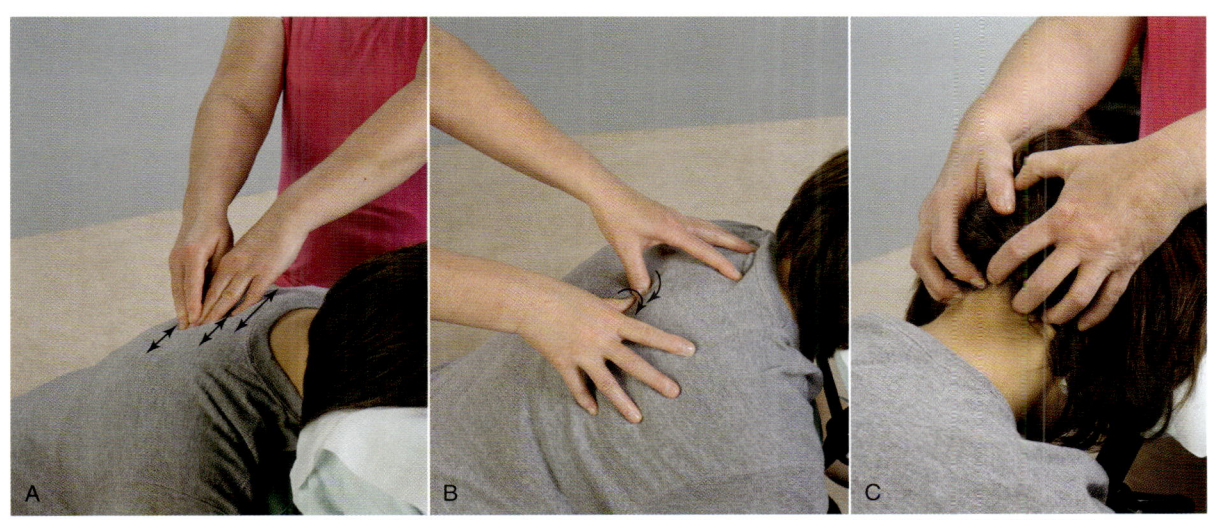

図3-15　**A**、親指で菱形筋を深く摩擦する。**B**、菱形筋を円形摩擦する。**C**、後頭下筋を指先で円形摩擦する。

態から施術を始めることである（図3-20A）。施術の必要な筋肉の部位に肘頭を置き、施術者が筋肉に向かって前にもたれると持続的に圧力が加えられ、若干肘を伸ばすと圧力が強くなる（図3-20B）。

施術者は、専門知識を得て、独自の方法を選択または開発する時に、肘を使ったこれらの2つの方法のうちの一方または両方を利用することができる。しかし、施術者は、深部に持続的な圧迫を受けた患者の快適度を念頭に置いておくべきである。若干躊躇している患者には、広範囲の圧迫から始めて、徐々に範囲を絞っていく点で、上述の最初の方法が適してい

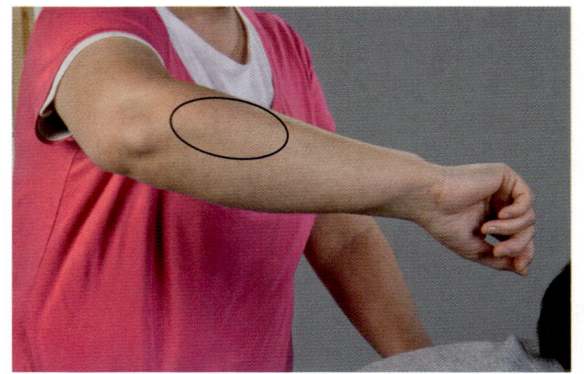

図3-16　最も快適で効果的な圧を与える前腕の部位。

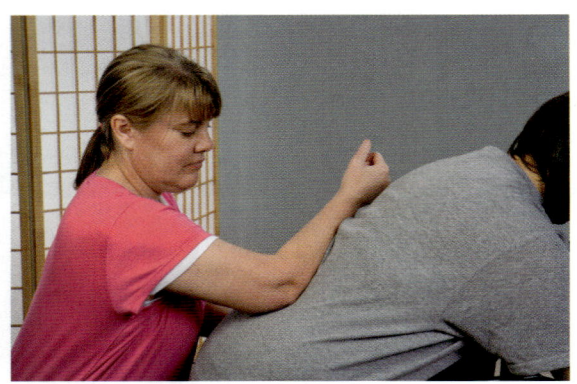

図3-18　肘を腰に当てる。

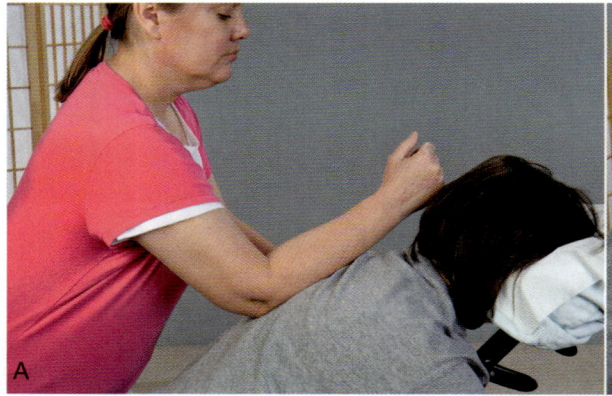

図3-17　A、菱形筋に前腕を当てる。B、患者の前に立って上部僧帽筋に前腕を当てる。

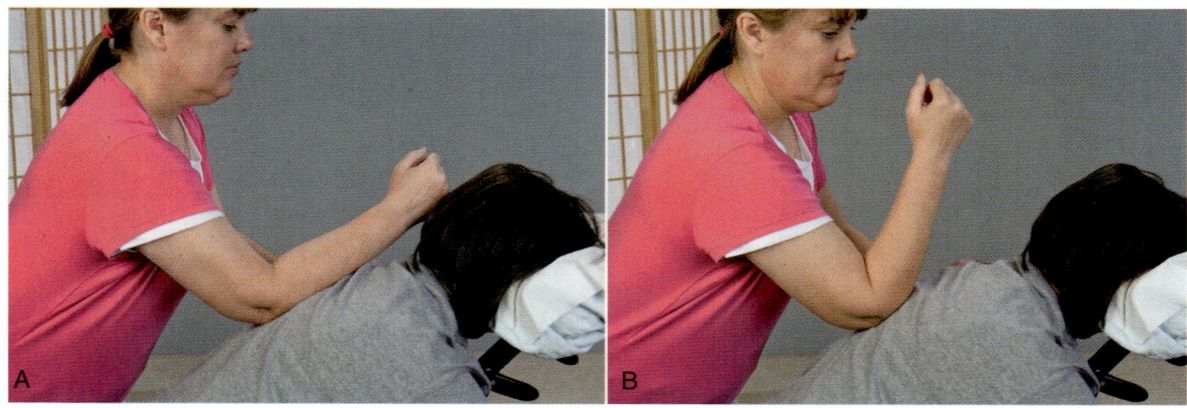

図3-19　A、最初に肘を伸ばした状態から肘のワークを行う。B、肘を屈曲させていく。

図3-20　A、最初に肘の最大屈曲位から肘のワークを行う。B、肘を伸展させていく。

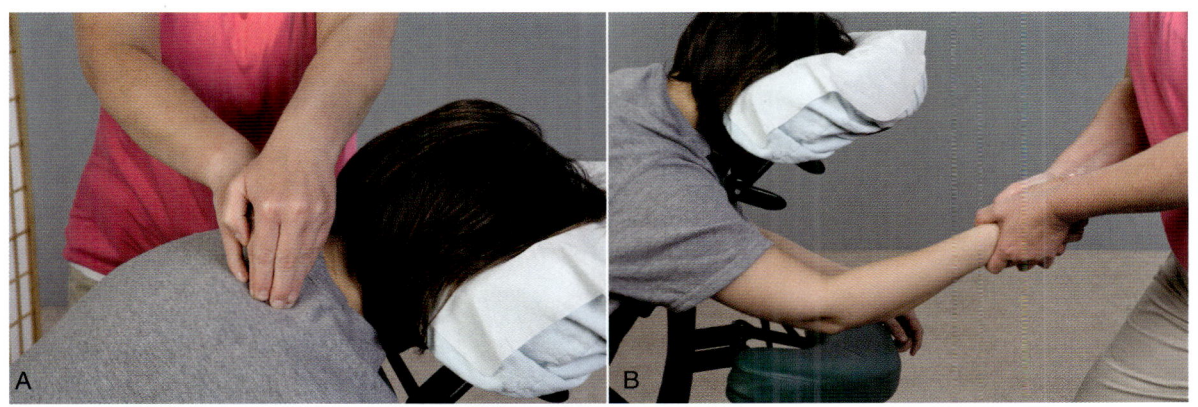

図3-21　A、肩甲挙筋上に指先を置いて行う繊細な振せん法。B、腕を押し合っているように見える強い振せん法。

るだろう。これによって、患者は、最適な深さの圧迫を受けることに徐々に慣れて、肘頭でより細かい施術を受ける準備ができる。

　肘を使ったどちらの方法を使うにしても、身体の小さな関節を休ませることができるため、肘を使うことに熟練することが欠かせない。さらに、施術者が軽い圧迫から深い圧迫までさまざまな深さの圧迫を提供できると、常連患者が増える。

振せん法（バイブレーション）

　振せん法は、組織を揺する、振る、または、押したり引いたりする方法を含む技術である。最初は刺激的であるが、長い間（15秒以上）行うと、落ち着いて、緊張がほぐれ、その部位の血流を増加させることができる。筋肉や筋付着部に特異的に用いることもできるし、腕などの領域に広く用いることもできる。振せんの速度は、技術を適用する場所によって繊細な振動から強い振動までさまざまである。振せん法を用いれば、座位マッサージ治療で用いられる技術の速さとリズムが多様になる。

　繊細な振せん法では、筋肉や関節に指先や手のひらを置いて、かすかだがはっきりした動きを組織に生じさせるくらいで揺する。繊細な振せん法は、菱形筋または肩甲挙筋などの筋肉の付着部に利用できる（図3-21A）。振せん法を強く行う場合には、筋肉や身体の部位を片手または両手でつかんで、およそ15から60秒間以上その部位を揺する。図3-21Bは、腕に強い振せん法を施術している様子を示す。

　繊細な振せん法は、肘を完全に曲げた時に手を活発に回外および回内させることによって、肘のワークと組み合わせることもできる（図3-22AおよびB）。英国のエリザベス2世が臣民たちを歓迎する時に手を振る方法に似ているので、この振せん法は、時に「クイーンズ・ウェイブ」と呼ばれる。

ブラシストローク

　ブラシストロークは、各部位に個別に対処する時に、患者の身体の異なる部分を結びつけるために用いることができる。治療が終わりに近づいた時に、達成感や一体感を与えるために使うこともできる。

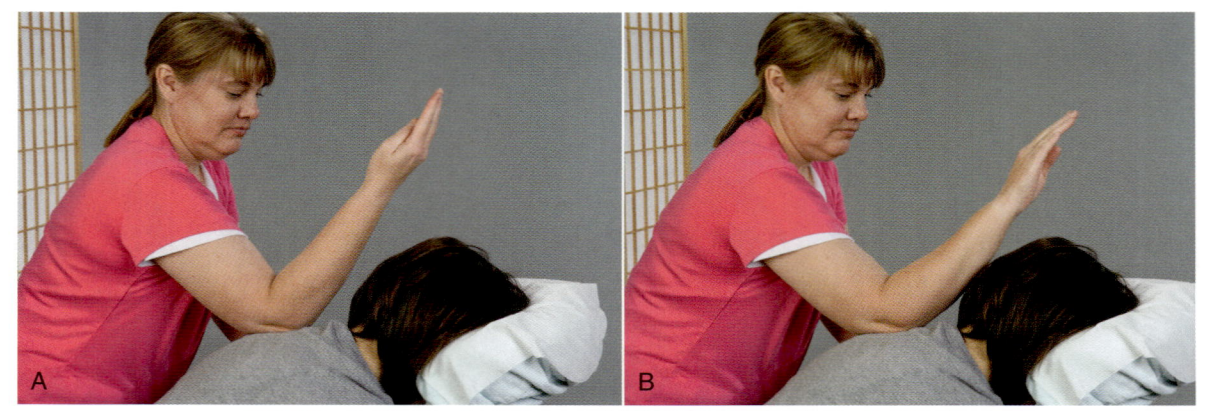

図3-22　**A**、肘のワークと組み合わせた繊細な振せん法、回外位。**B**、回内位。

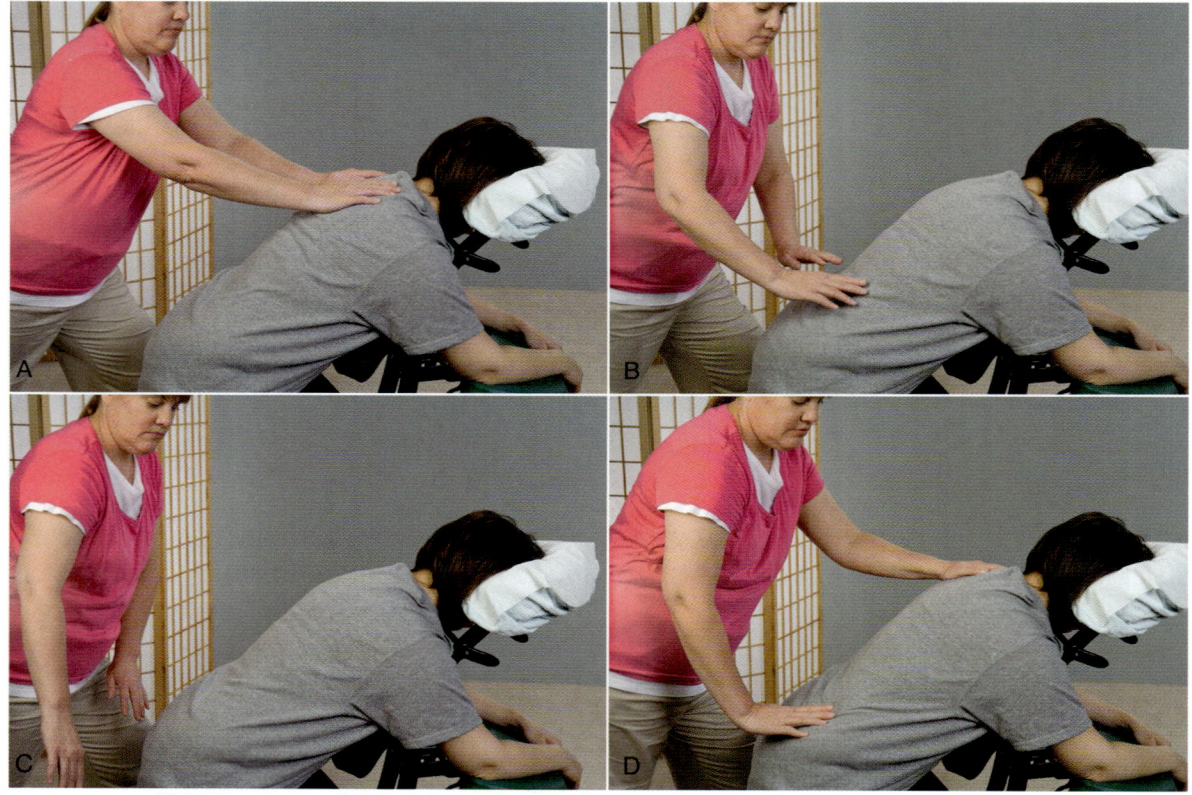

図3-23　**A**、**B**、**C**、同じ方向に同時に行うブラシストローク。**D**、交互に行うブラシストローク。

ブラシストロークは、四肢全体や身体のある部位に沿って指先で行う柔らかく滑るようなストロークである。これらのストロークは、軽く触れることから「フェザーストローク」とも呼ばれている。このストロークは、同じ方向に（図3-23A、B、C）または交互に（図3-23D）、両手で同時に行うことができる。ある種のエネルギーワークを実践する施術者の中には、身体の外に出たエネルギーを拡散させ、大地に戻して回復させる手段として、この技術を使う人もいる。

叩打法（パーカッション）

叩打法では、患者の軟組織から上に跳ね返る反復的でリズミカルな動きを手の位置を変えながら行う。このストロークは、手首をリラックスさせて、短く、すばやく、（組織がトランポリンであるかのように）弾むように施す。下から上への動きに

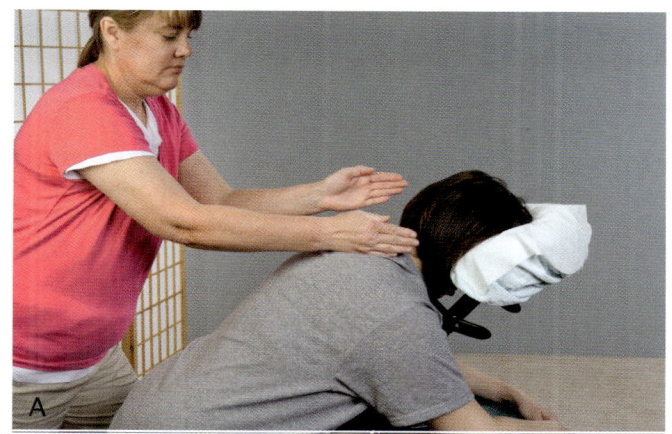

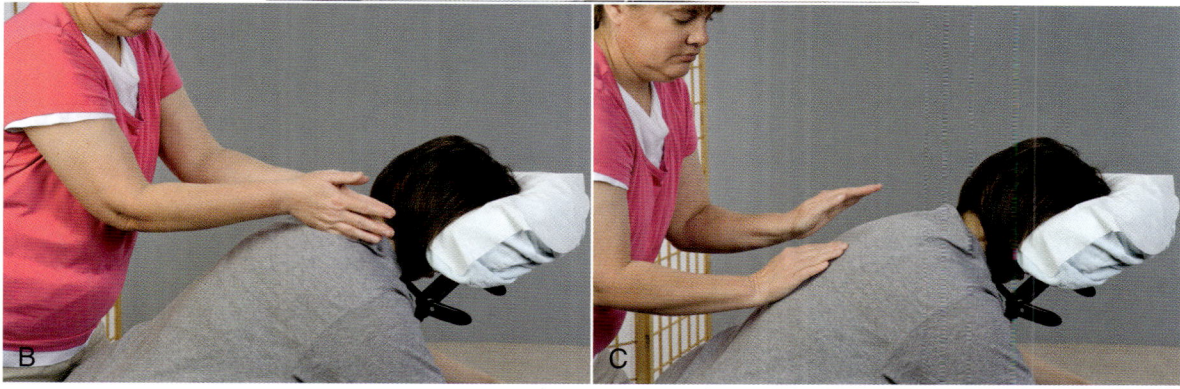

図3-24 **A**、ハッキング。**B**、クワッキング。**C**、カッピング。

重点が置かれる。施術者は、骨の突き出た所に叩打法を行わないように注意しなければならない。叩打法は、筋組織の収縮力を高め、その部位の血流を増加させ、神経系を刺激する。鎮静状態になっている患者に活力を与えるのに役立つ治療の終わりに用いる優れた技術である。

叩打法にはいくつかのタイプがある。**ハッキング**は、両手の尺骨側を上下させて交互に打ちつけて行う。指を若干開いてお祈りをするように両手のひらを合わせれば、このストロークの変化形になる。このスタイルは、施術者の手が患者の身体に当たる時にアヒルの鳴き声のような音が鳴るために、**クワッキング**と呼ばれる。

座位マッサージで用いられることが多い叩打法の第3のスタイルは、**カッピング**である。施術者は、何かをつかむかのように、手のひらを若干くぼませる。このストロークは、カップ型にした両手の尺側縁部を用いて施され、はっきりした空洞音がする（図3-24C）。

叩打法の他のスタイルには、（卵を手の中に持っているように）緩く握った拳で行う軽い**ポメリング**、（患者の衣服から糸くずを取るような動作の）**プラッキング**、（ピアノを弾くように）指先で軽く叩く**タッピング**が含まれる。

これらのさまざまなタイプの叩打法は、各患者に用いることができるが、叩打法は最小限に留めておくのがベストである。このストロークは、わずかに施すだけで大きい効果があり、特に、この技術を好まない患者もいるため、やり過ぎてはいけない。音が大きすぎて不安になり、治療のリラックス効果が低減する場合もある。突然に手で身体を打ちつけると、抗議する患者もいるかもしれない。施術者は、治療前の問診で、患者が叩打法に抵抗がないかどうかを訊いておくべきである。患者がはいと答えても、患者が身体をこわばらせるなど、この技術を好まないことを示しうる言葉でない合図に気づくのが重要である。

注意すべき部位

注意すべき部位は、**危険な部位**とも呼ばれ、神経、血管、骨の突起を保護する組織がほとんどない身体の領域を指し、マッサージ技術による損傷や痛みが起こる可能性が著しく高

表3-1 注意すべき部位

部位	関連する構造	適切な治療アプローチ
耳の下方領域	顔面神経、茎状突起、外頸動脈	軽い圧迫
(胸鎖乳突筋、胸骨切痕によって規定される)前頸部	外頸動脈、頸静脈、迷走神経、喉頭、甲状腺	この部位は避ける
脊柱	棘突起	この部位は避ける
肩帯	肩甲棘、鎖骨	軽い圧迫
胸郭	剣状突起、胸郭の外側面	軽い圧迫
腋窩	上腕動脈、腋窩動脈、および静脈、橈側皮静脈、上腕神経叢	軽い圧迫またはこの部位は避ける
(上腕二頭筋および上腕三頭筋の間の)上腕内側	上腕静脈、筋皮神経	軽い圧迫
肘		
肘の前部(肘前部)	上腕動脈、肘正中皮静脈、正中神経	軽い圧迫
肘の後部(肘頭突起)	尺骨神経	軽い圧迫
膝窩	膝窩動脈および静脈、脛骨神経	軽い圧迫
腎臓の領域(L-3とT-12の高さの間の脊柱の両側)	腎臓は、脂肪と結合組織の中に緩やかに浮かんでいる。	軽い圧迫、激しい叩打法は禁忌
患者が非常に敏感または痛みを感じる領域		患者の耐性によって、軽い圧迫またはこの部位は避ける
打撲、開放創、最近手術をした部位(まだ治癒していない術創)	組織が回復途上であるために壊れやすい。これらの領域へのマッサージは、組織をさらに傷つけ、痛い場合がある。治癒課程の一部として、これらの領域は血液の塊を含んでおり、その塊がマッサージ技術の圧力で遊離して身体全体に移動する場合がある。また、開放創では感染の可能性が高い。	この部位は避ける
感染または炎症を起こしている領域	組織が回復途上であるために壊れやすい。これらの領域へのマッサージは、組織をさらに傷つけ、感染または炎症を拡大させる可能性があり、痛い場合がある。	この部位は避ける

い領域である。組織の保護が限られているので、これらの領域への施術には、注意が必要であり、いくつかのケースでは、単に禁忌である。禁忌とは、治療をしてはいけない要素または身体状態のことであり、治療を行うと、その要素または身体状態を悪化させる。この場合、要素とは、組織が保護されている程度である。(一方で、適応症とは、治療を行うべきであることを意味する。言い換えると、特定の技術を施すことよって軽減される要素または身体状態がある。一例として、筋肉のこりは、揉ねつ法の適応症である)。

注意すべき部位の位置

身体の注意すべき部位のすべてではないが多くは関節である。(関節に組織の保護が少ないということは、運動の自由度が高いということだ)。他の領域としては、骨の突起や腎臓の領域が挙げられる。注意すべき部位は、患者がかなり敏感であったり痛みを感じたりする領域、打撲、開放創、または最近手術をした部位(まだ治癒していない術創)、ならびに感染や炎症を起こしている領域も含む。表3-1は、注意すべき部位と適切な治療アプローチを示している。注意すべき部位は、図3-25にも示している。施術者は、膝窩に注意すべきであるが、座位マッサージでは心配いらない。しかし、第5章「補足的手技と適用」では、患者がさらに治療を受けるために施術台または布団に移動する方法について説明されており、その際には、膝窩が注意すべき部位になる。

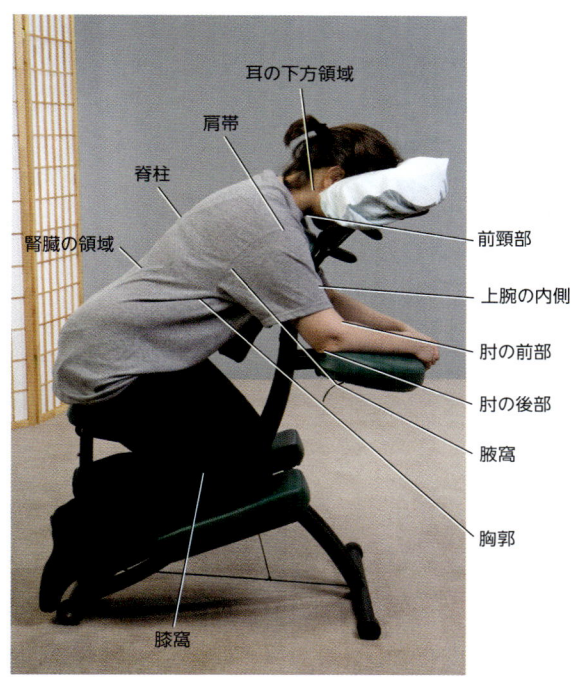

図3-25 体の前面および背面の注意すべき部位。

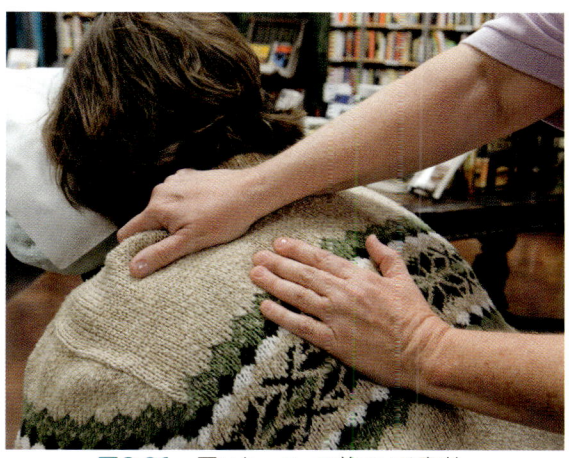

図3-26 厚いセーターを着ている患者。

施術を始める前に

着衣の患者に施術する時に考慮すべきこと

　座位マッサージの施術者は、患者が身につけている多くのタイプの衣服とアクセサリーに対処できなければならない。衣服を通して施術する際には、圧迫時に衣服があちこち移動しないようにするだけでなく、患者の組織を擦らないことを確認するのが、施術者にとっては最重要事項である。そうでなければ、治療によって、患者の皮膚や施術者の指に擦過傷を起こす可能性がある。例えば、シルクのブラウスやシャツは滑りやすいので、施術者は、布地の下にある患者の肌とずれないように注意することが最優先である。そうでなければ布地の摩擦で患者の皮膚に擦過傷ができる可能性がある。

　シルク、リネン、麻などのいくつかの繊維は、しわができやすい。患者がこうした繊維製の衣服を着用している場合、施術者は、胸骨パッドにもたれかかること、チェアに膝をつくこと、そして施術者によって施術される技術によっても、洋服に若干しわができるということを患者に知らせておくべきである。その上で、患者は治療を受けるかどうかを選ぶことができる。

　時に、施術者は、効果的な治療の妨げになる場合には、衣服やその他のアクセサリーを含む特定のものを外す必要があるだろう。例えば、厚手のウールのセーター、スーツのジャケット、幅の広いベルト、大きなジュエリーなどである（図3-26）。下にシャツを着ないで厚手のセーターを着ている場合など、患者が衣服を脱げない場合もある。従って、施術者は、（第2章でデラックスキットに関連して触れたように）必要ならば、患者の着替えとしてTシャツを持っていくことを考慮したい。ネクタイを締めている患者は、ネクタイを外し、シャツの第2ボタンか第3ボタンまでを緩める。

　メガネ、シャツのポケットに入っているペンなどの物品、鍵、コイン、財布、携帯電話、ズボンのポケットに入っている物なども施術前に外しておきたい。治療中にこれを入れることができる小さなバスケットを用意しておくと良い。施術者は、治療が終わった後に、患者が忘れ物としないように声を掛ける。

　施術者は、理由を説明し患者に衣服やその他のものを外すよう頼むことが望ましい。それでも、患者の中には、不安を感じる人やその要求に応じることができない人もいるだろう。この場合には、施術者は柔軟に、状況に合わせて治療を行わなければならない。例えば、厚手のセーターを着ている患者がTシャツに着替えることが現実的でない場合、または、ジーンズや分厚いストラップのブラジャーを身につけている患者の場合、施術者は、より強い圧を加えて、患者の感じ方をいつもより頻繁にチェックする必要がある。ブラジャーのホックを患者の肌に食い込ませないように、ブラジャーの水平ストラップの中央部分は、避けなければならないだろう。衣服を通して組織をつかめないので、揉ねつ法では上手く治療できないかもしれないと、厚手のセーターを着ている患者に知らせる必要があるだろう。

　人々は肉体に対してエネルギー的な要素を持っていることも思い出すべきだ。厚手の衣服を通して技術があまり効かな

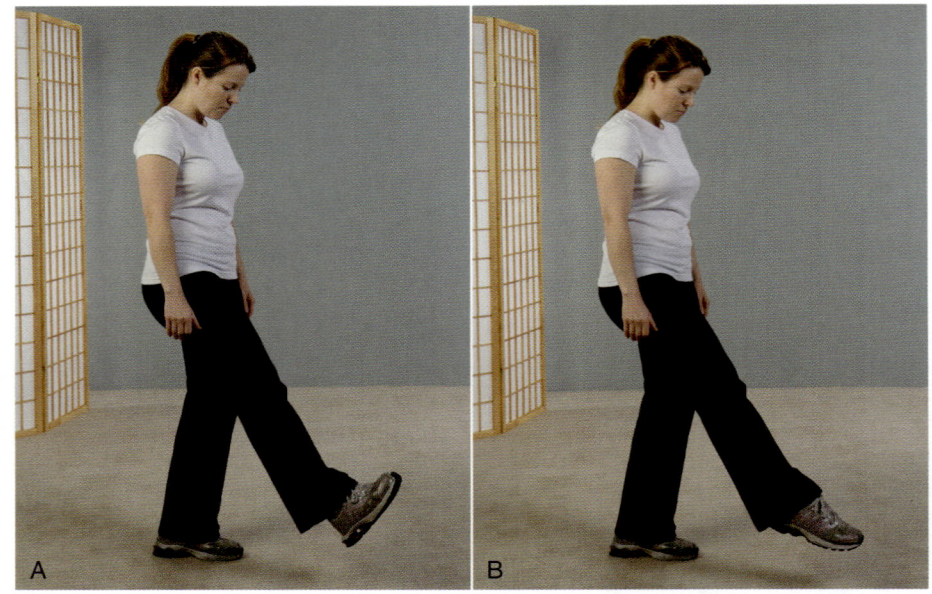

図3-27　**A**、足首の背屈。**B**、足首の底屈。

いと思われる場合でさえ、施術者は、筋肉や軟組織に十分かつ完璧に対応できなくても、気とつながってサポートすることによって患者のエネルギー（気）に影響を及ぼしている。

ストレッチとウォーミングアップ

あらゆる形態のボディーワークと同じように、座位マッサージの施術は、身体活動である。従って、マッサージ用チェアを組み立てる前、および最初の患者に施術する前に、ストレッチやウォーミングアップをするべきである。これらは、筋肉と関節を温めて、施術中の疲労や損傷を少なくし、バランスや柔軟性を維持または改善するだろう。ストレッチとウォーミングアップは、施術者の気の流れも高め、それにより、スタミナを高め、患者の気とつながってサポートする施術者の能力を高めることができる。

以下は、基本的なストレッチとウォーミングアップである。ほんの数分間で済み、定期的に行うと、施術者の健康維持法のひとつになりうる。

足首と下肢

片足で立ち、もう片方の足を床から離して前に上げる。足首を数回、底屈および背屈させる（図3-27）。もう片方の足で繰り返す。

片足で立ち、もう片方の足を床から離して前に上げる。足首を時計回りに数回、反時計回りに数回回す（図3-28）。もう片方の足で繰り返す。

膝をそろえるか肩幅に開いて、軽く膝を曲げ、その状態を数秒間保持してから伸ばす（図3-29）。数回繰り返す。

膝をそろえて、膝を時計回りに数回、反時計回りに数回回す（図3-30）。

脊柱

背中を真っ直ぐにしたまま、苦痛のない範囲で脊柱を前屈させ、可能であれば、床に両手をつく（図3-31A）。数秒間保持する。背中を真っ直ぐにしたまま、苦痛のない範囲で脊柱を伸ばす（図3-31B）。無理に伸ばさないこと。無理をすると背中を痛める場合がある。数秒間保持して、楽にする。

背中を真っ直ぐにしたまま、体幹を時計回りに数回、反時計回りに数回回す（図3-32）。（苦痛を感じるほど大きく体幹を無理に回さないこと。）無理をすると背中を痛める場合がある。

肩と腕

苦痛のない範囲で肩をすくめる（図3-33 A）。数秒間保持して、肩を落とす（図3-33B）。数回繰り返す。

苦痛のない範囲で大きく、片腕を前方に数回、後方に数回回す（図3-34）。もう片方の腕で繰り返す。

片腕を、肩の高さか少し下の位置で前に伸ばす。もう一方の手で伸ばした腕の指をつかむ。手首を伸ばすように手を引っ張り、前腕屈筋をストレッチする（図3-35A）。数秒間保持して、楽にする。伸ばした腕の肘を曲げる。もう一方の手で伸ばした腕の手をつかむ。手を徐々に押して手首を曲げ、前腕伸筋をストレッチする。このストレッチは、指を下に曲げるように押すことで強さを増すことができる（図3-35B）。数秒

3 基本的なシークエンス ■ 71

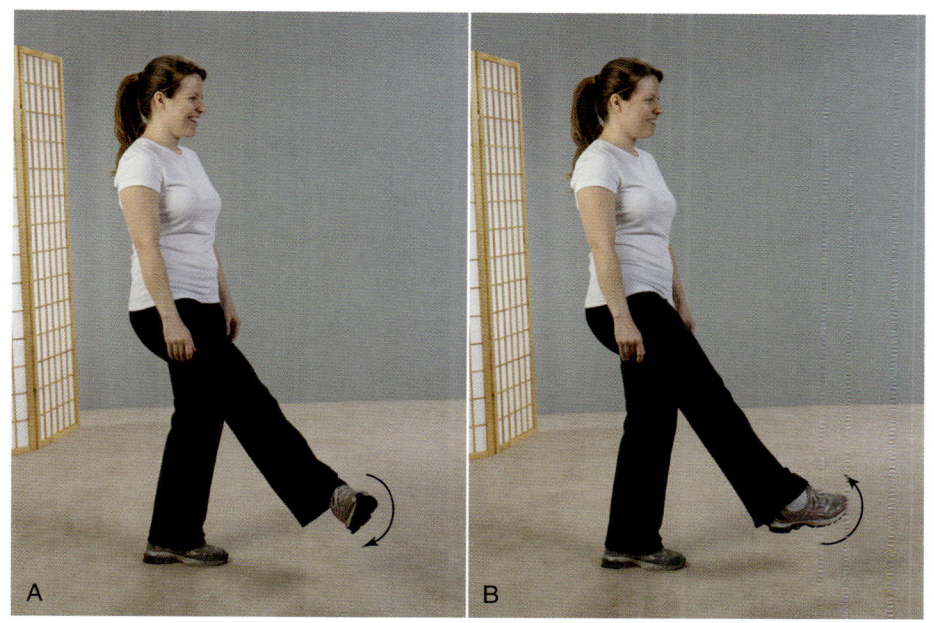

図3-28　**A**、足首を時計回りに回す。**B**、足首を反時計回りに回す。

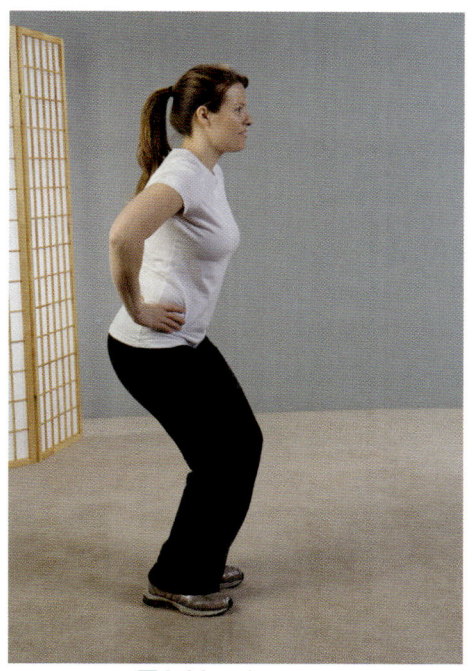

図3-29　膝の屈曲。

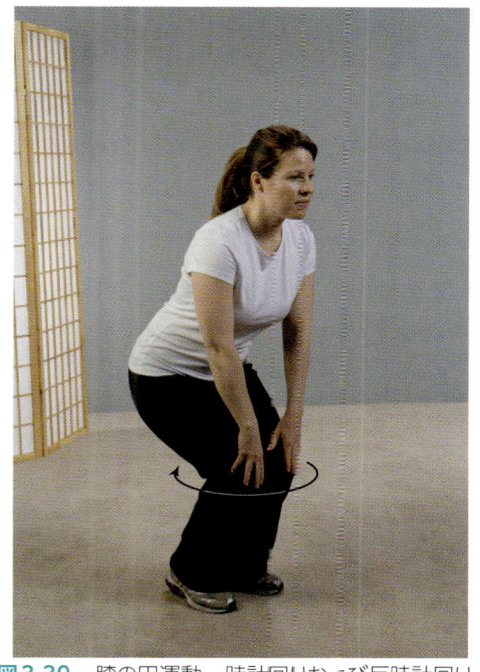

図3-30　膝の円運動。時計回りおよび反時計回り。

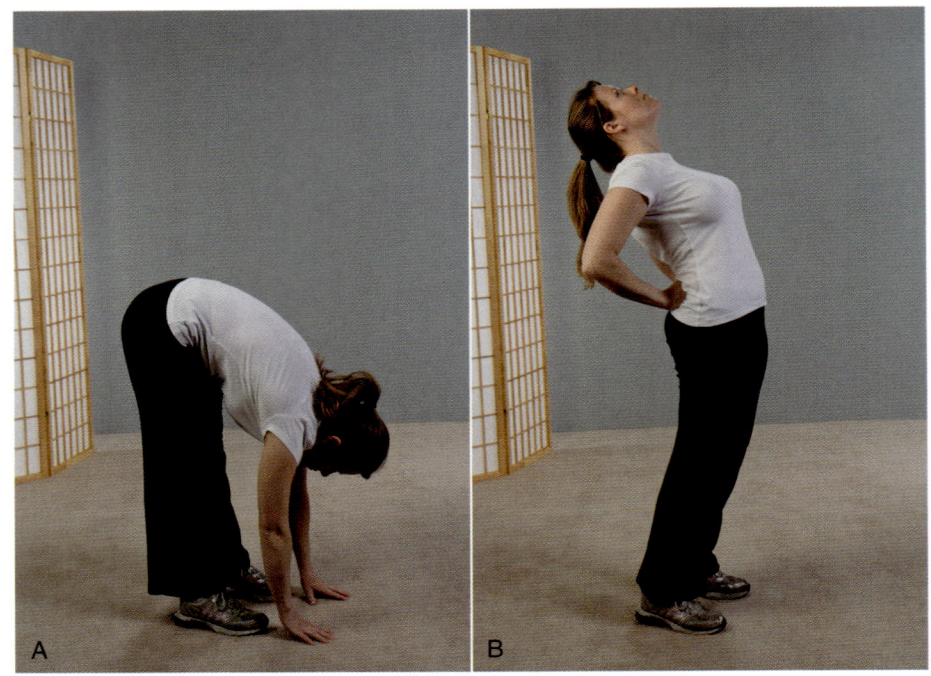

図3-31　**A**、脊柱の屈曲。**B**、脊柱の伸展。

間保持して、楽にする。

　指先を合わせてテントのような形にする。指が伸びているのを感じるまで、両手を徐々に押す（図3-36）。数秒間保持して、楽にする。

首

　首の後側の筋肉をストレッチするように、苦痛のない範囲で首を前に曲げる（図3-37 A）。指を組んで後頭部に置き、頭を徐々に引き下ろすことによって、ストレッチの強度を高めることができる。数秒間保持して、楽にする。顔が天井を向くまで首を後屈させる（図3-37B）。首の前方の筋肉を数秒間徐々にストレッチし、その後緩める。

　苦痛のない範囲で首を横に曲げる（図3-38A）。曲げる側から頭の上に手を置いて、ゆっくりと引っ張り下ろすことによって、このストレッチを強めることができる。数秒間保持して、楽にする。頭を中央に持ってきて、苦痛のない範囲で反対側へ首を横に曲げる（図3-38B）。

　首を時計回りに数回、反時計回りに数回回す（図3-39）。（苦痛を感じるほど大きく首を無理に回さないこと。）無理をすると首を痛める場合がある。

治療前の問診

　座位マッサージの施術前に、短くても、治療前の問診を行うことがベストである。施術者は以下のことを知ることができる。

● 患者の既往歴
● 患者が以前に、座位マッサージを含めボディーワークを受けたことがあるかどうか
● 患者が、痛みや不快感、筋肉のこりを感じているかどうか、感じているならどこか
● 治療の目標（例えば、痛みの軽減、リラクゼーション、活性化）
● 治療後に患者が何をする予定か（例えば、患者が大きなプレゼンをする場合、頭皮マッサージは髪型を乱す可能性があるので、論外だろう。また、患者が施術後に眠気やリラックスを感じたくなければ、活性化する治療が望ましいだろう。これは仕事に戻る患者にも当てはまる。治療によって非常にリラックスしてぼうっとしている状態になった従業員を見ると、管理者に納得してもらえないことが多いだろう）

　施術者の中には、既往歴の質問を含む簡単な問診票（第6章に、より詳細に述べている）を患者に書いてもらい、口頭での問診と共に用いて、どのように治療を患者の要求に合わせるかを決める。

初めて座位マッサージを受ける患者と話す時の簡単な台本

　以下は、はじめて座位マッサージを受ける患者と話す時に使える簡単な台本である。患者との会話のスタイルは自分で

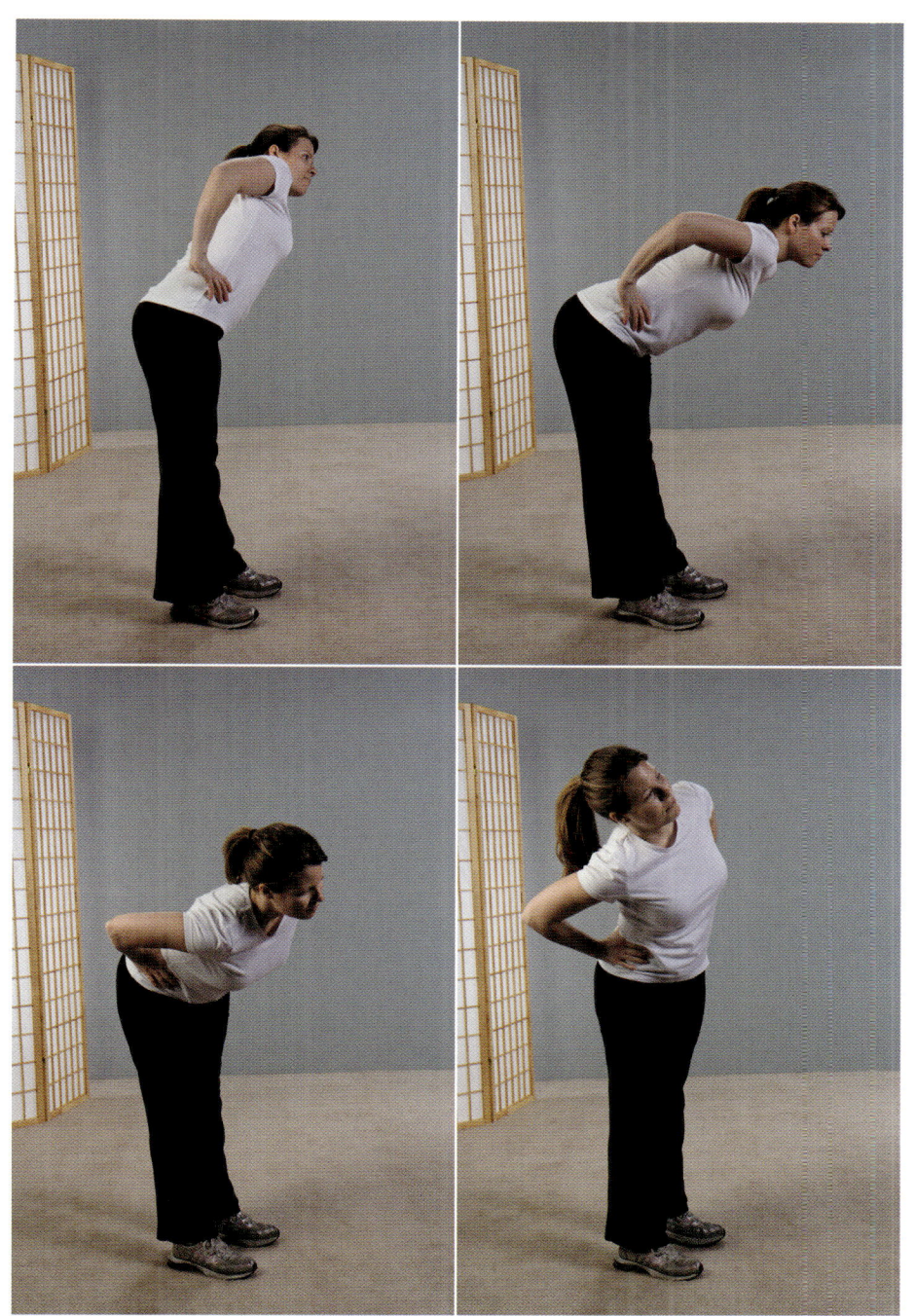

図3-32　体幹の円運動。時計回りおよび反時計回り。

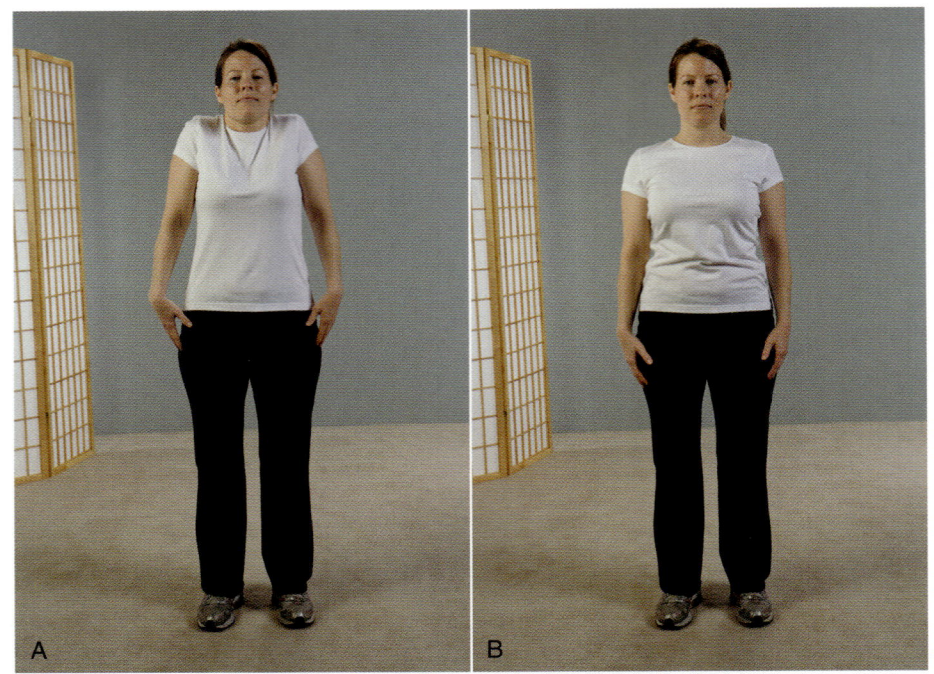

図3-33　**A**、肩をすくめる。**B**、肩を落とす。

作り上げた方が良いので、これを元にして作るとよい。

「こんにちは。本日施術させていただきますパトリシアです」。（手をさしのべて、患者としっかり握手する）。

「座位マッサージは初めてとのことなので、治療を最大限に活かせるように、いくつかお伝えしたいことがあります。チェアは人間工学的に設計されていて、しっかりと体を支えてくれるためあなたは何もしないでリラックスした体勢になれます。チェアへの座り方と立ち上がり方をお見せしましょう」。（チェアに座り、顔を顔置き台に乗せて、腕をアームレストに載せてみせる。それから、真っ直ぐに上体を起こして、両足をしっかりと地面につけて、立ち上がり、後ろに下がって、チェアから離れてみせる）。

「今日の治療では、首、肩、背中、腕、手の組織を優しく揉みほぐします」。（あなたの好み次第で、施術者自身かまたは患者の身体で、これらの部位を指し示す）。「これらの部位またはその他の部位に、最近事故や怪我をしましたか？　最近手術を受けましたか？　感染または炎症を起こしている場所はありますか？　手や指に関節炎はありますか？　胸や首も最後にいくらかストレッチします。それらの部位のストレッチをしても大丈夫ですか？　今日の治療後には何をするご予定ですか？」

「施術中に、不快感を感じた場合、圧が強すぎる場合、弱すぎる場合、治療を満喫するために私に知らせたいことなら何でも、遠慮なく言ってください。治療中に目眩を感じたら、どうぞ上体を起こしてください」。（日中にあまり食べていなかったり水を十分に飲んでいなかったりした人に、時々起こる。「血管迷走神経性失神」のセクションで述べる血管迷走神経性失神によって起こることもある）。「施術をはじめる前に、衛生上の目的で、顔置き台に清潔な布を置きます」。（あなたの顔を置いた顔置き台用の布を取り払って、清潔な布と交換する）。「お座りください。あなたの体の大きさに合うようにチェアを調節します。前にもたれた時に、背中、肩、首が快適な姿勢になる位置を探してください。呼吸が楽にでき、肩が丸まっているように感じることなく、あごは、不快な感じで押さえられないようにしてください」。（適切な調節を行う）。「どんな感じですか？　良い感じですね。さあ、深呼吸をしてください」。（治療をはじめる）。

基本的なシークエンス

最初に座位マッサージを学ぶ時に施術者が対峙する課題の一つは、60分間の治療セッションを15分間のセッションに短縮するということである。実際には2つの課題がある。1つ目は、50分間または60分間の全身治療でしか治療的ボディーワークをやり遂げられないという考え方を改める必要が

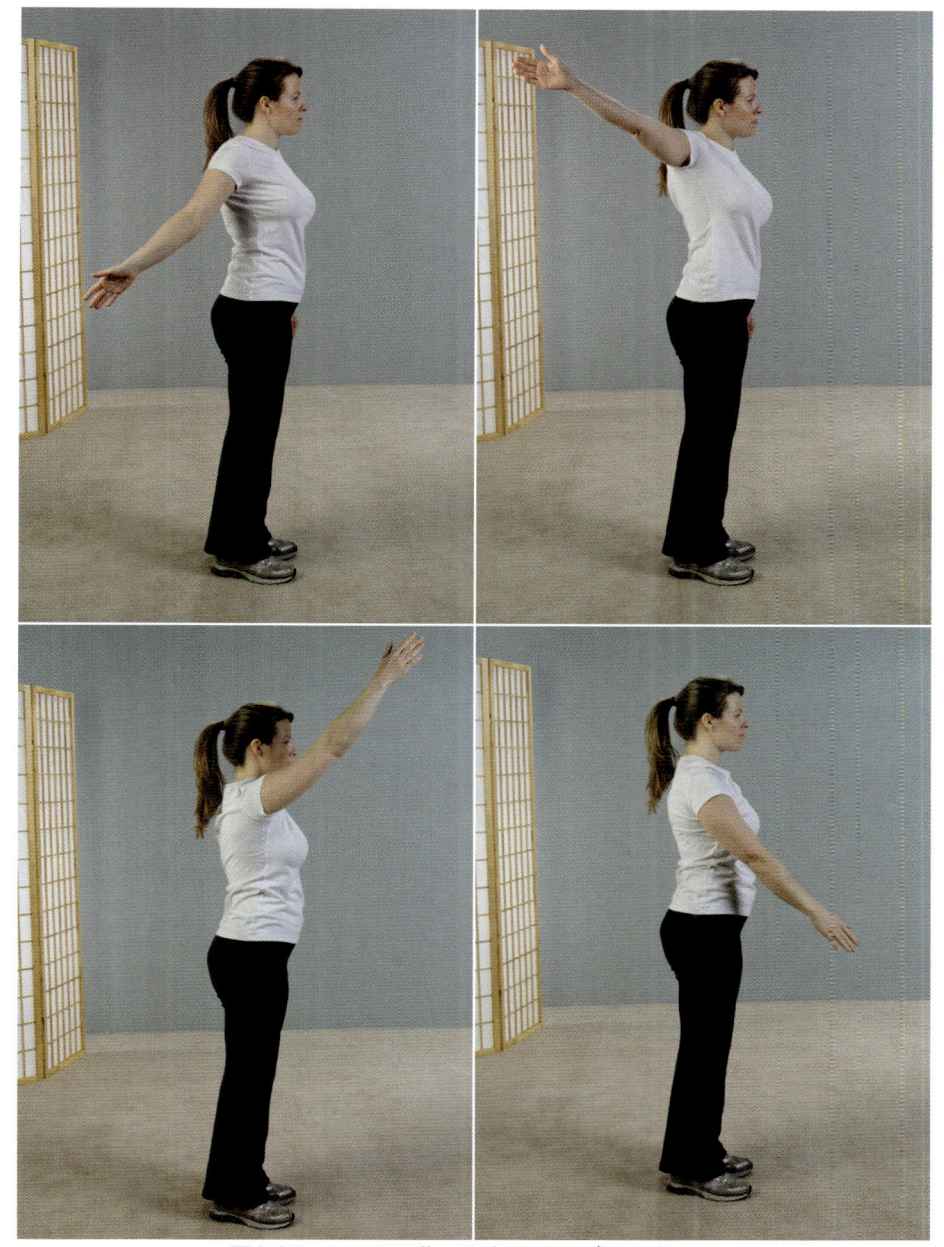

図3-34　肩の円運動。時計回りおよび反時計回り。

あることだ。治療という用語は、セッション前よりも患者が気持ちよくなることを助ける身体的または感情的構造の変化をさす。従って、全身のみを扱う手法または特定の時間枠内だけで行う手法に治療的有効性の概念を限定しないことが重要である。

　2番目に、施術者は、特定の時間枠で患者の身体の上側部分をカバーする必要があるという考えによって困惑するかもしれない。施術者が施術している領域にもっと多くの時間を要するとわかった場合でも、別の領域に移動しなければならない

と考えるだろう。一箇所の緊張した筋肉がほぐれるまでそこに集中することもできるが、それが、患者のストレスを軽減するのに役立つ唯一の方法ではない。身体のいくつかの領域に効果的に対処する能力、それによって全体的な身体の緊張をほぐす能力は、患者中心の治療をするスキル、柔軟性、能力の表れである。

　効果的な座位マッサージを施すことを学ぶ時に有効な方法は、身体の背中側への**基本的なシークエンス**からはじめることだ。基本的なシークエンスは、座位マッサージの技術と動き

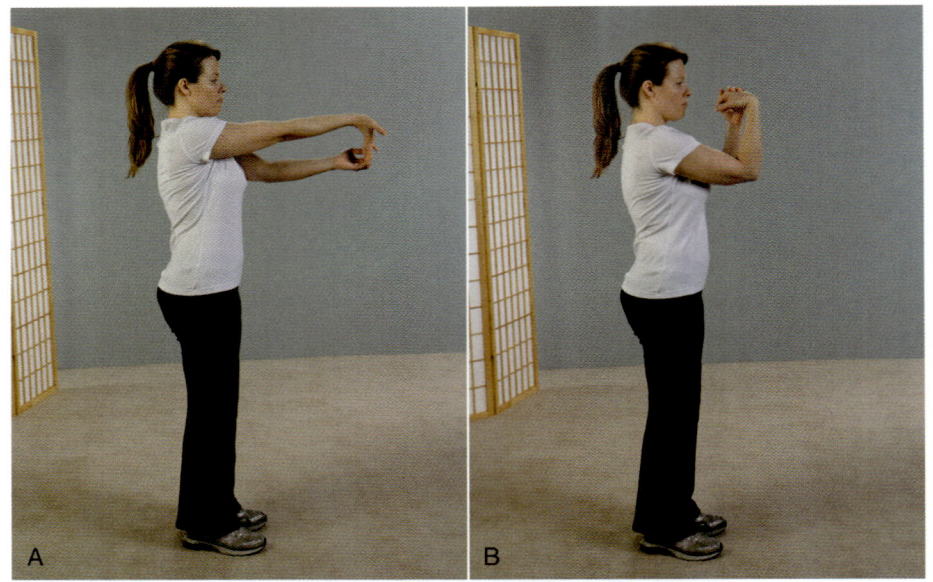

図3-35　**A**、前腕屈筋のストレッチ。**B**、前腕伸筋のストレッチ。

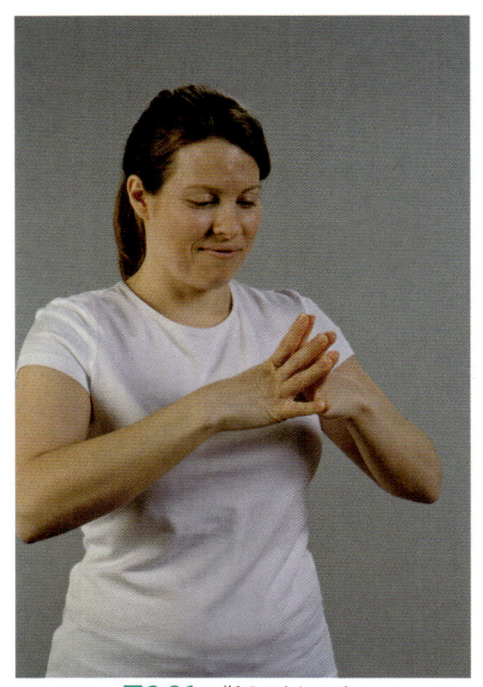

図3-36　指のストレッチ。

が自然に行えるようにするために、実践に対する焦点とツールを提供するものである。身体で覚えるまで、クラリネットの演奏の仕方を学んだり、何度も何度もバスケットボールのフリースローを練習したりする時に、同じくらい練習する。最初に学ぶ過程で特定のシークエンスで行うと、施術者が安心し、座位マッサージの施術をはじめる方法をより明確に理解できる。

施術者が治療を体系化するのに役立ち、実践を通して、その治療を流動的に実行することができる。

　施術者が意識的に身体力学と技術に集中する必要がなくなると、治療は、より自然でスムースに流れるように感じるようになるだろう。そうして、治療の利点と施術者のタッチが患者にどのように影響するかについて、高いレベルで理解できるようになる。また、施術者は、個々の患者に対する独自の治療プロトコルを作り、治療の中心を患者に据えることに自信が持てるようになり、それは、常に高い品質の治療と患者の高い満足度につながりうる。

5つの領域

　シークエンスは、患者の背中に向かい合って、胴体の背中側、頭部、首を想像で5つの領域に分割することから始まる（図3-40）。

- 右上－上部僧帽筋、肩甲挙筋、肩帯筋、腕、手
- 左上－上部僧帽筋、肩甲挙筋、肩帯筋、腕、手
- 右下－中部および下部僧帽筋、菱形筋、脊柱起立筋、腰方形筋を含む臀部下方の第6胸椎の高さからの領域。
- 左下－中部および下部僧帽筋、菱形筋、脊柱起立筋、腰方形筋を含む臀部下方の第6胸椎の高さからの領域。
- 後頸部および後頭部

骨標識点と筋肉の概観

　患者の背中への施術をはじめる前に、その領域の骨標識点と施術者が施術しようとする筋肉を触診することが有効だ。

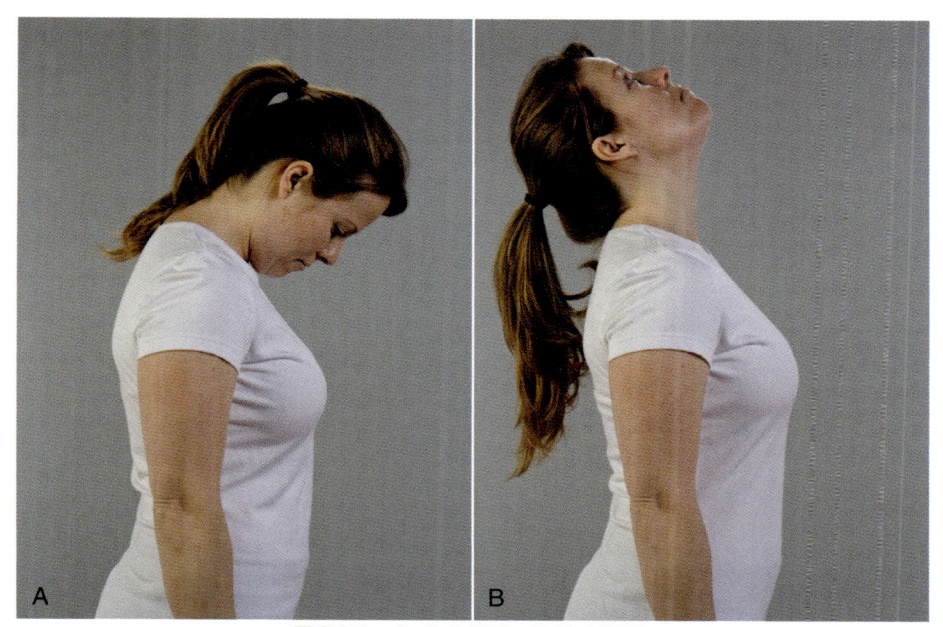

図3-37　**A**、首の前屈。**B**、首の後屈。

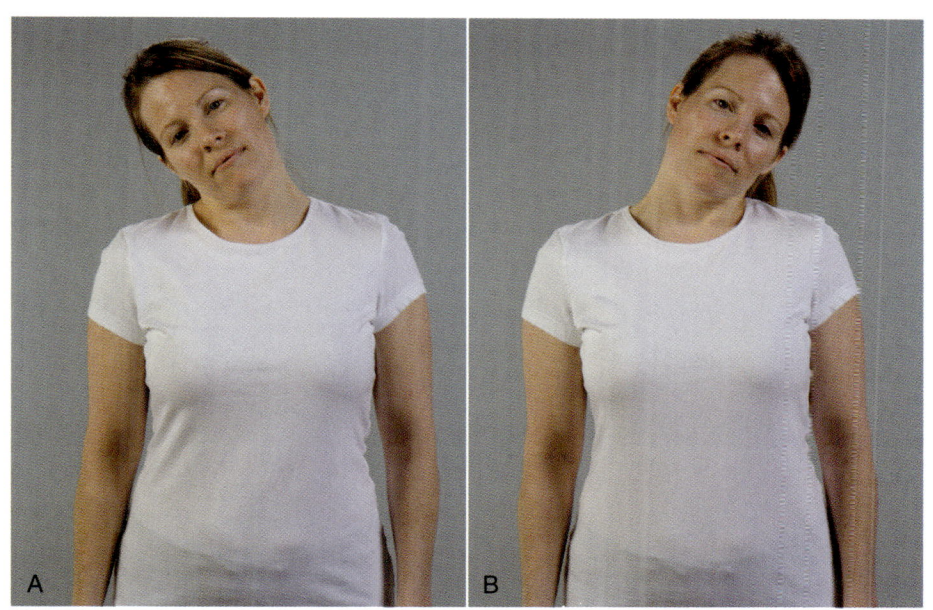

図3-38　**A**、首を右外方へ屈曲。**B**、首を左外方へ屈曲。

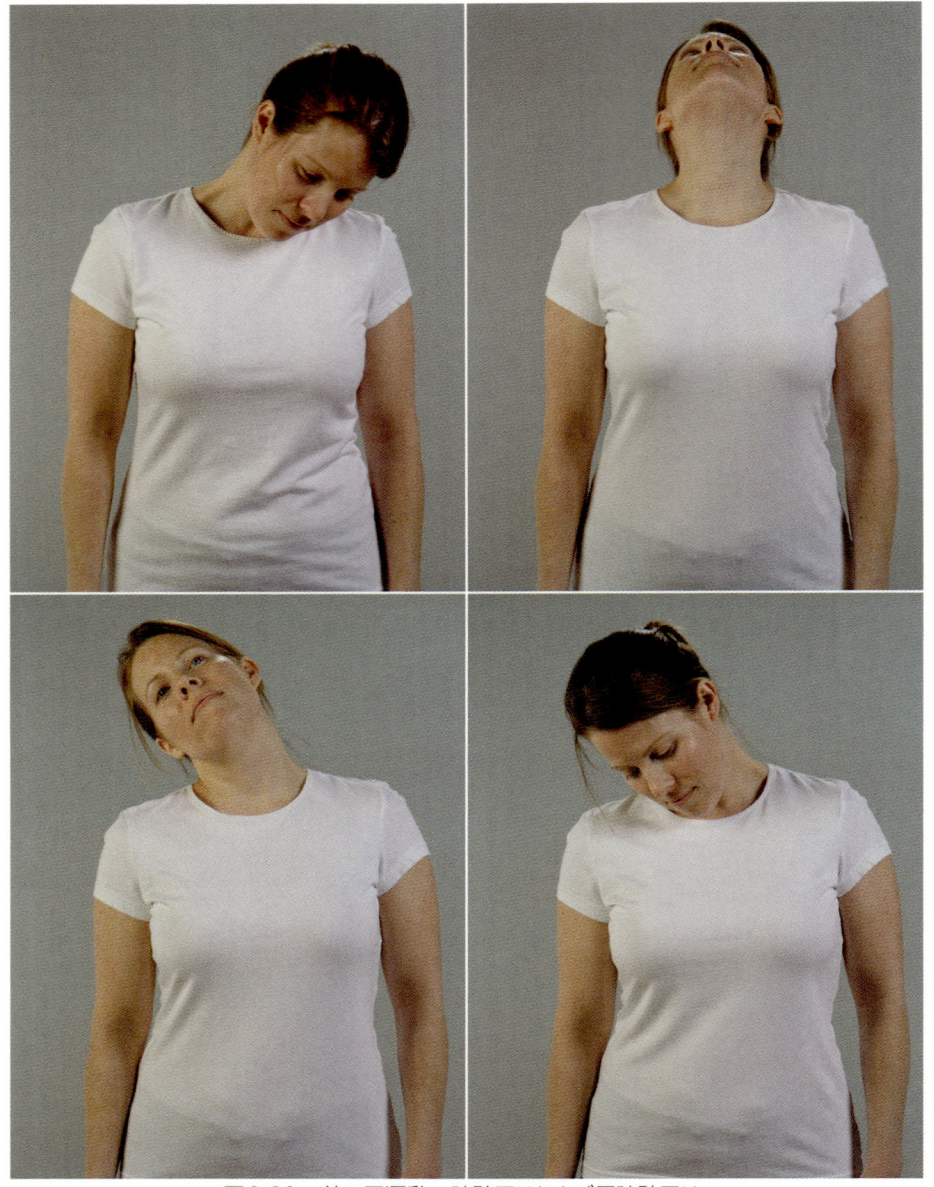

図3-39 首の円運動。時計回りおよび反時計回り。

触診によって、各領域の骨の突起、関節構造および筋肉の位置がわかる。

図3-41は、背中、後頸部および後頭部、肩帯、腕、手の骨標識点を示している。これをガイドとして用いて、患者の以下の部位を触診すべきである。

- 後頭部
- 椎骨の棘突起
- 胸郭下部
- 腸骨稜後部
- 仙骨
- 肩甲骨－内側縁、外側縁、上角および下角、肩甲棘、肩峰
- 上腕肩甲関節
- 上腕－骨幹、内側および外側上顆、肘頭突起
- 腕尺関節
- 橈骨－内側および外側縁
- 尺骨－内側縁および外側縁
- 手根骨
- 中手骨
- 指骨

図3-42は、背中と肩甲帯後部の筋肉を示している。図

3 基本的なシークエンス 79

後頸部および
後頭部

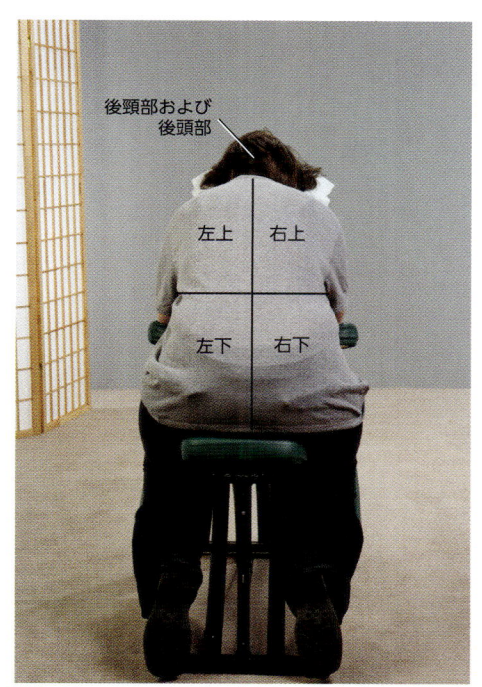

左上　右上

左下　右下

図3-40　5つの領域に分割された胴体の背中側。

3-43は、肩甲帯後部の領域を正面から見た図を示している。この図は、僧帽筋前部、三角筋前部、上腕二頭筋、上腕三頭筋の一部を示している。図3-44は、脊柱起立筋群および腰方形筋を示し、図3-41および3-42に示した筋肉の深部である。図3-45および図3-46は、上腕の筋肉を示し、図3-47および図3-48は前腕の筋肉を示している。この情報をガイドとして、各筋肉を触診するとよい。

治療に有効なヒント

基本的なシークエンスを行う前に、チェアに座っている患者の身体は、平面ではなくて、三次元であることを念頭におくことが重要だ。チェアの周囲を動き回ることによって、患者の身体の多くの側面に施術すること。例えば、上部僧帽筋および後頸部は、患者の後、横、前に立っている時に、つかんで持ち上げることができる。肩と腕も同様に回して持ち上げることができる。

意識の集中が重要であり、施術者の気持が患者と治療に向いている時にだけ、よい治療を行うことができる。施術者は必要に応じて圧を調整するなど、常に患者のニーズの変化に気付くことが必要である。施術者は患者の身体に圧をかけて、身体が反応するのを待たなければならない。これは、施術中に身体の声を聞くことであると考えることができる。また、施術者がかけている圧力を解放しつつ、身体の周りを動く時にも接触を断つべきではない。常に接触を維持することは、治療の流れをよくし、患者につながりを感じさせる。

施術者は、治療中のどんなときにも施術者も患者も息を止めてはならないことを念頭に置くべきだ。施術者は、患者に呼吸をすることを優しく思い出させ、圧迫の質や快適さについて尋ねる必要がある。

ただし、最も重要なことは、施術者がリラックスしてシークエンスをよどみなく行うべきだということだ。患者との相互作用とやり取りを楽しむこと。施術後、施術者は、ほとんど全く労働をしていないかのようにシークエンスが非常にうまく進行し、施術者も患者も施術から大きな利点を引き出していることがわかるだろう。

シークエンス

15分間のセッションに推奨されるのは、背中全体の圧から始め、上部の各領域に3分間、下部の各領域に2分間、後頸部と後頭部に3分間、セッションの最後にブラシストロークと叩打法に2分間を割り当てる（図3-49）。

オープニング：背中全体の圧迫

1. ランジポジションで患者の背後に立ち、両方の手のひらを、患者の背中のおおよそT-1の高さで脊柱の両側の脊柱起立筋群に置く。
2. 前にもたれかかり、息を吐きながら前の足に体重を移して圧力をかけ、息を吸いながら後の足に体重を移して圧力を緩める。リズミカルに圧迫を続け、T-6の高さまで下方に進める（図3-50A）。
3. T-6の高さで、両手を柔らかく握り、両手の拳を使って圧迫する（図3-50B）。腸骨稜に達するまで下方に圧迫を続ける。上背部まで上方へ圧迫する。
4. あと2回繰り返し、左右の上部僧帽筋に両手を置いて終える。

> **ヒント**　患者が治療に対してリラックスする方法として、圧迫する時に息を吸い、圧迫を解放する時に息を吐くように、患者に指示してもよい。

左右の上部僧帽筋へのニーディング

5. ランジポジションのまま、両手を同時に使って、両方の上部僧帽筋へニーディングを行う（図3-51）。

上部僧帽筋の左上領域の前腕による圧迫

6. チェアの前に移動し、ランジポジションで患者と向き合い、右足を前に出して、左足を後に引く。左手を患者の右肩に置き、その領域を安定させる。C-7のすぐ外側にある上部僧帽筋に右前腕を置く。膝を曲げて前後に揺らしな

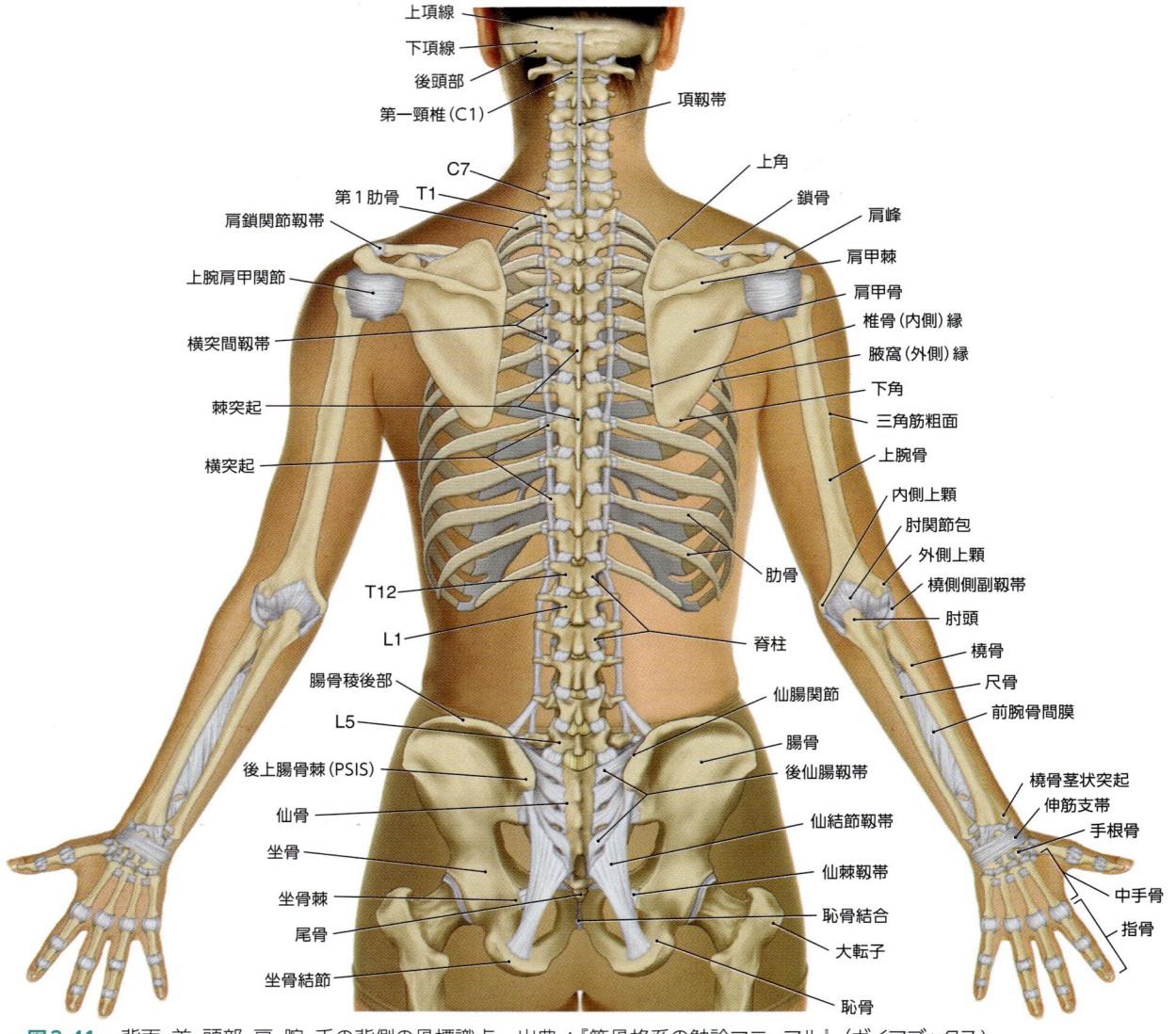

図3-41 背面、首、頭部、肩、腕、手の背側の骨標識点。出典：『筋骨格系の触診マニュアル』（ガイアブックス）

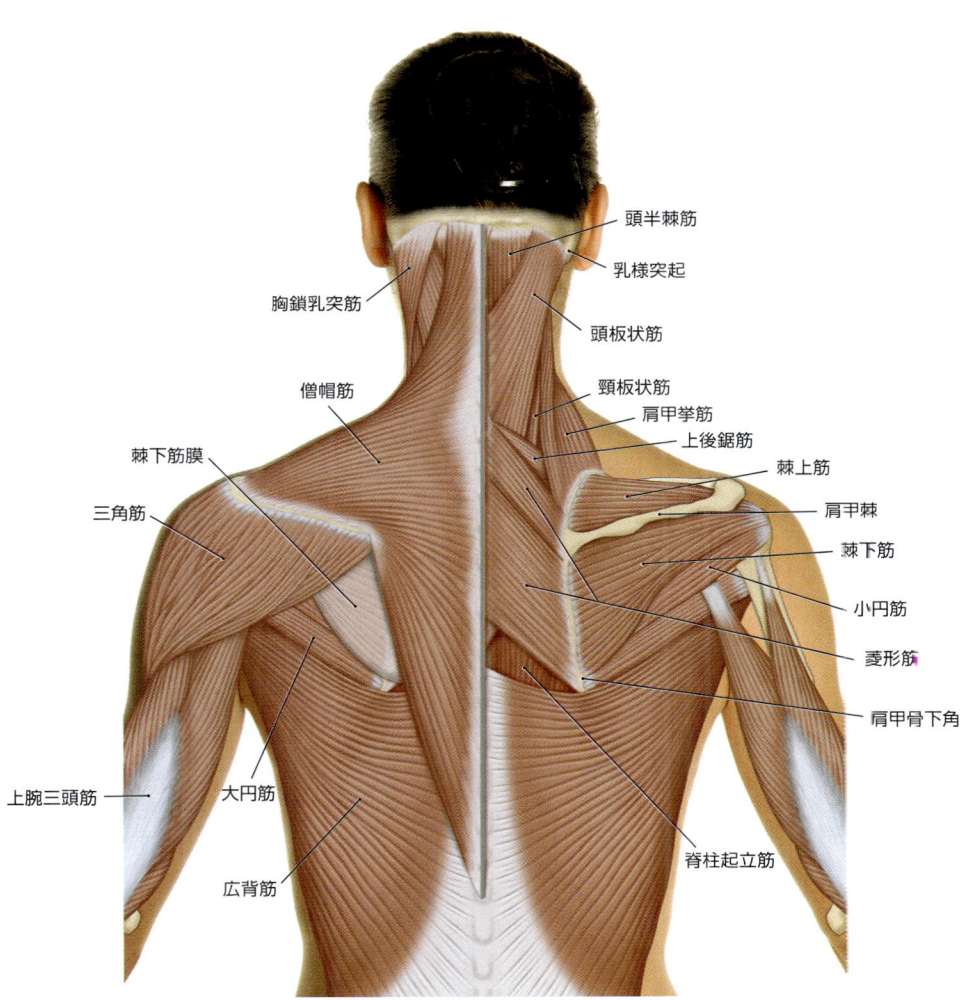

図 3-42 背中および肩甲帯後部の領域の筋肉。左側は表層を、右側は深層を示す（三角筋、僧帽筋、胸鎖乳突筋、棘下筋筋膜を取り除いている）。出典：『筋骨格系の触診マニュアル』（ガイドブックス）

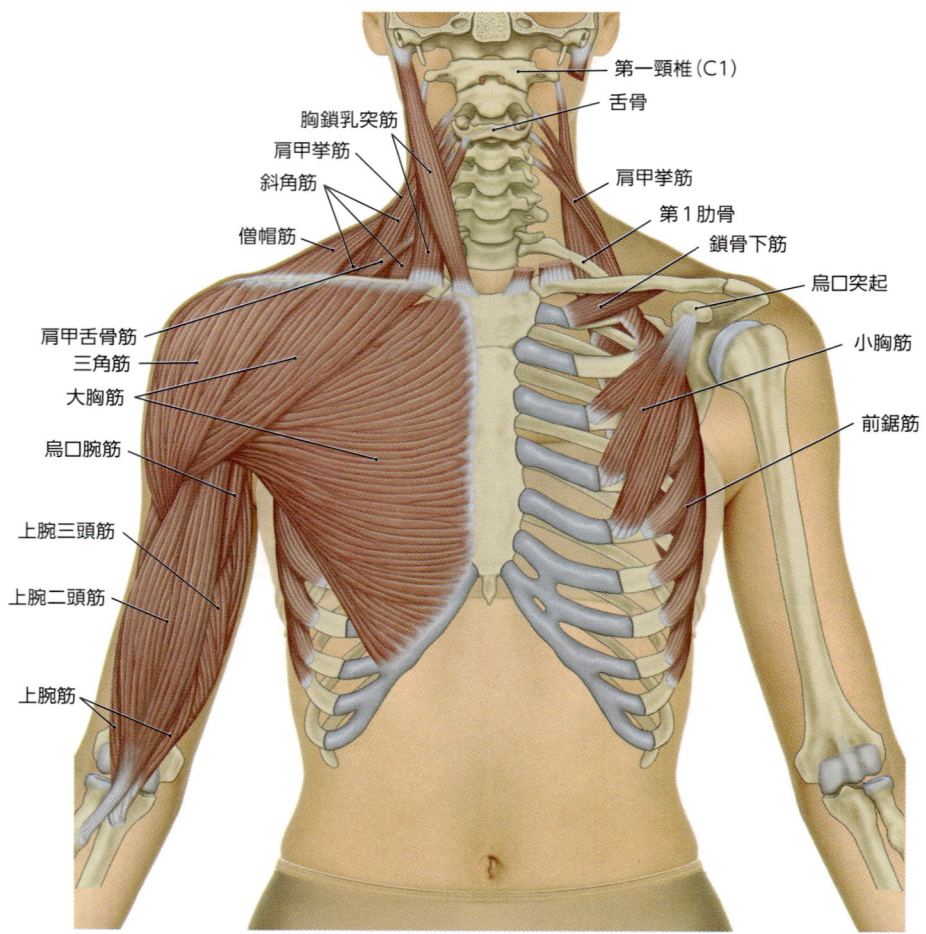

図 3-43　肩甲帯の後部を正面から見た図。この図は、僧帽筋前部、三角筋前部、上腕二頭筋、上腕三頭筋の一部を示している。
出典：『筋骨格系の触診マニュアル』（ガイアブックス）

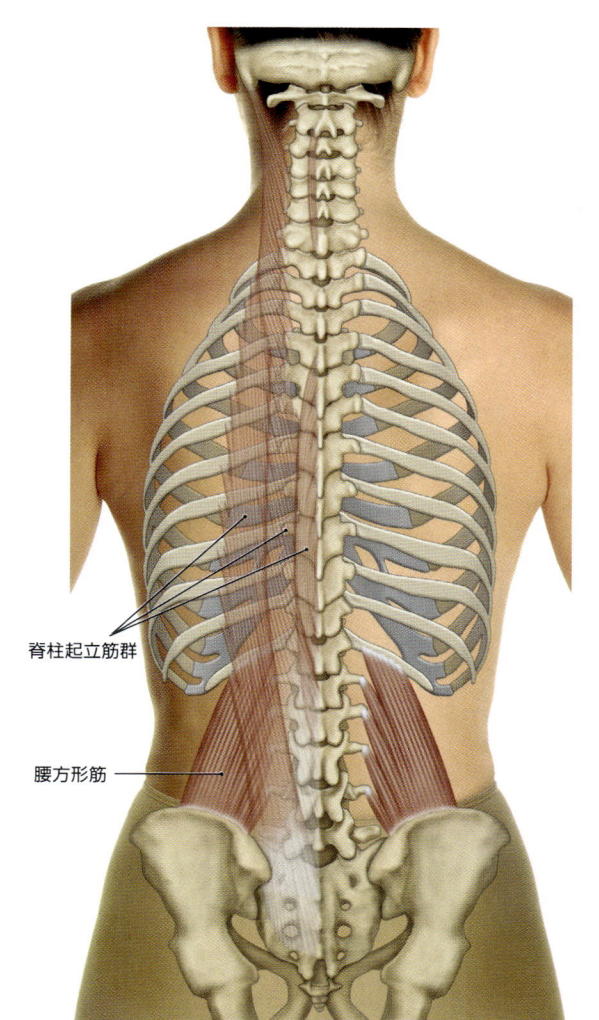

3 基本的なシークエンス ■ 83

背中の左上の領域全体を前腕による圧迫

9. 患者の右側に移動し、ランジポジションをとる。この時、左足を前方に右足を後方に置く。左手で患者の右の三角筋をつかんで腕を安定させる。右前腕を用いて、菱形筋、棘上筋棘下筋、中部僧帽筋を下方にそして円形に圧迫する。ランジポジションのまま、圧迫しながら前後に体を揺らす（図3-53）。

   この技術は、車のフロントガラスのワイパーの動きをまねて、施術部位に沿って前後に右前腕を動かして拭くような動きとして行うこともできる（図3-54）。

左の肩甲骨の深部特定摩擦および円形摩擦

10. 患者の右側に戻り、直立ポジションに変える。指を真っ直ぐに手のひらを若干くぼませて、一方の手をもう片方の手の上に置く。指先を用いて、下方にタッチを集中させ、肩甲骨に付着する背中の筋肉ごとに摩擦を行いながら円形に動かす（図3-55）。治療部位の筋肉に対処するために、円形または線形の方向に、親指の腹を使うこともできる。

菱形筋および上部僧帽筋の肘による圧迫

11. 患者の右後ろに移動し、左足を前に右足を後にしてランジポジションにする。菱形筋の輪郭を描くために、親指と人差し指の間の水かきの部分が左の肩甲骨下角の高さになるように、左手を置く。親指で脊柱の棘突起に触れ、人差し指を肩甲骨の内側縁に置く（図3-56A）。これをガイドにして、肩甲骨下角の高さで菱形筋に右肘を曲げて置く（図3-56B）。前にもたれながら肘を若干伸ばして組織に押しつける。この動きを、肩甲骨上角の高さに達するまで上方に向かって続ける。
12. 下向きに折り返して、肩甲骨下角の高さまで同じように行う。
13. あと2回繰り返した後に、上向きに戻り、肩甲骨上角の肩甲挙筋に肘を置いて終える（図3-56C）。
14. 肘を曲げて組織を下方に圧迫し続けることによって、肘で上部僧帽筋に施術する。外側に移動して、内側に戻り、上部僧帽筋の幅全体にわたって施術する（図3-57）。
15. 2回以上繰り返す。

> **ヒント** このストロークによる圧迫は、前方に傾きながら前の足に体重をより多くかけることによって増すことができる。この突きのストロークの最後では、後足の踵が持ち上がる（図3-58）。圧迫しつつ肘で小さな円運動を加えることで、変化を与えることができる。

図3-44 脊柱起立筋群および腰方形筋。出典：『筋骨格系の触診マニュアル』（ガイアブックス）

がら、前腕で下方に押してリズミカルに圧迫する。患者の肩の上部を支点にして、組織を動かすために前後に揺らすこともできる。下方に圧迫ストロークを行うごとに、上腕肩甲関節に達するまで若干外方に前腕を移動させる（図3-52）。

7. 開始した点まで戻っていく。
8. 2回以上繰り返す。

> **ヒント** このストロークの焦点は、上部僧帽筋の軟筋肉組織に対処することである。前腕で骨を押さないようにしたい。

9)ページに続く。

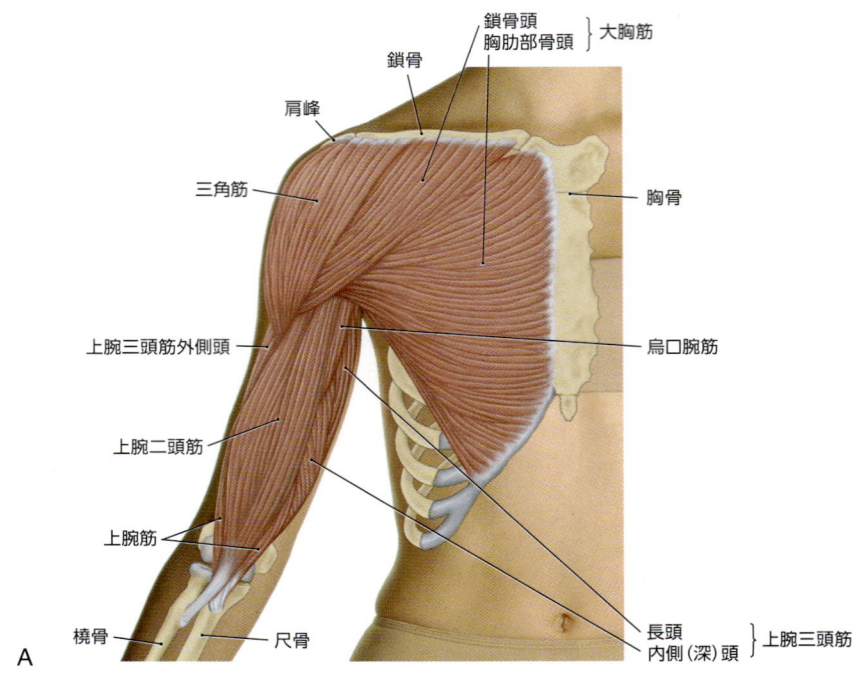

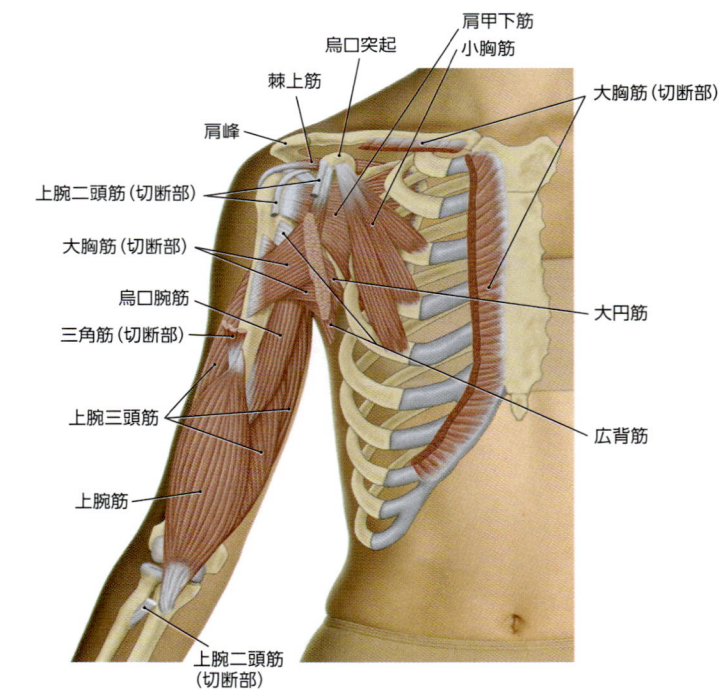

図3-45　**A**、上腕前方の筋肉。**B**、大胸筋および三角筋を取り除いた時の上腕前方の筋肉。
出典：『筋骨格系の触診マニュアル』（ガイアブックス）

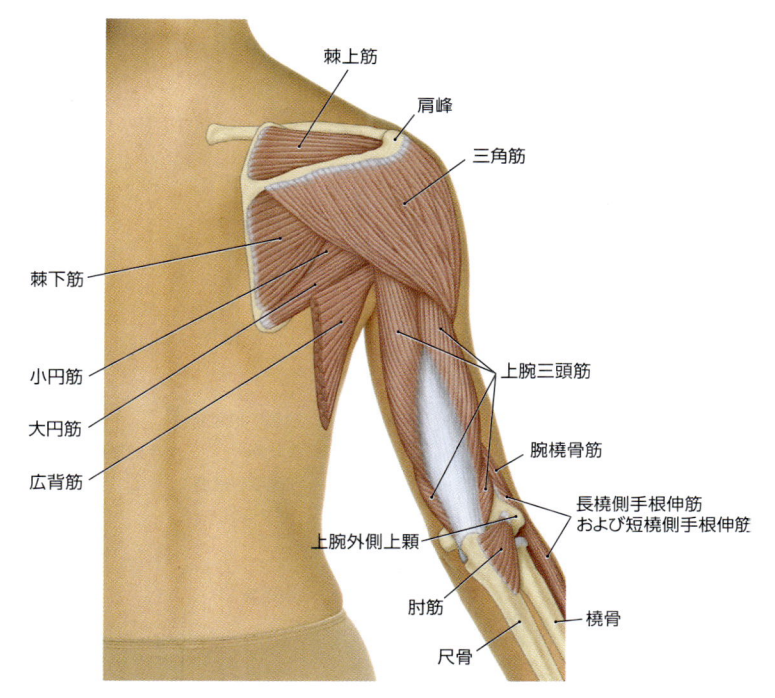

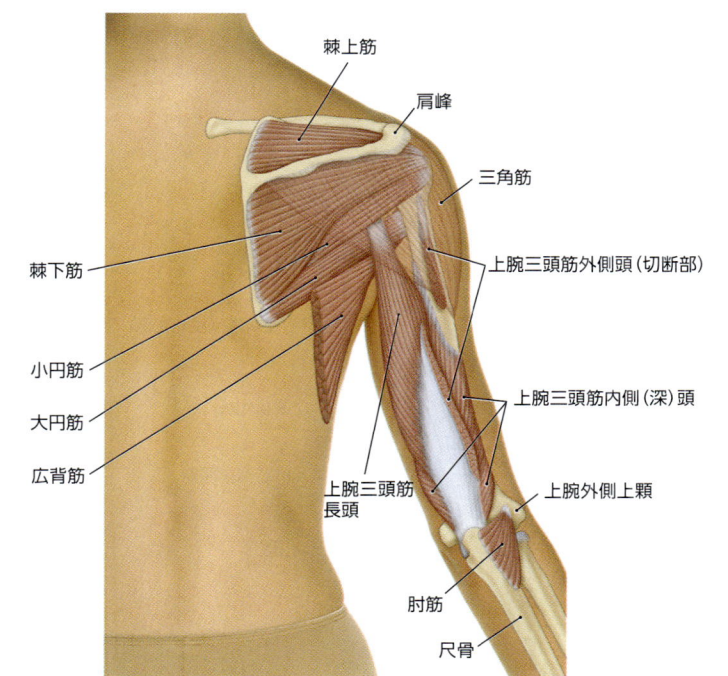

3　基本的なシークエンス　■　85

図3-46　**A**、上腕後方の筋肉。**B**、三角筋を取り除いた時の上腕後方の筋肉。
出典：『筋骨格系の触診マニュアル』（ガイアブックス）

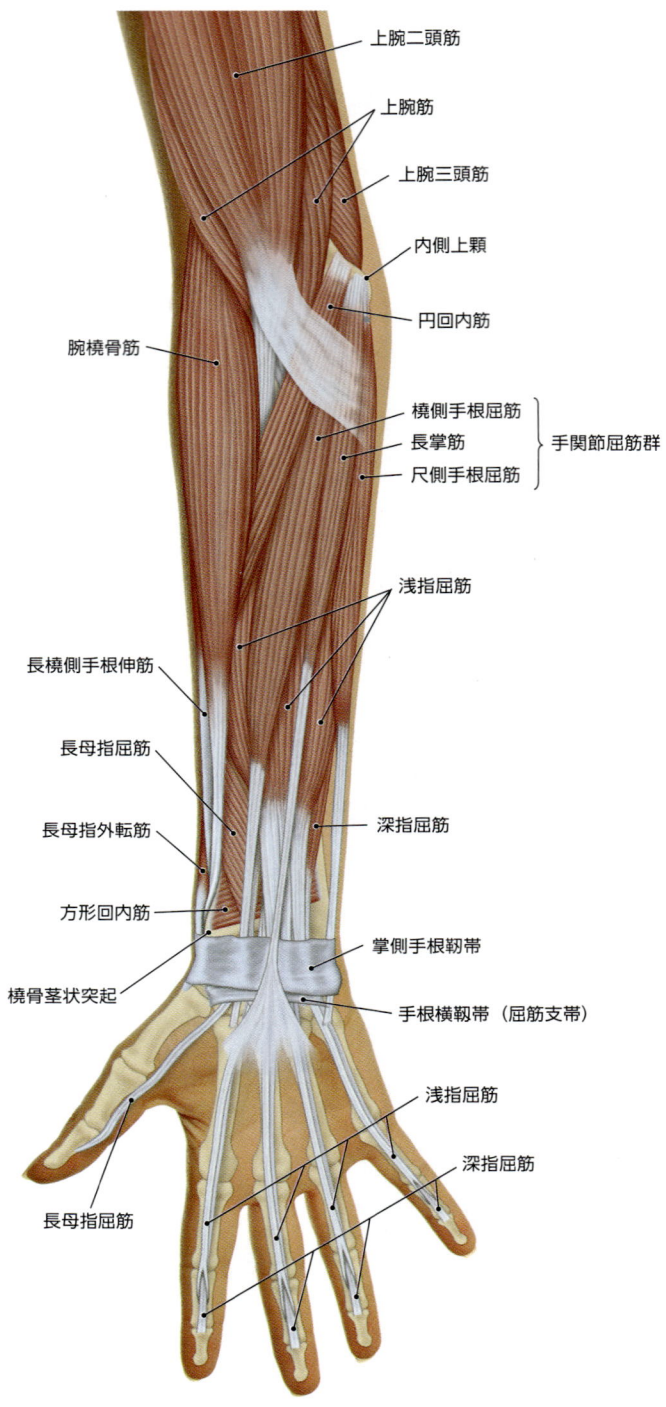

図3-47　前腕前方の筋肉。出典：『筋骨格系の触診マニュアル』（ガイアブックス）

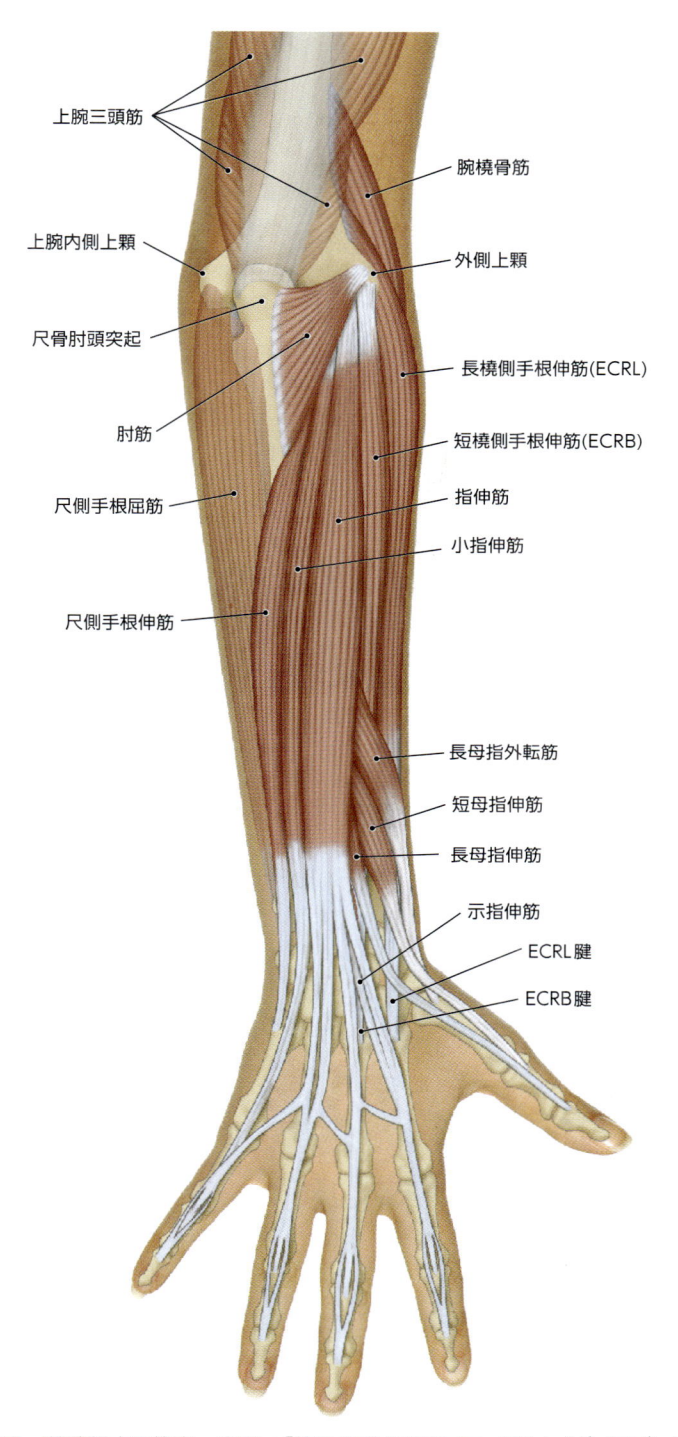

図3-48　前腕後方の筋肉。出典：『筋骨格系の触診マニュアル』（ガイアブックス）

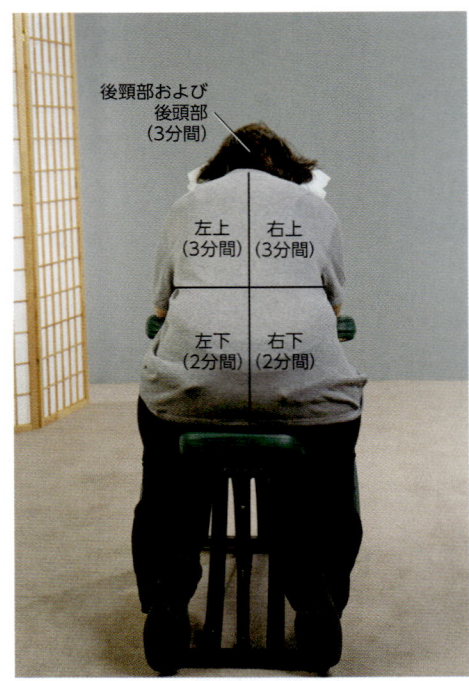

図3-49　5つの領域に分割された背面、頭部および首の背側。

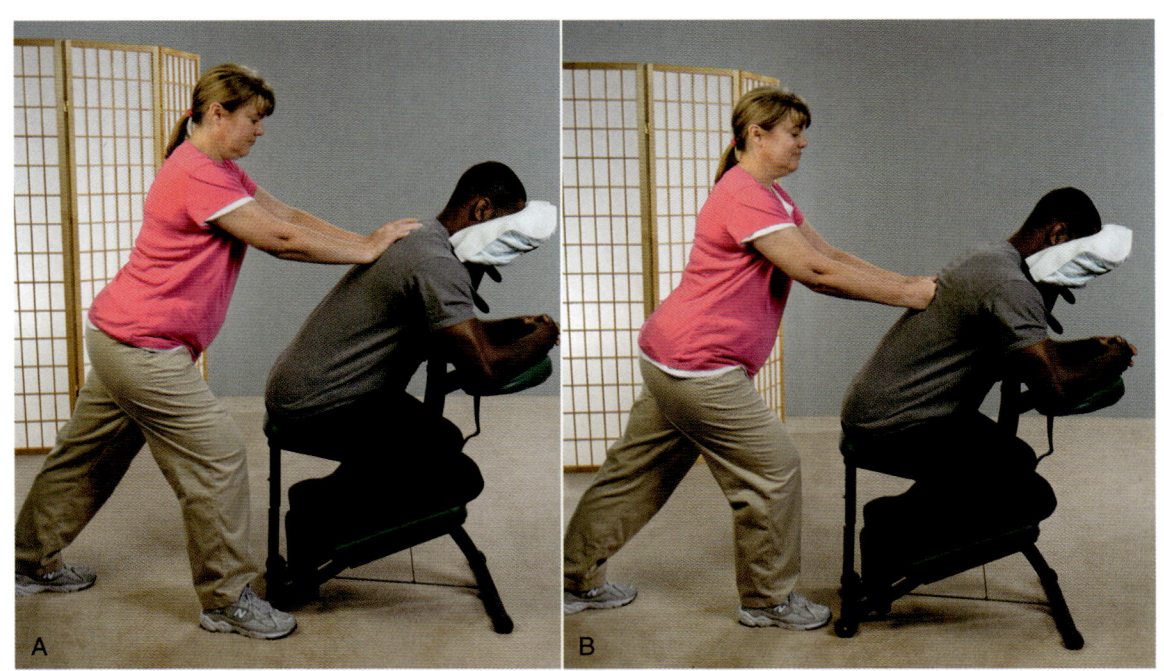

図3-50　**A**、T-1で脊柱起立筋を下方へ圧迫する。**B**、T-6で柔らかく拳を握って拳で圧迫する。

3 基本的なシークエンス ■ 89

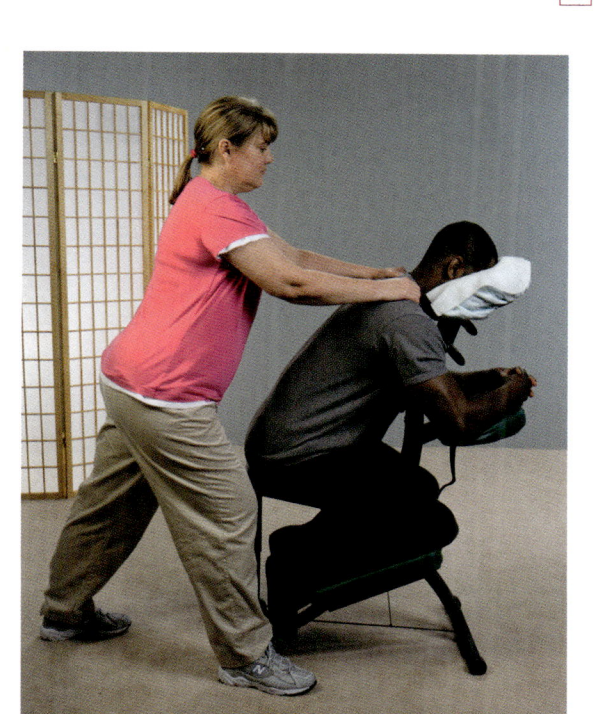

図 3-51　両側の上部僧帽筋を同時に揉む。

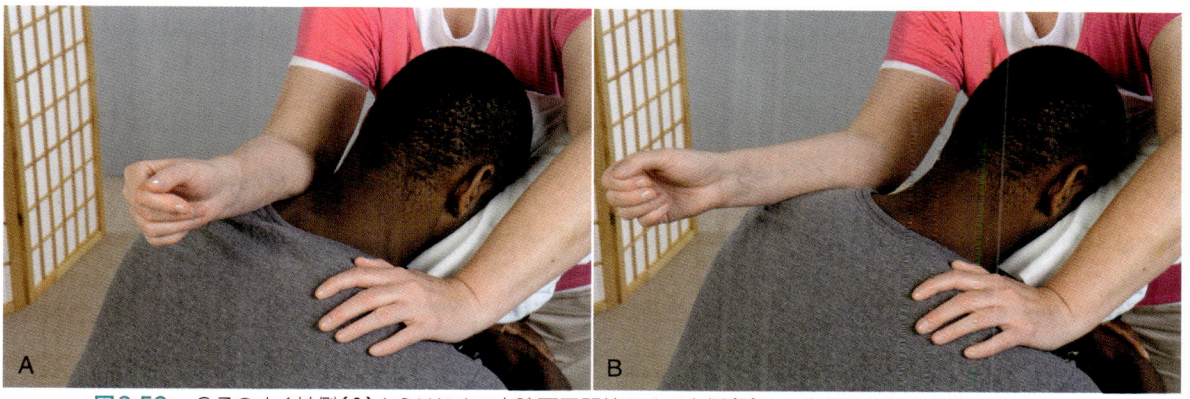

図 3-52　C-7のすぐ外側(**A**)からはじめて上腕肩甲関接のすぐ内側(**B**)まで上部僧帽筋を前腕で圧迫する。

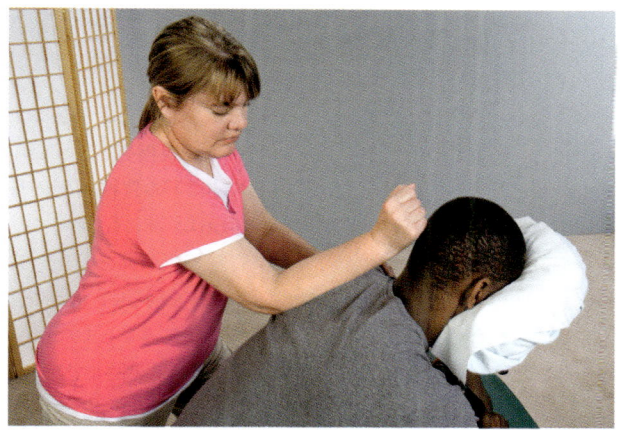

図 3-53　菱形筋および棘下筋を円形の動きで前腕で下方に圧迫する。

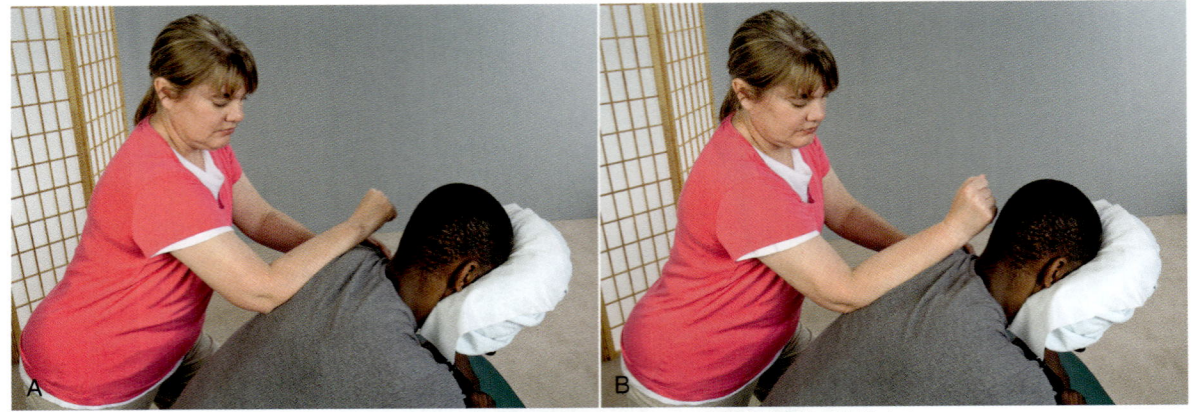

図3-54　治療部位を前腕の掃くような動きで後(**A**)前(**B**)に施術する。

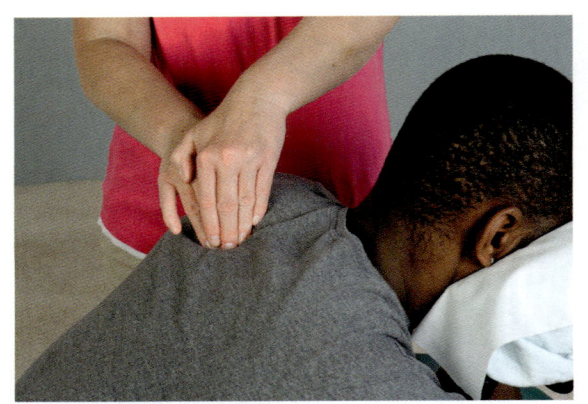

図3-55　肩甲骨後面の筋に対し、指先で深部特定部位の円形摩擦を加える。

16. 棘下筋に肘で圧迫を加えつつ円を描く（図3-59）。
17. 肘のワークが完了したら、治療部位に揉ねつ法と圧迫法を行って終了する。

腕および手のワーク

18. 患者の左前に移動し、左足を前に右足を後にランジポジションをとる。アームレストから患者の腕を降ろして、指が地面をの方を向くように肘を伸ばさせる。腋窩ひだのすぐ下で両手で上腕をつかむ（図3-60）。（患者の手がチェアの膝置きにぶつからないように）腕を若干外側に引っ張り、両手の間で上腕を転がすことによって腕をゆっくりと揺さぶる（図3-61）。
19. 少し転がした後、両手を開始点に戻す。親指を隣り合わせに置いて、両手で三角筋から手首まで圧迫する（図3-62A）。この技術では右膝を曲げた方が楽だろう（図3-62B）。
20. あと2回繰り返す。
21. 右膝を曲げている場合、患者の手を握ったまま立ち上がる。患者の手のひら側を下に向けながら、左足を前に右足を後にしたランジポジションをとる。両手でつかんで、外向き斜め下に圧迫して、中手骨を離すように広げる（図3-63）。
22. あと2回繰り返す。
23. 患者の手を左手で握る。患者の親指から順番に、右手の親指と人差し指を使って、各指の全体を揉んで、それぞれの指を小さく揺すって終わる（図3-64）。
24. 手のひらを上に向けるように患者の手を回す。両方の親指の腹を手のひら全体に滑らしながら若干下方に圧迫する（図3-65）。
25. ステップ18と同じ転がす運動で再び腕を揺すり、アームレストに戻す。患者の後ろに立って、左右の上部僧帽筋を同時に揉む。

患者の右上領域および腕へのワーク

26. 患者の右側に移動し、ステップ6から25を繰り返す。

下部領域の圧迫

27. 左足を前に右足を後にランジポジションで患者の後ろに立つ。親指を上にして両手を柔らかく握り、T-6の高さのすぐ下の脊柱両側の脊柱起立筋群に両手を置く（図3-66）。前にもたれかかって、手首を中立位にした状態で脊柱起立筋群を圧迫する。この時、体重を使って、前後に身体を揺らし、呼吸を調和させるのを忘れないように。腸骨稜に達するまで下方に圧迫を続ける。上に折り返して、T-6の高さまで圧迫する。
28. あと2回繰り返す。

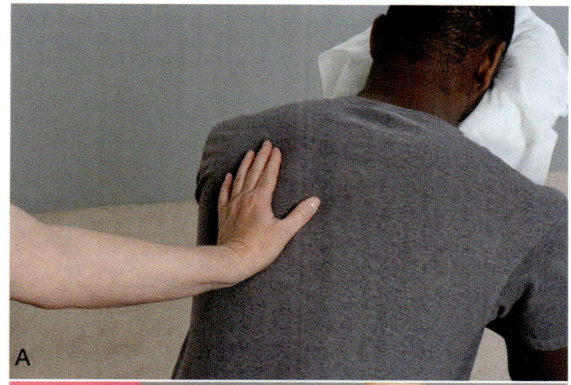

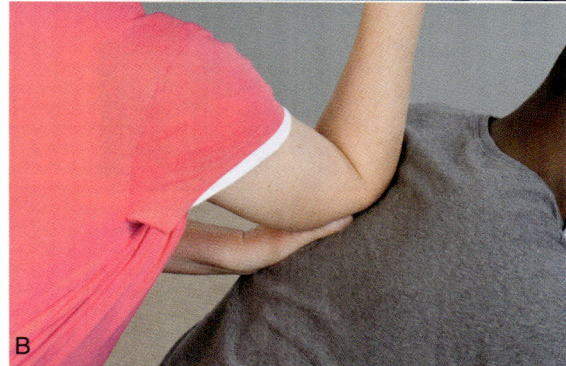

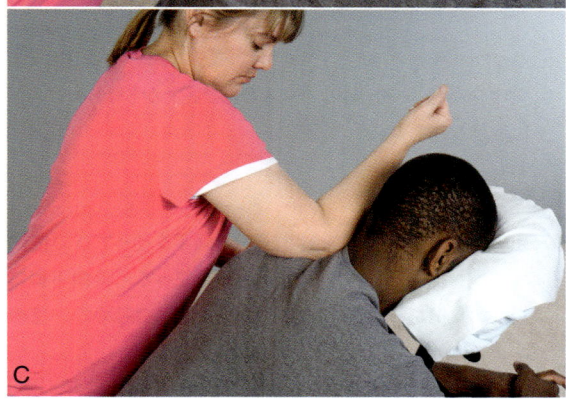

図 3-56　**A**、肩甲骨下角に左手を置く。**B**、これをガイドとして、肩甲骨下角の高さで菱形筋に曲げた右肘を置く。**C**、肩甲骨上角の肩甲挙筋付着部に肘を置く。

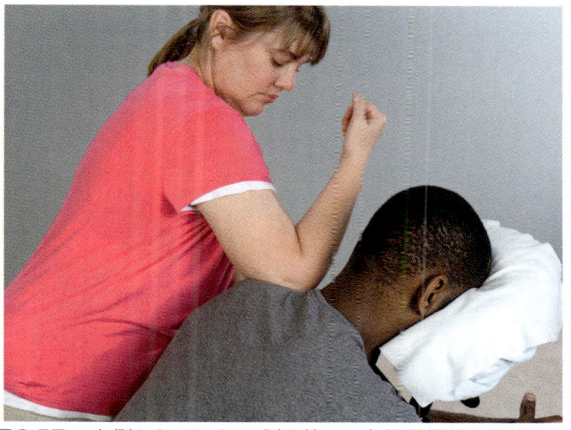

図 3-57　内側からはじめて、肘を使って上部僧帽筋に施術する。

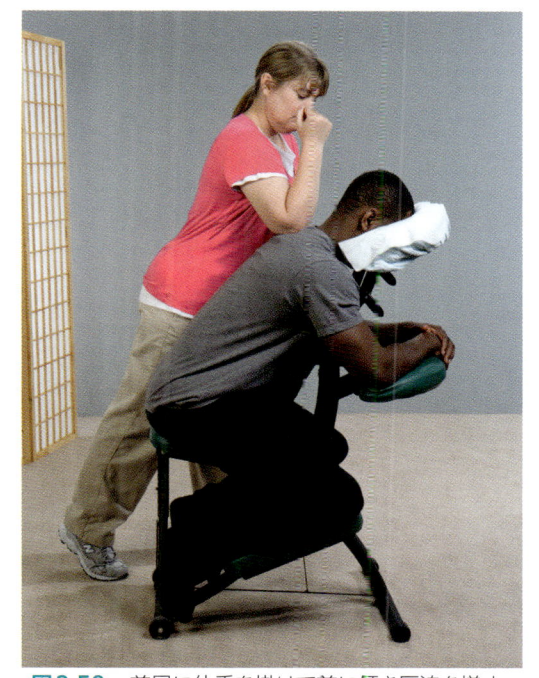

図 3-58　前足に体重を掛けて前に傾き圧迫を増す。

患者の右下領域へのワーク

29. ランジポジションのままで、右方向に若干移動する。片手をもう片方の手の上に置き、指を若干曲げて力を入れる。指先で強擦ストロークを用いて、より強い圧迫が必要な場合には、片手の上にもう片方の手を載せて、T-6から腸骨稜に向かって下方へ右側の脊柱起立筋群を施術する（図 3-67）。この動きの後に、T-6の高さから腸骨稜まで脊柱起立筋に円形摩擦法を施す（図 3-68）。両手を脊柱起立筋群に沿って動かすために身体を上下させる時には、背筋を伸ばして大きな筋肉を使うことを忘れないように。

30. あと2回繰り返す。
31. 腸骨稜に3回目に達したら、両手を柔らかく握る。大転子に向かって外側に移動しながら腸骨稜に沿って筋付着部を揉み、折り返して内側に戻る（図 3-69）。
32. あと2回繰り返す。
33. 臀部領域に揉ねつ法を続ける（図 3-70）。リズミカルに一定して続ける。
34. この領域が終わったらT-6の高さに戻り、両方の脊柱起立筋群を同時に圧迫しながら、腸骨稜まで下がる。

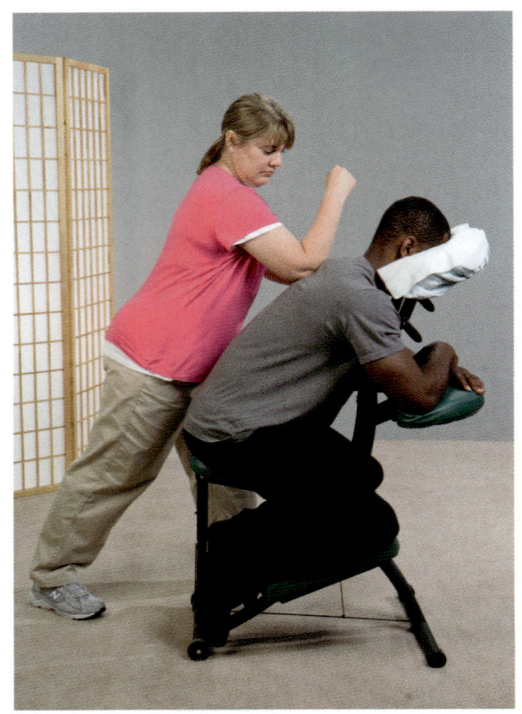

図3-59　棘下筋への肘の圧迫と円形ワークの適用。

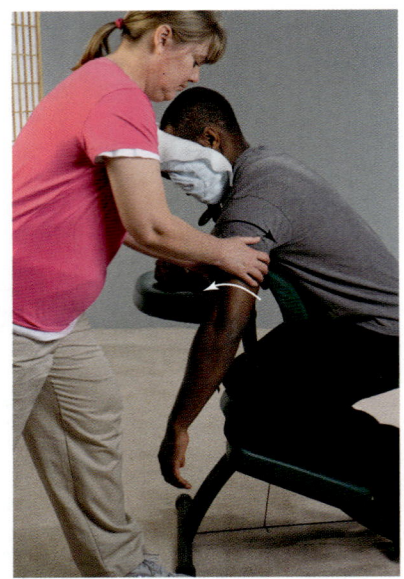

図3-61　両手の間で上腕を転がす。

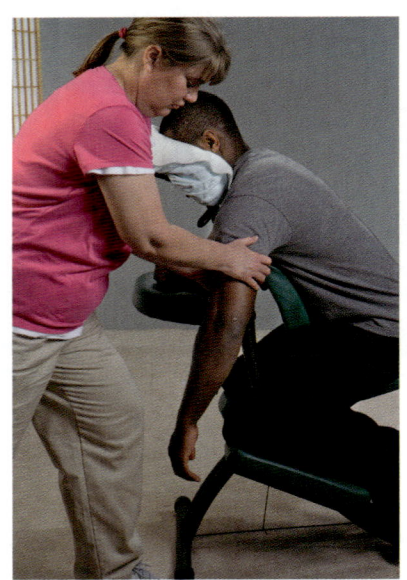

図3-60　両手で上腕をつかむ。

患者の左下領域へのワーク

35. 患者の左側にステップ27から34を繰り返す。

つながりのためのブラシストローク

36. 背中の4つの領域のすべてを完了したら、背中全体のつながりの感覚を与えるために、ブラシストロークを用いる。背中全体をぶらしストロークするまで、上からはじめて、下に続ける（図3-71）。

首および頭蓋

37. 患者の左で直立ポジションになり、両手を使って首の後側の筋肉を揉む（図3-72）。右親指を使って、後頭下縁に沿って摩擦を行う。外側の乳様突起からはじめて、首の中央に向かって内側に移動する（図3-73）。
38. 患者の右側に移動し、ストロークのために左手を用いて、ステップ37を繰り返す。
39. チェアの前に移動し、患者に直立ポジションで向かい合う。両手の指をカップ状にして、指先を筋付着部である患者の頭蓋骨の後頭下縁に置く。後頭下縁全体に沿って小さな円形摩擦を行う（図3-74A）。この後に、首の後側をストレッチするために若干持ち上げる（図3-74B）。
40. 次に、指先で円形運動を行って、（もちろん患者の合意の下で）患者の頭皮全体のマッサージを行う。髪の毛を引っ張らないようにすること。

治療を終える

41. チェアの後ろに移動し、左足を前に右足を後にしてランジポジションで立つ。患者の背中全体にブラシストロークを行ってから叩打法を行う（図3-75）。

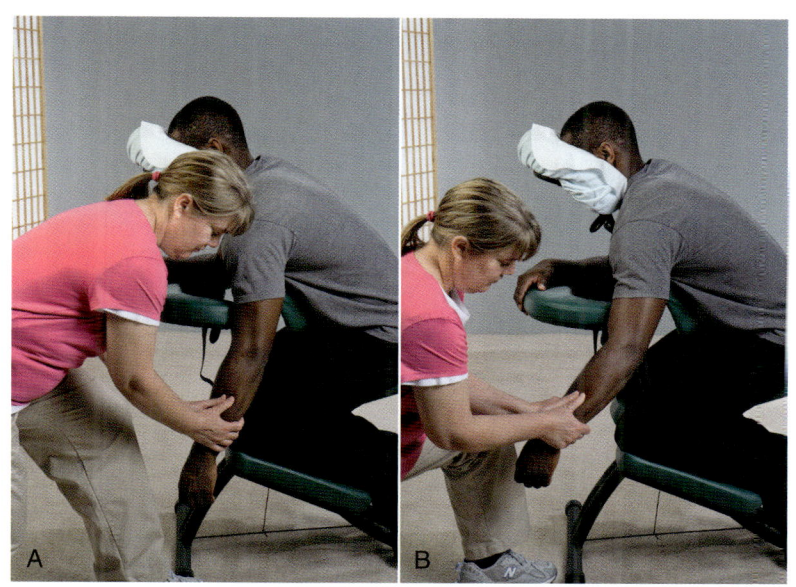

図3-62　**A**、三角筋から手首にかけて親指を隣り合わせて圧迫する。**B**、膝をついて、腕の下の方を圧迫する。

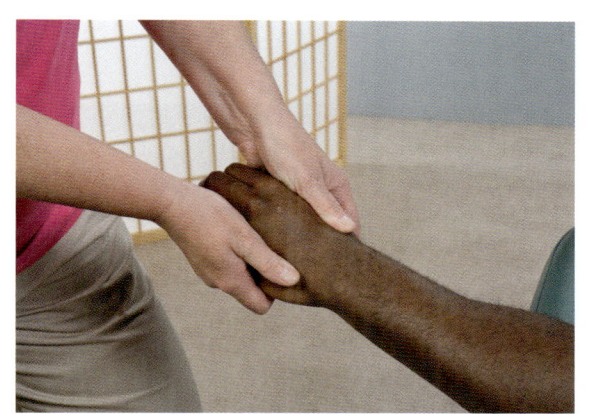

図3-63　中手骨を広げる。

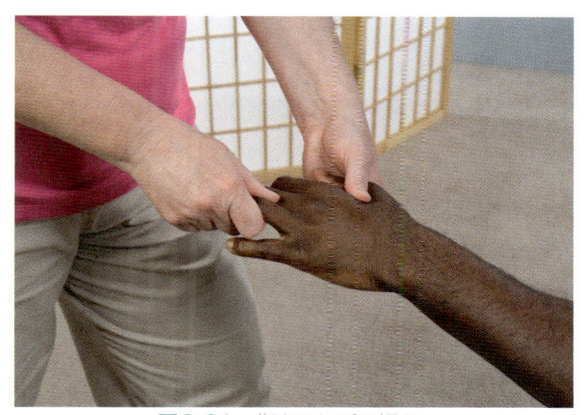

図3-64　指をそれぞれ揉む。

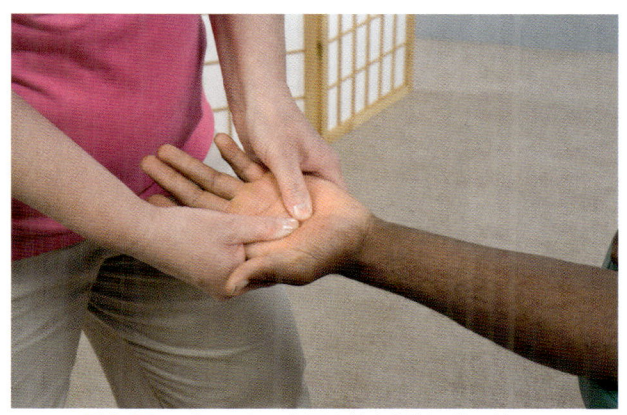

図3-65　手のひらの表面全体を親指の腹で擦る。

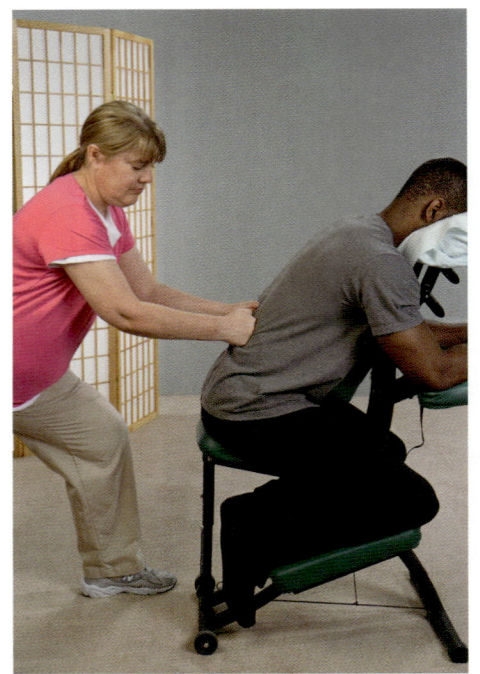

図 3-66　T-6 から腸骨稜に向かって脊柱起立筋を圧迫する。

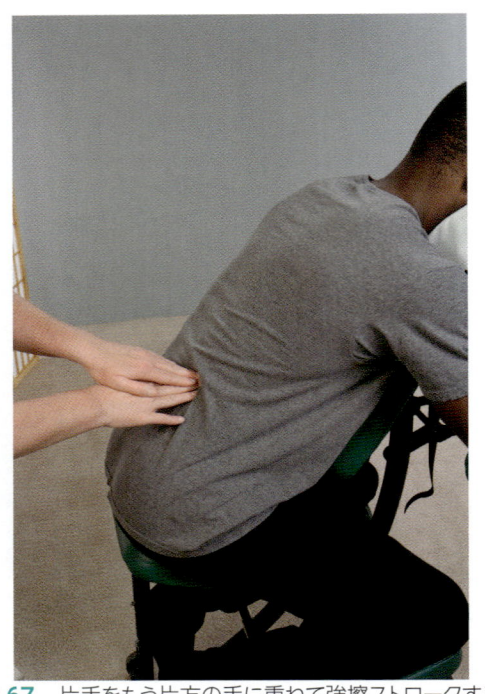

図 3-67　片手をもう片方の手に重ねて強擦ストロークする。

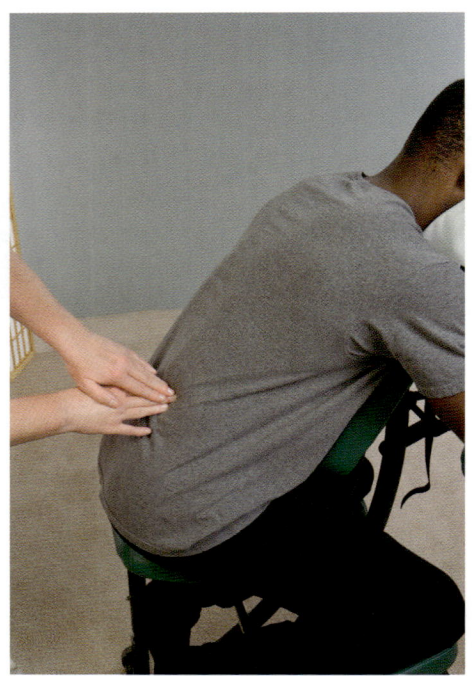

図 3-68　円形摩擦法。

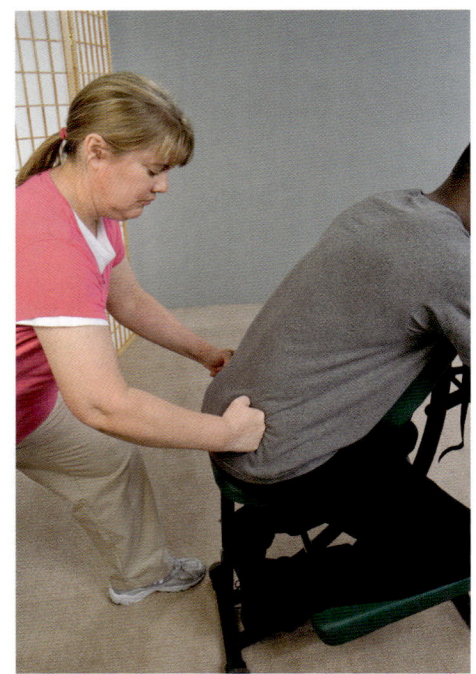

図 3-69　仙骨から始めて外側に移動しつつ腸骨稜に沿って筋付着部を揉む。

3 基本的なシークエンス ■ 95

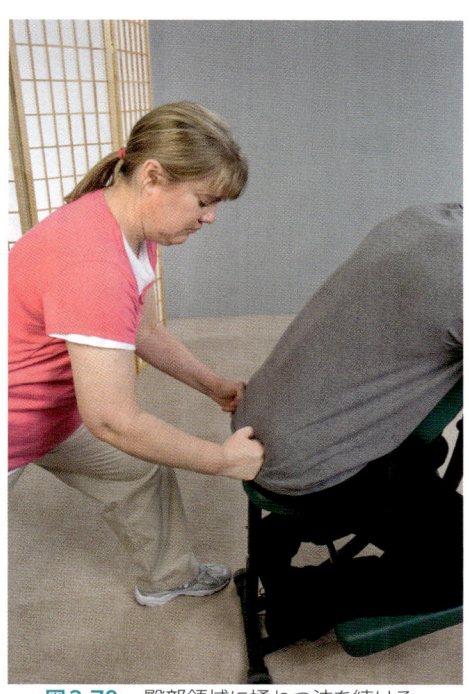

図3-70　臀部領域に揉ねつ法を続ける。

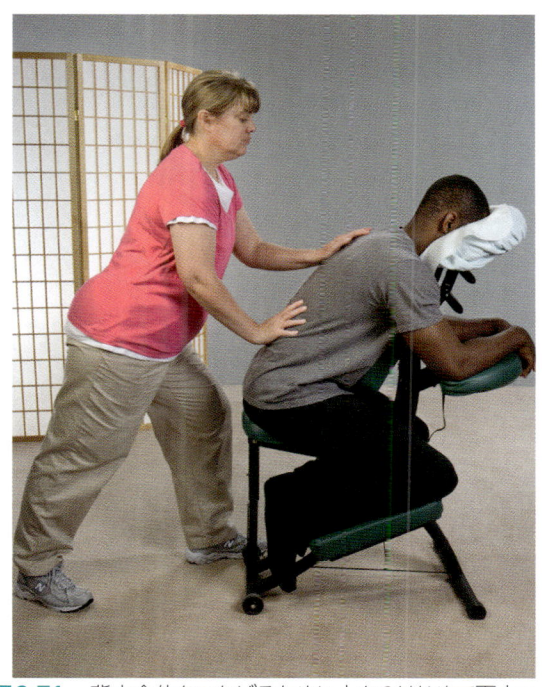

図3-71　背中全体をつなげるために上からはじめて下方へブラシストロークを続ける。

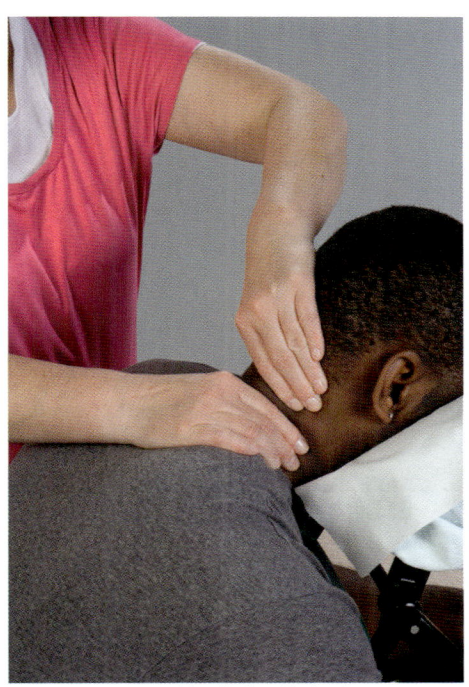

図3-72　首の後方の筋肉を揉む。

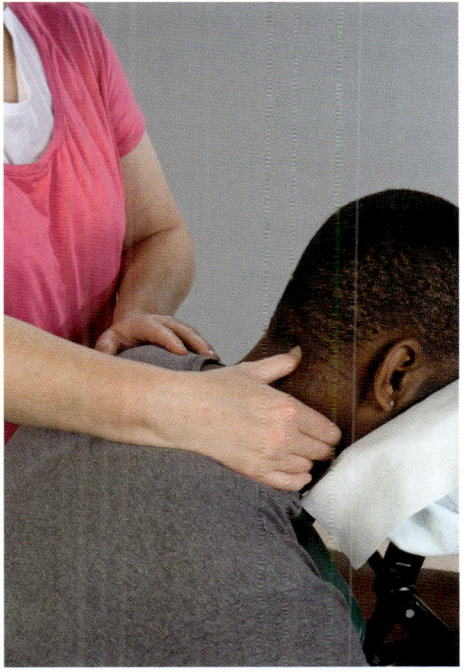

図3-73　後頭部の円形摩擦法。

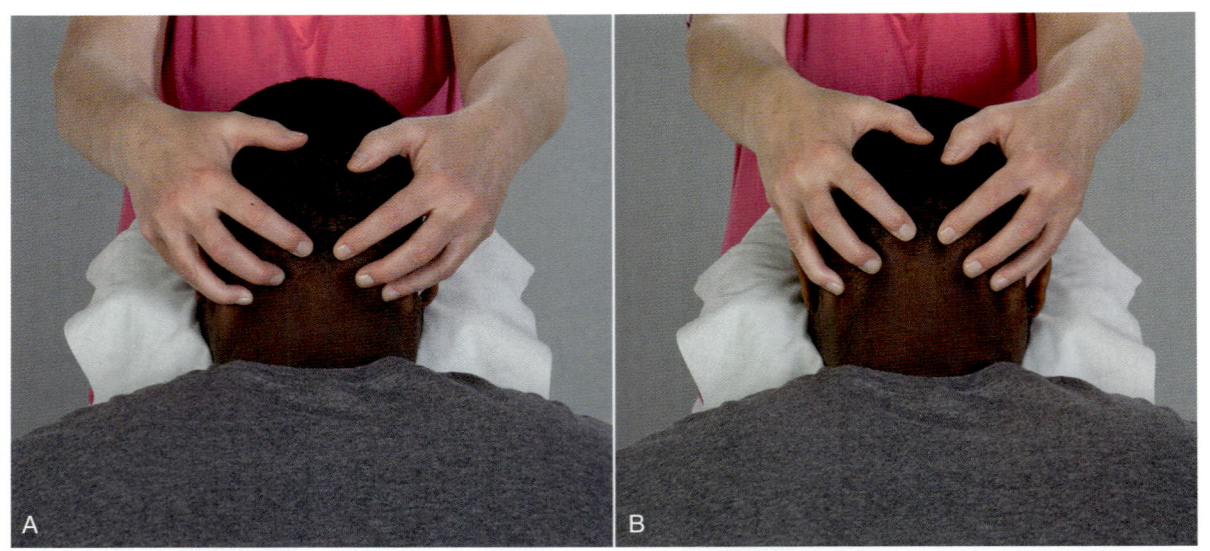

図 3-74 後頭隆起に指先を置いて後頭隆起に沿って小さい円形摩擦を行い**(A)**、続いて首をストレッチするために若干持ち上げる**(B)**。

患者がチェアから立ち上がるのを助ける

42. 上体を起こして座るよう患者に頼む。患者の顔にくっつかないように、顔置き台カバーを押さえておくこと（図3-76）。患者が目眩を感じたり、くらくらしたりしていないかどうかを確認すること。その場合には、収まるまで患者をしばらく座らせておく。
43. 患者の準備が整ったら、患者の両足を床につかせる。チェアが倒れないように、チェアに左手を置き、右手を患者の背中にそっと添えて、チェアから立ち上がるのを助ける（図3-77）。
44. 患者がチェアから立ち上がったら、簡単に治療後のフィードバックのセッションを行い、（可能であれば）患者に水をあげて、治療の機会を与えてくれた患者に感謝する。

血管迷走神経性失神

基本的なシークエンスの最後で述べたように、患者は、治療の終わりに目眩を感じたりくらくらしたりするかもしれない。これは、患者が治療を受ける前に十分に食べていなかったり、十分に水を飲んでいなかったりする場合に起こりうる。最も一般的な理由は、脳への血流の減少である。患者は、リラックスしすぎると心拍が遅くなるため、その結果、患者の脳への血流の圧力が減少する。目眩が治るには少し時間がかかるだろう。患者が脱水している場合、血液量が低下する可能性があり、これも、脳への血圧減少につながりうる。治療後に患者に水を提供するとよい理由の一つである。

とはいえ、座位マッサージの患者の中には、小さい目眩より

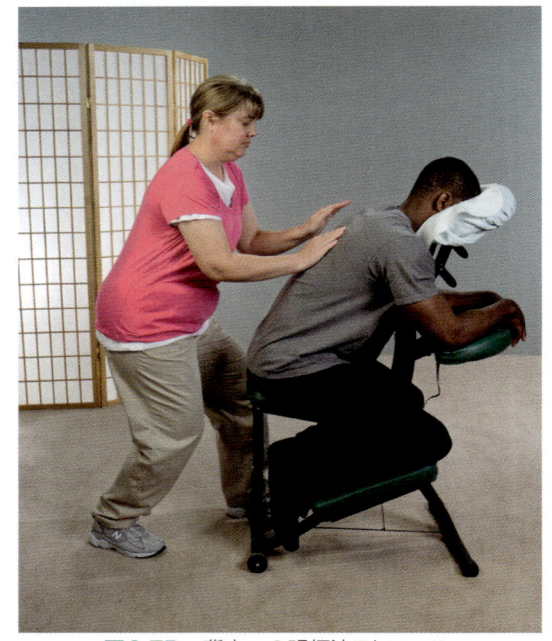

図 3-75 背中への叩打法ストローク。

も深刻な状態、つまり失神と呼ばれる状態を経験する人もいる。**失神**は、（頭部の外傷の結果ではなく）突然一時的に意識を失うことと定義され、その後、自然回復する。最も一般的には、脳への十分な血流の喪失が原因である。迷走神経と血管中の血液が関連しているので、**血管迷走神経性失神**という用語の方が、この事象をよく表している。

迷走神経は、身体の主な副交感神経であり、心臓を含む内臓器官の70％から80％を神経支配している。迷走神経から

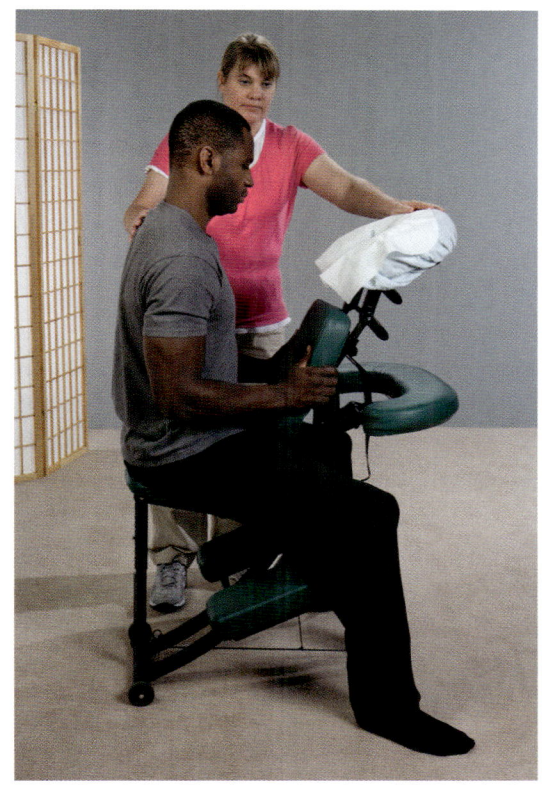

図3-76 患者の顔にくっつかないように顔置き台カバーを押さえる。

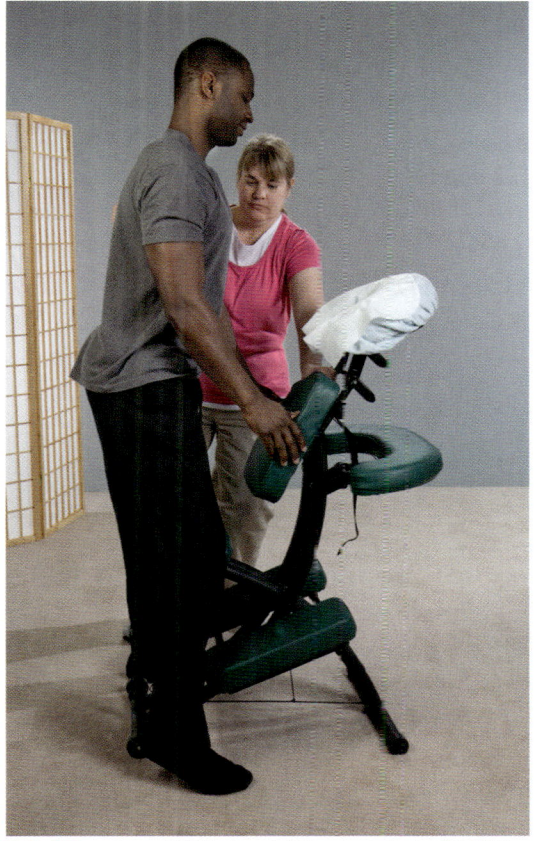

図3-77 チェアが倒れないように、チェアに左手を置き、チェアから離れるのを導くために、もう片方の手を患者の背中に添える。

の神経インパルスは、心拍数を安静時の心拍数まで下げようとする。活動が高まると、迷走神経に沿った神経インパルスが阻害され心拍が高くなる。この現象の一例は、個人が座っている状態や寝ている状態から立ち上がる時に起こる。立ち上がる時、活動の高まりに応じて、脳への（そして身体の他の部分への）血圧を高めるように、若干心拍が高まる。

とはいえ、心拍を高めるほどにインパルスが阻害されないために、結果として、脳への血圧が過度に下がる。または、座位マッサージ用チェアに座るために膝をつくなど、膝を固定した場合に、心臓へ戻る血流が遅くなることがある。その後、立ち上がると、心臓によって脳に送り出すのに必要な血液量が確保できない。これも、脳への血圧の減少につながる。結果として、くらくらする感じになる（時に、「立ちくらみ」ともいう）つまり目眩である。

意識を失う前に、人は以下のようなことを経験するだろう。

- くらくらする感じ
- 吐き気、時々こみ上げてくる嘔吐
- 発汗
- 耳鳴り
- 心臓の不快感
- 衰弱感

● 視覚障害

これらの症状は、意識を失うまで少なくとも数秒間続くだろう。患者がこれらの症状を示した場合、施術者は、冷静にプロとして対応すべきである。患者が立っている場合、施術者は、患者が倒れて損傷しないようにする。施術者は、患者を座らせるか横にならせるのが安全であれば、その補助をする。可能なら、患者の足を上げるとよい。足を上げて横になるか座ることによって、患者の脳への有効な血流を回復させることができる。また、もし患者が意識を失った場合には、数分で意識を取り戻すだろう。意識が戻った後、患者はしばらくの間、吐き気を催し、青ざめ、発汗する可能性がある。患者がすぐに座ったり立ち上がったりしようとする場合、症状が再発するかもしれないし、患者が再び意識を失うこともある。

患者には治療が必要なので、施術者は（可能であれば）ビジネス医療サービスまたは必要であれば救急車を呼ぶ準備をするべきだ。競技会で座位マッサージ治療を提供する場合、施術者は、治療スペースを準備する前に救護所がどこにあるか確かめておいて、患者を助けるために連れて行く場合に備えるべきである。理想的には、施術者は、患者を助けるために

治療区域に誰か来てもらう必要がある場合に備えて、救急隊員の電話番号も知っておくべきだ。

最も血管迷走神経性失神を起こしやすい患者は、高齢者、心臓疾患を持つ人、病弱な患者、および妊婦である。高齢者は、心疾患があったり低血圧であったりする可能性が高く、脱水のリスクが高まる。病弱な患者も、もとから低血圧であったり、低血圧になりやすい他の疾患を持っていたりするだろう。妊婦は、胎児の発育のために栄養分を与えなければならず、血液量が増加している。この血液量の増加によって、心臓に負担がかかり、患者が迷血管迷走神経発作を起こしやすくなることがある。

まとめ

座位マッサージ技術の適用は、効率的な施術者の姿勢と構えによって達成されなければならない。端的に言うと、適切な身体力学である。これらは、施術者と患者の損傷の可能性を低減すると同時に、技術の有効性を高める。適切な身体力学の3つの重要な要素は、背中を真っ直ぐに保つこと、大きな筋肉を施術に使うこと、呼吸を忘れないことである。

座位マッサージに用いられる構えには、突き、直立、膝をついた構えがある。施術者は、施術中にスツールを使ってもよい。基本的な技術は、圧迫法、パーミング、指での押圧、強擦法、揉ねつ法、摩擦法、前腕ワーク、肘でのワーク、振せん法、ブラシストローク、叩打法である。施術者は、治療アプローチの変更または禁忌が必要になるかもしれない身体の注意すべき部位にも留意しなければならない。

着衣の患者に対して、施術者はいくつかの点を念頭に置いておく必要がある。患者の衣服の繊維、アクセサリ、患者がポケットに入れているかもしれない物などである。施術者は、患者に特定の衣服やものを外すように頼む必要があるかもしれない。患者が望まなかったり、できなかったりする場合には、状況に合わせて治療をしなければならないだろう。

座位マッサージの施術は身体活動であるので、施術者は、足首、足、背中、肩、腕、首のウォーミングアップとストレッチをする必要がある。また、施術者は、患者の既往歴を含め治療前に問診を行うべきである。患者が、座位マッサージを含むボディーワークを以前に受けたことがあるかどうか、痛み、不快感、筋肉のこわばりを感じる部位があるかどうか、治療後に患者が何をするか、などである。

施術者が座位マッサージの技術や動きを身体で覚えるのを助けるために、練習の焦点として基本的なシークエンスが提供されている。シークエンスには、患者の身体を5つの領域に分割し、一定の時間を使って各領域に技術を施すことが含まれる。それが第二の天性であるように快適に感じるまで、このシークエンスを練習しよう。

患者の中には、座位マッサージ治療の終わりに血管迷走神経性失神を起こす人もいる。施術者は、目眩、吐き気（時々こみ上げてくる嘔吐）、発汗、耳鳴り、心臓の不快感、衰弱感、視覚障害の兆候をよく見ておかなければならない。これらの症状が起こった場合、施術者は冷静なまま、症状が落ち着くまで患者を座らせておくこと。患者が立ち上がっている場合には、患者を横にして足を上げた方がよい。施術者は、必要に応じて医学的治療を手配する準備もすべきである。

学習問題

学習問題の答えは216ページ。

選択問題

1. 片足をもう一方の足の前に置き、両足のつま先を前に向け、おしりを足と同じ方向に向ける構えは何の構えか？
   a. 直立ポジション
   b. ランジポジション
   c. ニーディングポジション
   d. 騎馬の構え

2. ランジポジションでの施術者の力の源はどこか？
   a. 肩の筋肉
   b. 固定した肘
   c. 後側の足
   d. 屈曲した膝

3. 両手の尺骨側を交互に上下させて患者の身体を叩くことを何というか？
   a. ハッキング
   b. 振せん法
   c. パーミング
   d. 摩擦法

4. 施術者が治療前の問診で患者に尋ねるのに適した質問は以下のどれか？
   a. 既往歴はありますか？
   b. 以前に座位マッサージを受けたことがありますか？
   c. 痛みや不快感のある部位はどこですか？
   d. 上記のすべて

5. 身体の注意すべき部位は以下のうちどれか？
   a. 三角筋
   b. 腎臓の領域
   c. 大腿四頭筋
   d. 中背部

穴埋め問題

1. 座位マッサージの施術に適切な身体力学の最も重要な3つの要素は、背中を＿＿＿＿＿＿保つこと、施術に＿＿＿＿＿＿筋肉を使うこと、＿＿＿＿＿＿を忘れないことである。

2. 肩および腕関節にかかる圧迫力を最小限にするように圧迫をすべきなので、腕に＿＿＿＿＿＿をつけずに、＿＿＿＿＿＿にすべきである。

3. 圧迫法のストロークは、柔らかい筋肉組織に片方または両方の手のひらを置いて、＿＿＿＿＿＿の角度で組織を圧迫することによって行われる。

4. 摩擦の2つのタイプは＿＿＿＿＿＿と＿＿＿＿＿＿である。

5. 神経、血管、身体の突起の保護組織が少ない体の部位は、マッサージ技術を施術する時にダメージや痛みを受けやすく、＿＿＿＿＿＿と呼ばれる。

記述問題

以下の設問について、簡潔に答えよ。

1. 座位マッサージと施術台マッサージの適切な身体力学を比較対照せよ。
   _____
   _____
   _____
   _____
   _____

学習問題

2. 着衣の患者に施術するための触診で考慮すべきことについて説明せよ。

3. 座位マッサージ治療に用いることができる振せん法について述べよ。

4. 身体の注意すべき部位と、これらの部位のそれぞれに適切な技術的アプローチについて、リストアップして述べよ。

5. 血管迷走神経性失神の原因、症状、および血管迷走神経性失神を起こしている患者に対する施術者の適切な対応について説明せよ。

アクティビティ

1. 座位マッサージの他の学生または座位マッサージを学んでいる施術者などの誰かに、白いTシャツを着せて座位マッサージ用チェアに座らせる。背中と肩で認識できる骨標識点を触診する。水性マーカーでシャツに骨標識点を描く。別の色の水性マーカーで基本的なシークエンスで扱う筋肉を描く。

2. 座位マッサージが初めての患者を迎えて、手順について説明をするためのあなた自身の台本を書く。

3. 友達や家族など少なくとも10人の人に基本的なルーティンを施術する。さまざまな身体の大きさと体形の人々に施術する。基本的なルーティンで施術する身体の各部分に適切な時間を割り当てるために、時間を記録する。

治療セッション向上のために

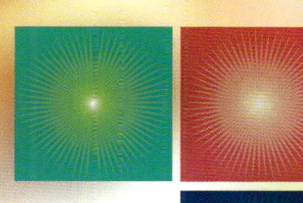

4

目的

この章を読めば、
読者は以下の項目に必要な情報を得ることができる：

1. 反復運動損傷（RSI）を定義する。
2. 癒着性関節包炎、手根管症候群、椎間板ヘルニア、腱炎および腱滑膜炎、外側上顆炎、内側上顆炎、肉離れ、捻挫、緊張性頭痛、胸郭出口症候群の症状および原因、治療、マッサージで考慮すべき点について述べる。
3. 施術される上背部の筋肉の位置、付着部位、キネシオロジーについて述べる。
4. 重要なツボを含む上背部に施術する技術を実践する。
5. 腰背部で施術される筋肉の位置、付着部位、キネシオロジーについて述べる。
6. 重要なツボを含む腰背部に施術する技術を実践する。
7. 頭部と首で施術される筋肉の位置、付着部位、キネシオロジーについて述べる。
8. 重要なツボを含む頭部と首に施術する技術を実践する。
9. 腕と手で施術される筋肉の位置、付着部位、キネシオロジーについて述べる。
10. 重要なツボを含む腕と手に施術する技術を実践する。
11. 患者との治療セッションを終える方法について説明する。

キーワード

外側上顆炎（テニス肘）	椎間板ヘルニア
胸郭出口症候群	ツボ
緊張性頭痛	内側上顆炎（ゴルファー肘
腱炎	またはピッチャー肘）
腱滑膜炎	肉離れ
酷使による損傷	ヌードリング
斜頸（曲がった首）	捻挫
手根管症候群	反復運動損傷（RSI）
鎮痛薬	癒着性関節包炎

施術者は、症状や不定愁訴に対して座位マッサージを行うことがある。首、肩、腕、腰のこわばりなど一般的な筋肉の緊張や疲労によるものから、**反復運動損傷（RSI）**または**オーバーユースインジュリー（酷使による損傷）**である可能性がある。これらは、骨、関節、または軟組織にかかる持続的な反復性のストレス、極端な関節可動域まで無理に関節を動かされたこと、または、長時間の活発な活動から引き起こされる損傷でもある。RSIの例には、腱炎、手根管症候群、胸郭出口症候群などがある。

この章では、座位マッサージを受ける患者が、首、肩、腕と手や臀部を含む腰部によくある症状と不定愁訴に注目し、それぞれに特化した手技を紹介する。（第5章は、同じくこれらの症状と不定愁訴に有効な補足的手技を含む）。特化した手技として、各疾患／体の領域に役立つ**ツボ**も説明する。指圧の施術者が知っているように、ツボは、体の中のエネルギー（気）の経絡の一つにつながる穴つまり入口であり、経絡と外界を直接繋ぐものである。ツボは、指圧によって気を変化、拡散させるか、あるいはサポートできる場所である。伝統中医学の臓器経絡のそれぞれの概観と説明については、巻末の「伝統中医学の経絡一覧」を参照のこと。

筋肉の概観

以下の図は、ジョセフ・マスコリーノ著『筋骨格系の触診マニュアル』から引用したものである。この章で注目する領域の概観を提示することを目的としている。

図4-1Aは、背中と肩甲帯の後部の筋肉、および首の後側の筋肉を示している。図4-1Bは、肩甲帯の後部および首の領域を前から見た図を示している。この図は、僧帽筋前部、三角筋前部、上腕二頭筋、上腕三頭筋の一部を示している。

図4-2は、腰方形筋を示している。

図4-3は、中臀筋および大臀筋を示している。

図4-4は、斜角筋および後頭下筋を示している。

101

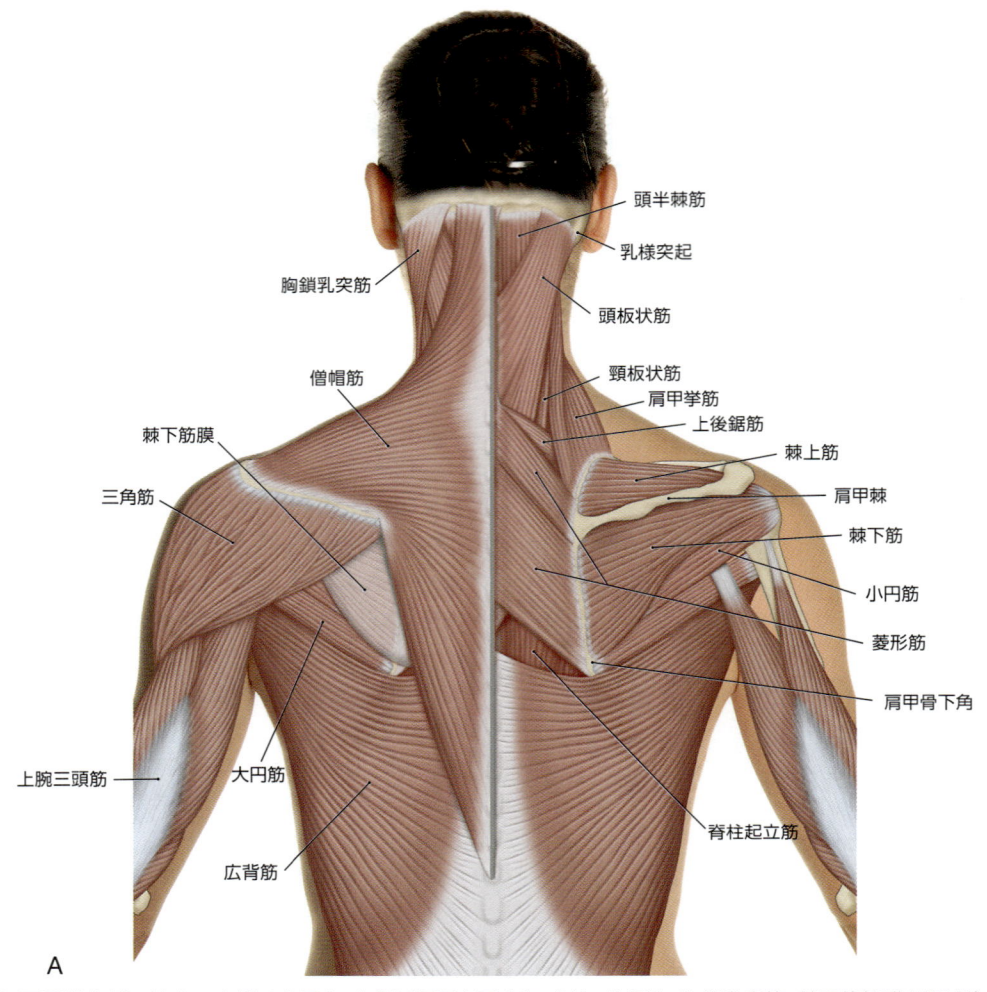

図4-1　**A**、肩甲帯後部の筋肉。左側は表層を、右側は深層を示す（三角筋、僧帽筋、胸鎖乳突筋、棘下筋筋膜を取り除いている）。出典：『筋骨格系の触診マニュアル』（ガイアブックス）

　図4-5Aは、上腕の筋肉を前から見た図を示しており、図4-5Bは、上腕の筋肉を後ろから見た図を示している。図4-6Aは、前腕の屈筋を、図4-6Bは前腕の伸筋を示している。

　患者の身体の特定の領域により特化した治療技術を施術する前に、各筋肉とその付着部を触診すること。身体各部の筋肉のより詳細なレビューについては、巻末の「関連筋の付着部と機能一覧」を参照のこと。

上背部

　多くの座位マッサージの患者には、肩と上背部の筋肉に緊張とこりがある。精神的または感情的なストレスが、筋肉の緊張を引き起こし、筋肉の痛みにつながることもある。これは、長時間デスクに座っていること、コンピュータ仕事、電話で話すことによって引き起こされる場合もある。頭上の機械での作業または油圧昇降機によって持ち上げられた自動車の作業など、頭の上に手を伸ばす必要がある仕事も、上背部と肩の筋肉の緊張につながる可能性がある。しかし、施術者は、患者の筋肉の緊張および痛みの源を憶測すべきではない。その代わり、治療の焦点を定めるためのツールとして、治療前の問診を利用すべきである。

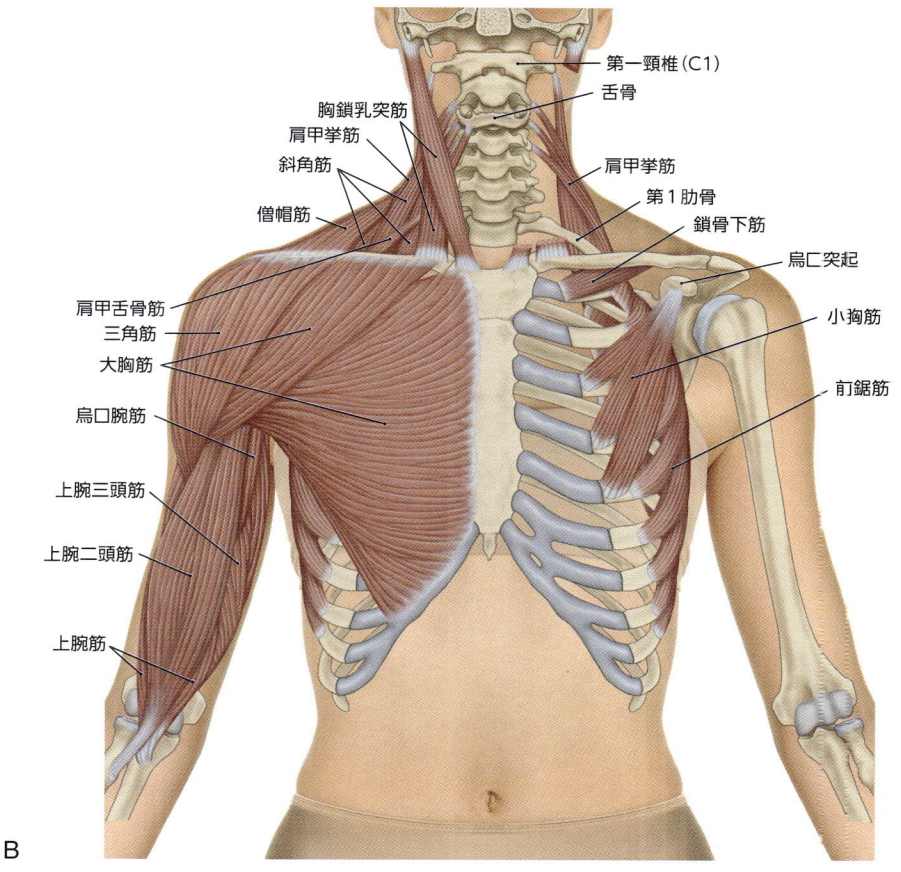

4 治療セッション向上のために ■ 103

図4-1 続き **B**、肩甲帯後部を前から見た筋肉の図。この図は、僧帽筋前部、三角筋前部、上腕二頭筋、上腕三頭筋の一部を示している。出典：『筋骨格系の触診マニュアル』（ガイアブックス）

　上背部で扱われる筋肉は、僧帽筋、ローテーターカフ（棘上筋、棘下筋、小円筋、肩甲下筋）、大円筋および菱形筋である。これらの筋肉の具体的な付着部および働きについては、巻末の「関連筋の付着部と機能一覧」を参照のこと。

肩の疾患

　肩および上背部の一般的な筋肉の緊張およびこわばりに加え、施術者が座位マッサージの患者によく見る肩の疾患として、癒着性関節包炎がある。

癒着性関節包炎（肩関節周囲炎）

　《定義》癒着性関節包炎は、周辺の結合組織および付着部の炎症および硬化による上腕肩甲関節の可動域の制限である。およそ5ヶ月から3年以上持続する可能性があり、少なくとも一部は、自然に治ることがある。50代から70代の人々に発症することが多い。

　《症状》関節可動域の深刻な制限に加えて、拡散性の鈍いうずくような痛みが特徴の肩の慢性痛もある。特定の運動によって、突発的な痛みや数分間続きうる筋けいれんが起きることがある。

　《原因》正確な原因はわかっていない。肩の領域に対する損傷または外傷が原因である可能性がある。体の免疫システムが肩の健康な組織を攻撃する自己免疫疾患でもある可能性もある。肩関節は、慢性炎症、癒着の形成、滑液の減少により、動きが損なわれる。

　《治療》治療には痛みを伴う場合がある。治療としては、理学療法、さまざまな痛み止めや抗炎症薬、マッサージ療法、そして、重篤な場合には手術が利用される。

　《座位マッサージを行う上での検討事項》施術者は、患者に、市販のものであっても鎮痛薬（痛み止め、または抗炎症薬を使っているかどうかを尋ねなくてはならない。鎮痛薬を使っている患者は、痛みの知覚が変化しており、治療中に施術す

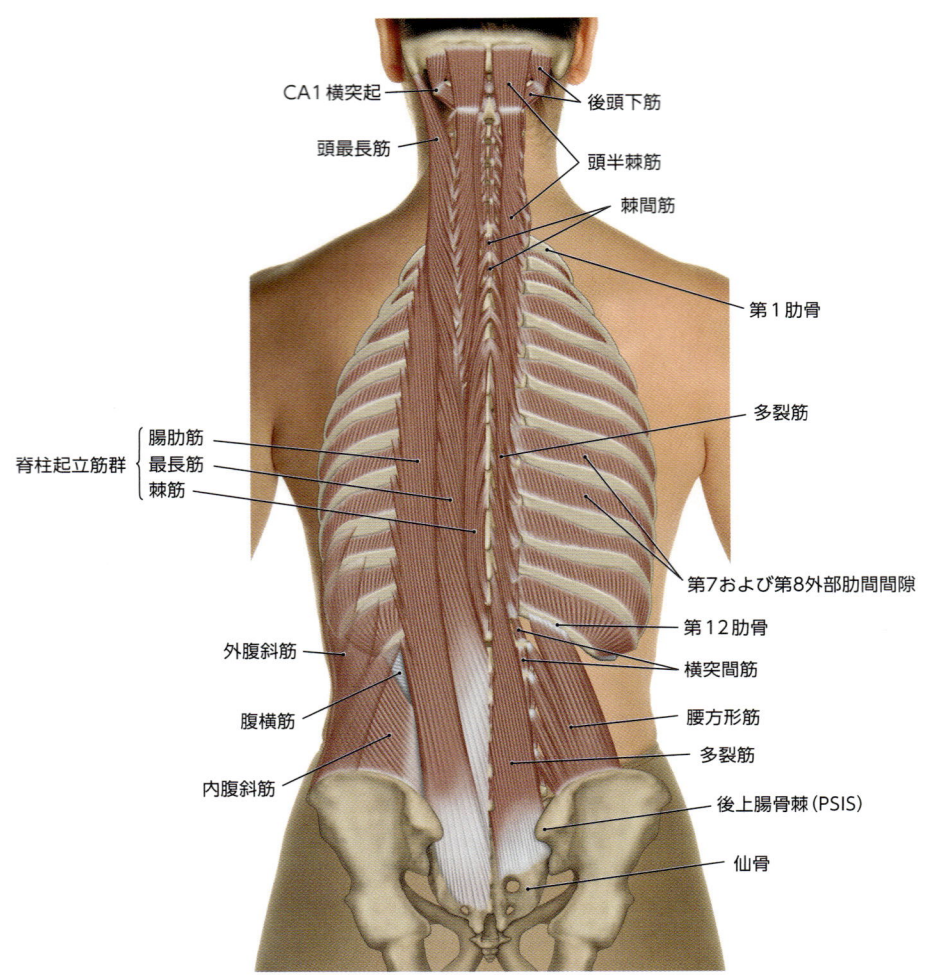

図4-2 腰方形筋。出典：『筋骨格系の触診マニュアル』（ガイアブックス）

る技術の圧迫について正確にフィードバックできない可能性がある。こうした理由から、施術者は、最も直近で服用したのはいつかを尋ねるべきであり、座位マッサージ治療と同じ日であった場合、施術者は組織を痛めるリスクを避けるために圧迫を軽くすべきである。施術者は、抗炎症薬を使っている患者に、どのくらいの期間服用しているか、最も直近で服用したのはいつかを尋ねなければならない。抗炎症薬も、痛みの知覚を変化させ、長期間の使用によって、組織の完全性を損なうこともありうる。患者が短期間抗炎症薬を使っており、最も直近で服用したのが座位マッサージ治療と同じ日である場合、または、患者が長期間（3ヶ月以上）抗炎症薬を使っている場合には、組織を痛めるリスクを避けるために圧迫を軽くすべきである。ローテーターカフ、上腕二頭筋、上腕三頭筋、三角筋などの肩甲帯の筋群に施術することができる。肩関節を突然動かすと、深刻な痛みや、数分間持続しうる筋けいれんにつながる可能性があるので、肩は、ゆっくりと注意深く動かさなくてはならない。施術者は、肩を動かす前に、ゆっくりと動かすことを伝えて、動きが痛みを引き起こす場合には患者にすぐ報告するように頼むなど、患者の注意を喚起するよう配慮すべきである。

治療プロトコル

1. 対象領域を手のひらの圧迫でウォーミングアップして、治療をはじめる。ランジポジションで患者の後ろに立ち、脊柱の両側に両手を置き、前にもたれかかってC-7の高さからT-6の高さまで下がりながら圧迫する。（前にもたれる時に深く息を吸い、圧迫を離す時に息を吐くのを忘れないこと）。T-6に達したら、C-7に向かって上方に折り返す。

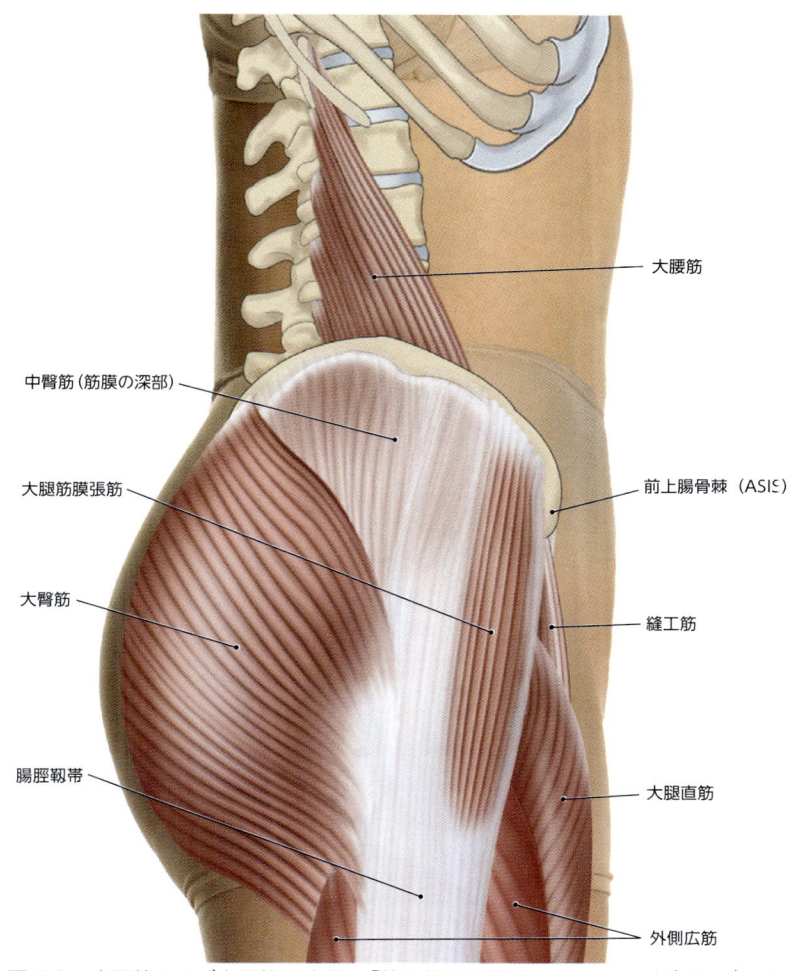

図4-3　中臀筋および大臀筋。出典：『筋骨格系の触診マニュアル』（ガイアブックス）

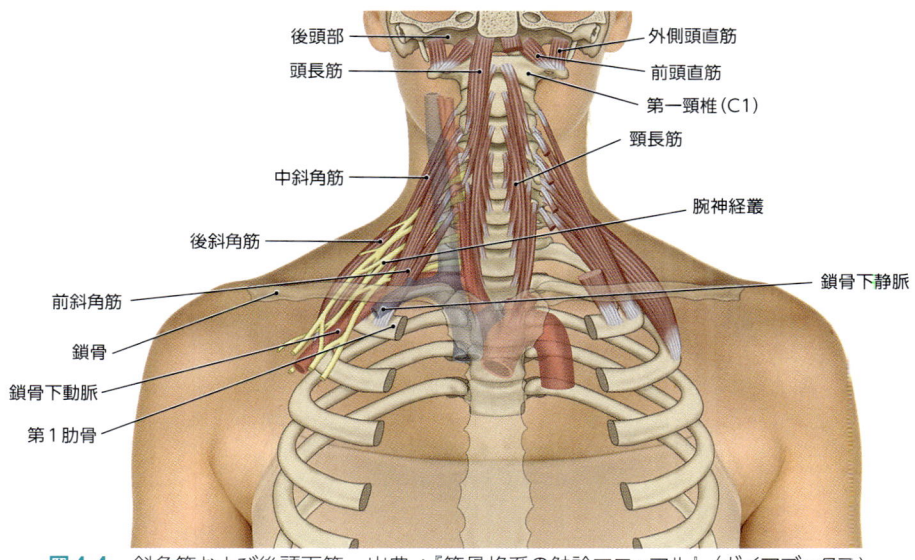

図4-4　斜角筋および後頭下筋。出典：『筋骨格系の触診マニュアル』（ガイアブックス）

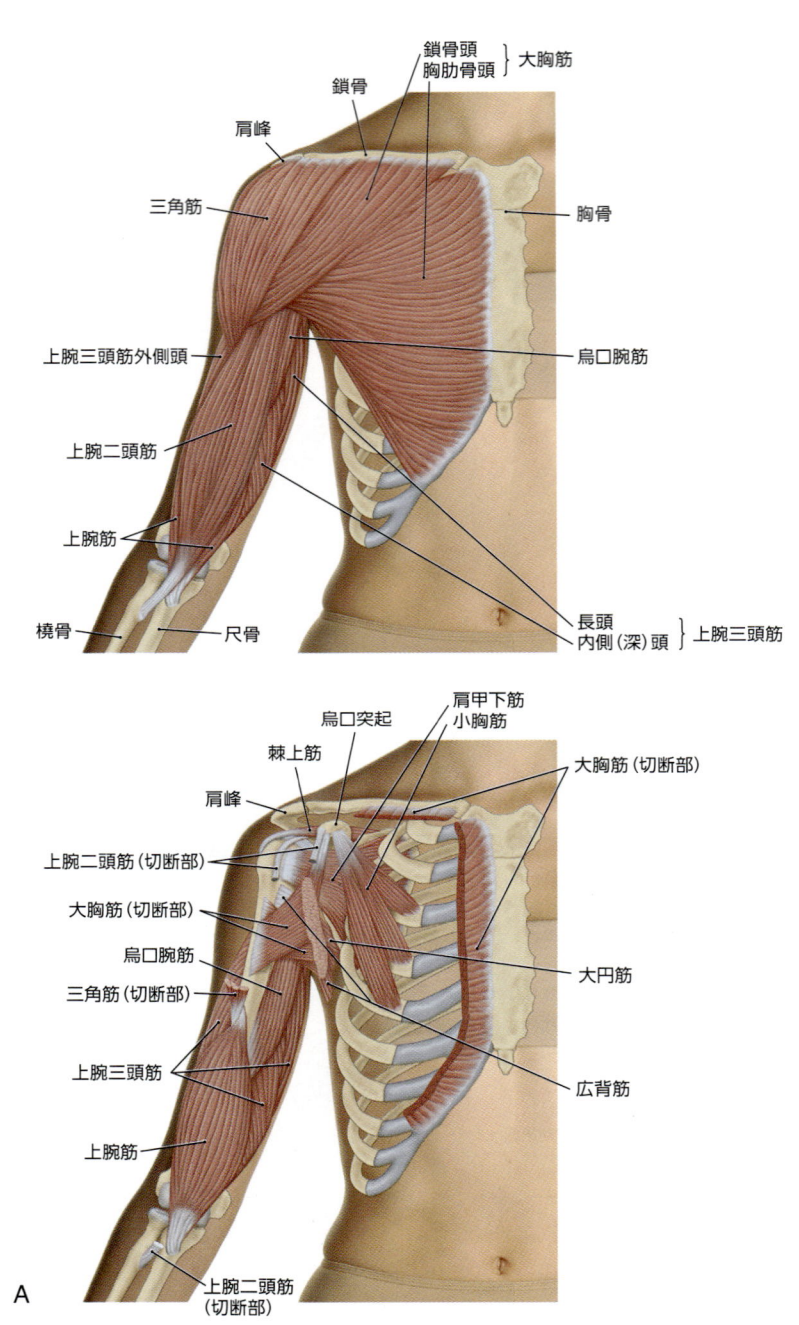

図4-5　A、上腕の筋肉を前から見た図。出典：『筋骨格系の触診マニュアル』（ガイアブックス）

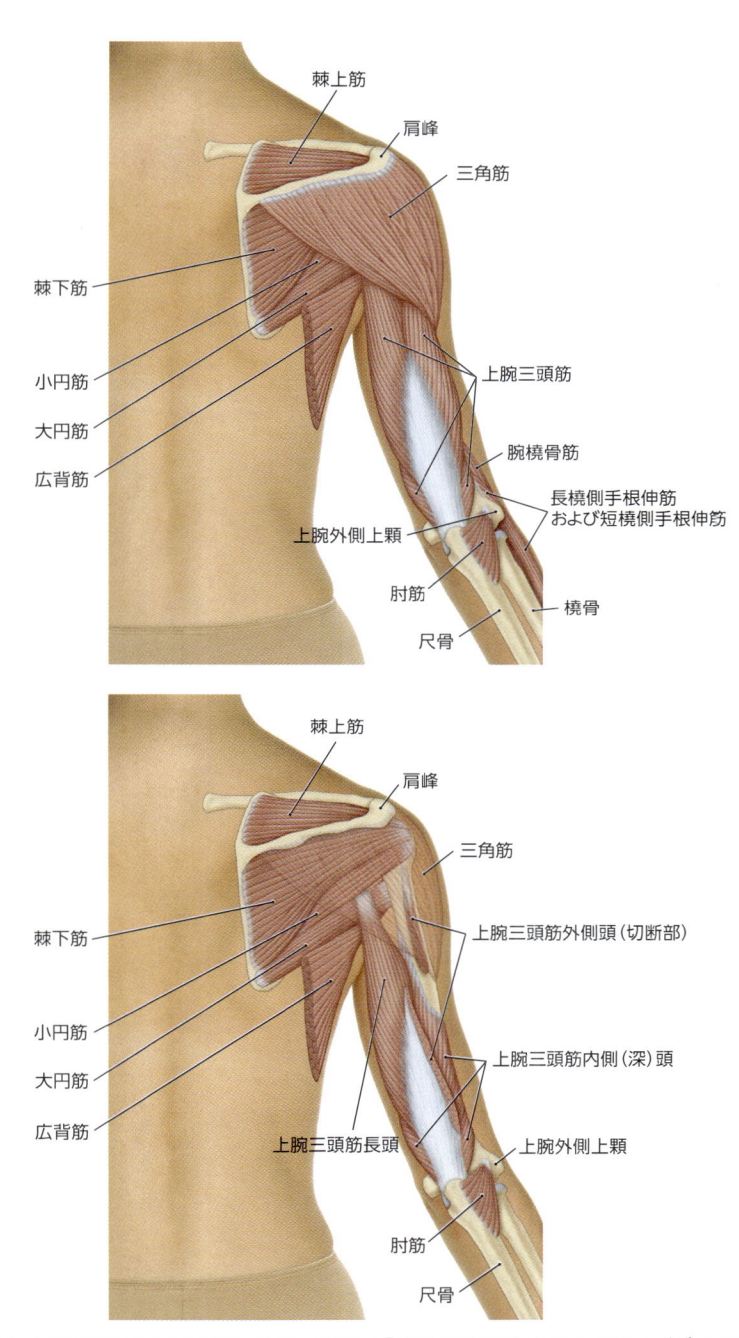

4 治療セッション向上のために ■ 107

図4-5続き　B、上腕の筋肉を後ろから見た図。出典：『筋骨格系の触診マニュアル』（ガイアブックス）

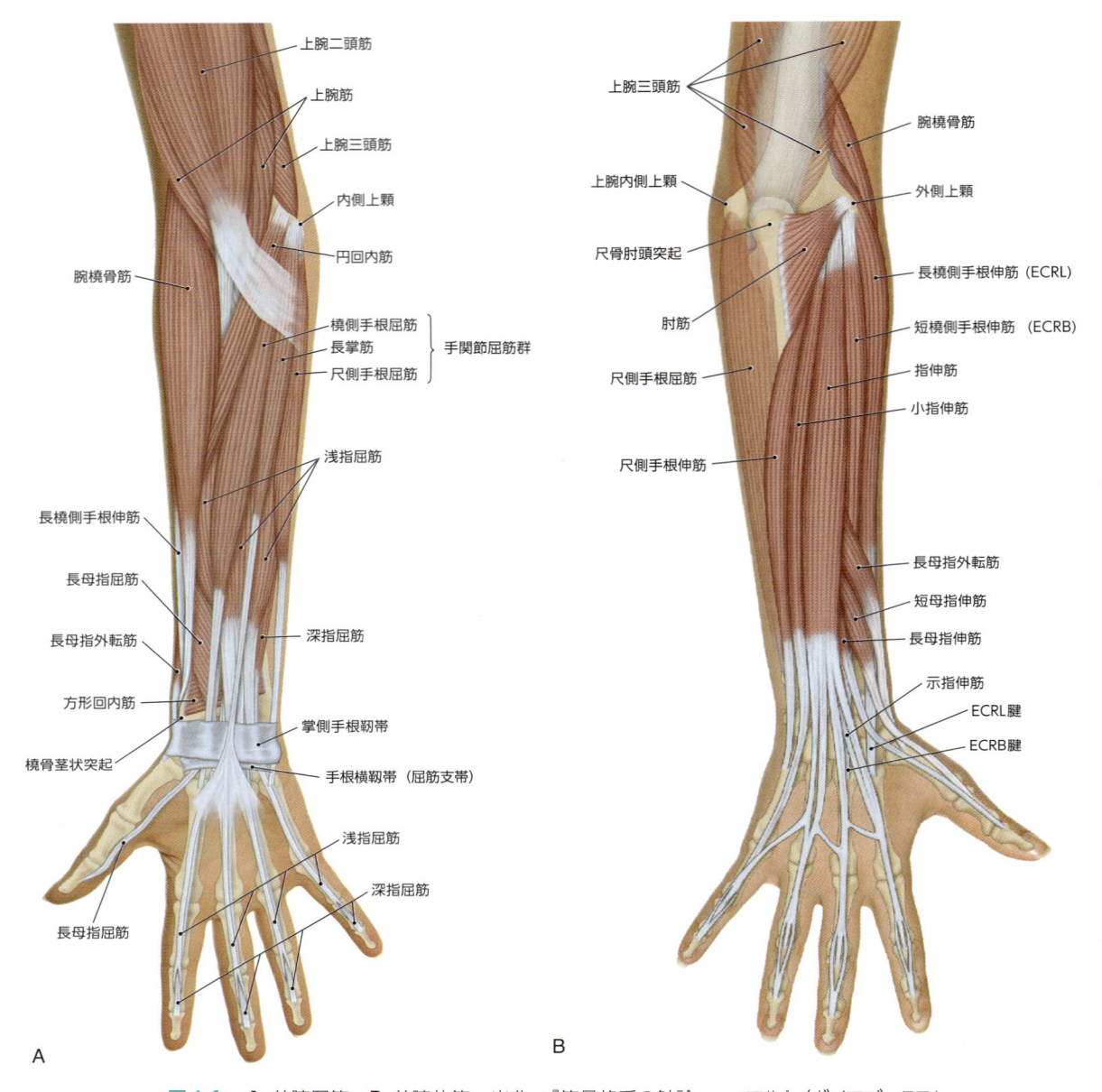

図 4-6　**A**、前腕屈筋。**B**、前腕伸筋。出典：『筋骨格系の触診マニュアル』（ガイアブックス）

あと2回繰り返し、患者の上部僧帽筋に両手を置いて終える（図4-7）。
2. 組織が柔らかくなったと感じるまで上部僧帽筋の両側を揉む（図4-8）。
3. ランジポジションで立ち、患者の右上部僧帽筋のC-7の高さに左の前腕を置き、圧迫を加えるときに、その領域を

安定させるために患者の右の前腕に右手を置く。膝を曲げて組織に向かって下方にもたれかかることにより、前腕を組織に押しつける。下方への動きに加えて、前腕を肩の外側に向かって動かし、肩峰には圧迫を加えないようにする。肩の縁に達したら、首に向かって折り返す（図4-9）。あと2回繰り返す。

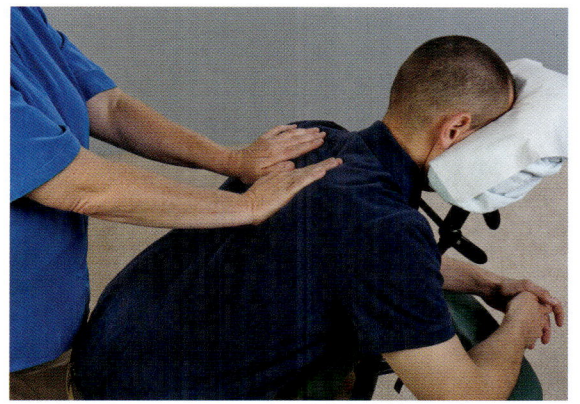

図4-7 C-7からT-6まで脊柱起立筋を圧迫する。

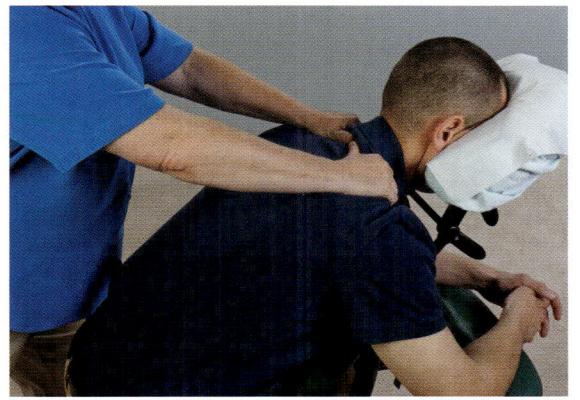

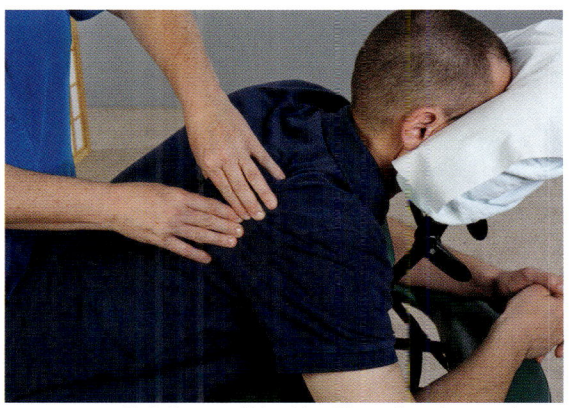

図4-10 棘上筋および棘下筋に沿って指の腹で円形に摩擦する。

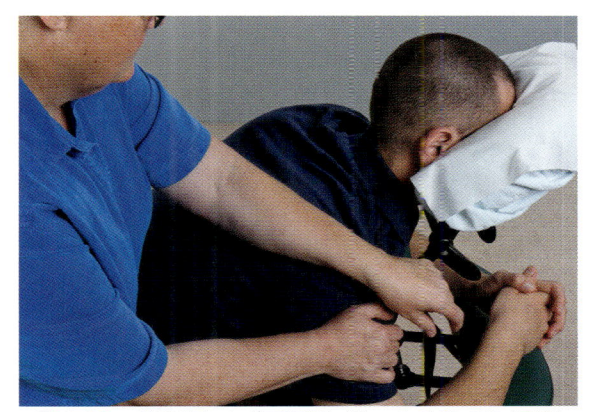

図4-8 両側の上部僧帽筋を揉む。

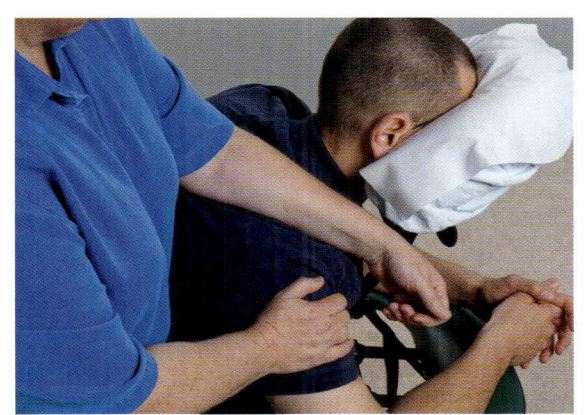

図4-11 菱形筋および肩甲帯に沿って、前腕で広く円形の動きを施す。

図4-9 上部僧帽筋に前腕を押し込む。

4. 指の腹で、内側から外側へ、そして外側から内側へ、棘上筋および棘下筋に沿った円形運動を行う（図4-10）。組織が柔らかくなるまで、これを数回行う。

5. 安定させるために再び右手を患者の右上腕に置き、左の前腕を使って菱形筋および肩甲帯に沿って幅広く円運動を行う（図4-11）。

6. 患者の左側に移動して、直立ポジションで立ち、片手をもう片方の手の上に置いて、下側の指を支える。脊柱から肩甲骨の内側縁まで菱形筋を強擦しながら、下方に向かって指先で圧迫する。確実に筋肉全体を施術して、組織を伸ばす（図4-12A）。この領域を何度か通過した後、親指の圧迫を使って、肩甲骨の内側縁に沿った組織をさらに柔らかくする（図4-12B）。

7. 患者の右側に移動し、ランジポジションまたは直立ポジションで立つ。右手を患者の右腕の下に置いて、肩関節を抱えるようにする。右手で肩関節を後方に牽引して、右の肩甲骨を翼のように広げる（図4-13）。肩甲骨を後方に動かしながら、左手の親指または四指を使って、肩甲骨の内側縁の肩甲下筋付着部を圧迫する。これは、親指または四指（どちらでもやりやすい方）で下角から上角へそして上角から下角へ、肩甲骨の内側縁に沿って滑らかな動きで行わなければならない（図4-14）。親指または四指は、てこの支点として機能し、それと同時に、肩関節を後方に動かすことによって肩甲下筋を指で圧迫することになる。

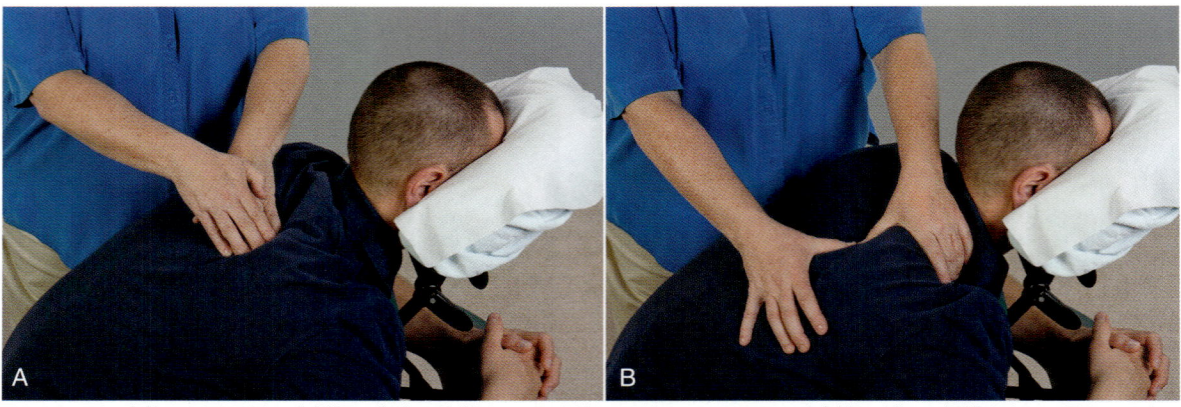

図4-12　A、脊柱から肩甲骨の内側縁へ指先で強擦する。B、親指で圧迫して、肩甲骨の内側縁に沿った組織をさらに柔らかくする。

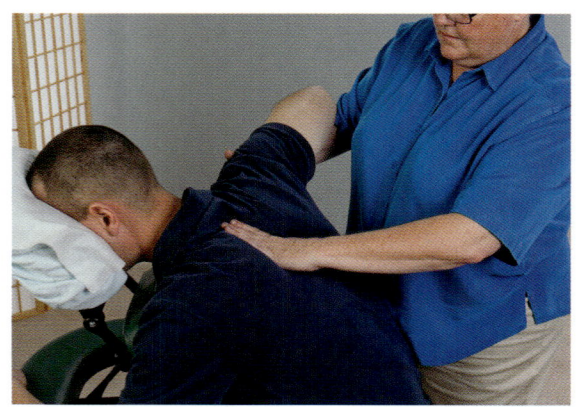

図4-13　肩甲骨を翼のように広げる。

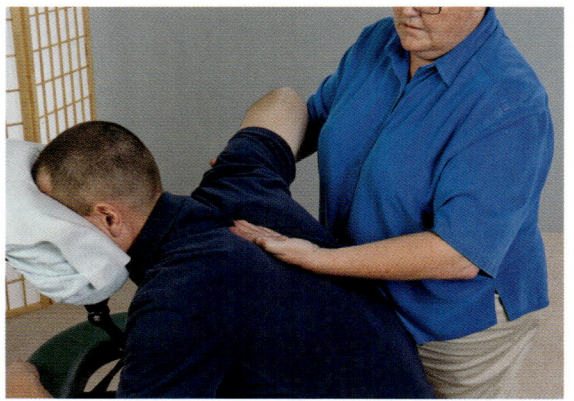

図4-14　肩甲骨の内側縁に沿って指で圧迫する。

　　あと2回繰り返す。動作が終わったら、右手を患者の腕の下から離して、患者の腕をアームレストに戻す。
8. これで、この領域のウォーミングアップが済んだので、次は、肘で強い圧迫を加える。肩甲骨の内側縁と脊柱の位置を確認するために、この領域を触診する。患者の背後の若干右側でランジポジションをとる。患者の右肩領域を右手でつかんで、曲げた左肘を肩甲骨下角で菱形筋に置く。前方への移動を利用して圧迫し、前方にゆっくりと突くと同時に肘を若干伸ばして、その後離す。肩甲骨の内側縁に沿って上角まで肘で圧迫を続け、下角へと戻りながら圧迫し、その後、上角まで戻る（図4-15）。肩甲骨上角で、肘を曲げて肩甲挙筋付着部を優しく触診すると、肩甲骨の上部に太い結び目のようなものを感じるはずである。位置が決まったら、ランジポジションで膝を柔らかくして、真っ直ぐ下方に付着部を圧迫する。肘で小さな円形運動を行って、この領域を完全にほぐす。
9. 左手を使って、右の上部僧帽筋をゆっくりと揉み、この領域の深部の施術を完了する。
10. 左手の手のひらを菱形筋に置き、この領域にもたれて、時計回りに手のひらの下の組織をしっかりと動かす（瓶のふたを開ける動きをイメージして）（図4-16）。この動きを数回行って、この領域の深部の施術を完了する。
11. 直立ポジションで患者の後ろに立ち、両側の上部僧帽筋を揉む。
12. 患者の左側に移動し、ステップ1から11を繰り返す。

ツボ

　患者の肩および上背部の痛みと不快感を軽減するために押すと有効であるいくつかのツボがある。これらは、図4-17にすべて示してある。

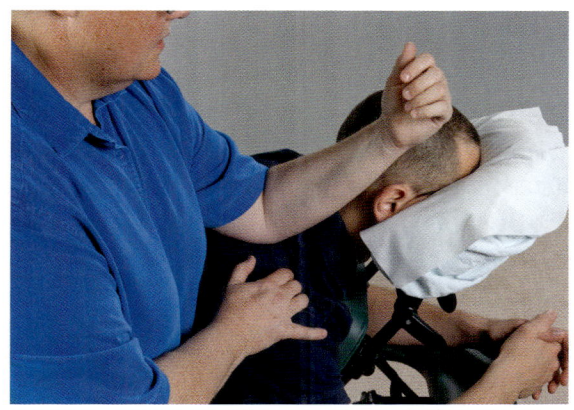

図4-15 肩甲骨の内側縁に沿って、肘を曲げて圧迫する。

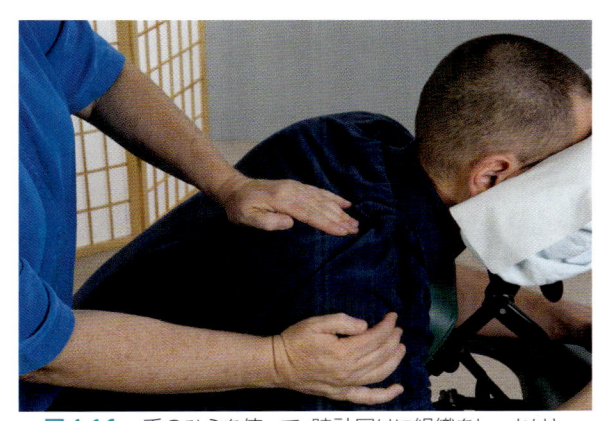

図4-16 手のひらを使って、時計回りに組織をしっかりと動かす。

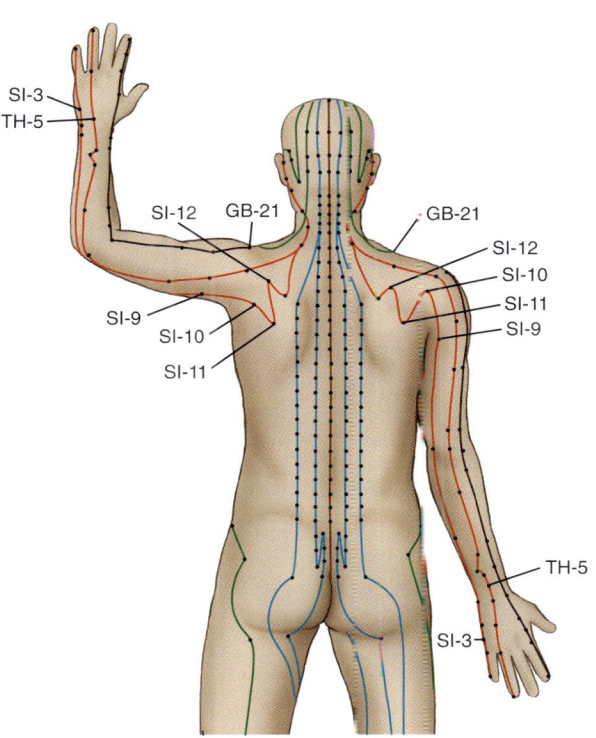

図4-17 肩と上背部の痛みと不快感を軽減するために押すべきツボ。出典：『The practice of shiatsu』(Mosby)

GB-21：肩井

肩の盛り上がり上で、首と肩峰の間の真ん中に位置するツボである。首と肩のこりを和らげるのに有効である。下向きの強い気の流れを作り出して、陣痛の時期を早める可能性があるため、このツボは妊娠した患者に用いてはならない。しかし、出産予定日を過ぎている場合、母親の同意があればこのツボの圧迫が有益なこともある。

SI-3：後渓

軽く拳を握ったときに、手の内側の第5中手骨の骨頭の近位にあるツボである。背中と脊柱をサポートし、頭痛、首と肩のこり、肘、腕、指の筋肉の緊張を和らげる。

SI-9：肩貞

後腋窩のしわの上方およそ1寸に位置するツボである。肩甲骨領域、腕、手の痛みを緩和する。

SI-10：臑腧

肩甲骨の肩峰のすぐ下方かつ後方の陥凹部、SI-9の直上に位置するツボである。肩と腕の痛みを緩和し、気をサポートする。

SI-11：天宗

肩甲骨の中心部にあるツボである。背中の重要なツボである。胸と胸郭の気の滞りを解消する。

SI-12：秉風

SI-11の直上の肩甲上窩に位置するツボである。肩、腕、手の痛みとしびれを軽減する。

TH-5：外関

橈骨と尺骨の間の手首のしわの1.5寸近位に位置するツボである。頭痛と上体のどこの痛みにも有効である。

腰背部

腰の痛みは、米国で最も一般的な不定愁訴である。時に、痛みは、長時間座っていることによる比較的穏やかで単純なものである。この姿勢では、筋線維が縮まり、定期的に立ち上がってストレッチしなければ、筋線維が慢性的に短縮して、一般に痛みを引き起こす。腰背部で扱われる筋肉は、広背筋、脊柱起立筋群、腰方形筋、大臀筋、中臀筋である。これらの筋肉の具体的な付着部および働きについては、巻末の「関連筋の付着部と機能一覧」を参照のこと。

腰の疾患

より深刻な痛みは、筋肉の損傷、椎間または仙腸関節の靭帯損傷、(位置異常またはヘルニアなど) 椎間板の問題による可能性がある。以下は、座位マッサージが役立ちうるよくある腰の問題である。

肉離れ(筋違い)

《定義》肉離れとは、筋肉の伸びたり断裂したりすることを指し、筋肉を取り巻く筋膜の症状も含む。筋線維数本から筋肉の大きな領域まで起こりうる。

《症状》痛み、筋肉機能の喪失。

《原因》たいていの場合、脚の大きな筋肉の代わりに背中の小さな筋肉を使って不適切にものを持ち上げたり、持ち上げている間にひねったりするなど、突然の動きの際に起こる筋肉の異常な収縮。

《治療》鎮痛、抗炎症薬、休息、冷却、圧迫。

《座位マッサージを行う上での検討事項》 最初の損傷から72時間経過し、かつ、炎症が収まるまでは、マッサージは禁忌である。施術者は、患者に、市販のものであっても鎮痛薬または抗炎症薬を使っているかどうかを尋ねなくてはならない。鎮痛薬を使っている患者は、痛みの知覚が変化しており、治療中に施術する技術の圧迫について正確にフィードバックできない可能性がある。従って、施術者は、最も直近で服用したのはいつかを尋ね、座位マッサージ治療と同じ日であった場合、施術者は組織を痛めるリスクを避けるために圧迫を軽くすべきである。

さらに、抗炎症薬を使っている患者にも直近で服用したのはいつかを尋ねなければならない。抗炎症薬も痛みの知覚を変化させる可能性があり、座位マッサージと同じ日の服用であった場合は、組織の損傷のリスクを避けるため圧迫を軽くすべきである。対象領域周辺を軽く擦ったり摩擦することで、血流を増やし治癒を促進することができる。完全に治癒して、患者が鎮痛薬または抗炎症薬の必要がなくなったら、癒着を軽減するために強擦が効果的である。

捻挫

《定義》捻挫とは、関節の靭帯が伸びたり断裂したりするが脱臼はしていない関節の外傷のことである。軽度の捻挫は、靭帯が伸びているが断裂を伴わないもの、中度の捻挫は、靭帯の部分断裂を含むもの、重度の捻挫は靭帯の完全な断裂を含むものである。腰においては、椎間関節および仙腸関節に捻挫が発生しうる。

《症状》痛み、炎症、皮膚変色。

《原因》腰の捻挫は、たいていの場合、脚の大きな筋肉の代わりに背中の小さな筋肉を用いてものを持ち上げて、同時に体幹をねじることが原因である。

《治療》鎮痛、抗炎症薬、休息、冷却、圧迫。

《座位マッサージを行う上での検討事項》 最初の損傷から72時間経過し、かつ、炎症が収まるまでは、マッサージは禁忌である。施術者は、患者に、市販のものであっても鎮痛薬または抗炎症薬を使っているかどうかを尋ねなくてはならない。鎮痛薬を使っている患者は、痛みの知覚が変化しており、治療中に施術する技術の圧迫について正確にフィードバックできない可能性がある。こうした理由から、施術者は、直近で服用したのはいつかを尋ね、座位マッサージ治療と同じ日であった場合、施術者は組織を痛めるリスクを避けるために圧迫を軽くすべきである。

施術者は、抗炎症薬を使っている患者にも、最も直近で服用したのはいつかを尋ねなければならない。抗炎症薬も痛みの知覚を変化させる可能性があり、座位マッサージと同じ日の服用である場合は、組織の損傷のリスクを避けるため圧迫を軽くすべきである。対象領域周辺を軽く擦ったり摩擦することで、血流を増やし治癒を促進することができる。完全に治癒して、患者が鎮痛薬または抗炎症薬の必要がなくなったら、癒着を軽減するために強擦が効果的である。

椎間板ヘルニア

《定義》椎間板ヘルニアは、椎間板を取り巻く線維軟骨が断裂し、髄核がはみ出すと発症する。この疾患は、L-4またはL-5椎間板を含む腰の領域で発症することが最も多い。

《症状》結果として生じる脊髄神経根の圧迫が、周辺神経に対する痛みと損傷を引き起こすことがある。臀部から、大腿部の外側または後側、ふくらはぎ、時に足部にまで、痛みを伴う。時には、周辺の筋肉にけいれんが生じることもある。

《原因》椎間板は、衝撃吸収の役割を果たしている。椎間板ヘルニアは、デスクワークやトラックの運転のように、ずっと座り続ける必要がある仕事などが原因となって、一般に摩耗と損傷から発症しうる。椎間板に対する外傷は、一般に、背中を真っ直ぐにして脚の大きな筋肉を使って持ち上げる代わりに、背中の小さな筋肉を用いて持ち上げる(体幹屈曲)ことに

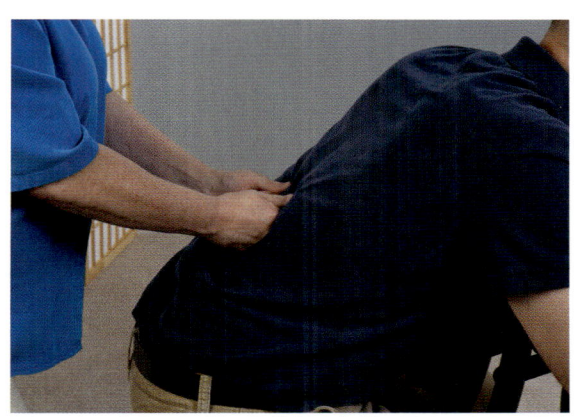

図4-18　脊柱の両側の脊柱起立筋群にT-6の高さで軽く握った拳を置く。

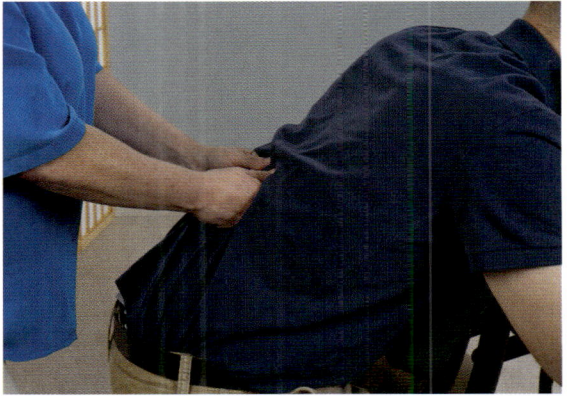

図4-19　筋肉に圧迫を加えながら、腸骨稜まで下がり、T-6まで上がって、再び腸骨稜まで下がる。

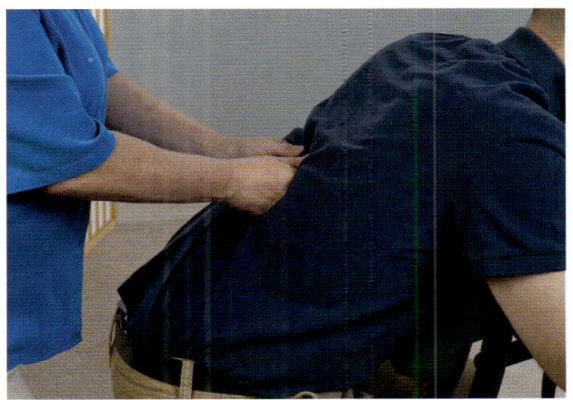

図4-20　軽く握った拳で円形に摩擦する。

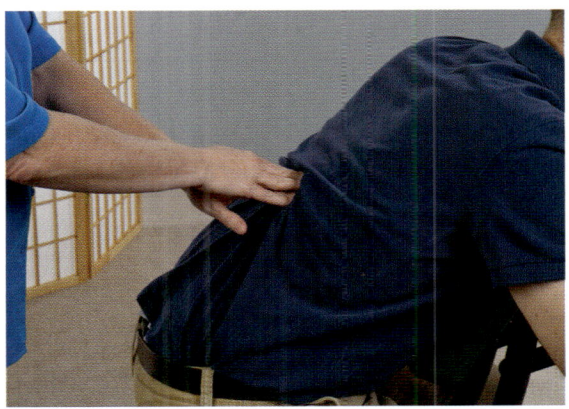

図4-21　片手をもう片方の手の上に置き、指を真っ直ぐにして脊柱起立筋群に向かって前方にもたれかかり、上方に滑らせて、組織をほぐす。

よって発症する。背中の小さい痛みと慢性的な背中の疲労は、一般的な摩耗を示唆するものである。これらの症状があると、床からペンやカバンを拾い上げるためにかがむ程度の軽い運動で外傷性の椎間板ヘルニアになることもある。

《治療》鎮痛、安静、牽引、理学療法、エクササイズ。

《座位マッサージを行う上での検討事項》 施術者は患者に、市販のものであっても鎮痛薬または筋弛緩薬を使っているかどうかを尋ねなくてはならない。これらの薬を使っている患者は、痛みの知覚が変化しており、治療中に施術する技術の圧迫について正確なフィードバックできない可能性がある。こうした理由から、施術者は、直近で服用したのはいつかを尋ね、座位マッサージ治療と同じ日であった場合、施術者は組織を痛めるリスクを避けるために圧迫を軽くすべきである。対象領域を取り巻く筋肉のマッサージが、筋肉のけいれんを低減するのに有効な場合がある。椎間板ヘルニアの領域を直接圧迫してはならない。

治療プロトコル

1. ランジポジションで患者の後ろに立つ。親指を立てて両手を軽く握り、T-6の高さで脊柱の両側の脊柱起立筋群に置く（図4-18）。腸骨稜まで下方に移動しながら、筋肉を圧迫する（図4-19）。腸骨稜で折り返して、T-6の高さまで戻り、再び腸骨稜まで下がる。
2. T-6の高さまで戻り、脊柱に沿って脊柱起立筋群の付着部を若干伸ばすために軽く握った拳で円形摩擦を加える。円形の動きは、時計回りまたは反時計回りのいずれであってもよい（図4-20）。あと2回繰り返す。
3. 背中の右下の領域に集中して、片手をもう片方の手の上に置く。指を真っ直ぐにして脊柱起立筋群に向かって前方にもたれかかり、上方に滑らせて、組織をほぐす（図4-21）。
T-6の高さから腸骨稜まで組織のストレッチと強擦を組み合わせて続ける。腸骨稜で、上に折り返してT-6の高さまで施術する。あと1回繰り返す。
4. 指先で、腰方形筋の付着部（第12肋骨、L-1からL-4の横突起、後外側腸骨稜）をゆっくりと触診する。3つの付着部すべてを指先で円形摩擦する（図4-22）。

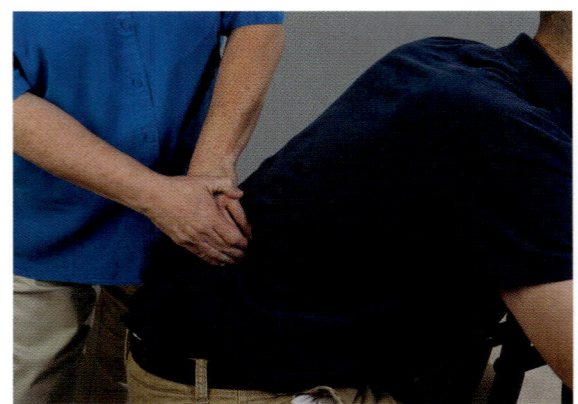

図4-22 腰方形筋の3つの付着部すべてに指先で円形摩擦を行う。

5. 患者の右側に直立ポジションで立ち、片手をもう片方の手の上に置く。指を真っ直ぐにして、内側に向かって（腰の付着部に向かって）ゆっくりと圧迫しながら、腰方形筋の外側部分に小さく円形運動を適用する（図4-23A）。患者の胴の長さに応じて、筋肉の長さの数インチに施すこともできるし、長さ全体に施すこともできる。この部分は多くの人々にとって敏感な領域でありうるので、穏やかな圧迫を使って対処すべきである。この付着部を柔らかくするために腸骨稜に沿って指先の円形運動を続ける（図4-23B）。

> **ヒント** 腰方形筋は深部筋であるので、完全にアクセスするのは難しい。施術者は、身体のこの部分を3-Dで視覚化して、脊柱起立筋群に至る深部にタッチを集中させるのが有効だとわかるだろう。

6. 腰方形筋への施術を終えるために、患者の左側で直立ポジションで立ち、手を右側に伸ばして、その領域全体に沿ってゆっくりと揉む（図4-24）。
7. 患者の右後ろで半分膝をついた構えに移行する。拳を軽く握って大臀筋を揉む（図4-25）。
8. 患者の左側の中臀筋に左の前腕を置いて、臀部を安定させるために患者の右の大腿骨の大転子に右手を置く。前腕で掃くような動きを行い、筋肉全体を広げる（図4-26）。前腕ワークでこの領域を柔らかくしたら、患者の右の腸骨稜に沿って左の肘を置き、ゆっくりともたれかかって、付着部に深部の圧迫を行う（図4-27）。この領域を揉んで終わる。
9. 両手を軽く握って、T-6の高さで脊柱の両側の脊柱起立

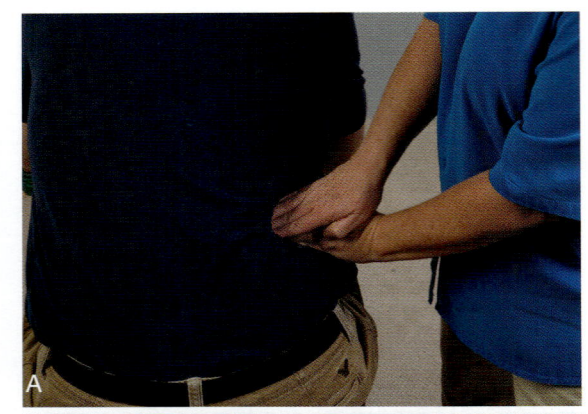

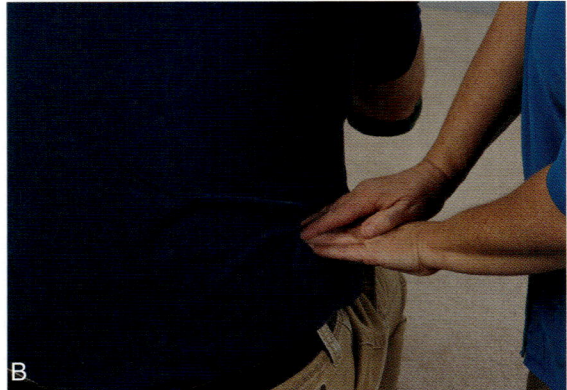

図4-23 **A**、腰の付着部に向かって内方に穏やかに圧迫しながら、小さい円形摩擦を行う。**B**、腸骨稜に沿って指先の円形の動きを続ける。

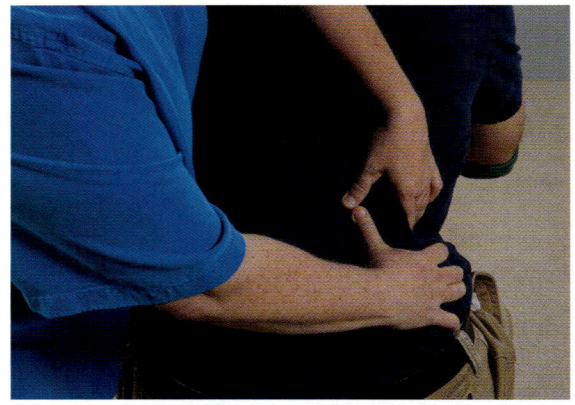

図4-24 患者の左側に立ち、右側に手を伸ばして腰方形筋全体に沿って穏やかに揉む。

筋に置き、腸骨稜に向かって下がりながら深部円形摩擦を施す。腸骨稜で、上に折り返してT-6の高さまで施術する。

10. 患者の左側にステップ3から9を繰り返す。

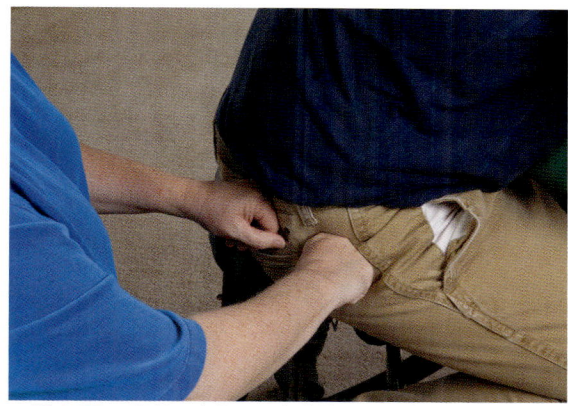

図4-25 患者の右後ろで半分膝をつき、軽く握った拳で大臀筋を揉む。

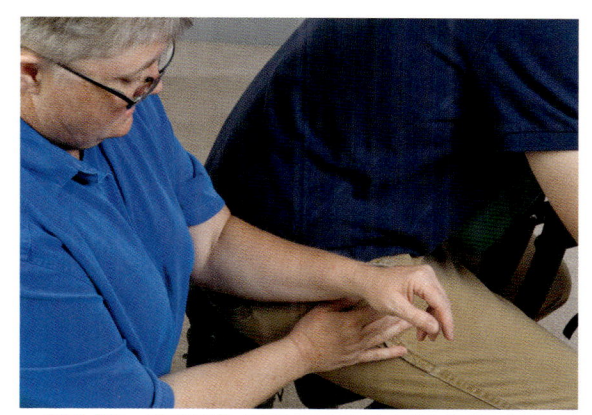

図4-26 前腕を使って掃くような動きを上向きに行う。

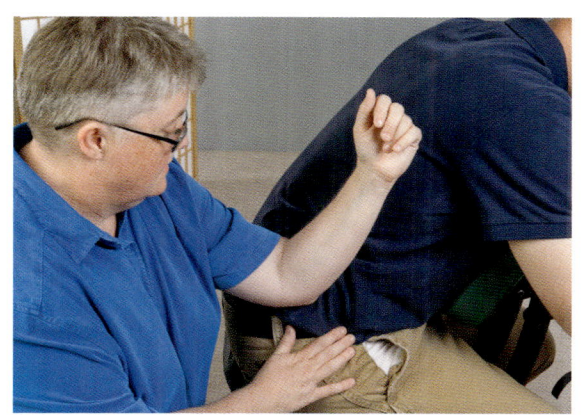

図4-27 肘で付着部に深部の圧迫を行う。

ツボ

患者の腰背部の痛みと不快感を軽減するために押すと有効であるいくつかのツボがある。これらは、図4-28にすべて示してある。

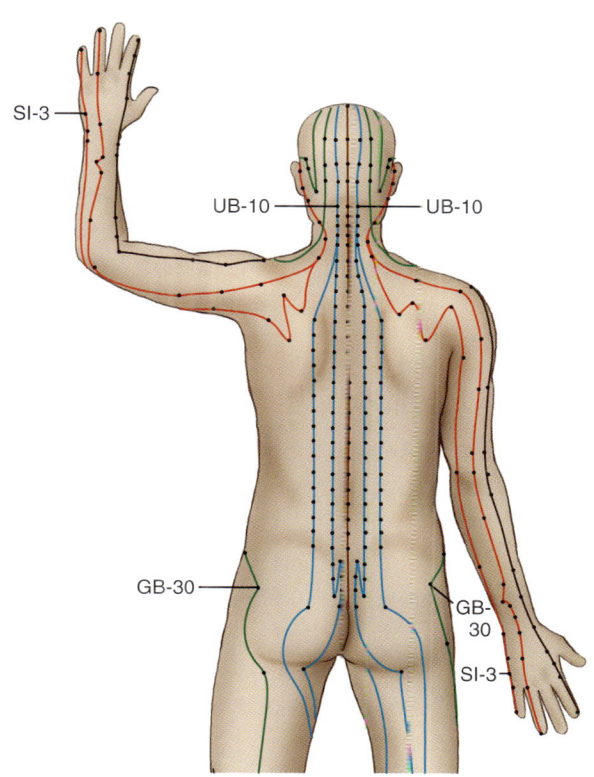

図4-28 腰背部の痛みと不快感を緩和するために押すべきツボ。出典：『The practice of shiatsu』(Mosby)

UB-10：天柱

後ろの生え際の中に位置し、後頭下の溝に沿って、後頸部の正中線の外方およそ3/4寸に位置するツボである。腰の痛み、首のこわばり、頭痛を緩和する。

GB-30：環跳

大転子および仙骨の間の距離の1/3の位置にあるツボである。股関節と骨盤の痛みを軽減し、坐骨の痛みを軽減するのに役立つ。

SI-3：後渓

軽く拳を握ったときに、手の内側の第5中手骨の骨頭の近位にあるツボである。背中と脊柱をサポートし、頭痛、首と肩のこり、肘、腕、指の筋肉の緊張を和らげる。

首と頭部

頭部は平均して約5.4kgから6.8kgの重さがある。頭部を直立に維持する筋肉、目でものを見る際に頭を動かす筋肉

には、かなりの緊張がかかっている。これらの筋肉は、常に調整を行っている。日常生活のストレスとともに、仕事に必要な動作に応じて、さまざまな職業で首と頭の筋肉にさまざまな負担がかかっている。

首と頭のための手技で扱う筋肉は、上部僧帽筋、胸鎖乳突筋（SCM）、頭板状筋および頸板状筋、頭半棘筋、斜角筋、後頭下筋群、肩甲挙筋である。これらの筋肉の具体的な付着部および働きについては、巻末の「関連筋の付着部と機能一覧」を参照のこと。

首および頭部の疾患

一般的な筋肉の緊張と疲労に加えて、座位マッサージの患者が示しやすい具体的な首と頭の疾患がある。

緊張性頭痛

《定義》緊張性頭痛とは、何らかの原因による頭の痛みをいう。

《症状》痛みはたいていの場合、持続性の鈍いうずくような痛みであり、頭、こめかみ、前頭部、または後頭部の周囲に緊張を感じる場合がある。

《原因》収縮した筋肉が、神経と血管を圧迫し、その領域に痛みを引き起こす。筋肉の収縮の原因は、精神的または感情的ストレス、長時間コンピュータ画面を見ていること、もしくは、デスクでの書類仕事や頭上の機械を見上げるなど、長時間にわたって目を同じ方向に向けるような位置に頭部を維持する仕事である。

《治療》鎮痛、休息、リラクゼーション技術。

《座位マッサージを行う上での検討事項》施術者は、患者に、市販のものであっても鎮痛薬を使っているかどうかを尋ねなくてはならない。鎮痛薬を使っている患者は、痛みの知覚が変化しており、治療中に施術する技術の圧迫について正確にフィードバックできない可能性がある。従って、施術者は、直近で服用したのはいつかを尋ね、座位マッサージ治療と同じ日であった場合、施術者は組織を痛めるリスクを避けるために圧迫を軽くすべきである。顔置き台に顔を置くと頭痛が悪化する患者もいる可能性があるので、その場合に対処できるように他のマッサージ姿勢を検討しておくこと。

胸郭出口症候群

《定義》胸郭出口症候群とは、首、胸郭上部、腋窩に位置する神経筋束（上腕神経叢および関連した血管）の構造の1つ以上が圧迫または絞扼されることである。

《症状》肩と肩甲骨領域から腕にかけて、時に胸と首に生じる突然の痛み、衰弱、しびれ。

《原因》小胸筋または斜角筋の緊張によるインピンジメント。過剰な腕の動きまたは電話の受話器を肩に乗せることなどによる慢性的な斜角筋の緊張が原因となりうる。他の原因としては、椎間板ヘルニアまたは頸部脊椎炎などがある。

《治療》姿勢の変更、理学療法、マッサージ療法、カイロプラクティック、整骨マニピュレーション。

《座位マッサージを行う上での検討事項》症状の原因が筋肉のこわばりである場合、マッサージを行って筋肉の緊張を緩和することができる。症状の原因が椎間板ヘルニアまたは脊椎炎である場合、マッサージはほとんど効果がなく、安全性を考慮して、軽い圧で行うべきである。

斜頸（曲がった首）

《定義》斜頸は、頭部が片側に傾き、顎が挙上して反対側に回転する疾患である。

《症状》胸鎖乳突筋のけいれんを伴うが、斜角筋、僧帽筋、頭板状筋および頸板状筋でも発症しうる。

《原因》首への外傷、頭蓋骨の基部の腫瘍（首への神経供給の圧迫）、咽頭と耳への感染（首の筋肉に分布する神経の炎症が起こる可能性がある）

《治療》腫瘍が原因である場合には手術、感染が原因である場合には抗生物質、その他、理学療法およびマッサージ療法。

《座位マッサージを行う上での検討事項》治療は、首の筋肉をリラックスさせること、ツボをほぐすこと、収縮した筋肉をゆっくりとストレッチすること、首の関節モビリゼーションを行うことに集中すべきである。これらの技術はすべて、患者の快適な範囲内で行うべきであり、いずれも無理をしてはならない。

治療プロトコル

1. ランジポジションで患者の後ろに立ち、両側の上部僧帽筋を揉む。患者の左側に移動し、直立ポジションで立って、後頸部の筋肉を揉む（図4-29）。
2. 対象領域が暖まったら、左手を患者の左肩に置く。右手の親指、人差し指、中指を用いて、ペンチグリップで項靱帯から離すように首の筋肉の外側部分をゆっくりと持ち上げる（図4-30）。

    ペンチグリップで首の組織を優しく持ちながら揉みほぐす。親指、人差し指、中指を活発に動かしてストロークを行う。後頸部の長さ全体に沿って、ペンチグリップで揉み続ける。

    > **ヒント** この技術を効果的に行う鍵は、首から筋肉組織を引っ張ることをおそれないことだ。

3. 右手の親指の腹を使って左の後頭下に対処し、頭蓋骨

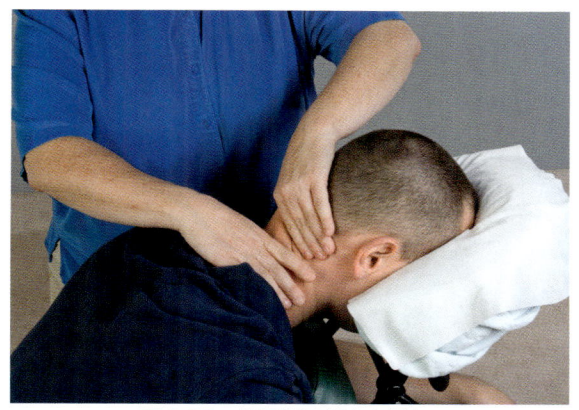

4 治療セッション向上のために ■ 117

図 4-29　後頸部の筋肉を揉む。

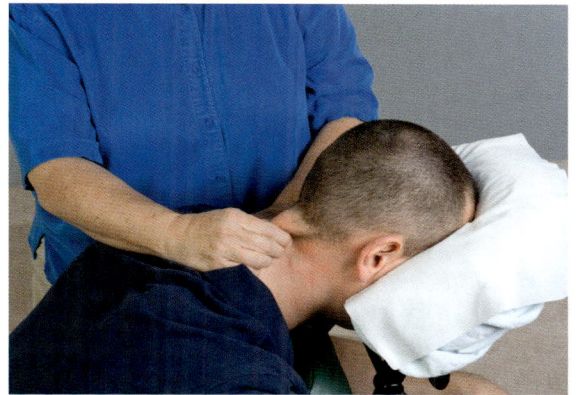

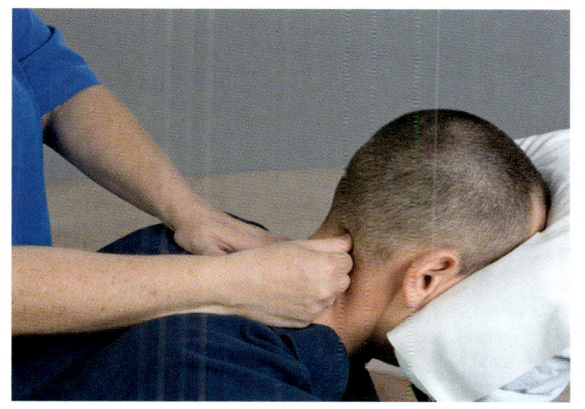

図 4-31　親指の腹を使って、頭蓋骨の後頭下縁の付着部に沿って上下に深部特定摩擦を行う。

図 4-30　ペンチグリップで項靱帯から離すように首の筋肉の外側部分をゆっくりと持ち上げる。

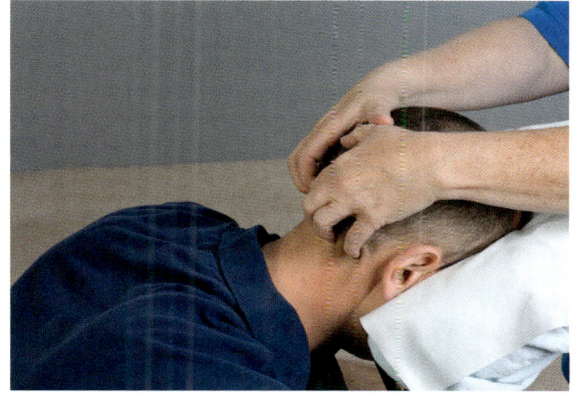

図 4-32　患者の頭皮に両手をカップ状に被せて、指先を曲げ、後頭下縁に沿って付着する筋肉をほぐす。

の後頭下縁の付着部に沿って上下に深部特定摩擦を行う（図4-31）。

ヒント　後頭下縁に沿った組織に深く食い込むタッチを行う際に、患者の髪を引っ張らないように配慮すること。患者が不快に感じることがある。

4. 患者の右側に移動し、ステップ2から3を繰り返す。
5. 後頸部を全体的に揉む。
6. 患者の前に移動して直立ポジションになる。両手を患者の頭皮の上でカップ状にして、指先を曲げて後頭下縁に沿って付着する筋肉をほぐす（図4-32）。
7. 乳様突起から正中線にかけて患者の後頭隆起全体に沿って指先で円形摩擦をゆっくりと行いながら、若干上方に牽引を行う（図4-33）。
8. 患者が頭皮マッサージを受けることを了解した場合、頭

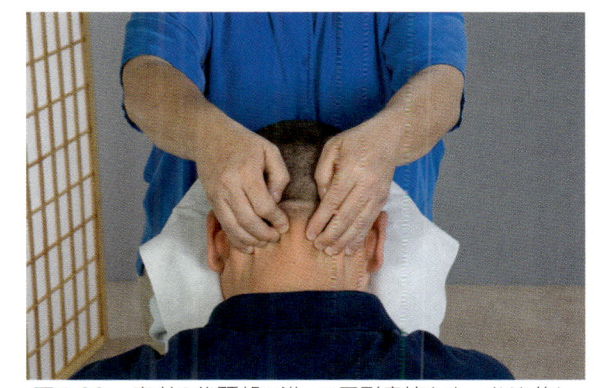

図 4-33　患者の後頭部に沿って円形摩擦をゆっくりと施しながら、若干上方に牽引する。

皮全体をゆっくりと円形摩擦でマッサージする。髪の毛だけではなく、頭皮が動くのに十分な深さの圧迫を行うこと。患者が耐えることができる場合には、非常に優しく髪の毛を引っ張って、この領域を終える（図4-34）。

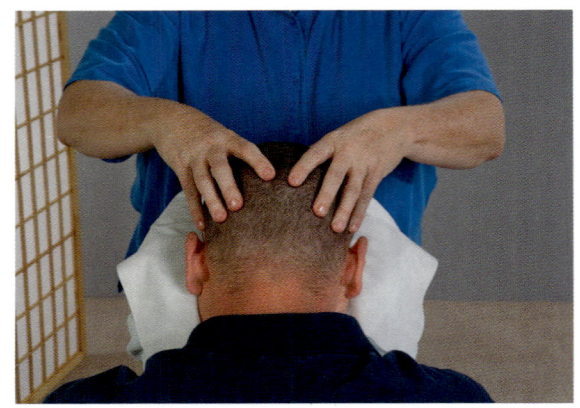

図4-34　頭皮マッサージ。

> **ヒント**　頭皮マッサージは頭部の血液循環を増加させ、緊張性頭痛の緩和に役立つだろう。

9. 患者の後ろに移動してランジポジションになる。両側の上部僧帽筋を揉んで、頭部および首から体幹へのつながりの感覚を患者に与える。
10. この領域への施術を終えるために、患者の背中に叩打法を施し、続けてブラシストロークを行う。

ツボ

患者の頭部と首の不快感を軽減するために押すと有効であるいくつかのツボがある。これらは、図4-35にすべて示してある。

LI-4：合谷

親指を内転させた時、親指と第2中手骨の間の水かきの最も高くなった点にあるツボである。頭痛を止めるのに効果的であることが多い。下向きの強い気の流れを作り出して、陣痛の時期を早める可能性があるため、このツボは妊娠した患者に用いてはならない。しかし、出産予定日を過ぎている場合、母親の同意があればこのツボの圧迫が有益なこともある。

UB-10：天柱

後ろの生え際の中に位置し、後頭下の溝に沿って、後頸部の正中線の外方およそ3/4寸に位置するツボである。腰の痛み、首のこわばり、頭痛を緩和する。

SI-3：後渓

軽く拳を握ったときに、手の内側の第5中手骨の骨頭の近位にあるツボである。背中と脊柱をサポートし、頭痛、首と肩のこり、肘、腕、指の筋肉の緊張を和らげる。

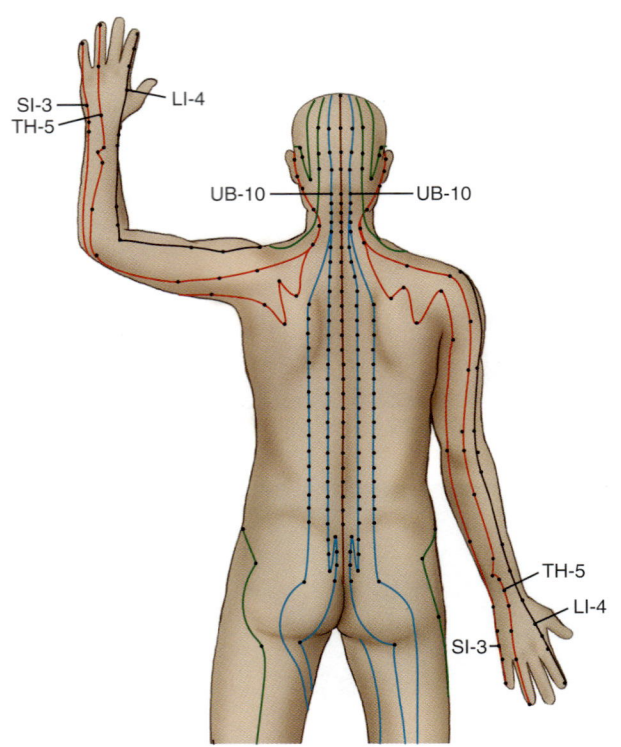

図4-35　頭と首の痛みと不快感を緩和するために押すべきツボ。出典：『The practice of shiatsu』(Mosby)

TH-5：外関

橈骨と尺骨の間の手首のしわの1.5寸近位に位置するツボである。頭痛と上体のどこの痛みにも有効である。

腕と手

腕と手は、実質的に日々の活動で使っているので、座位マッサージの患者が腕や手の筋肉を動かす時に筋肉の痛みやこわばりを感じる理由は理解しやすい。患者がマウスを使ってコンピュータで1日8時間作業するか、大工などの肉体労働を必要とする仕事についているか、家にいて育児をしている親であるかにかかわらず、腕と手に特効的なワークが必要になる可能性が高い。

腕と手のための手技で扱う筋肉は、三角筋、上腕三頭筋、上腕二頭筋、上腕筋、腕橈骨筋、円回内筋、方形回内筋、回外筋、手関節屈筋群（前前腕部）、前腕伸筋群（後前腕部）である。これらの筋肉の具体的な付着部および働きについては、巻末の「関連筋の付着部と機能一覧」を参照のこと。

腕および手の疾患

一般的な筋肉の緊張と疲労に加えて、座位マッサージの患者が示しやすい具体的な腕と手の疾患がある。

腱炎および腱滑膜炎

《定義》腱炎は、腱の炎症である。

腱滑膜炎は、腱鞘の炎症である。

《症状》痛み、腫れ（急性期）

痛みと圧痛が、周辺の筋肉に広がる場合がある。

《原因》外傷、反復利用、関節リウマチなどの炎症疾患外側上顆炎（テニス肘）は、上腕の外側上顆に起こる炎症であり、手首の伸展または前腕の回内／回外の反復によるものである。内側上顆炎（ゴルファー肘またはピッチャー肘）は、上腕の内側上顆に起こる炎症であり、手首の屈曲の反復によるものである。

《治療》鎮痛薬、アスピリンまたはイブプロフェンなどの非ステロイド系抗炎症薬（NSAID）、休息、矯正具、徐々にエクササイズを行う。

《座位マッサージを行う上での検討事項》施術者は患者に、市販のものであっても鎮痛薬または抗炎症薬を使っているかどうかを尋ねなくてはならない。鎮痛薬を使っている患者は、痛みの知覚が変化しており、治療中に施術する技術の圧迫について正確にフィードバックできない可能性がある。従って、施術者は、最も直近で服用したのはいつかを尋ね、座位マッサージ治療と同じ日であった場合、施術者は組織を痛めるリスクを避けるために圧迫を軽くすべきである。施術者は、抗炎症薬を使っている患者にも、どのくらいの期間服用しているか、最も直近で服用したのはいつかを尋ねなければならない。抗炎症薬は、痛みの知覚を変化させ、長期間の使用によって、組織の完全性を損なうこともありうる。患者が短期間抗炎症薬を使っており、座位マッサージ治療と同じ日の服用である場合、または、患者が長期間（3ヶ月以上）抗炎症薬を使っている場合には、組織を痛めるリスクを避けるために圧迫を軽くすべきである。

腱炎または腱髄膜炎が損傷から起こった場合、局所的なマッサージは、炎症のために72時間は禁忌である。マッサージを行うと悪化させるだけである。腱炎または腱髄膜炎が慢性であり、炎症の段階にある場合、マッサージは禁忌である。非炎症の段階にある場合、対象領域には、関連する腱の深部特定摩擦で対処でき、続いて氷で20分間冷やすように患者に勧めることもできる。

「上背部」のセクションで述べた癒着性関節包炎（肩関節周囲炎）の患者には、上腕二頭筋、上腕三頭筋、三角筋へのマッサージ技術も有益な場合がある。

手根管症候群

《定義》手根管症候群は、手首と手の痛みを伴う反復運動損傷である。

《症状》痛み、しびれ、ちくちく感、および、手と親指、人差し指、中指の筋肉が弱る。

《原因》手根管は、手首の前方の手根骨に手根横靭帯が連結する部分に形成されている。手首の屈筋の腱および正中神経は、この管を通って手に至る。腱鞘は、手首の酷使または慢性的な屈曲によって、腫れて炎症を起こすことがある。腫れは、正中神経を圧迫する可能性がある。慢性的な炎症は、腱鞘の肥厚を引き起こし、問題をこじらせる可能性もある。

手根管症候群の原因となる一般的な動きには、キーボードのタイピング、現金レジスターでの商品のスキャンなどがある。

《治療》鎮痛薬、抗炎症薬、手首への固定矯正具の装着、マッサージ療法、手根横靭帯を開く外科手術

《座位マッサージを行う上での検討事項》施術者は患者に、市販のものであっても鎮痛薬または抗炎症薬を使っているかどうかを尋ねなくてはならない。鎮痛薬を使っている患者は、痛みの知覚が変化しており、治療中に施術する技術の圧迫について正確にフィードバックできない可能性がある。こうした理由から、施術者は、最も直近で服用したのはいつかを尋ね、座位マッサージ治療と同じ日であった場合、施術者は組織を痛めるリスクを避けるために圧迫を軽くすべきである。施術者は、抗炎症薬を使っている患者にも、どのくらいの期間服用しているか、最も直近で服用したのはいつかを尋ねなければならない。抗炎症薬は、痛みの知覚を変化させ、長期間の使用によって、組織の完全性を損なうこともありうる。患者が短期間抗炎症薬を使っており、座位マッサージ治療と同じ日の服用である場合、または、患者が長期間（3ヶ月以上）抗炎症薬を使っている場合には、組織を痛めるリスクを避けるために圧迫を軽くすべきである。

急性炎症がある場合、手首のマッサージは禁忌である。そうでなければ、深部特定摩擦で、傷ついた組織をほぐすことができる。肘、手首、指関節の受動運動は、関節可動域を維持する。首、肩、腕のマッサージも、筋肉のけいれんを緩和し、短くなった筋肉を伸ばし、周辺の結合組織を柔らかくストレッチするのに有効な場合がある。患者が手術を受けた場合、対象領域は、完全に治癒する（つまり、抜糸が終わり、炎症が治まる）まで、手術後およそ8週間から12週間は、マッサージ禁忌である。対象領域の深部特定摩擦が、手術による癒着を緩和するのに有効な場合がある。

治療プロトコル

1. 患者の右前で、直立ポジションで立つか、スツールに座るか、片膝をつく。両手の手のひらの間に患者の左手首を

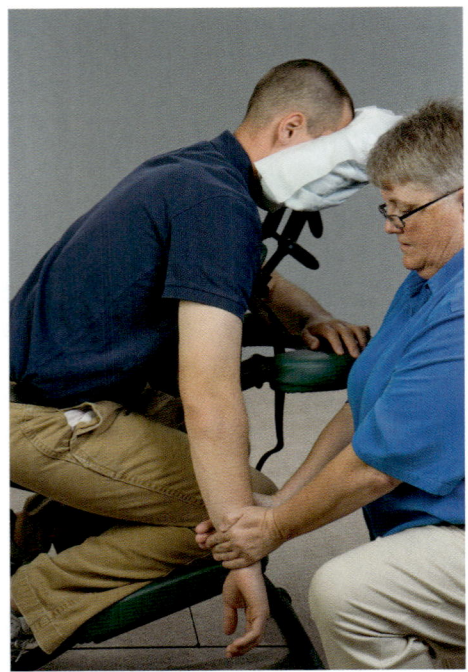

図4-36 腕のヌードリング。

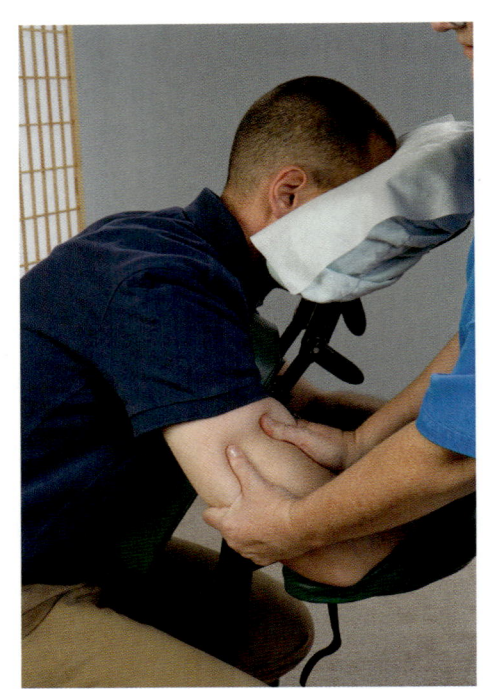

図4-38 圧迫しながら腕の中央から外側へ四指の腹を動かすことによって圧迫を加える。

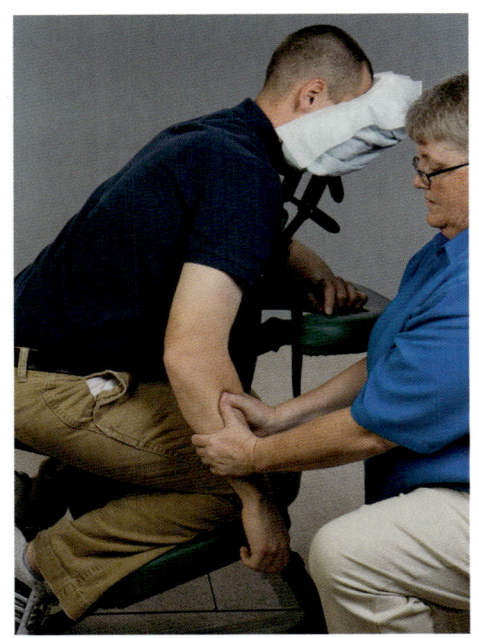

図4-37 両手を使って腕の長さ全体に沿って圧迫する。

置いて、患者の腕全体を強く揺するよう前後に両手を活発に動かす。麺を調理する時のように腕をだらりとさせるのがこの動きの意図であることから、この技術は**ヌードリング**と呼ばれる（図4-36）。

2. 患者の腕の上部の三角筋からはじめ、両手を使って、腕の長さ全体に沿って圧迫する（図4-37）。特に、三角筋、上腕二頭筋、上腕三頭筋への圧迫は活発でリズミカルに。
3. 親指が三角筋の中央線維に位置し、四指の腹が上腕三頭筋に位置するように、両手で患者の三角筋をつかむ。圧迫しながら腕の中央から外側へ四指の腹を動かすことによって圧迫を加える（図4-38）。肘に至るまで、末端に向かって圧迫を続ける。肘で折り返して、三角筋まで戻る。

> **ヒント** 上腕の個々の筋線維を広げるイメージで。

4. 三角筋粗面を触診する。両手の親指の腹で、結節に円形摩擦を行う（図4-39）。
5. 上腕全体をリズミカルに圧迫する。
6. 患者の肘よりの遠位の前腕を両手でつかむ。片手をもう片方の手のすぐ遠位に置く。絞るような動作で前腕をきつくつかみ、患者の前腕伸筋および屈筋に強擦を施す（図4-40）。遠位に向かって患者の手首までこの動作をし続ける。

> **ヒント** この技術は、タオルを絞るように両手を反対向きにひねると最も効果的である。

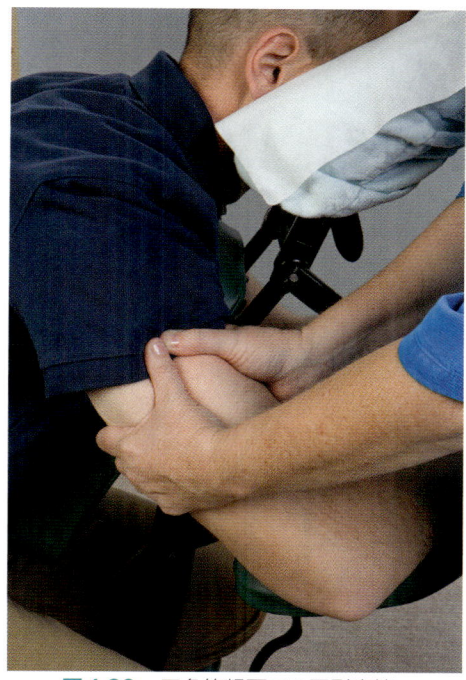

4 治療セッション向上のために ■ 121

図 4-39 三角筋粗面での円形摩擦。

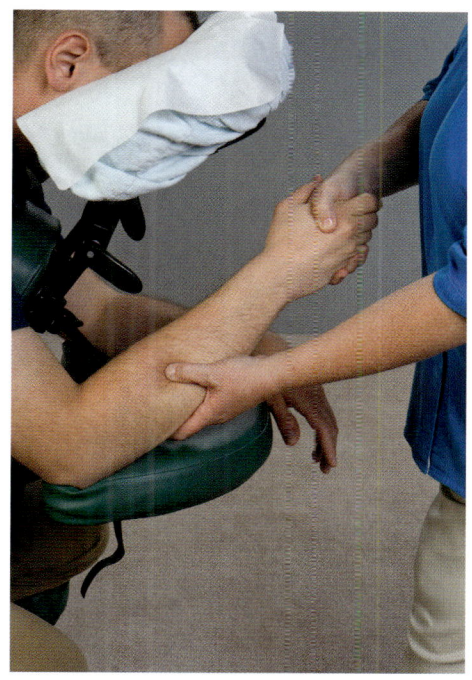

図 4-41 肘から手首まで橈骨に沿って深部円形摩擦を行う。

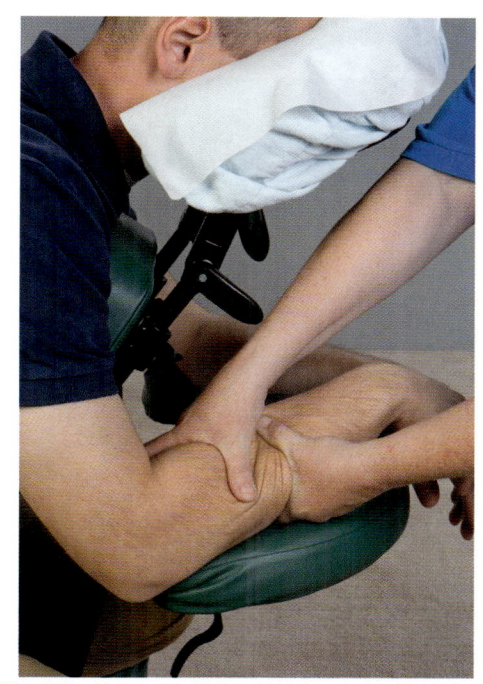

図 4-40 絞るような動作で前腕をつかんで強擦する。

7. 患者の手首をつかんで、腕全体をヌードリングする。
8. 握手をするように、患者の右手を施術者の右手でつかむ。患者の肘の直下を施術者の左手でつかむ。肘から手首まで橈骨に沿って左の親指で深部円形摩擦を行う。折り返して肘まで摩擦を行う（図4-41）。行うのが妥当であれば、それぞれ内側上顆炎または外側上顆炎に対して内側上顆または外側上顆を深部特定摩擦する。
9. 骨間靱帯に沿って左の親指で深部円形摩擦を行い、肘から手首まで摩擦しながら右手で回外および回内を加える。折り返して肘までその動作を行う。
10. 肘から手首まで尺骨に沿って親指で深部円形摩擦を行う。折り返して肘までその動作を行う。
11. 両手で患者の前腕をつかんで、肘から手首にかけてリズミカルに圧迫する。ヌードリングで患者の腕全体を揺する。
12. 患者の前で直立ポジションまたはランジポジションになる。患者の右手を施術者の右手でとって、患者の肘を曲げる。左手で腕橈骨筋を触診し、ペンチグリップでつかんで、できるだけ多くの筋肉をゆっくりと揉む（図4-42）。
13. 患者の肘を曲げて、腕橈骨筋の付着部（肘のすぐ近位）を固定し（図4-43A）、患者の肘をストレッチするために伸ばす（図4-43B）。あと2回このストレッチを繰り返す。
14. 患者の腕全体を揺する。患者の手のひらを下に向けて、両手でつかむ。下方向外向きに圧迫して中手骨を広げるようにする（図4-44）。あと2回繰り返す。
15. 患者の手のひらを上に向ける。親指の腹を使って、患者の手のひら全体をマッサージする（図4-45）。
16. 施術者の指と患者の指を組み合わせる。きちんと組み

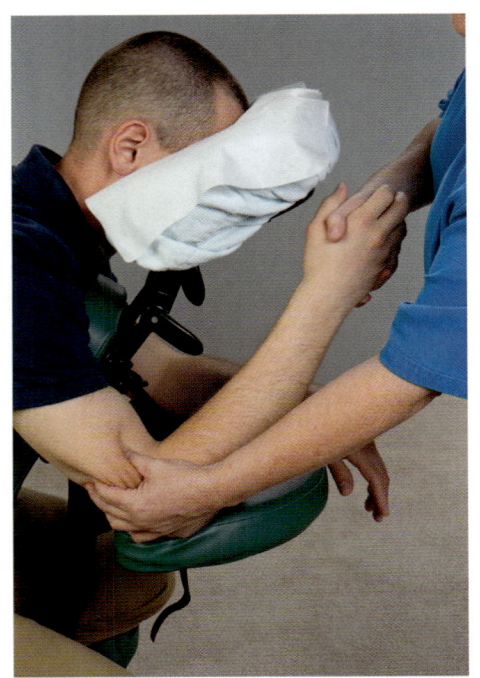

図4-42 ペンチグリップで腕橈骨筋をつかんでゆっくりと揉む。

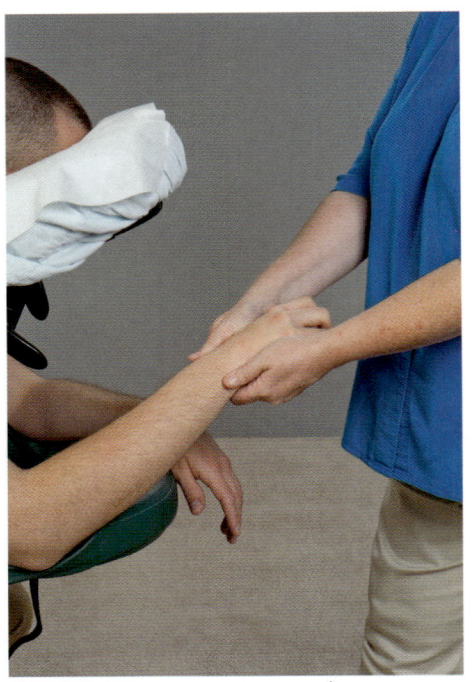

図4-44 中手骨を広げる。

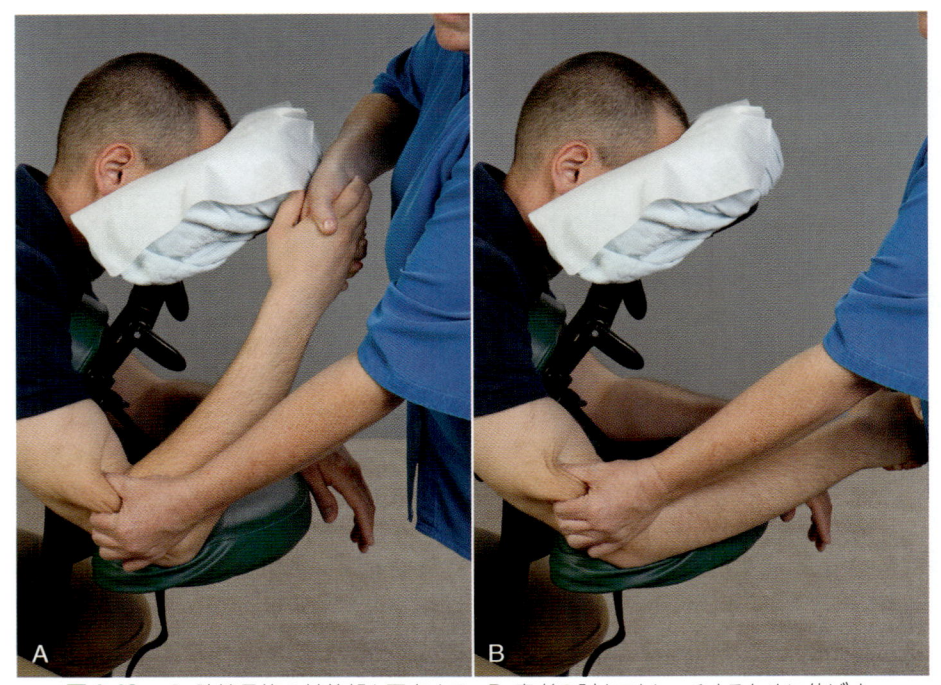

図4-43 **A**、腕橈骨筋の付着部を固定する。**B**、患者の肘をストレッチするために伸ばす。

合わせたら、両方の親指を患者の手のひらの上に置く(図4-46A)。手をストレッチするために、両手で下方に押すと同時に親指の腹を使って手のひらの表面をマッサージする(図4-46B)。

17. 患者の手をとって、両手の間で手のひらを上に向ける。下方に押して、患者の指骨を広げた後、圧迫を緩める。
18. 患者の手の指を施術者の親指と人差し指の間で1本ずつ穏やかにつかんで、指の根本から先端に向けて活発に擦る(図4-47)。
19. 患者の腕をヌードリングして、アームレストに戻す。
20. 患者の右腕にステップ1から19を繰り返す。

ツボ

患者の腕と手の不快感を軽減するために押すと有効であるいくつかのツボがある。これらは、図4-48にすべて示してある。

LI-10：手三里

腕の陽面の肘の屈曲線にある最も外側のくぼみに位置するツボである。前腕と手の筋肉の問題に重要なツボである。

SI-3：後渓

軽く拳を握ったときに、手の内側の第5中手骨の骨頭の近位にあるツボである。背中と脊柱をサポートし、頭痛、首と肩のこり、肘、腕、指の筋肉の緊張を和らげる。

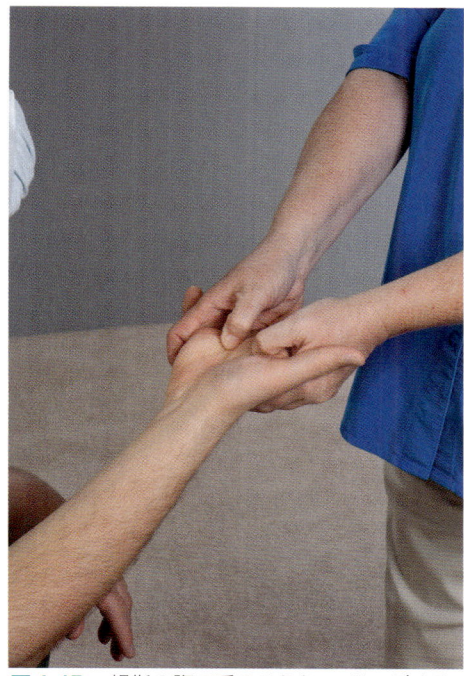

図4-45 親指の腹で手のひらをマッサージする。

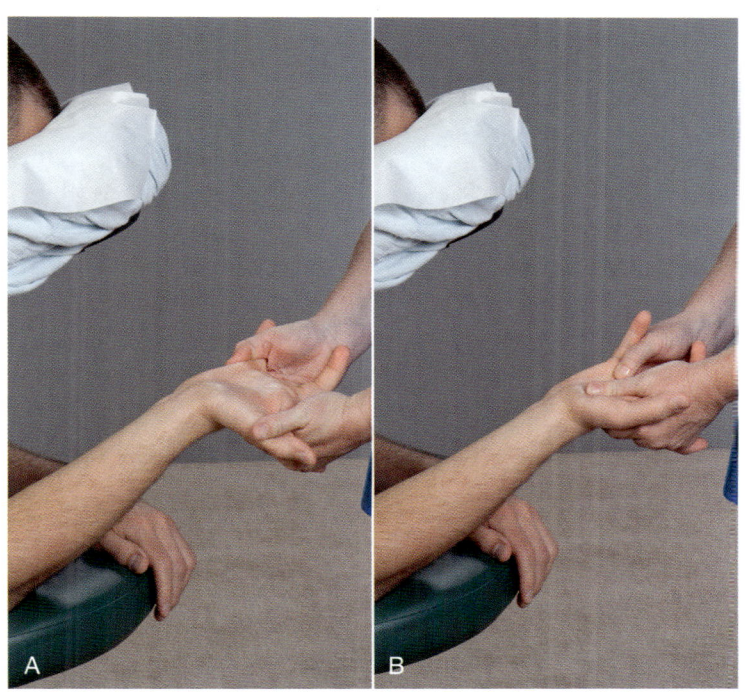

図4-46 **A**、患者の指と組み合わせる。**B**、下方に押しながら、親指の腹で手のひらをマッサージする。

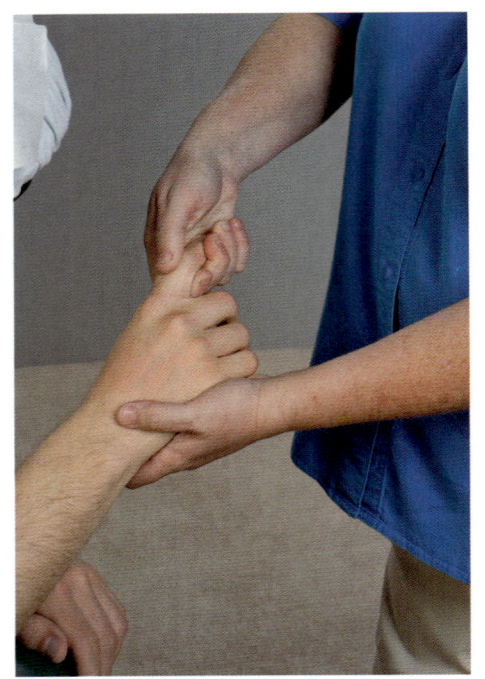

図4-47　各指を優しくつかんで、指の根本から先端へと擦る。

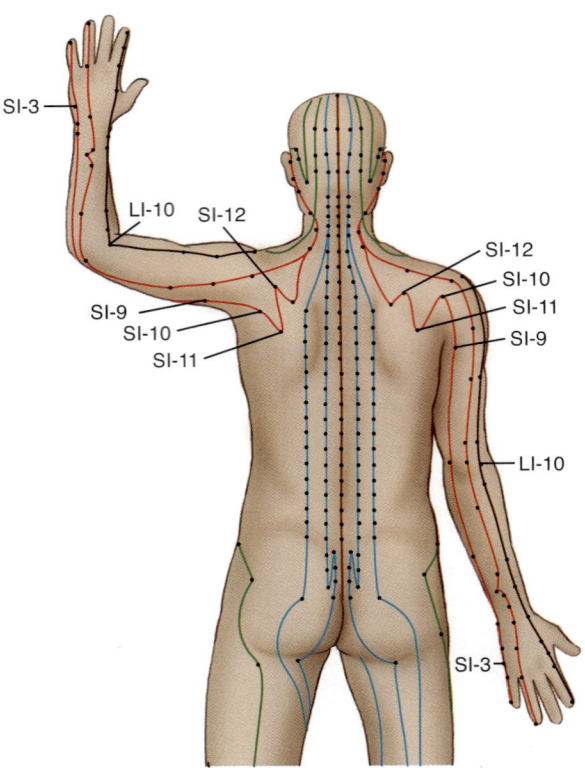

図4-48　腕と手の痛みと不快感を緩和するために押すべきツボ。出典：『The practice of shiatsu』（Mosby）

SI-9：肩貞

後腋窩のしわの上方およそ1寸に位置するツボである。肩甲骨領域、腕、手の痛みを緩和する。

SI-10：臑腧

肩甲骨の肩峰のすぐ下方かつ後方の陥凹部、SI-9の直上に位置するツボである。肩と腕の痛みを緩和し、気をサポートする。

SI-11：天宗

肩甲骨の中心部にあるツボである。背中の重要なツボである。胸と胸郭の気の滞りを解消する。

SI-12：秉風

SI-11の直上の肩甲上窩に位置するツボである。肩、腕、手の痛みとしびれを軽減する。

治療セッションの終わり方

座位マッサージセッションは、患者が施術者のもとから歩き去るまで終わらない。これはつまり、施術が終わったときに患者がどうすればいいのかか混乱しないように、施術者は、実際のマッサージが終わった後でもそこにいて患者とコミュニケーションをとるということだ。施術者は、患者が顔置き台に顔をつけてチェアにまだ座っている内に、手を洗うために患者のもとを去るものだと思われている。ようやく立ち上がって施術者がもはや近くにいないことに気づいたら、患者がどう感じるか想像してみてほしい。困惑？　不安？　見捨てられた？　これは、間違いなく施術者側のプロにふさわしくない行為だ。

患者がチェアから立ち上がるのを助ける

施術者は、「さあ、これでおしまいです。顔置き台から顔を離してまっすぐに上半身を起こしてください」などと言って、治療セッションが終わったことを患者にはっきりと知らせなければならない。患者がその通りにしたら、施術者は、患者の顔に顔置き台カバーがくっつかないように顔置き台カバーを押さえ、膝置き台から足をスライドさせて足を床につけるよう患者に言

う。患者がしばらく座っていたら、目眩や吐き気を感じていないか確かめなければならない。目眩や吐き気がある場合には、立てるようになるまで患者を座らせておく。患者に何か質問はないか尋ねて、それに答えた後、施術者は「ご準備が整ったら、チェアから立ち上がるのを助けましょう」という。

チェアが倒れたり患者がよろめく原因になったりするのではないかと患者が心配しないように、施術者は、チェアが安定していることを説明すべきである。また、後ろに下がってチェアから立ち上がるのが最も簡単な方法であることを患者に気づかせるとよい。

水があれば、患者に水を飲んでもらって、術後24時間は水を多めに飲むことが重要であると説明しなくてはならない。時に、脱水症状を起こした患者は、マッサージ後に苦痛を感じるが、水を飲むことで緩和される。また、治療によって吐き気や目眩を感じた患者は、（第3章で述べた）血管迷走神経性失神になりやすいかもしれない。水を飲むと、血流量と血圧を高めるのに有効である。

治療後の聞き取り

患者に治療後の聞き取りをすると有効である。この聞き取りは、1つか2つの質問でもよいし、数分間の詳細な聞き取りであってもよい。座位マッサージを行っている状況に応じて判断する。例えば、多くの患者が治療を受けるのに列をなすスポーツイベントでは、治療後の聞き取りは短く要領を得たものでなければならない。患者の合間に数分の時間がある定期的なスケジュールで行われるオフィスでは、治療後の聞き取りを長めにすることができる。

一般に、施術者は、患者が治療中に経験したことについてのフィードバックを期待している。以下は、施術者が訊くことのできるいくつかの質問である。

- どのように感じましたか？
- 今日、最も効いた方法は何ですか？
- 痛み/不快感は変化しましたか？ その場合、どのように変わりましたか？
- 次のセッションで改善してほしいことは何でしょうか？（この質問は、この患者を再び診る可能性がある場合に重要な質問である。）

まとめ

首、肩、腕と手、臀部を含む腰に対する特別な技術は、これらの領域のそれぞれに座位マッサージの患者が抱える一般的な疾患と不定愁訴に対処するよう意図されている。各疾患または不定愁訴について、定義、症状、原因、治療、座位マッサージを行う上で考慮すべき事項を提示している。

身体の上背部で対処される筋肉は、僧帽筋、ローテーターカフ、大円筋、菱形筋である。肩および上背部の一般的な筋肉の緊張およびこわばりに加え、施術者が座位マッサージの患者に見出すかもしれない肩の疾患として、癒着性関節包炎がある。腰背部で扱われる筋肉は、広背筋、脊柱起立筋群、腰方形筋、大臀筋、中臀筋である。腰背部の一般的な筋肉の緊張とこわばりに加えて、座位マッサージの患者に見られることのある疾患は、肉離れ、捻挫、椎間板ヘルニアである。首と頭のための技術で扱われる筋肉は、上部僧帽筋、胸鎖乳突筋（SCM）、頭板状筋および頸板状筋、頭半棘筋、斜角筋、後頭下筋群、肩甲挙筋である。首と頭部の一般的な筋肉の緊張とこわばりに加えて、座位マッサージの患者に見られることのある疾患は、緊張性頭痛、胸郭出口症候群、斜頸である。腕と手のための技術で対処される筋肉は、三角筋、上腕三頭筋、上腕二頭筋、上腕筋、腕橈骨筋、円回内筋、方形回内筋、回外筋、手関節屈筋群（前前腕部）、前腕伸筋群（後前腕部）である。腕と手の一般的な筋肉の緊張とこわばりに加えて、座位マッサージの患者に見られることのある疾患には、腱炎、腱鞘膜炎、外側上顆炎、内側上顆炎、手根管症候群などがある。

施術者は、患者に治療セッションが終わったことをはっきりと知らせなければならない。施術者は、患者が目眩や吐き気を感じているかどうかをチェックし（立てるようになるまでチェアに座らせたままにしておき）、患者に質問がないか尋ねて、それに答えた後、患者がチェアから立ち上がるのを手助けし、（可能であれば）患者に水を与えて、治療後の聞き取りを行う。

学習問題

学習問題の答えは216ページ。

選択問題

1. 反復運動損傷の一例は以下のうちどれか？
   a. 関節の捻挫
   b. 癒着性関節包炎
   c. 手根管症候群
   d. 緊張性頭痛
2. 関節の靱帯の伸びや断裂を伴うが骨の脱臼は起こしていない関節の外傷に対する用語は何か？
   a. 捻挫
   b. 筋違い
   c. 椎間板ヘルニア
   d. 腱炎
3. 背中の小さな筋肉を使ってものを持ち上げる時に体幹をねじることによって起きることがあるのは以下のうちどれか？
   a. 肉離れ
   b. 腰の捻挫
   c. 椎間板ヘルニア
   d. 上記のすべて
4. テニス肘の別名は何か？
   a. 内側上顆炎
   b. 外側上顆炎
   c. 手根管症候群
   d. 胸郭出口症候群
5. 頭痛の軽減に有効なのは以下のツボのうちどれか？
   a. GB-30
   b. TH-5
   c. SI-10
   d. LI-10

穴埋め問題

1. ＿＿＿＿＿＿＿＿＿＿は、経絡への穴または入口であり、経絡と外界を直接繋ぐものである。
2. 患者の横に立ち、真っ直ぐにした指を腰の脊柱起立筋群の深部に向けて置くことによって対処できる筋肉は＿＿＿＿＿＿＿＿＿＿＿＿＿＿＿＿＿＿＿＿である。
3. 両手の手のひらの間に患者の左手首を置いて、患者の腕全体を強く揺るよう前後に両手を活発に動かすことを、腕を＿＿＿＿＿＿＿＿＿＿するという。
4. 胸郭出口症候群と関連しうる筋肉は、＿＿＿＿＿＿＿＿＿＿および＿＿＿＿＿＿＿＿＿＿＿＿＿である。
5. 妊娠中の患者に用いてはいけない2つのツボは、＿＿＿＿＿＿＿＿＿＿および＿＿＿＿＿＿＿＿＿＿である。

記述問題

以下の設問について、簡潔に答えよ。

1. 癒着性関節包炎の定義、症状、原因、治療、およびマッサージを行う上で考慮すべき事項について述べよ。

学習問題

2. 手根骨症候群の定義、症状、原因、治療、およびマッサージを行う上で考慮すべき事項について述べよ。

3. 椎間板ヘルニアの定義、症状、原因、治療、およびマッサージを行う上で考慮すべき事項について述べよ。

4. 腱炎および腱鞘膜炎の定義、症状、原因、治療、およびマッサージを行う上で考慮すべき事項について述べよ。

5. 内側上顆炎および外側上顆炎の定義、症状、原因、治療、およびマッサージを行う上で考慮すべき事項について述べよ。

6. 肉離れの定義、症状、原因、治療、およびマッサージを行う上で考慮すべき事項について述べよ。

7. 捻挫の定義、症状、原因、治療、およびマッサージを行う上で考慮すべき事項について述べよ。

8. 緊張性頭痛の定義、症状、原因、治療、およびマッサージを行う上で考慮すべき事項について述べよ。

9. 胸郭出口症候群の定義、症状、原因、治療、およびマッサージを行う上で考慮すべき事項について述べよ。

学習問題

10. 治療セッションの終了に関連する要素について述べよ。
   _____
   _____
   _____
   _____
   _____

アクティビティ

1. 身体の上背部、腰背部、および頭部と首、腕と手のための技術を、友人や家族など少なくとも10人に施術せよ。さまざまな身体の大きさと体形の人々に施術すること。
2. 身体の各領域についてこの章にリストアップされたツボをとる練習をせよ。ツボ押しが説明通りの効果を持つかどうか記録せよ。
   _____
   _____
   _____
   _____
   _____
3. 患者が座位マッサージ用チェアから立ち上がる補助と、治療後の聞き取りの練習をせよ。

補促的手技と適用

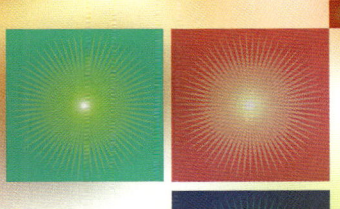

目 的
この章を読めば、
読者は以下の項目に必要な情報を得ることができる：
1. 首、上部僧帽筋、胸筋、肩、腕のストレッチを行う。
2. 頸筋、胸筋、前鋸筋、腸脛靱帯（ITB）、腓腹筋に対して、ストレッチ以外の特別な技術を行う。
3. 補促的手技を受けてもらうために、座位マッサージ用チェアから施術台または布団へ患者を移動させる方法を説明する。
4. 座位マッサージ治療に追加して、布団に寝た患者に指圧およびタイ式マッサージを行う。
5. 車いすの患者に座位マッサージ技術を行う。
6. ベッドの患者に座位マッサージ技術を行う。
7. 背もたれの真っ直ぐな椅子に座った患者に座位マッサージ技術を行う。

キーワード
筋膜ピンアンドストレッチ　　能動的ピンアンドストレッチ
受動的ピンアンドストレッチ　　ブルドージング

補促的手技

優秀なボディーワーク施術者の重要で際だった特徴は、革新的であることだ。定期的に新しい技術を学ぶことで、施術者は、どの患者が示すどんな症状にも対処できるようにツールを増やし、患者は新しいアプローチから利益を受ける。そして、新しい技術を学んで実践することで、施術者は、関心と挑戦する気持ちを維持し、創造性が刺激される。

基本的な座位マッサージのルーティンを超えた追加の技術は、体の特定の領域に対するストレッチから、患者が経験している症状を軽減するために特化した施術までさまざまである。座位マッサージ用チェアから施術台や布団へ流れるように移動させて、治療的施術を続ける方法もある。

布団に寝た患者に行う東洋ボディーワーク技術の中には、特定の症状、特に、腰、臀部、脚部のこりに効くものもある。これらの方法はすべて、この章で紹介する。

車いすを使っている患者、または、さまざまな医学的理由から病院やホスピス、自宅などで長期間ベッドにいる患者には、座位マッサージが役に立つ可能性がある。こうしたタイプの治療の方法についても、この章で説明する。

ストレッチ

施術者が座位マッサージ治療に組み込むことができるストレッチはたくさんある。とりわけ、頸筋、胸筋、腕の筋肉、上部僧帽筋に対するストレッチは特に有効である。これらのストレッチは、決して強制的に行ってはいけない。つまり、どの程度までストレッチをすべきかを、患者自身が判断する。すべてのボディーワーク技術に関して、患者が姿勢やストレッチに不快感を感じるなら、施術者はそれらを修正するか、全く行うべきではない。

首のストレッチ

以下は、頸筋のこりに有効なストレッチである。首のストレッチの禁忌には、患者の頸部領域の以下の症状が含まれる。
- 関節炎
- 強直性脊椎炎
- 椎間板ヘルニア
- （さまざまな理由で）融合した椎骨
- 骨粗鬆症
- 頸部領域の神経インピンジメント
- 頸椎の他の疾患
- 患者の過敏性

首の外側のストレッチ

1. 患者の腕をアームレストから動かして、患者の体側に沿ってぶら下げるようにする。直立ポジションで患者の後ろに

129

130

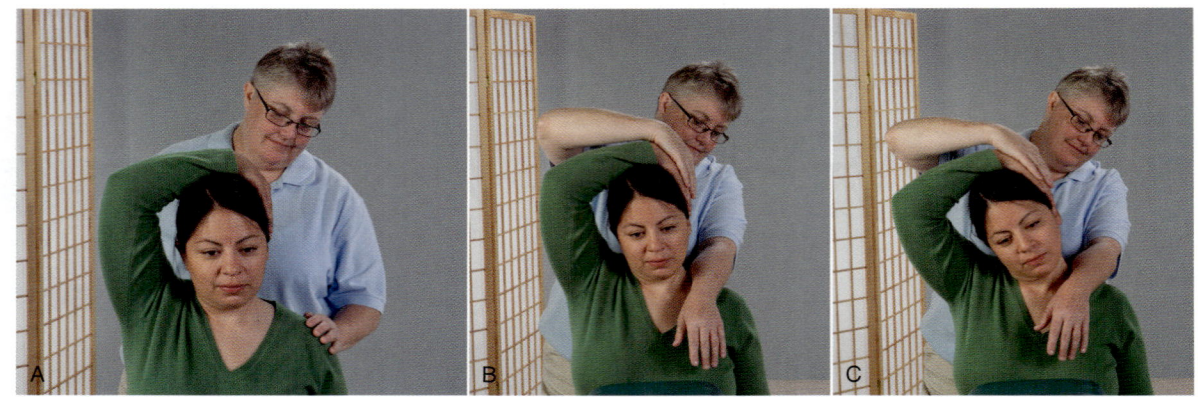

図5-1 **A**、患者の右手を頭の上に上げて左耳に触らせる。**B**、患者の左の内側上部僧帽筋の上に左腕を置いて、頭部を安定させるために患者の頭の上に右手を置く。**C**、患者が快適な範囲で、右手で患者の頭部を引っ張る。

立つ。右手で左耳に触れるようにして、患者の右腕を側頭部および頭頂部に沿わせる（図5-1A）。
2. 患者の左内側上部僧帽筋の上に左前腕を置く。患者の右手の上に左手を置いて、頭部を安定させる（図5-1B）。
3. 患者に深呼吸させる。息を吐く時に、気持ちのよい範囲で患者の右手で頭を引っ張ってもらい、同時に、施術者は膝に体重を落として左の前腕で押し下げる。これは、首の側部のストレッチを高めるのに有効だ（図5-1C）。患者にとって快適または安全な範囲を超えて患者の首をストレッチしてしまうかもしれないので、施術者の右手で患者の頭部を圧迫してはいけない。どのくらい首のストレッチをしたいかは、患者が決定する。患者の頭を押してしまうのが心配ならば、代わりに、右手を自分の左前腕に置いてもよい。十分な時間ストレッチできたと感じた時に伝えるよう、患者に頼んでおく。患者に力を抜いて頭を中央に戻させながら、施術者の前腕の圧迫を解放する。
4. 患者の首の右側についてステップ1から3を繰り返す。

ヒント 患者の使っていない方の手をアームレストや脚の上に置かないこと。ストレッチの程度と効果を減少させるからである。

後頸部のストレッチ

1. 直立ポジションで患者の後ろに立つ。背中を真っ直ぐにして患者を座らせ、両腕を頭の後に上げて、後頭部の下縁に親指を置いて、下縁の位置で手をしっかり握らせる。患者は両手で頭を抱えているように感じるはずだ（図5-2A）。
2. 患者の上腕の下に施術者の腕をくぐらせて、患者の手首の上に施術者の手を置く（図5-2B）。
3. 患者に深く息を吸ってもらう。息を吐きながら、患者に胸に向かって顎を落させ、同時に手首をゆっくりと押し下げる。これは、後頸部のストレッチを助ける（図5-2C）。後頸部が十分にストレッチできたと患者が感じた時点で、それを教えてもらうようにする。それ以上圧迫を加えるのをやめて、7秒から10秒ストレッチをして解放する。
4. ストレッチが完了したら、頭を戻して腕を降ろさせる。

ヒント このストレッチの終わりに上部僧帽筋を両側から揉むことで、治療を終えてもよい。

上部僧帽筋に対するストレッチ

これらのストレッチは、上部僧帽筋の緊張をほぐすのに有効である。

上部僧帽筋のストレッチ

このストレッチに対する禁忌には以下が含まれる。
- 肩関節の関節炎
- 人工肩関節の置換
- 骨粗鬆症
- 頸部領域および胸部の神経インピンジメント
- 肩関節の他の疾患
- 関連する筋肉の患者の過敏性

1. 直立ポジションで患者の左側に立ち、患者の方を向く。手のひらを下に向けて患者の上部僧帽筋に左手を置く。患者の左腕の下に右腕を通して患者の肩甲骨下角に右手を置く（図5-3 A）。
2. 患者に深く息を吸ってもらう。息を吐くときに、左手で上部僧帽筋を押し下げ、右手で肩甲骨を内側に旋回させる（図5-3B）。ストレッチしたと感じた時に患者に言っても

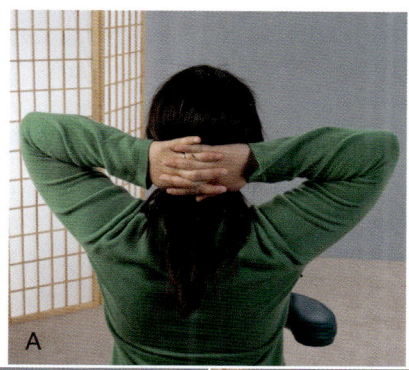

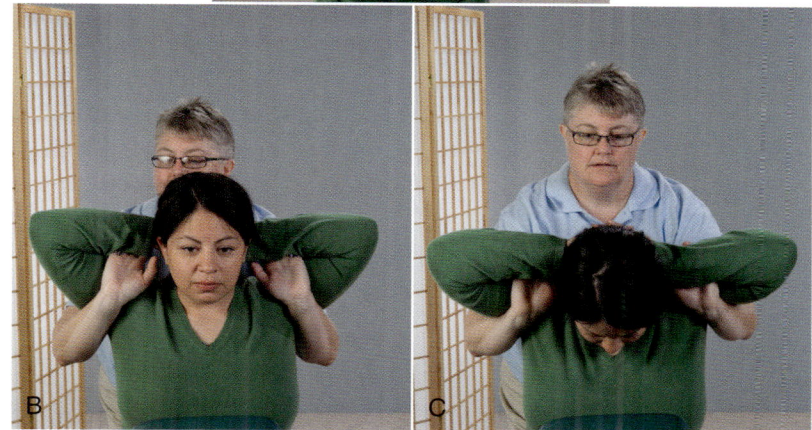

図5-2 **A**、患者は、親指を後頭部の下縁の下に置いて、後頭部の下縁の位置で両手をしっかり握る。**B**、患者の上腕の下に施術者の腕をくぐらせて、患者の手首の上に手を置く。**C**、施術者が患者の手首をゆっくりと押し下げて、患者は胸に向かって顎を落とす。

らう。7から10秒間保持して、楽にする。
3. 患者の右腕についてステップ1から2を繰り返す。

頸筋の外側および上部僧帽筋の筋膜ピンアンドストレッチ

筋膜ピンアンドストレッチは、施術者が筋肉の付着部または筋肉を（ピンで固定するように）安定させる技術である。対象領域の運動が起こると、関連した筋肉が伸ばされて、関連した筋膜をストレッチする。患者が運動を行う場合、患者が筋収縮を使っているので**能動的ピンアンドストレッチ**である。施術者が運動させる場合、患者の筋肉をリラックスさせたまま施術者が体の部分を動かすので、**受動的ピンアンドストレッチ**である。

首の外側および上部僧帽筋に行う以下の筋膜ピンアンドストレッチ技術は、能動的であり、これらの筋肉を覆う筋膜をストレッチして伸ばす。短くなった筋膜は、痛みや関節可動域の制限の原因になるので、筋膜を固定してストレッチする技術が有効な場合がある。しかし、患者の中には筋膜ストレッチで不快感を感じる人もいるだろう。この不快感は、筋膜が伸びたときに、緊張や、場合によっては焼けるような感じとして経験されることがある。患者には、この技術で経験しうる感覚について十分に情報を提供して、この治療を行わないという選択肢も与えておくべきである。同意を得られたら、施術者は、この技術では患者がストレッチの主導権を持ち、ストレッチの程度は、患者が頭を回す程度によって決められることを強調すべきである。また、患者には、施術者にこの技術をいつでもやめるよう伝える権利がある。

このストレッチの禁忌には、患者の頸部領域の以下の症状が含まれる。
- 関節炎
- 強直性脊椎炎
- 椎間板ヘルニア
- （さまざまな理由で）融合した椎骨
- 骨粗鬆症
- 頸部領域および胸部の神経インピンジメント
- 頸椎の他の疾患

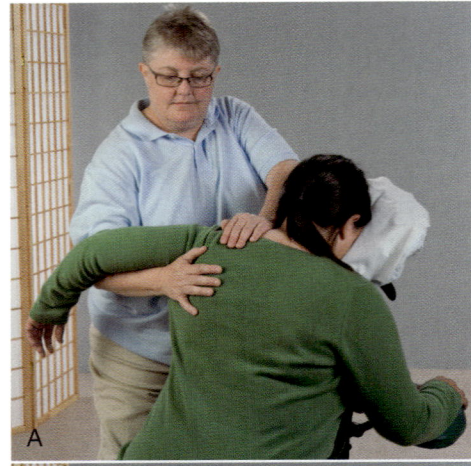

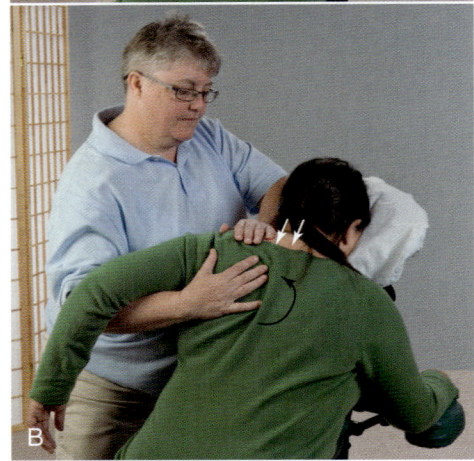

図5-3 **A**、患者の上部僧帽筋に左手を置き、患者の左腕の下に右腕をくぐらせて肩甲骨下角に右手を置く。**B**、左手で上部僧帽筋を押し下げ、右手で肩甲骨を内側に旋回させる。

- 関連する筋肉の患者の過敏性

1. 直立ポジションで患者の後ろに立つ。上体を起こして患者を座らせ、頭を気持ちのいいところまで右に回させる（図5-4A）。この動きは、右の上部僧帽筋を緩める。
2. 右手で、つまずまずに、右の上部僧帽筋の大部分を揉むような方法できつく握る。筋肉を上方に引っ張る。基本的にストレッチを強化するために上部僧帽筋を固定しておく。左手を患者の左の上部僧帽筋において安定させる（図5-4B）。

> **ヒント** 患者の身体が大きい場合には、右の上部僧帽筋を固定するために両手を使う必要がある。

3. 患者に深く息を吸ってもらう。息を吐くときに、患者の頭部を気持ちのよいところまで左へとゆっくり回転してもらう（図5-4C）。これを行いながら、頸筋の外側と上部僧帽筋のピンアンドストレッチのために右の上部僧帽筋をつかんだままにする。7から10秒間保持する。
4. 十分な時間ストレッチできたと感じた時に伝えるよう、患者に頼んでおく。患者の頭部を前に向けさせ、右の上部僧帽筋をつかんでいた手を緩める。
5. 患者の左側についてステップ1から4を繰り返す。

胸部の筋肉のストレッチ

胸筋のストレッチ

このストレッチの姿勢および実行は、身体の大きな患者には快適でないかもしれない。施術者は、患者に快適なレベルを確認して、患者が落ち着かない場合にはこの技術を行うべきではない。その他の禁忌には以下のようなものが含まれる。

- 肩、肘、手首、手の関節の関節炎
- 人工肩関節の置換
- 骨粗鬆症
- 頸部領域および胸部の神経インピンジメント
- 肩、肘、手首、手の関節のその他の疾患
- 関連する筋肉の患者の過敏性

1. 直立ポジションで患者の後ろに立つ。患者の上体を起こして座らせる。患者の腕の前に手を伸ばして、施術者の腕を患者の腕の下（患者の腕と体幹の間）に通して後ろに組む（図5-5A）。患者の肩甲骨の間で両手を組んで、患者の腕を効果的に固定して胸を開かせる（図5-5Bおよび C）。
2. 患者に深呼吸させる。息を吐くときに、同時に施術者の腕を伸ばしながら、患者の胸筋をストレッチするよう上方に持ち上げる（図5-5D）。7から10秒間保持して、楽にする。

患者の両手を頭の後で組んだ胸筋ストレッチ

このストレッチに対する禁忌には以下が含まれる。

- 肩、肘、手首、手の関節の関節炎
- 人工肩関節の置換
- 骨粗鬆症
- 頸部領域および胸部の神経インピンジメント
- 肩、肘、手首、手の関節のその他の疾患
- 関連する筋肉の患者の過敏性

1. 直立ポジションで患者の後ろに立つ。頭の後ろで両手を組んだ状態で患者を座らせる（図5-6A）。
2. 患者の肘をつかんで、ゆっくりと後方に傾けて胸筋をストレッチする（図5-6B）。7から10秒間保持して、楽にする。

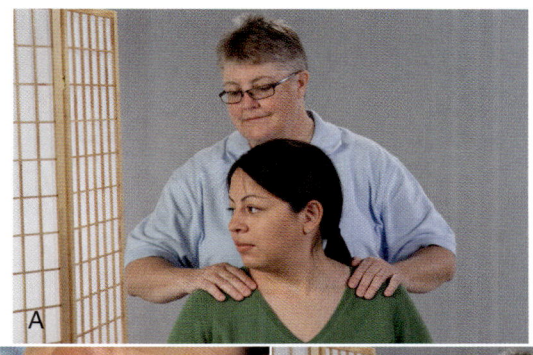

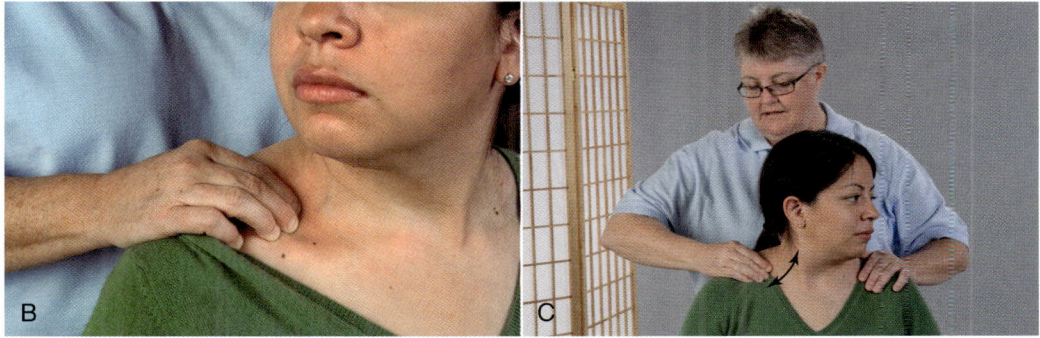

図 5-4　**A**、患者は、気持ちのいいところまで右側に頭部を回転させる。**B**、患者の右の上部僧帽筋をつままずにつかんで、筋肉を上方に引っ張り、患者の左の上部僧帽筋に左手を置いて固定する。**C**、患者は、息を吐きながら頭部を左にゆっくりと回転させる。

3. このストレッチでは、チェアのシートの後ろに足を置いて、屈曲した膝に患者がもたれかかれるようにすれば、ストレッチの程度を深くすることができる（図5-6C）。

ただし、施術者の足を支えるだけのシートの余裕がない場合には、この動作は無理である。患者に前にずれるように頼んだり、足の置き場を探しながらシートの周りで足をスライドさせるのは、プロとしてふさわしくない。

肩と腕のストレッチ

このストレッチは、肩と腕の緊張した筋肉をほぐすのに効果的である。これらのストレッチに対する禁忌には以下が含まれる。

- 肩、肘、手首、手の関節の関節炎
- 人工肩関節の置換
- 骨粗鬆症
- 頸部領域および胸部の神経インピンジメント
- 肩、肘、手首、手の関節のその他の疾患
- 関連する筋肉の患者の過敏性

肩関節での腕のストレッチ

1. 患者の右側に立って、前を向き、右足を前に左足を後ろに引いたランジポジションをとる。患者の腕の内側に左手を置くようにして、その左手で患者の右腕の上腕二頭筋をつかむ（図5-7A）。患者の腕を持ち上げて、右手で前腕の中ほどまたは手首をつかむ。前腕の中ほどをつかむか手首をつかむかは、どの位置が最もストレッチをコントロールしやすいかで決める。
2. 患者に深呼吸させる。息を吐くときに、患者にとって気持ちのいい範囲で（限界の前に患者に伝えてもらう）前方に突き出しながら腕を持ち上げ、腕を前方にストレッチする（図5-7B）。広背筋もストレッチされる。7から10秒間保持して、楽にする。
3. 患者の右腕についてステップ1から2を繰り返す。

患者の前に立って行う腕のストレッチ

1. 左足を前に右足を後ろに引いてランジポジションで患者の右前に立つ。患者の曲げた右肘と施術者の曲げた右肘を組んで、患者の手を下に向けさせる。患者の右の手首を左手でつかんで腕を安定させる（図5-8A）。
2. 患者にとって気持ちがいい範囲で（限界の前に患者に伝えてもらう）後方に傾きながら、腕を前上方に持ち上げる（図5-8B）。患者はこのストレッチで肩甲帯が開いたと

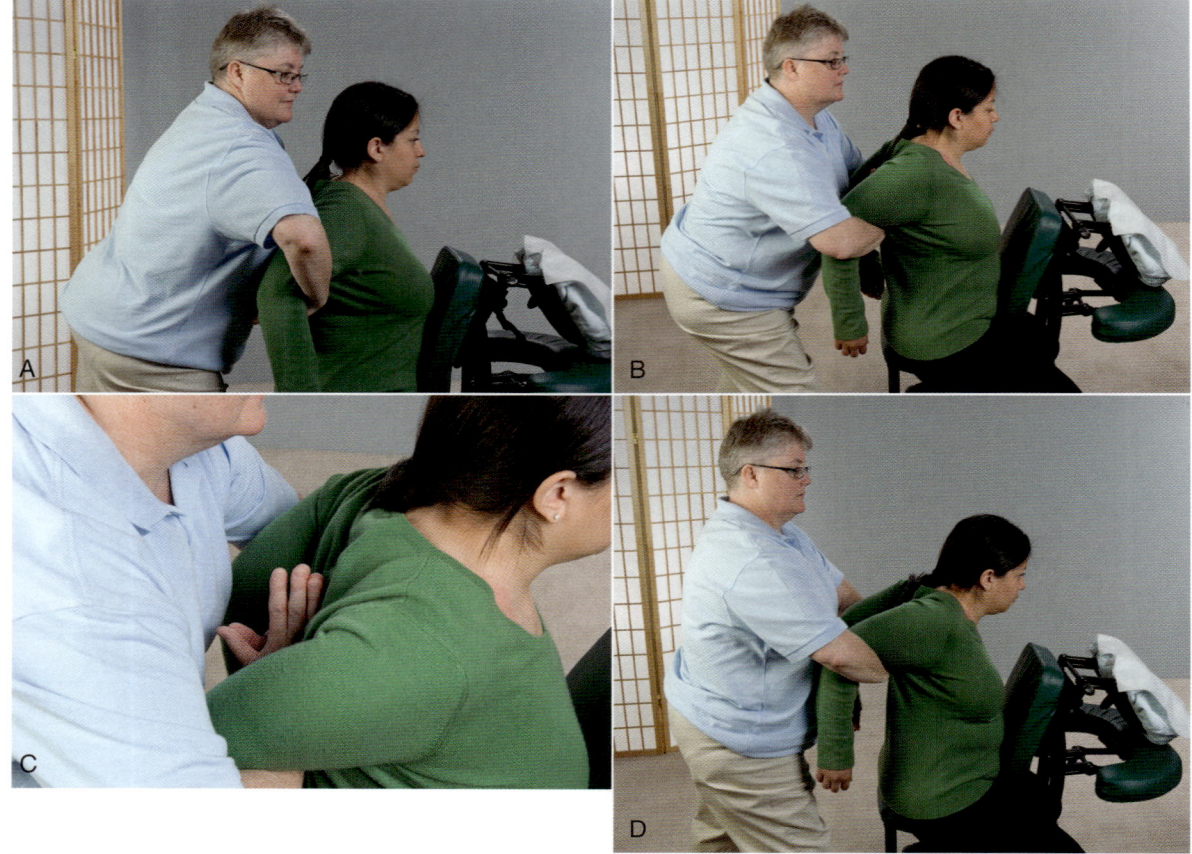

図5-5　A、施術者は患者の腕の前から腕を回して、患者の腕の下で後ろに組む。B、C、施術者は、患者の肩甲骨の間で両手を組む。D、患者が息を吐くときに、施術者は、患者の胸筋をストレッチするように、腕を伸ばして上に持ち上げる。

感じるはずだ。7から10秒間保持して、楽にする。
3. 患者の右腕についてステップ1から2を繰り返す。

上腕三頭筋のストレッチ

1. 患者の右後ろに立つ。肘が頭の横に、患者の手が後頸部のちょうど下に来るまで、肘を曲げて患者の右腕を持ち上げる。(患者は背中を自分で軽くたたいているかのように見えるはずだ)。(図5-9A)。
2. 右手を患者の肘において、左手を患者の右の上部僧帽筋において安定させる(図5-9B)。
3. 患者に深く息を吸ってもらう。息を吐くときに、患者にとって気持がいい範囲で(限界の前に患者に伝えてもらう)患者の肘を後方に押す。(図5-9C)。7から10秒間保持して、楽にする。
　このストレッチでは、肘を横方向に押せば、上腕三頭筋のそれぞれの筋線維と、菱形筋をほぐすことができる(図5-9D)。7から10秒間保持して、楽にする。
4. 患者の左腕についてステップ1から4を繰り返す。

上部僧帽筋を持続的に圧迫した状態での上腕三頭筋のストレッチ

　このストレッチは、上述した上腕三頭筋のストレッチと類似している。今回は、施術者が同時に2つの技術を適用できるように、肘からの圧迫を追加する。つまり、患者の上部僧帽筋を持続的に圧迫しながら、患者の上腕三頭筋をストレッチする。

1. 患者の腕を持ち上げる前に、施術者の右肘を曲げて患者の肩甲挙筋の付着部か鎖骨と肩甲骨の間のどこかで左の上部僧帽筋に置く。
2. 両手で肘をつかむようにして患者の腕を上方に挙げる(図5-10A)。患者に深呼吸させる。息を吐くときに、右肘を上部僧帽筋に押しつけながら患者の肘を後方に動かしてストレッチする(図5-10B)。7から10秒間保持して、楽にする。
3. 患者の右腕についてステップ1から2を繰り返す。

5 補促的手技と適用 ■ 135

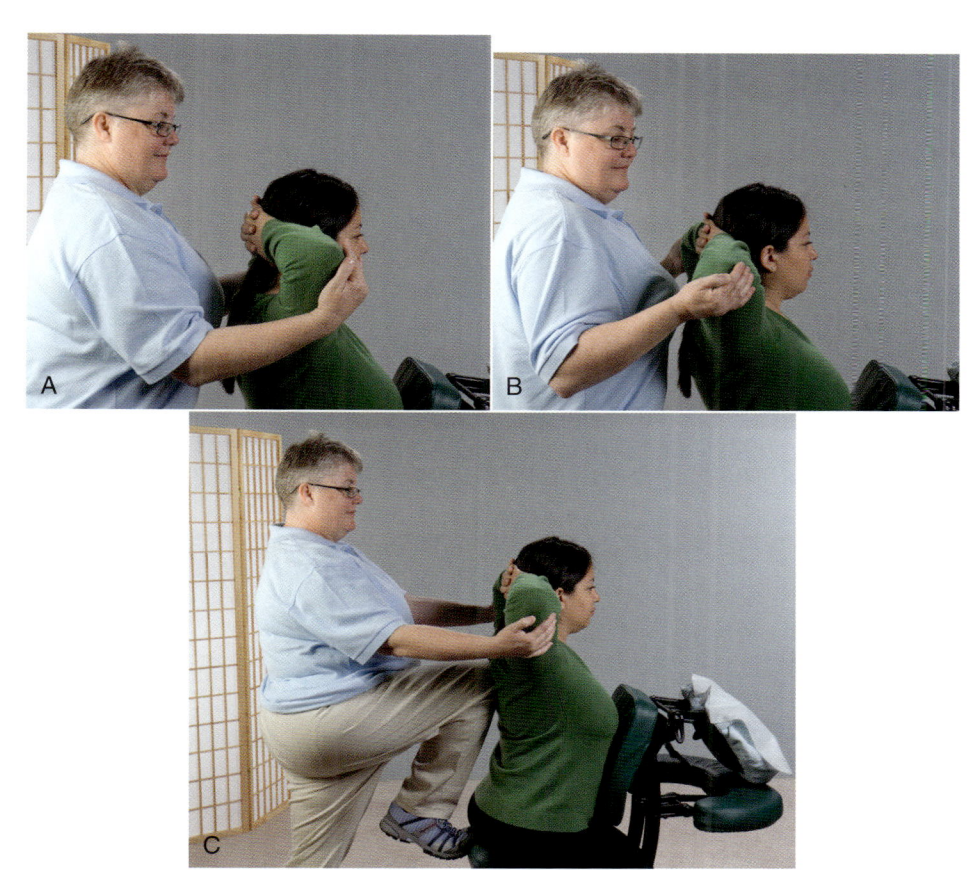

図5-6　**A**、患者は頭の後ろで両手を組む。**B**、患者の肘をつかんで、胸筋をストレッチするようゆっくりと後ろに傾ける。**C**、チェアシートの後端に足を置いて、屈曲した膝で患者を支えることにより、深いストレッチを施す。

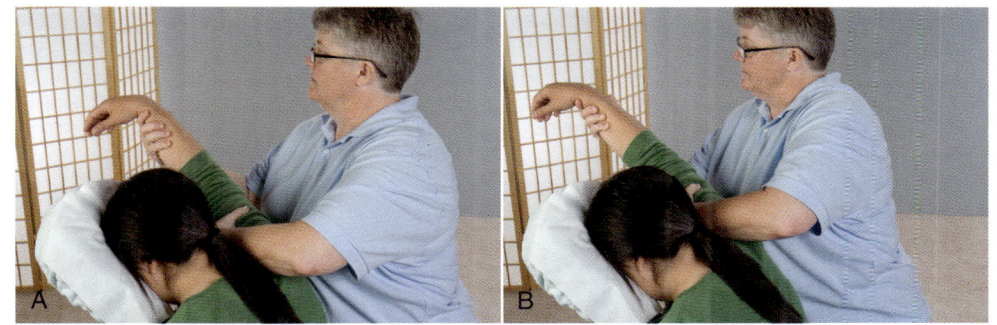

図5-7　**A**、患者の腕の内側に手を置くようにして、右腕の上腕二頭筋をつかみ、患者の腕を持ち上げて、右手で手首をつかむ。**B**、息を吐くときに、前方に突き出しながら腕を上方に持ち上げて、腕を前方にストレッチする。

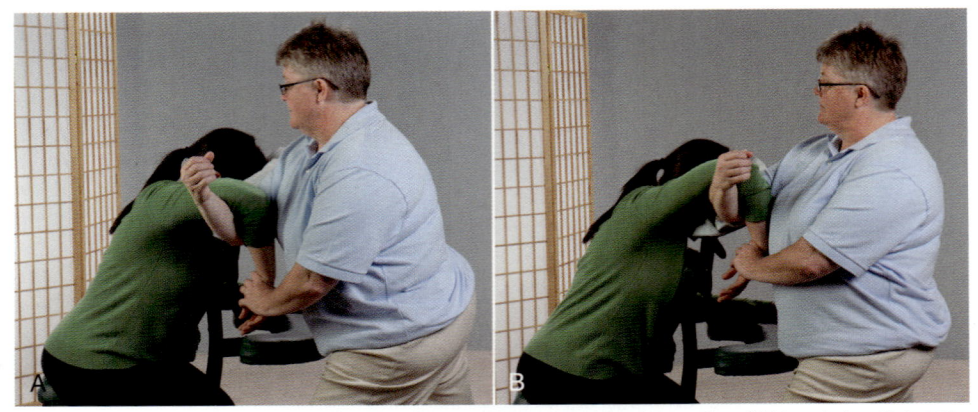

図5-8　**A**、曲げた肘と患者の曲げた肘を組んで、患者の手を下方に向け、手で手首をつかんで腕を安定させる。**B**、患者の腕を前上方に持ち上げて、後ろ向きに傾く。

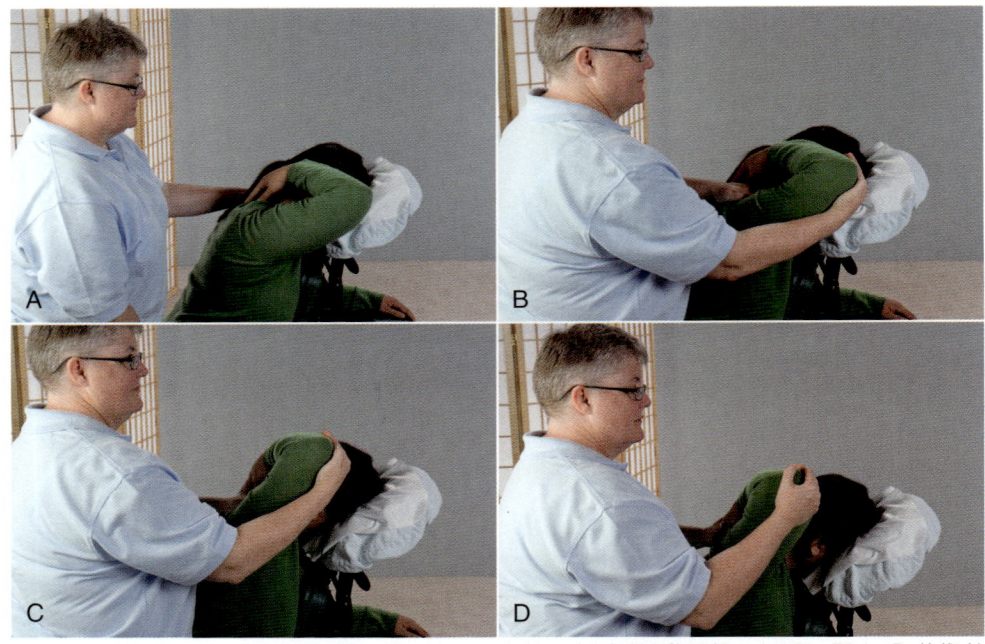

図5-9　**A**、患者の肘の先を患者の頭の横に並べて、患者の手を患者の後頸部のすぐ下に置く。**B**、施術者は患者の肘に片手を置き、もう一方の手を上部僧帽筋に置いて、安定させる。**C**、患者の肘を後方に押す。**D**、患者の肘を横向きに押して、上腕二頭筋のそれぞれの筋線維と、菱形筋をほぐす。

体のその他の領域に対する技術

　ストレッチに加えて、座位マッサージ中に施術される特別な技術から恩恵を受けうる患者の身体の他の領域には、前鋸筋、前方および外側の頸筋、胸筋、腸脛靱帯（ITB）、腓腹筋などがある。

前鋸筋

　患者が腕をアームレストに置いて座位マッサージ用チェアに座ると、前鋸筋にかなり容易にアクセスできる。肩甲骨の可動性に幾分制限のある患者は、前鋸筋を特別に施術すると効果的な場合がある。これらの技術に対する禁忌には以下が含まれる。

- 骨粗鬆症（深い圧迫は禁忌である。軽い圧迫は行ってもよい）
- 頸部領域および胸部の神経インピンジメント
- 関連する筋肉の患者の過敏性

　前鋸筋のこりに対処するのに効果的な技術には、**ブルドージング**が含まれる。つまり、肩甲骨の外側縁に向かって、場合によってはその下まで、筋線維に沿って、真っ直ぐにした指の

5 補促的手技と適用 ■ 137

図5-10 **A**、両手で肘をつかむようにして患者の腕を上方に挙げる。**B**、右肘を上部僧帽筋に押しつけながら肘を後方に動かしてストレッチする。

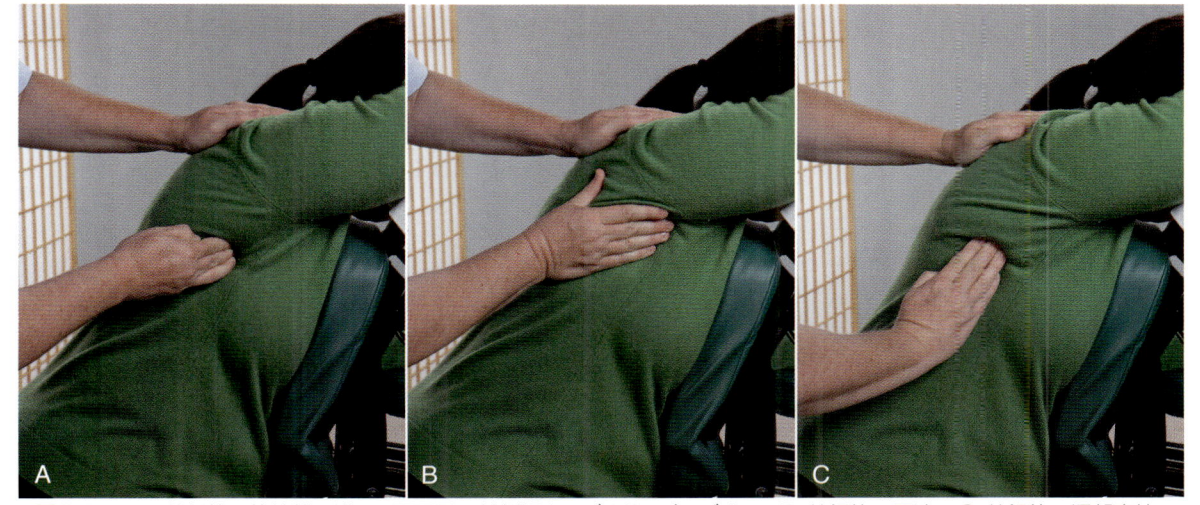

図5-11 **A**、前鋸筋の筋線維に沿って肩甲骨の外側縁までブルドージングする。**B**、前鋸筋の圧迫。**C**、前鋸筋の深部摩擦。

先で強擦（図5-11A）、圧迫（5-11B）、深部摩擦（図5-11C）を行うことである。

患者を後ろ向きに座らせる

　頸筋の前部および側部と胸筋へのより特別な施術を行うために、患者をチェアに後ろ向きに座らせる。患者の治療のニーズに応じて、座位マッサージ治療は、患者をこのように座らせて、開始または終了することがある。この姿勢で治療を始める場合、患者が座る前に、施術者はカムロックを緩め顔置き台と顔置き台チューブを下に降ろして片付ける必要がある。必要ならば、患者が床に足を置くことができるように、シートを調整する。施術者は、患者が座って快適になるまでの間、（チェアがひっくり返ったり患者がよろめいたりしないかと、患者が心配しなくてもよいように）チェアのそばにいてチェアを安定させるようにする（図5-12）。

　患者がチェアに後ろ向きに座った状態で治療が終わる場合、施術者は、患者に顔置き台から頭を離し背中を真っ直ぐに

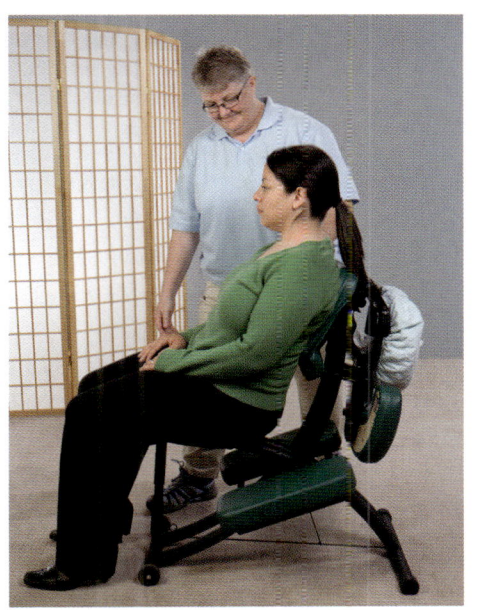

図5-12 後ろ向きに座った患者。

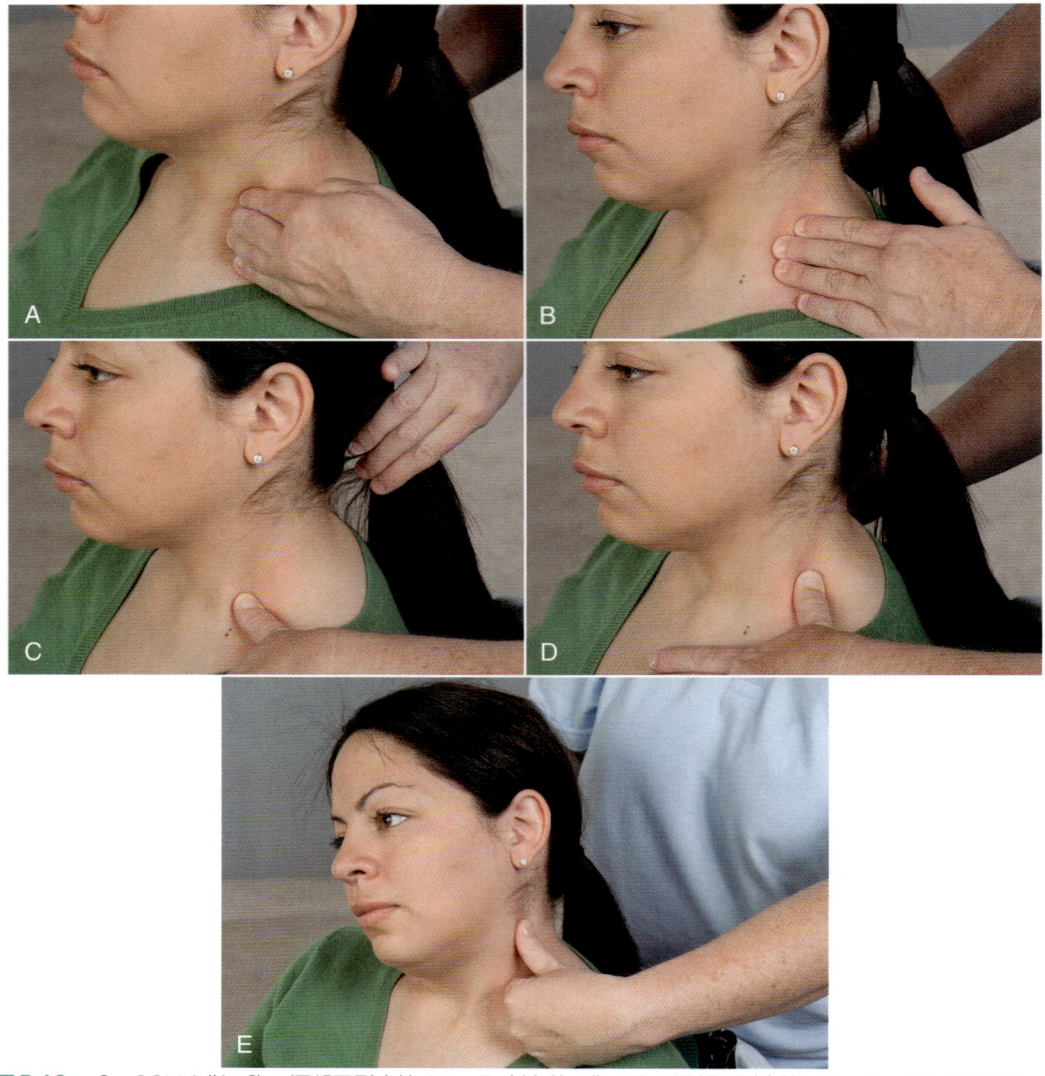

図5-13　**A**、SCMを指の腹で深部円形摩擦する。**B**、斜角筋を指の腹で深部円形摩擦する。**C**、SCMを親指で強擦する。**D**、斜角筋を親指で強擦する。**E**、首の外側をストレッチしながら斜角筋を親指で強擦する。

して座るように促す。その際に施術者は、顔置き台カバーが患者の顔にくっつかないように、顔置き台カバーを押さえておく。患者の足が床につくように、膝置き台から脚をスライドさせるよう患者に促す。患者がしばらく座っていたら、目眩や吐き気を感じていないか確かめることが必要である。

　目眩や吐き気がある場合には、立てるようになるまで患者を座らせておくことが望ましい。患者の準備ができたら、患者がチェアから後に下がって出ようとする時にチェアがひっくり返ったり躓いたりしないかと心配しなくてもよいように、チェアを安定させて患者が立ち上がるのを補助する。次に、カムロックを緩め、顔置き台と顔置き台チューブを下方の位置に片付ける。患者が座って快適になるまでの間、チェアのそばにいてチェアを安定させておく。

首前部および外側の筋肉

　患者は、一般に、首の前部および外側の筋肉、より具体的には、特に胸鎖乳突筋（SCM）と斜角筋への施術が効果的である。これらの技術の禁忌には、患者の頸部領域の以下の症状が含まれる。

- 関節炎
- 強直性脊椎炎
- 椎間板ヘルニア
- （さまざまな理由で）融合した椎骨
- 骨粗鬆症（深い圧迫は禁忌である。軽い圧迫は行ってもよい）
- 頸部領域の神経インピンジメント
- 頸椎の他の疾患

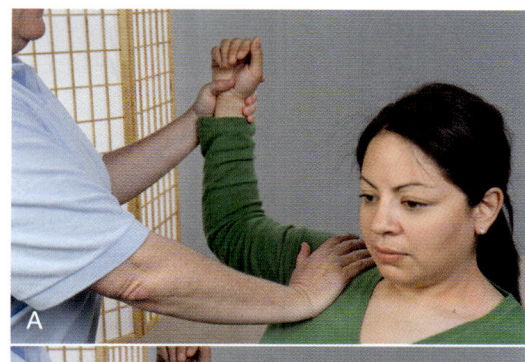

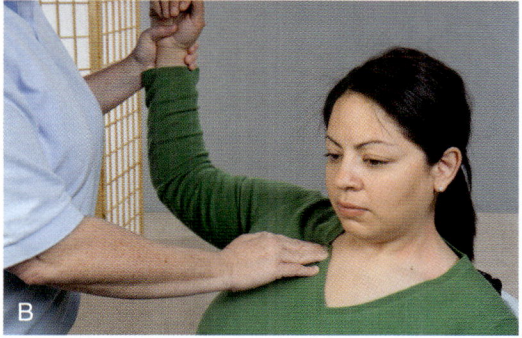

図5-14 A、大胸筋の圧迫。B、鎖骨直下の深部摩擦。

- 関連する筋肉の患者の過敏性

胸鎖乳突筋（SCM）と斜角筋をほぐす技術には、親指または四指の腹を使った深部円形摩擦法（図5-13AおよびB）と親指を使った筋線維に沿った強擦（図5-13CおよびD）などがある。斜角筋に強擦を行う時に、もう片方の手を上部僧帽筋に置いてゆっくりと押し下げて首の外側をストレッチすることで、効果を高めることができる（図5-13E）。

胸筋

胸筋（大胸筋）に以下の技術を使う際の禁忌には以下が含まれる。
- 骨粗鬆症（深い圧迫は禁忌である。軽い圧迫は行ってもよい）
- 頸部領域および胸部の神経インピンジメント
- 関連する筋肉の患者の過敏性

大胸筋をほぐす技術には、圧迫（図5-14A）、柔らかく握った拳での揉ねつ法、親指での押圧、特に鎖骨直下の筋肉に沿った深部摩擦（図5-14B）などがある。

腸脛靱帯（ITB）

股関節と脚部の筋肉の緊張を経験している患者には、ITBの施術が効く場合がある。座位マッサージ用チェアに患者を座らせると、ITBをほぐすことができる技術を行うためにITBへ容易にアクセスでき、臀部、ハムストリング筋、大腿四頭筋の緊張を軽減することができる。ITBへの技術に対する禁忌には以下が含まれる。
- 骨粗鬆症（深い圧迫は禁忌である。軽い圧迫は行ってもよい）
- ITBの患者の過敏性

圧迫（図5-15A）、親指での押圧（図5-15B）、柔らかく握った拳での揉ねつ法（図5-15C）または振せん法を用いてITB全体に沿って施術する。前腕をITBに沿って転がすこともでき（図5-15D）、肘を用いて、より局所的な圧迫を加えることもできる（図5-15E）。ITBはほとんどの患者にとって敏感な領域なので、施術者は、加える圧迫に関して患者に確認し、必要に応じて修正すべきである。

ふくらはぎの筋肉

患者が座位マッサージ用チェアに座ると、腓腹筋、ヒラメ筋、後脛骨筋、長腓骨筋、短腓骨筋を含む硬くなったふくらはぎの筋肉に対処できる。深く施術する際の禁忌には以下が含まれる。
- 骨粗鬆症（深い圧迫は禁忌である。軽い圧迫は行ってもよい）
- 深部静脈血栓症（DVT）
- 血管の疾患（深い圧迫は禁忌である。軽い圧迫は行ってもよい）
- 関連する筋肉の患者の過敏性

ふくらはぎの筋肉をほぐす技術には、パーミング、圧迫（図5-16A）、揉ねつ法（図5-16B）、柔らかく握った拳での揉ねつ法（図5-16C）、特に腓腹筋頭間および個々の筋肉間への親指と四指での押圧（図5-16D）、円形および深部特定摩擦（図5-16E）などがある。

施術台と布団上での補促的手技の実施

全身の施術台の治療セッションに座位マッサージを加えるのには、さまざまな理由がある。首、肩、腰方形筋などの身体の特定の領域には、患者を座らせた方が、より効果的に対処できる場合がある。座位マッサージ用チェアに患者が座ると、施術者は、患者が施術台にうつぶせになった場合よりも、深部の筋肉組織に施術するためアクセスしやすい。

座位マッサージ用チェアおよび施術台の両方を使うもう一つの理由は、何らかの理由で施術台にうつぶせになりたくないが全身治療を望む患者に対応することである。この場合、患

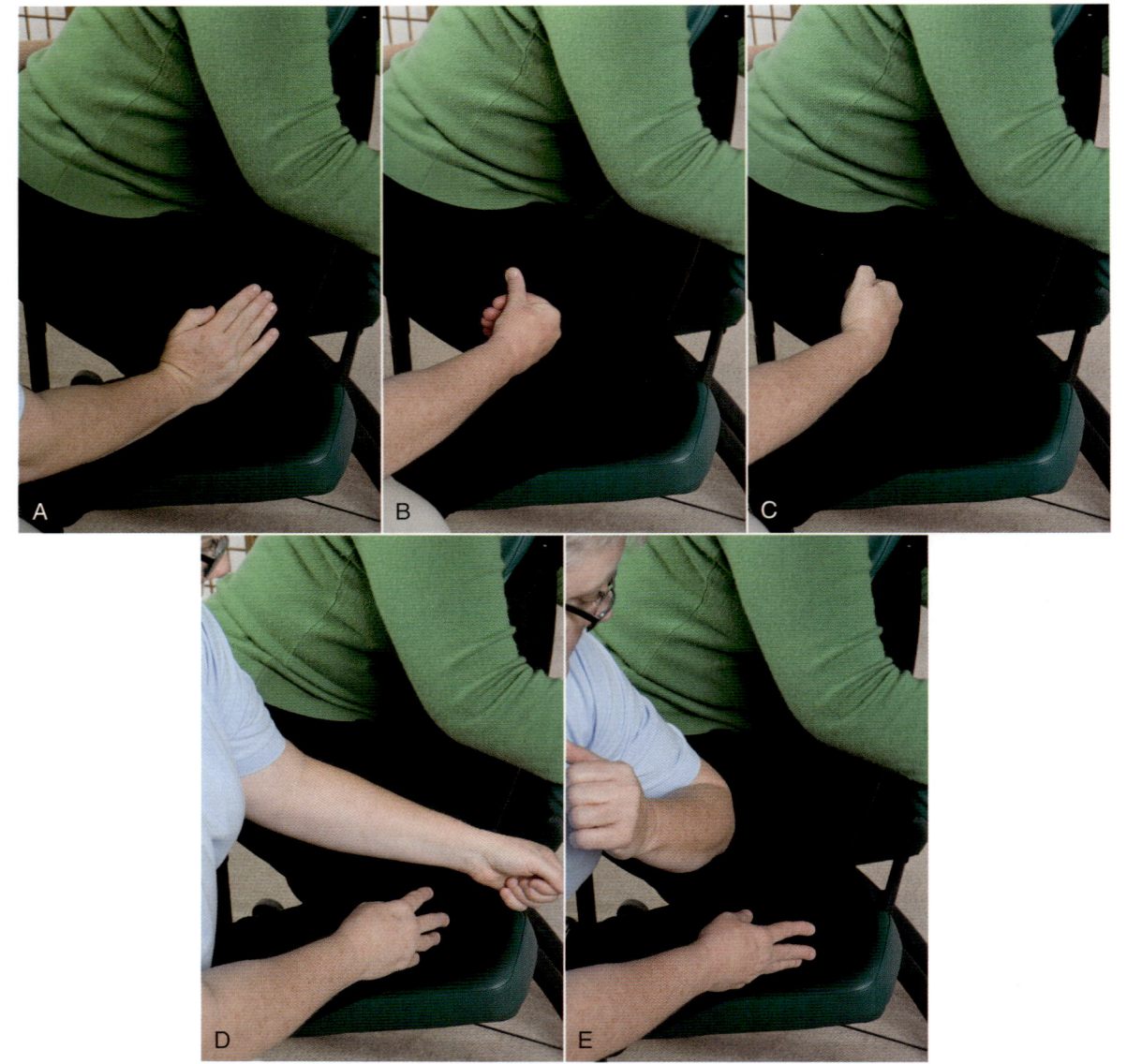

図5-15 **A**、ITBに沿った圧迫。**B**、ITBに沿った親指での押圧。**C**、ITBに沿って柔らかく握った拳での揉ねつ法。**D**、ITBに沿った前腕のローリング。**E**、ITBに沿った肘での圧迫。

者の背面に治療を行い、その後に、施術台に寝かせて前面に対応することができる。

　施術台の代替として、床の上に布団を敷いて行う。ストレッチと関節モビリゼーションを含む指圧やタイ式マッサージ由来の東洋ボディーワーク手技は、腰、臀部、大腿四頭筋、ハムストリング筋、ふくらはぎの筋肉、足および足首の緊張をほぐすのに非常に効果的な方法である。

　施術者は、患者を座位マッサージ用チェアに座らせて治療を開始または終了する理由を患者に明確に伝えるのが重要である。また、チェアから施術台へ移動する方法を患者に説明することも重要である。治療プランにおいて、セッション中のある時点でチェアから施術台に患者を移動させる場合、患者に対して、どの様な流れになっているのかを、治療前の問診中に明確にしておくことが望ましい。マッサージテーブルで脱衣で行う場合は、特に重要である。脱衣でテーブル上のシーツに入る際のプライバシー保護についても明確にする。治療には2つの段階、すなわち、座位マッサージ用チェアと施術台または布団での段階があることを、インフォームドコンセントに含める必要がある。インフォームドコンセントには、患者と施術者の間の合意によって、治療の時間が延長されてもよいかどうかということも含むべきである。

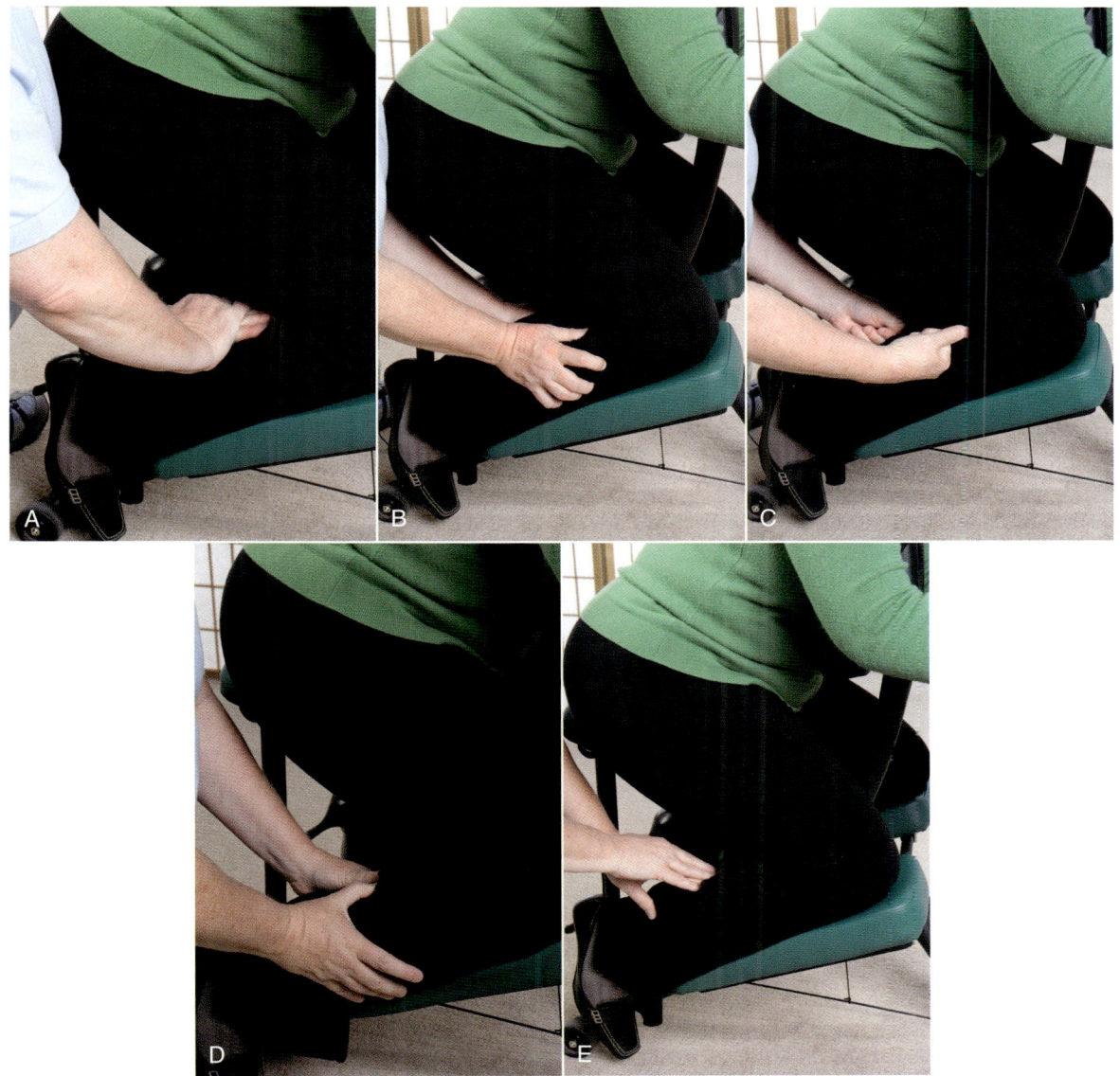

図5-16 **A**、ふくらはぎの筋肉の圧迫。**B**、ふくらはぎの筋肉の揉ねつ法。**C**、柔らかく握った拳によるふくらはぎの筋肉の揉ねつ法。**D**、腓腹筋頭間の親指による押圧。**E**、ふくらはぎの筋肉の円形摩擦。

座位マッサージ用チェアから施術台への移動

　患者の治療セッションが始まる前、施術台での治療を行うために必要なすべてのものを所定の場所に用意するべきだ（つまり、施術台が準備され、リネンが施術台にかけられ、オイルとハンドクリーナーが治療中に手の届きやすい所にあるなど）。前もってすべてのものを用意することで、スムーズな移動と、割り当てられた治療時間内で患者が効果的な治療を受けられることができる。

　座位マッサージが終わったら、患者に知らせて真っ直ぐに座ってもらう。施術者は、患者が衣服を脱いで治療しやすい状態になり、シーツに入るまでの間、患者に一言伝え治療室を離れる。必要であれば、部屋を離れる前にチェアから患者が立ち上がるのを助ける。施術者は、戻ってくる前にノックをすることも患者に知らせておく。

座位マッサージ用チェアから布団への移動

　チェアから施術台への移動に関連してすでに述べたように、患者の治療セッションが始まる前に、布団での治療に必要なものをすべて所定の位置に置いておくこと、つまり、布団を敷いて新しいリネンを掛け、ハンドクリーナーを手の届きやすい所

指圧やタイ式マッサージでは、施術者と患者の両方が、快適なゆったりしたシャツとズボンを着用する必要がある。ゴムまたは紐でウエストを絞るようになっているズボンが最適である。施術されるストレッチと関節可動域（ROM）技術の性質から、動きを阻害し、ジッパーが肌をかむ可能性があるジッパー付のジーンズとパンツは避けた方がよい。ストレッチと関節モビリゼーション手技中に露出しすぎる可能性があるので、スカートも短パンもおすすめしない。患者が布団での施術のために着替える場合、治療前の問診が完了しセッションが始まる前に患者を着替えさせると、着替えの時間を取らずにチェアから布団に簡単に移動できる。

座位マッサージが終わったら、患者に知らせて、真っ直ぐに座るよう促し、チェアから立ち上がるのを補助することで、患者は楽に布団に移動して横になることができる。

指圧とタイ式マッサージ技術

以下のストレッチはすべて、特に支障のないかぎり、仰向けの状態で始める。

1. 足を真っ直ぐにした状態での腰とハムストリング筋のストレッチ。患者の足首をつかんで脚を持ち上げる。患者の脚を真っ直ぐにしたまま立ち上がる。片足を布団の上で患者の臀部の後ろに置き、もう片方の足を患者の股関節のあたりで布団の上に置いて、患者の身体と平行にする。患者の脚を一緒に持って、患者が息を吐く時にゆっくりと前に押し、患者にとって気持がよい範囲で（限界の前に患者に伝えてもらう）前に傾ける（図5-17）。数秒間保持して、楽にする。あと2回繰り返す。
2. 股関節の関節モビリゼーション。患者の脚のそばで片膝を立てる。踵と膝を下から支えて、患者の股関節と膝を曲げさせる。膝の下から膝の上へと手を移動させる。膝の上の手で導きながら（患者が耐えられる範囲内で）大きく数回時計回りに脚を動かす。（患者が耐えられる範囲内で）大きく数回反時計回りに脚を動かす。施術者も姿勢を固定せず、身体を動かして行う（図5-18）。反対側も同様に行う。
3. 膝から胸のストレッチ。片膝をついた姿勢（患者側の膝を布団につき、反対側の足を患者の股関節の高さで布団につく）で、患者の頭の方を向く。施術者の脚と体幹の間に患者の脚を挟む。患者側の手を患者の反対側の太ももに置いて、もう片方の手を膝の上に置く。患者が息を吸うのをよく見る。息を吐くときに、患者にとって気持がいい範囲で（限界の前に患者に伝えてもらう）ゆっくりと前方に突いて股関節をストレッチする。数秒間保持して、楽にする（図5-19）。患者の脚を真っ直ぐにする。反対側も同様に行う。
4. 腰をほぐすための関節モビリゼーション。患者の足元で脚を開いて直立ポジションで立つ。患者の膝を曲げて膝の上に両手を置く。患者の脚を一緒に持ちながら、（患者が耐えられる範囲内で）大きく数回時計回りに脚を動かし、（患者が耐えられる範囲内で）大きく数回反時計回りに脚を動かす。施術者も姿勢を固定せず、身体を動かして行う（図5-20）。
5. 腰をほぐすための全身のストレッチ。患者の足元で脚を開いて直立ポジションで立ち、患者の両膝を身体の片側に押し、施術者のふくらはぎの内側に足を固定する。患者の肩に片手を置き、上にある方の患者の膝の外側にもう片方の手を置いて、全身のストレッチを行う。患者にとって気持がいい範囲で（限界の前に患者に伝えてもらう）ゆっくりと押し下げる。数秒間保持して、楽にする。患者の膝を中央に戻して、反対向きに繰り返す。患者の脚を真っ直ぐにする（図5-21）。
6. 足首をほぐす技術。片手で患者の片足の踵を受け止め、もう片方の手で足の裏に沿ってつかむ。患者の足首を数回底屈および背屈させてストレッチし、下肢の前側と後側の筋肉をストレッチする。（患者が耐えられる範囲内で）大きく数回時計回りに足を動かし、（患者が耐えられる範囲内で）大きく数回反時計回りに足を動かす（図5-22）。反対側も同様に行う。
7. 股関節と腰のための両脚ストレッチ。患者の足元で膝をつく。両手で踵をつかみ、ゆっくりと後ろの方へ引っ張る。布団から脚を持ち上げないこと。脚を持ち上げると患者の背中を痛める可能性がある（図5-23）。数秒間保持して、楽にする。これ以降の技術は患者をうつぶせにして行う。
8. 3方向からの大腿四頭筋ストレッチ。このストレッチは、患

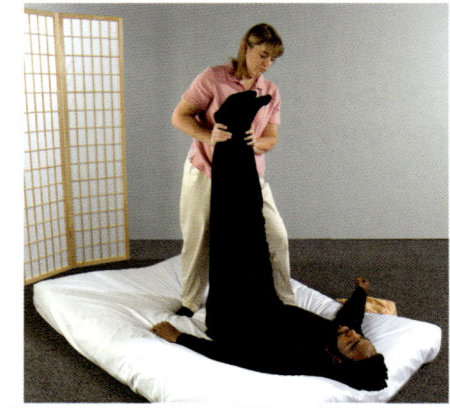

図5-17 足を真っ直ぐにした状態での腰とハムストリング筋のストレッチ。出典：『The practice of shiatsu』(Mosby)

5　補促的手技と適用　■　143

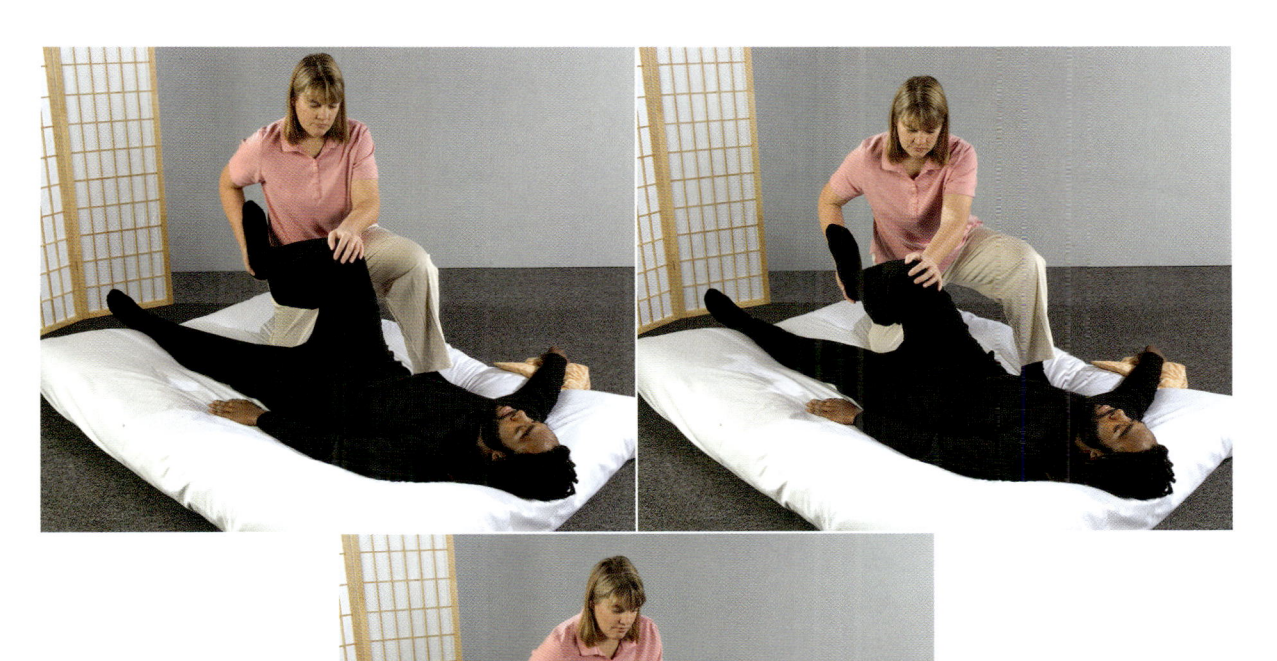

図5-18　股関節の関節モビリゼーション。出典：『The practice of shiatsu』（Mosby）

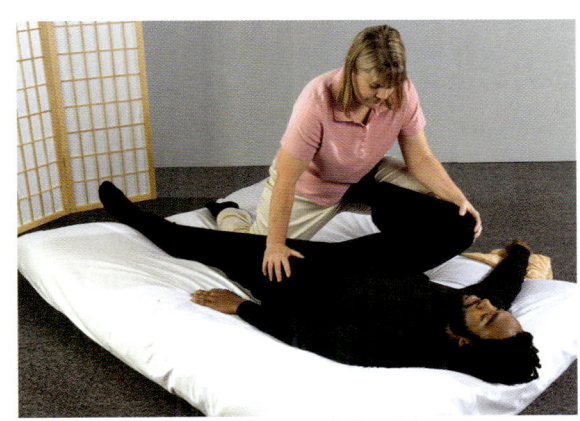

図5-19　膝から胸のストレッチ。出典：『The practice of shiatsu』（Mosby）

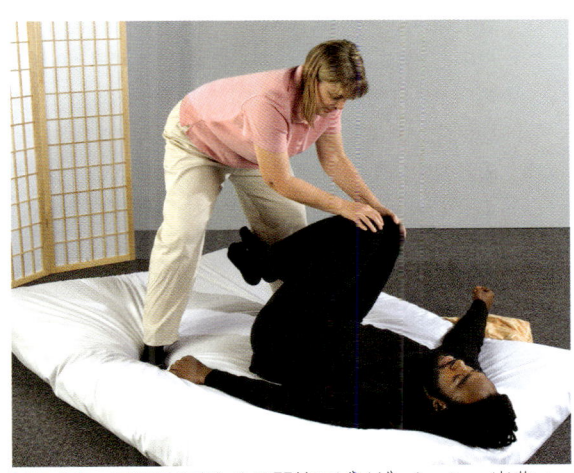

図5-20　腰をほぐすための関節モビリゼーション。出典：『The practice of shiatsu』（Mosby）

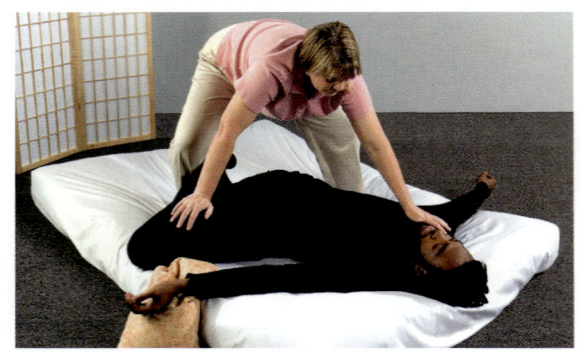

図5-21　腰をほぐすための全身のストレッチ。出典：『The practice of shiatsu』（Mosby）

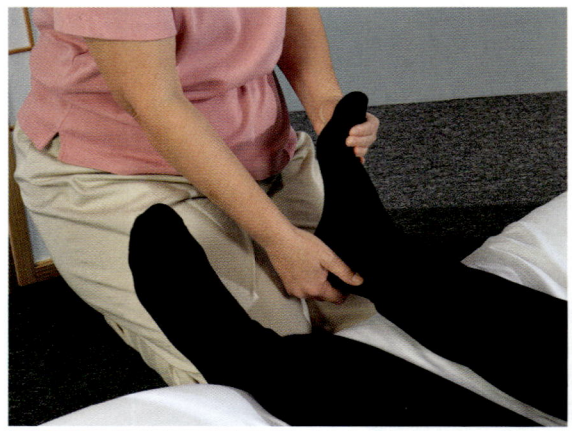

図5-22　足首をほぐす技術。出典：『The practice of shiatsu』（Mosby）

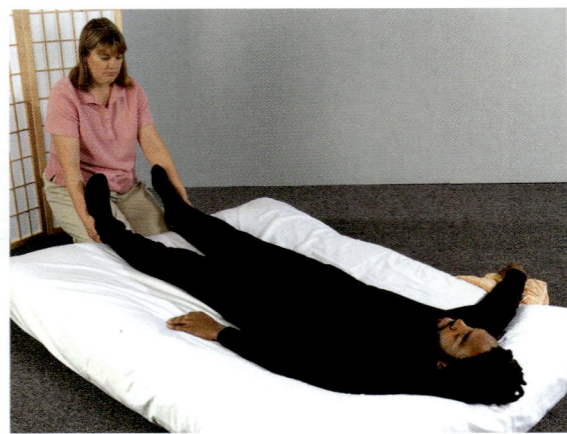

図5-23　臀部と腰のための両脚ストレッチ。出典：『The practice of shiatsu』（Mosby）

者の足首を片手で支え、もう片方の手で仙骨を安定させて行う。施術者も姿勢を固定せず、身体を動かして行う。

a. 患者の膝を曲げ、臀部の中心に足が向かうようにする（図5-24A）。ゆっくりだがしっかりと傾けて、施術者の手をつま先に向かって滑らせ、（患者が耐えられる範囲で）足関節を底屈するようストレッチする。数秒間保持して、楽にする。

b. 患者の膝を曲げ、反対側の臀部に足が向かうようにする（図5-24B）。（患者が耐えられる範囲内で）ゆっくりだがしっかりと傾ける。数秒間保持して、楽にする。

c. 患者の脚を時計回りに動かして、施術者に向かって脚のモビリゼーションを行い、臀部の外側に沿って脚を置く（図5-24C）。（患者が耐えられる範囲内で）ゆっくりだがしっかりと傾ける。数秒間保持して、楽にする。患者の脚を真っ直ぐにする。反対側の脚についてステップ8aからcを繰り返す。

9. 足の裏の施術。両側同時でも、片側ずつでもよいので、患者の足の裏を揉む。親指での押圧、四指での押圧、両手の甲などを使う（図5-25）。

10. 患者の足に膝をつく。患者が耐えられるなら、患者の足の裏に両膝をつく。患者のふくらはぎに両手のそれぞれを置く（図5-26）。およそ1分間以上この姿勢を保つ。

車いすの患者への適用

　車いすの患者も、効果的な後頸部や背中のマッサージを受けることができる。長時間座っているために、腰背部の筋肉が緊張することがよくある。患者が前にもたれることができれば、施術者は、後頸部と背中の筋肉の多くにアクセスできる。効果的な治療にとって重要なことは、患者を適切に支えることである。患者が前にもたれることができない場合でも、施術者は、上部僧帽筋、胸筋、肩、腕、手、大腿部、下肢の前方を施術することができる。施術者は、患者や施術者自身を傷つけないように、身体力学にも留意する必要がある。

患者の支え

　患者を前方で支える方法には2つある。一つは、卓上マッサージサポートの使用である。一般に、製造者によるが、この道具はデスクやテーブルの上に固定でき、患者は安全に前方にもたれることができる（図5-27）。しかし、腕を曲げて前方で身体を支えることになるので、患者の腕の柔軟性と強さの程度によって、支える方法に適切であるかどうかが決まる。

　背中の施術を受ける車いすの人を支えるもうひとつの方法は、枕である。胸骨の高さになるまで、患者の膝の上に枕を重ねるか、または、枕をテーブルの上に置くことができる。患者がシニアカーを使っている場合には、枕はハンドルの上に

5 補促的手技と適用 ■ 145

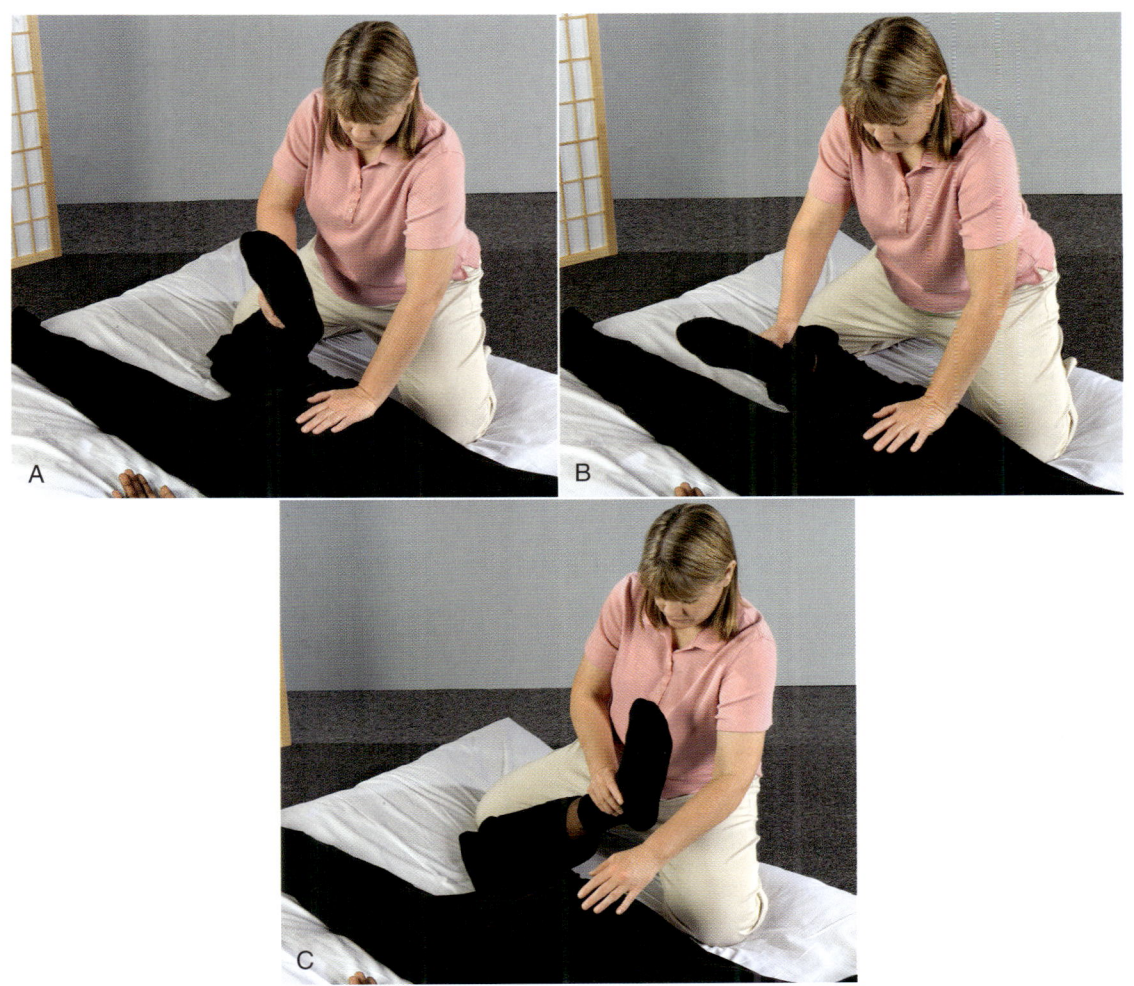

図 5-24 **A**、3方向の大腿四頭筋ストレッチ、第1の姿勢。**B**、3方向の大腿四頭筋ストレッチ、第2の姿勢。**C**、3方向の大腿四頭筋ストレッチ、第3の姿勢。出典：『The practice of shiatsu』（Mosby）

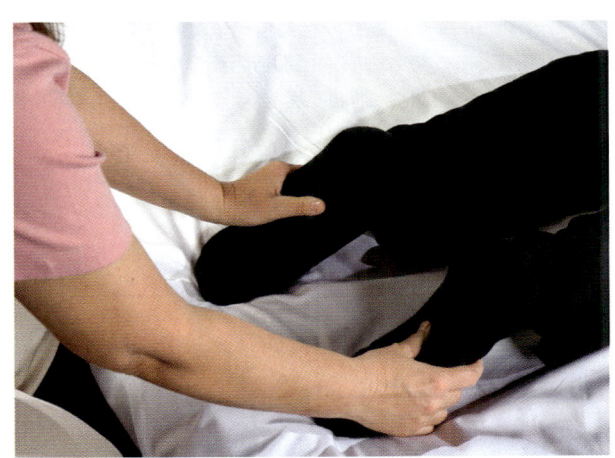

図 5-25 足の裏の施術。出典：『The practice of shiatsu』（Mosby）

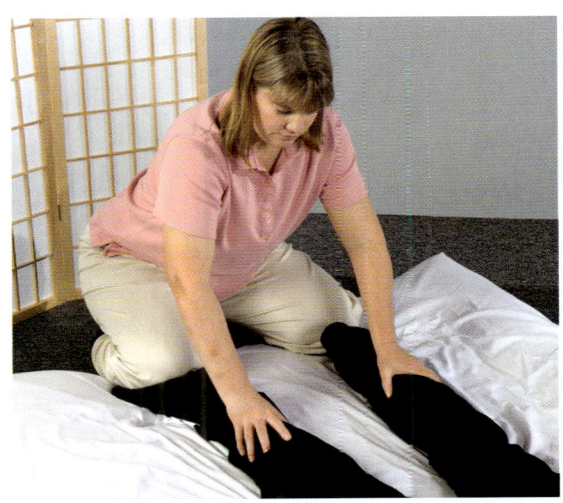

図 5-26 患者の足を揉む。出典：『The practice of shiatsu』（Mosby）

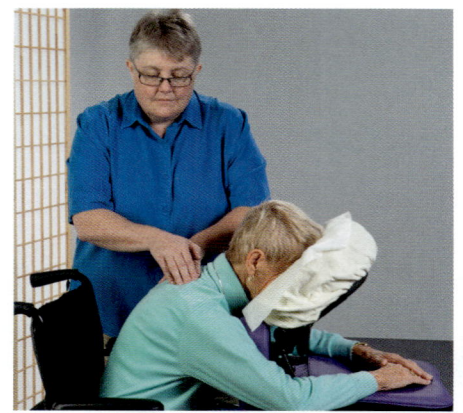

図 5-27　車いすの患者のための卓上マッサージサポート。

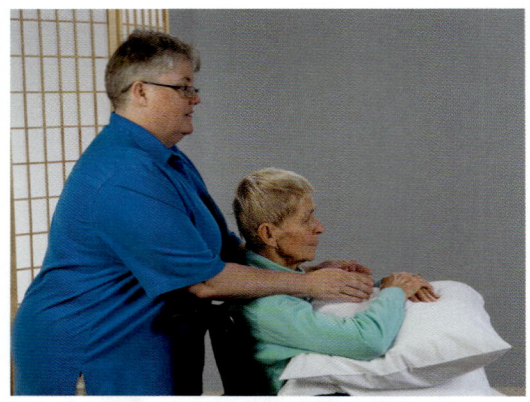

図 5-29　前腕で上部僧帽筋を両側から下方へ圧迫する。

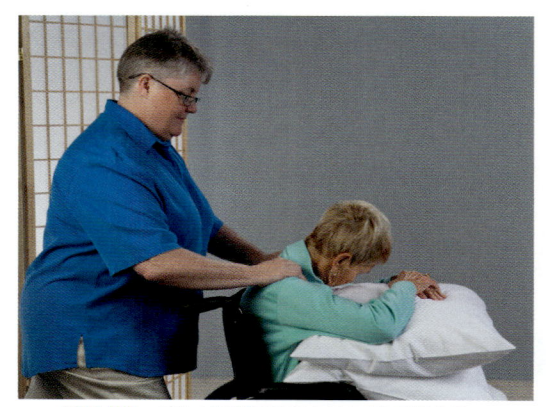

図 5-28　車いすの患者のために枕で支える。

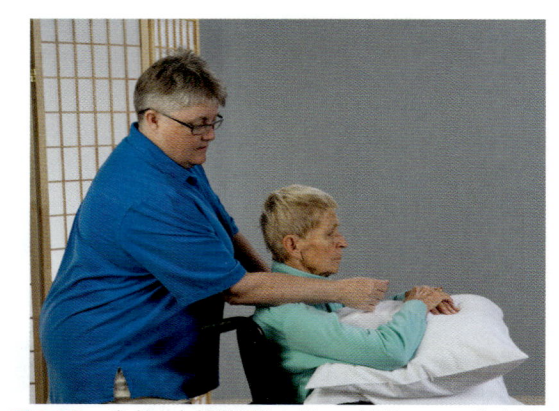

図 5-30　患者の上部僧帽筋に沿って外側に、その後内側に揺らす。

置くことができる。患者は前にもたれかかり、腕を枕の上に置き、腕の上に頭を置く。患者は、呼吸のために頭を横に向ける（図5-28）。

　治療中に偶然動き出さないように、電動車いすまたはシニアカーのすべてのスイッチを切ることが施術者にとって重要である。すべての車いすは、電動であっても手動であっても、治療中に動かないように適切な位置に固定すること。

治療プロトコル

　このテキストに示した技術の多くは、車いすの患者に適用できる。以下は、基本的なルーティンとして施術者に推奨する治療プロトコルである。施術者は、自らの創造性を用いて独自の治療をデザインすることも奨励される。

1. 直立ポジションで患者の車いすの後ろに立つ。両方の前腕を患者の左右の上部僧帽筋に置く。同時に、膝に体重を落として若干膝を曲げることによって、筋肉組織に下方の圧迫を加えて離す（図5-29）。上部僧帽筋に沿って外側に前腕を動かし、圧迫を加え続けながら内側に戻して、離す。下方に押して外方に動かしつつ、このストロークでリズムを作ることができなければならない。あと3回繰り返す。

2. ランジポジションで患者の右後ろに立ち、右足を前に左足を後ろにする。患者の左肩に左手を置いて患者の腕を安定させ、患者の右の上部僧帽筋の肩関節と首の間に右の前腕を置く。前腕で揺らすような動きで圧迫する（図5-30）。前腕の動きごとに前方に突いては戻し、圧迫しながらリズムを作る。前腕を外側に移動させ、上部僧帽筋に沿って内側に戻しながら、揺する動きを続ける。あと3回繰り返す。

> **ヒント**　前にもたれた時に後側の踵が床から離れていれば、適切な身体力学を使って組織を適切に圧迫できている。

3. ランジポジションを保つか、患者の左肩の後ろに立つ。両手で上部僧帽筋を揉み、できるだけ多くの組織を完全に

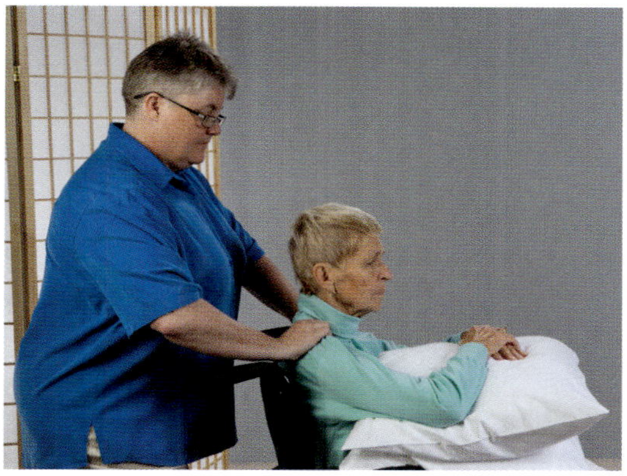

図5-31　両手で患者の上部僧帽筋を揉む。

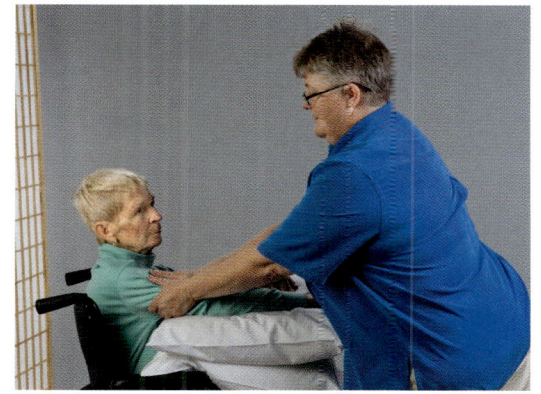

図5-33　腕を圧迫しながら下がる。

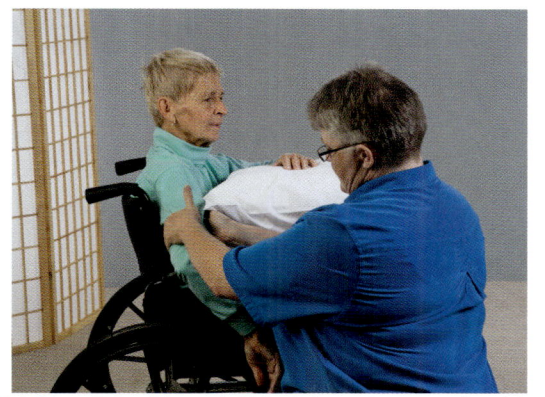

図5-32　患者の腕の三角筋を両手でつかみ、ゆっくりと振せんする。

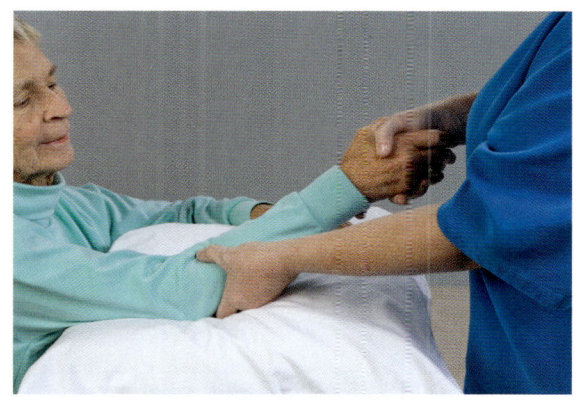

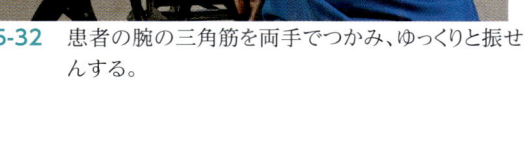

図5-34　橈骨に沿って弓形摩擦する。

つかむ（図5-31）。筋肉組織が柔らかくなると感じるまで揉み続ける。

4. 立ち上がって、患者の右前で片膝をつくかスツールに座る。患者の左腕の三角筋を両手でつかみ、つかむ場所を手首に向かって移動させながら、ゆっくりと揺すって振せんする（図5-32）。きつく握り過ぎないように留意すること。患者の腕を揺すって転がしながらほぐすことが目的である。あと2回繰り返す。

5. 親指を三角筋に置いて両手で患者の左腕をつかむ。親指の腹で三角筋の付着部で三角筋粗面に向けて円形摩擦を行う。患者の腕全体を手首まで圧迫する（図5-33）。手首に到達したら、三角筋へと戻りながら圧迫する。あと2回繰り返す。

6. 患者の前へ移動してランジポジションをとり、右手で患者の右手を握手するように握る。左手で、肘のすぐ遠位で患者の前腕をつかみ、親指は腕の内側の面に置く。圧迫しながら、親指の腹で遠位方向へ、尺骨それから橈骨、そして骨間靭帯に沿って円形摩擦する（図5-34）。

7. 左の親指で骨間靭帯全体に沿って圧迫しながら、右手で患者の前腕をゆっくりと回外および回内させる（図5-35）。この動きによって、前腕の組織への深部圧迫ができる。前後に揺らして、前腕へのこれらの技術と共に動きの感覚を作ること。

8. 患者の右手のひらを下に向ける。両手で手のひらをつかみ、親指を平行にして手の甲に置く。ゆっくりと外方向下向きに圧迫して中手骨を広げる（図5-36）。あと2回繰り返す。

9. 患者の手のひらを上向きに返して、両手でつかむ。両方の親指の腹で、手のひら全体をほぐしたと感じるまで手のひらをマッサージする（図5-37）。

10. 患者の手のひらを下に向ける。患者の手首を左手でつかみ、右手の親指と人差し指の間に各指を穏やかにつかんで回転させながら、指の基部から先端まで移動する（図5-38）。それぞれの指に対して繰り返す。

11. ステップ8と同様にもう一回中手骨を開いて、こちら側の手の施術を終える。

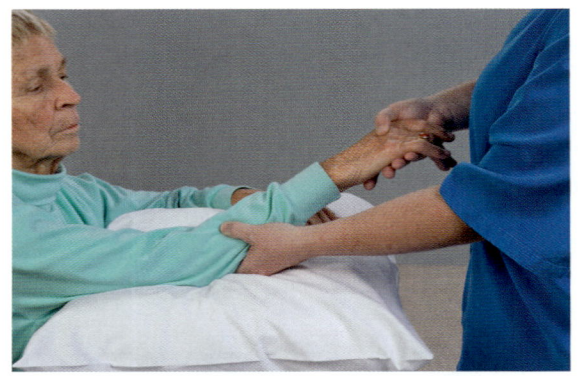

図 5-35　骨間靭帯全体に沿って圧迫しながら前腕を回外および回内させる。

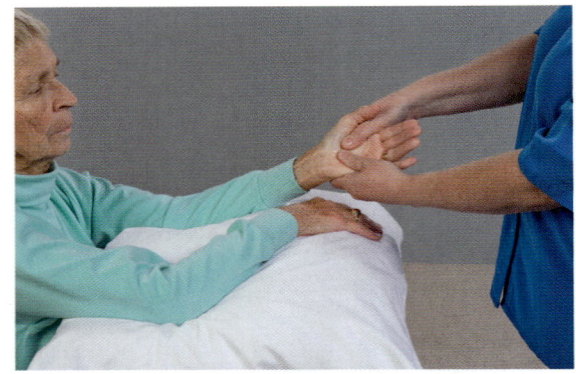

図 5-37　親指の腹で手のひらをマッサージする。

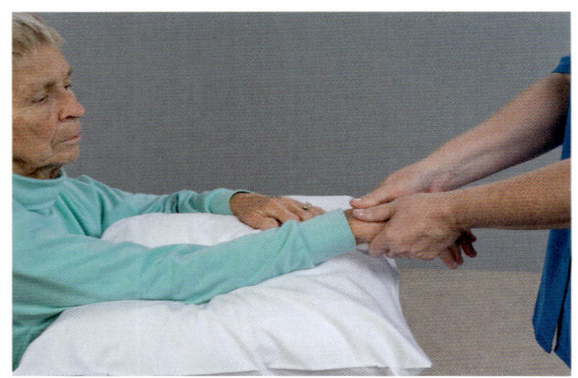

図 5-36　中手骨を広げる。

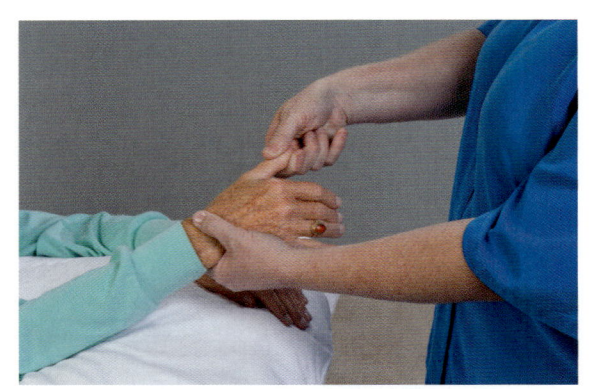

図 5-38　指の基部から先端まで、各指を穏やかにつかんで転がす。

12. 患者の右側に戻る。両手で患者の右腕を握り、技術の締めくくりとしてもう一度腕をゆっくりと揺する。患者の腕を患者の膝か、車いすのアームレストに戻す。
13. 患者の後ろへ移動する。患者の上部僧帽筋を両側から揉む。
14. 患者の左側についてステップ 2 から 12 を繰り返す。
15. 患者の後ろへ移動する。患者の上部僧帽筋を揉み、患者の両側を結びつけ、肩と腕のマッサージを終える。
16. 患者の後ろに立ち、患者の額に左手を置き、頭部を安定させる。右手で後頸部の筋肉すべてを揉む（図 5-39）。筋肉が柔らかくなったと感じるまで揉み続ける。
17. 患者の髪の毛が邪魔にならないように左手で押さえ、右の親指と人差し指の間で患者の右側の後頸部の筋肉をゆっくりとつかむ。患者の頭の基部から C-7 の高さまで下方へ移動しながら、筋肉組織を前後に転がす（図 5-40）。頭の基部に戻りながら転がす動きを繰り返す。あと 2 回繰り返す。患者の左側の後頸部に対して左の親指と人差し指を使って繰り返す。
18. ステップ 16 を繰り返すことによって、首の施術を終える。

これは、患者に対して首の左側と右側の間のつながりの感覚を生み出す。

患者が前にもたれることができるなら、次に背中の筋肉に対処できる。「患者の支え」で議論したように卓上サポートまたは枕のいずれかを使って、快適になるまで患者を前にもたれさせる。

1. 患者の右後ろ側にランジポジションで立つ。右手を患者の三角筋において安定させ、左前腕で患者の中部僧帽筋と菱形筋を深部円形摩擦する（図 5-41）。
2. 直立ポジションに移動し、両手を互いに重ね、患者の肩甲骨の内側縁と棘下筋および棘上筋に沿って指先でより局所的な円形の圧迫をする（図 5-42）。指先で肩甲帯全体に対処し、筋肉組織の緊張を感じたらそこを柔らかくする。親指の腹を使うこともできる。
3. 患者の右側についてステップ 1 から 2 を繰り返す。
4. ランジポジションに戻る。手の甲を使ってもたれかかり、両側の菱形筋の組織をほぐす。次に、対象領域がストレッチされたと感じるまで組織を下方に動かす（図 5-43）。あと 3 回または腰の筋肉組織が柔らかくなったと感じるまで繰

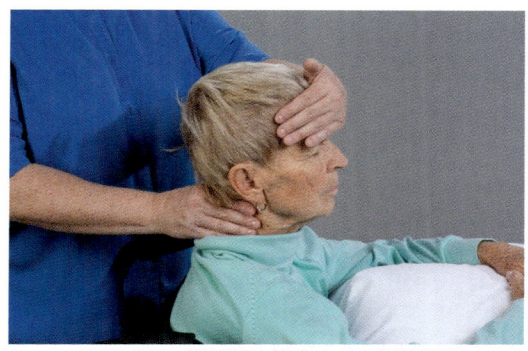

図 5-39　後頸部の筋肉すべてを揉む。

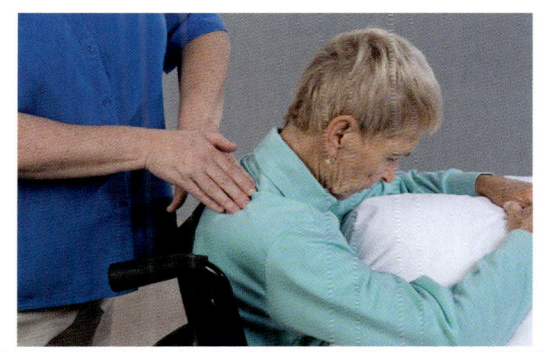

図 5-42　互いに上に両手を重ねて、肩甲骨の内側縁と棘下筋および棘上筋に沿ってより局所的な円形の圧迫をする。

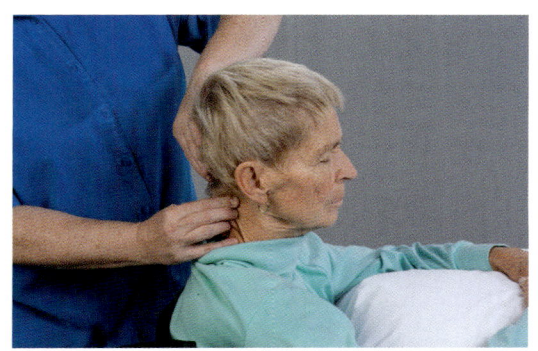

図 5-40　後頸部の筋肉組織を親指と人差し指の間で前後に転がす。

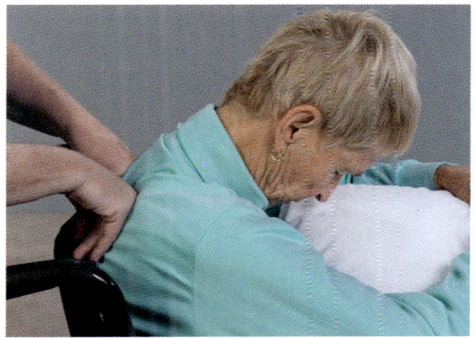

図 5-43　手の甲を使ってもたれかかり、両側の菱形筋の組織をほぐす。

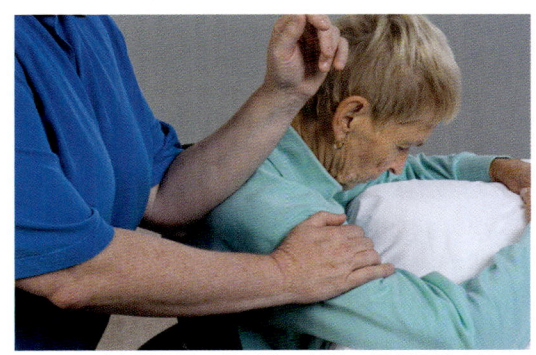

図 5-41　中部僧帽筋と菱形筋に前腕で深部円形摩擦する。

り返す。患者の左側で繰り返す。

> **ヒント**　この技術を行う時に、組織に向かって下方にもたれかかりながら膝を曲げること。

5. 患者の背中全体にブラシストロークを行い、続いて叩打法を行う。
6. 背中を真っ直ぐにして患者を座らせる。患者の快適性を確保するために、水や何かほしいものがないか確認すること。
7. 患者の後ろで直立ポジションで立つ。両手のひらを上方に滑らせて患者の顔をマッサージする（図5-44）。この技術を行う時に施術者に向かって後ろ向きに軽くもたれかかると快適かどうか尋ねること。患者を施術者にもたれかからせると、患者はより支えられていると感じる場合があるが、すべての患者がそれを好むとは限らない。
8. 指先で患者の頬に円形の動きを施す（図5-45）。続いて、内側から外側へ移動しながら、頬骨に沿って指の腹で圧迫する。患者のこめかみに円形運動を続ける。
9. 指先での円形運動および揉ねつ法によって患者の頭皮全体をマッサージする（図5-46）。
10. 患者の僧帽筋の左、右、上部にクワッキングなどの叩打法を行う（図5-47）。下から上への動きを強調し続けることを忘れないこと。

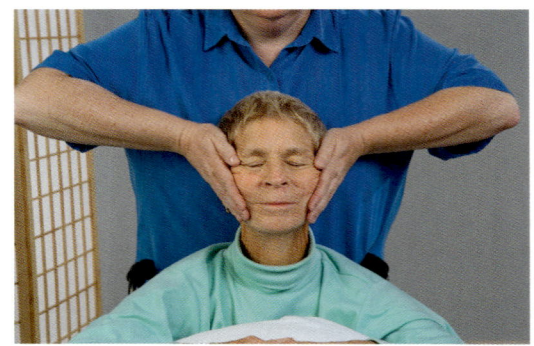

図5-44 両手のひらを上方に滑らすことによって患者の顔をマッサージする。

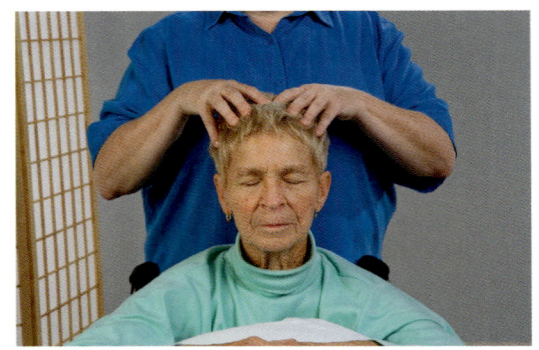

図5-46 指先での円形の運動および揉ねつ法によって患者の頭皮全体をマッサージする。

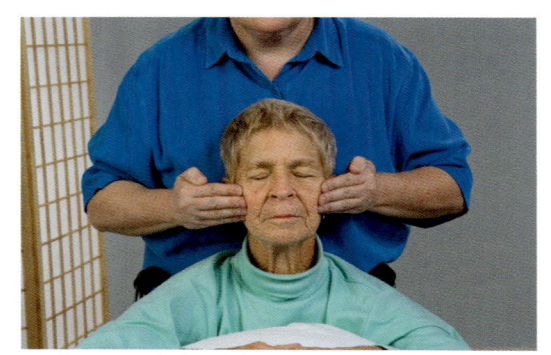

図5-45 指先で患者の頬に円形の動きを施す。

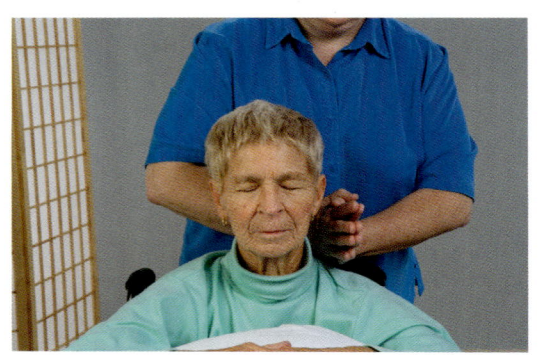

図5-47 上部僧帽筋にクワッキング叩打法を行う。

ベッドの患者への適用

　自宅や、介助施設、ホスピス、病院のいずれであっても、ベッドの患者に座位マッサージの技術を適用することが可能である。これらの患者はもちろん、マッサージを受けるのに十分なほど元気であり、マッサージの禁忌である疾患を持たない必要がある。施術者は、治療を行うために患者の主治医から書面での許可を受けることが不可欠である。米国では自治体によっては、マッサージの処方が必要な場合もある。治療セッションは、適切に文書で記録される必要があり、これには、患者が記入する治療前の記入フォーム（問診票）と、施術者が施術したすべての治療について記入するセッションノートが含まれる。患者が各セッションについて記入するフィードバックフォームも重要である。患者の主治医はいつでもこれらを要求でき、また、実際、各治療後に提出を求められるかもしれないので、施術者は、細心の注意を払って患者の記録を維持管理しなければならない。

　患者が快適であり、支えられた位置で損傷のリスクが生じないように、適切な支えが重要であり、その結果、施術者は、効果的な身体力学を使って損傷のリスクを最小限にすることができる。さらに、点滴、ポート、カテーテルなどの医療装具が身体に装着していたり、最近受けた手術または侵襲的治療法の跡があったりするかもしれないので、これらの領域に施術するには最大限の注意が必要だ。これらの物や部位は、すぐには見て分からないかもしれないので、施術者は患者や患者の医療提供者から、患者の身体へのマッサージに対して注意すべき部位および禁忌の部位を教えてもらう必要がある。

　患者が足を床につけてベッドサイドに座ることができるなら、枕と椅子で支えることができる。椅子の背を患者に向けて配置する。椅子の背の上に枕を置き、枕に向かって前にもたれかかった患者の体重により、椅子が前に動かなくなる（当然、車輪付きの椅子を使わないこと）。患者の許可を得て、（靴を脱いで）ベッドの上で患者の後ろに膝立ちになり背面へ施術する。

　患者がベッドに座れる場合、背面に施術している間、枕を前へ動かし前傾姿勢を取ってもらう。ベッドの横に立つため、患者の背中は片側ずつ施術することになる。患者が寝ている状態のとき、腕と手を施術できる。

　施術中のきつい姿勢に気づきにくいためベッドで施術をしながらも、施術者自身の身体力学的要素を意識する必要があ

る。ストレスがかかる姿勢になることで、施術者自身の健康が損なわれるものと妥協しないよう心掛ける。病院のベッドで患者に施術する場合、患者に施術するのに適切な高さにベッドを容易に調整できるように、調整方法に慣れていることも助けになる。

　病院、ホスピスセンター、介助センターなどの医療施設の環境は、患者の乾燥肌を引き起こすことがある。施術者が検討できるオプションは、治療中に患者の肌にマッサージ用ローションを塗ってマッサージすることである。マッサージオイルは、肌に残りがちなのでおすすめしない。

　施術者は、病院で患者に治療を行う際には、患者の体力、感情的および精神的気力～気力レベルに最良の配慮が必要とされる。ほとんどの入院はストレスになり、患者はたいてい気分が優れない。感情の爆発（泣いたり怒ったり）または落ち込んだり悲しんだりする状況的ストレスに反応する人もいる。他の環境での他の患者に関しては、施術者は、ものごとを個人的に受け取るべきではなく、終始プロとしての態度を貫くべきである。

　病院、介助施設、ホスピスセンターは、病原体が侵入しやすい環境である。従って、施術者は、健康を維持するための適切なステップを取ることが欠かせない。施術者は、常に標準的な予防策を実行し、病院施設に入る前の自分の健康状態に留意すべきである。体調が優れなかったり病気になったと感じたりする場合には、治療を行うべきではない。

　施術者は、医療施設での施術によって感情的な影響を受けるかもしれないことにも留意すべきである。すべての人が、病院、介助施設、ホスピスセンターで快適に仕事をしているわけではない。病気や死に瀕した人にマッサージを提供するのは困難な場合もある。施術者は、こうした状況で快適に仕事ができるか否かを判断するために正直な自己評価を行うべきだ。施術者が施術を行うのが難しいと感じる環境や状況の可能性があると感じるなら、治療を行わない方がよいだろう。

治療プロトコル

　このテキストに示した技術の多くは、ベッドの患者に適用できる。以下は、基本的なルーティンとして施術者に推奨する治療プロトコルである。これらの技術は、真っ直ぐに座ることができ、ベッドサイドに移動して床に足をつけることができる病院のベッドの患者に対するものである。施術者は、自らの創造性を用いて独自の治療をデザインすることも奨励される。

1. ベッドの端に患者を座らせ、足を床につけさせて、セッションを始める（図5-48）。
2. 患者の左前にランジポジションで立ち、両手で患者の左腕の三角筋をつかむ。患者の腕全体を手首まで圧迫する（図5-49）。手首に到達したら、三角筋へと戻りながら圧迫する。あと2回繰り返す。
3. 患者の左手を施術者の左手で持って、肩から肘にかけて患者の左の上腕を右手で遠位に向けて片手で揉む（図5-50A）。右手を患者の肩まで戻して、あと2回繰り返す。

　肘から手首にかけて、患者の前腕を遠位に向けて施術者の右手で揉み続ける。右手を患者の肩まで戻して、あと2回繰り返す。

> **ヒント**　片手で揉みながら、患者の腕をつままないように気をつけること。

4. 患者の左手のひらを下に向ける。両手で手のひらをつかみ、親指を平行にして手の甲に置く。ゆっくりと下方向外向きに圧迫して中手骨を広げる（図5-51）。あと2回繰り返す。

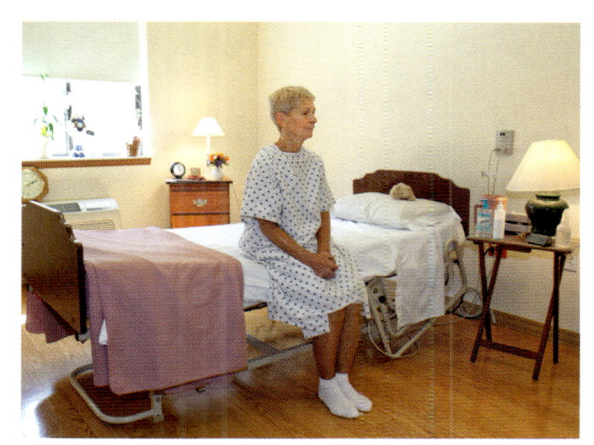

図5-48　足を床につけて、ベッドの端に患者を座らせる。

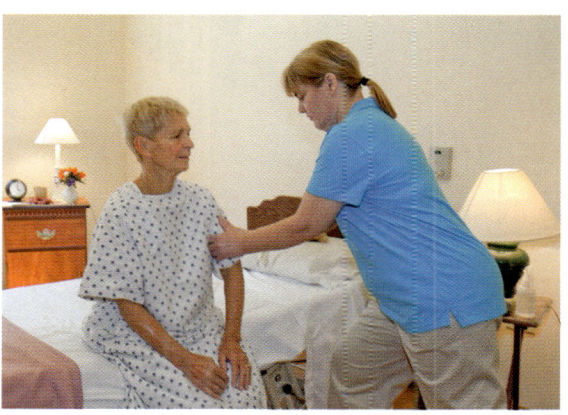

図5-49　腕全体を下まで圧迫する。

5. 患者の手のひらを上に向ける。両手の指を患者の指と組み合わせる。手のひらを開いてストレッチし、ストレッチを維持しながら両方の親指を使って手のひらの表面をマッサージする（図5-52）。
6. 患者の手のひらを下に向ける。患者の手首を左手でつかみ、右手の親指と人差し指の間に各指を穏やかにつかんで回転させながら、指の基部から先端まで移動する。それぞれの指に対して繰り返す。
7. 患者の左手を左手で握る。右手で、患者の腕全体を穏やかにブラシストロークする（図5-53）。施術が終わったことを知らせるために腕を軽く揺すって、患者の側へ腕を下ろす。

> **ヒント （オプション）**
> 患者が好むなら、患者の腕にオイルなどを塗って腕をマッサージすることもできる（図5-54）。

8. 患者の右側にステップ2から7を繰り返す。
9. 患者の許可を得て、病院のベッド上で患者の後ろに膝をつく（最初に靴を脱ぐこと）。患者の首の両側、上部僧帽筋の上に前腕を置く。対象領域全体をカバーするように施術者の前腕を外側へ移動させた後に内側に戻しつつ、下方に圧迫する（図5-55）。あと3回繰り返す。
10. 組織が柔らかくなったと感じるまで患者の両側の上部僧帽筋を軽く揉む。
11. 鎖骨と肩甲骨の間のスペースのところで患者の右の上部

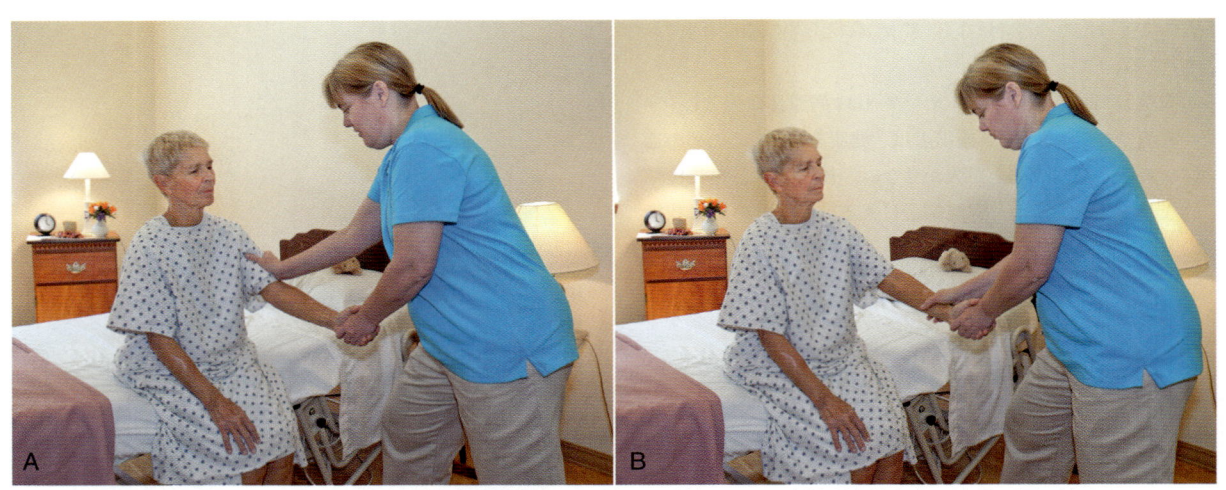

図5-50　**A**、肩から肘にかけて上腕を片手で揉む。**B**、肘から手首にかけて上腕を遠位方向に片手で揉み続ける。

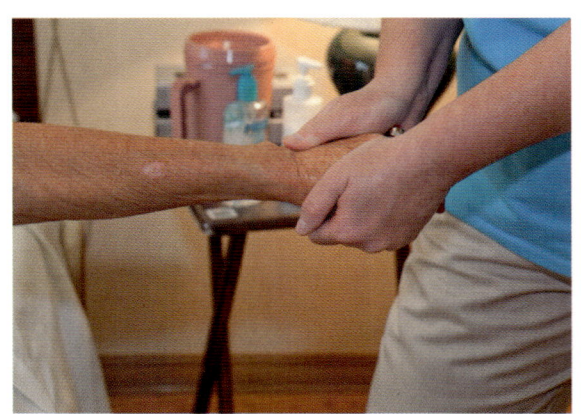

図5-51　下方向外向きに圧迫して中手骨を開く。

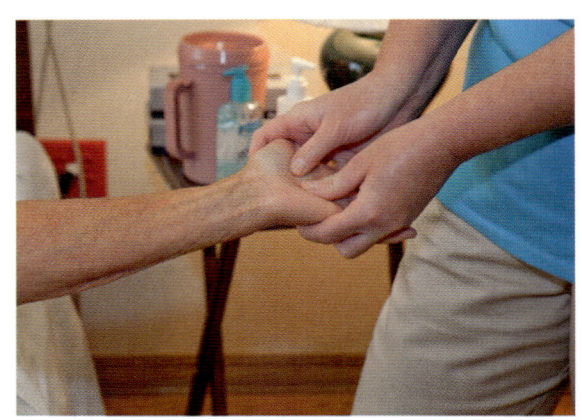

図5-52　指を組み合わせて、手のひらを広げてストレッチし、両方の親指の腹で手のひら全体をマッサージする。

5 補促的手技と適用 ■ 153

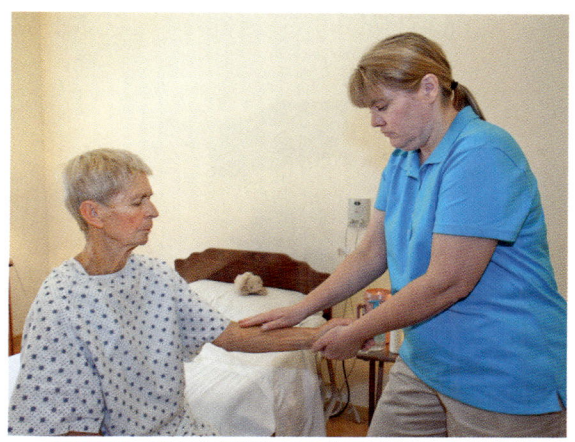

図5-53 腕全体を穏やかにブラシストロークする。

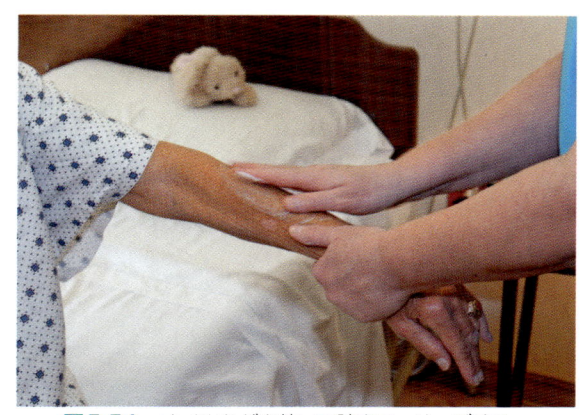

図5-54 オイルなどを使って腕をマッサージする。

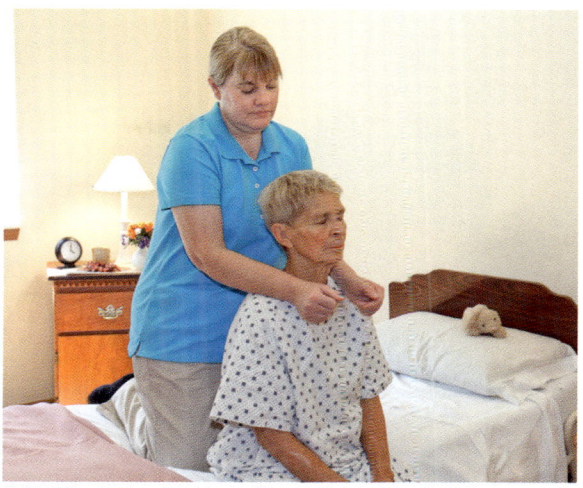

図5-55 下方に圧迫しながら、前腕を外側に移動させ、その後内側に戻す。

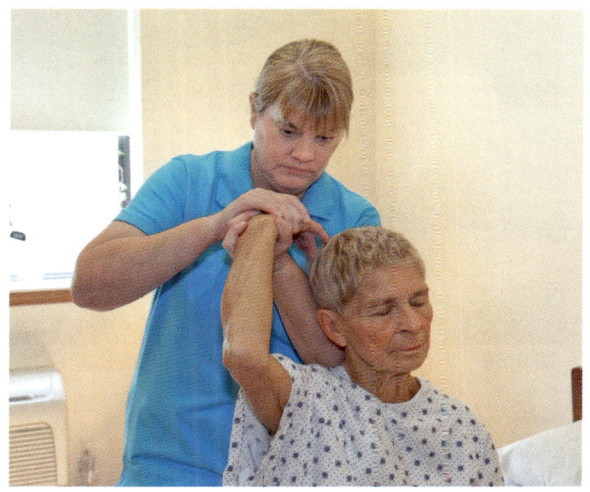

図5-56 患者の肘を曲げて患者の手と手首をつかみながら、施術者の肘で上部僧帽筋を下方に軽く圧迫する。

僧帽筋に左の肘を置く。患者の肘を曲げたままにして、右手を使って患者の右手をつかみ、左の肘で上部僧帽筋に軽く下方への圧迫を加えながら穏やかに持ち上げて揺する。手を十分に高く上げたら、右手で患者の手をつかみ続けたまま、患者の手首を左手でつかむ（図5-56）。この技術によって、上部僧帽筋を圧迫しながら上腕三頭筋のストレッチができる。圧迫の深さとストレッチが気持ちよいかどうかを患者に確認すること。必要に応じて施術を修正すること。患者の腕を降ろして、上部僧帽筋を軽く揉む。

12. 正座する。右手を軽く拳に握って、患者の右上領域を円形摩擦する。患者の左の肩を左手で持って、圧迫するために安定させる（図5-57）。
13. 筋肉組織を柔らかくするために患者の肩甲骨の付着部に沿って、親指の腹で圧迫と円形摩擦を行う（図5-58）。

> **ヒント　（オプション）**
> 患者が好むなら、病衣を緩めて上背部にオイルを使うことができる。これで、滑らせるストロークと揉ねつストロークを使える（図5-59）。

14. 患者の左肩を左手で持って、患者の胴体を安定させ、右手を軽く握って患者の腰背部にかけて、おおよそT-6の高さから後腸骨稜まで円形摩擦を行い、T-6の高さへと上方に戻る（図5-60）。あと2回繰り返す。
15. 患者の腰の組織に右手の甲を当てて、下方に圧迫してストレッチする（図5-61）。数秒間保持して、楽にする。3回以上腰全体に、または腰の筋肉組織が柔らかくなったと感じるまで繰り返す。
16. 患者の右側にステップ11から15を繰り返す。

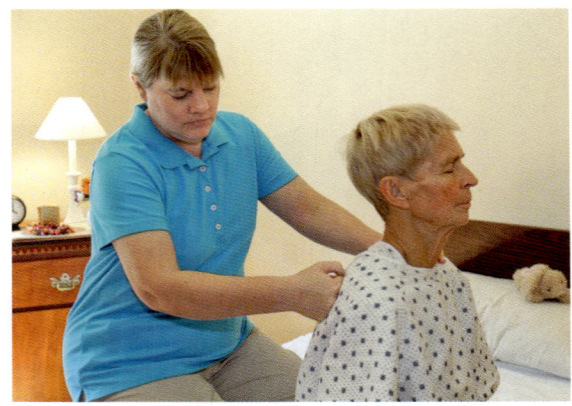

図5-57　右上の領域を円形摩擦する。

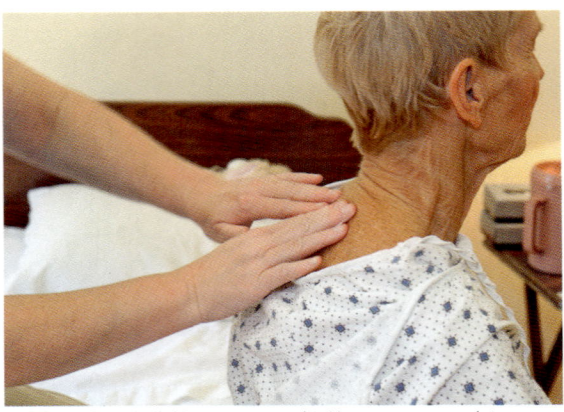

図5-59　上背部をオイルなどを使ってマッサージする。

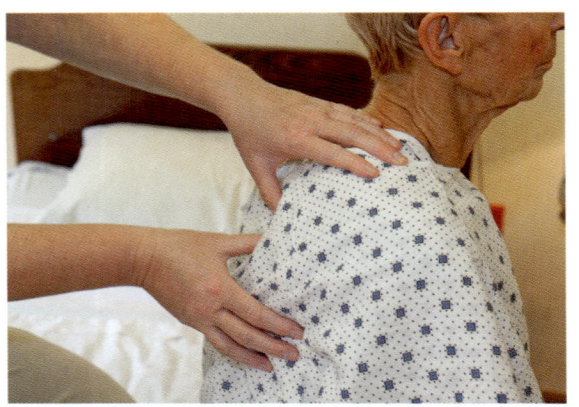

図5-58　肩甲骨の付着部に沿って親指の腹で圧迫と円形摩擦を行う。

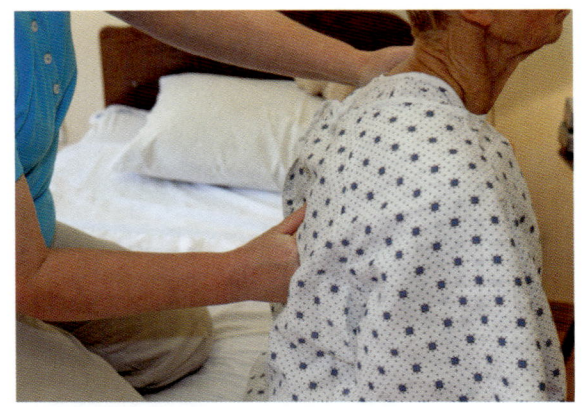

図5-60　腰背部を柔らかく握った拳で円形摩擦する。

17. 叩打法を行い患者の背中の施術を終える（図5-62）。
18. 患者の前に移動し、床に片膝をつく。患者の右下肢の内側および外側に穏やかに圧迫を行う（図5-63）。
19. 指を組んで両手の手首に近い部分をふくらはぎの内側および外側、脛骨と腓骨のすぐ後側で、膝窩のすぐ遠位の部分に置く。ふくらはぎを圧迫して、骨から離すように穏やかに引っ張り（図5-64）、離す。若干遠位に移動して繰り返す。遠位に向かってアキレス腱まで、この動きを繰り返し、近位に戻る。
20. 膝窩のすぐ遠位の腓腹筋頭の間の正中線に両手の指を引っかける。骨に向かって両手で同時に穏やかに引っ張り（図5-65）、離す。若干遠位に移動して離す。遠位に向かって踵まで、この動きを繰り返し、近位に戻る。

> **ヒント　（オプション）**
> 患者が好むなら、患者の脚にオイルなどを塗って脚をマッサージすることもできる（図5-66）。

21. 患者のもう片方の脚についてステップ18から20を繰り返す。
22. 患者の後ろに跪くか隣に座り、患者の後頸部を穏やかに揉む。
23. 右親指を後頭部の下縁に置く。後頭部の下縁に沿って円形摩擦または深部特定摩擦を行いながら、外側へ移動しその後内側へ戻る。
24. 患者の頭皮に両手を置いて、指先で円形または揉ねつ法で穏やかにマッサージする。

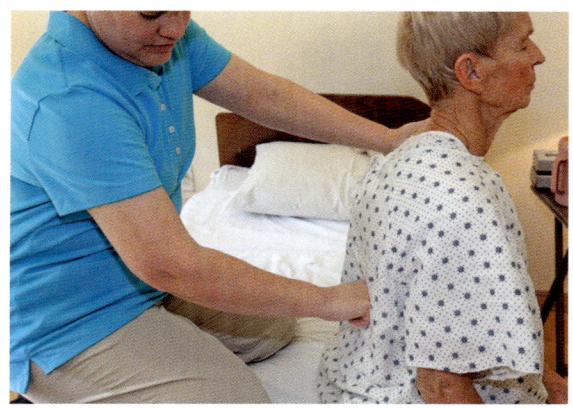

図5-61 腰の組織に手を当てて、下方に圧迫およびストレッチする。

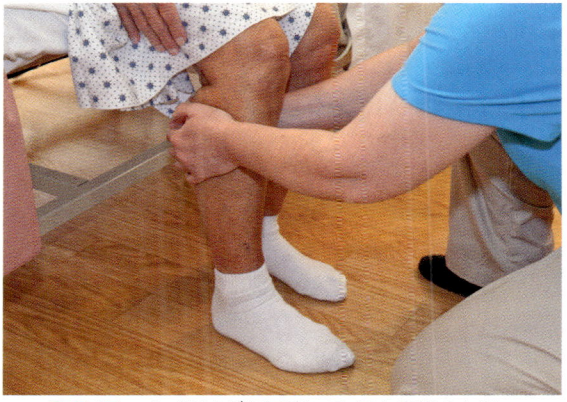

図5-64 ふくらはぎを圧迫して、骨から離すように穏やかに引っ張る。

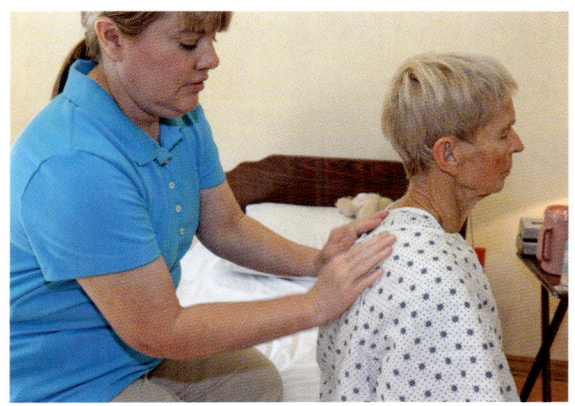

図5-62 背中にカッピング叩打法を施す。

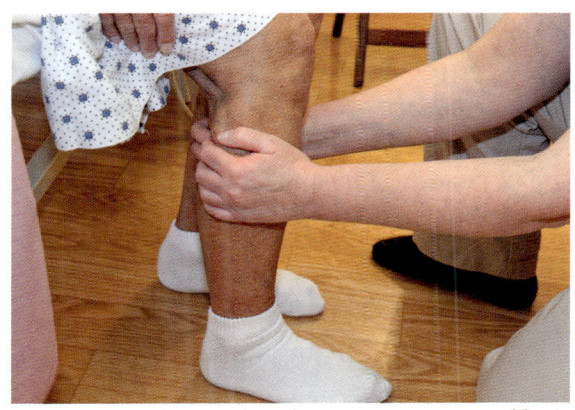

図5-65 腓腹筋の間に指を引っかけて、骨に向かって穏やかに引っ張る。

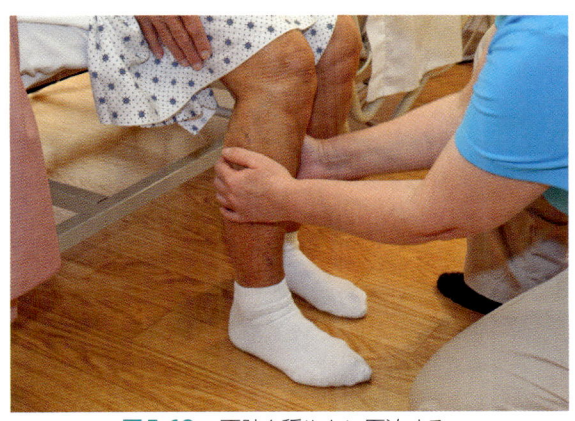

図5-63 下肢を穏やかに圧迫する。

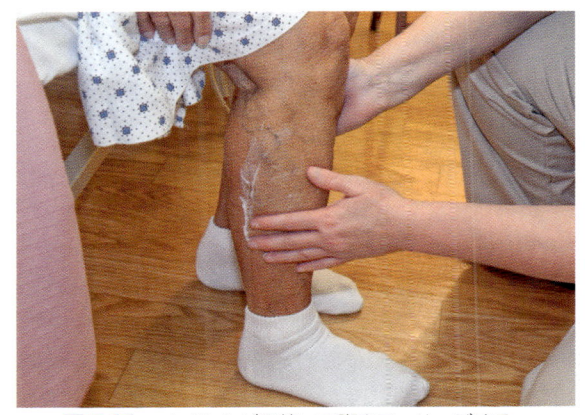

図5-66 オイルなどを使って脚をマッサージする。

背もたれが垂直な椅子を使った施術

　座位マッサージ用チェアを使わなくても座位マッサージ治療は可能である。創造力を用いて、台所のテーブルやオフィスのデスク、背もたれのある椅子、枕を使って、効果的な座位マッサージ治療ができる。肘かけと車輪のない椅子が理想的である。

　患者に負担をかけないために第2章で紹介した様に、患者が椅子やスツールに座りテーブルに置いた枕に前傾して寄り

かからせる方法を取るか、より支えが必要な場合には発泡ゴム性や他の素材でできた補助枕（ボルスター）を利用するのも良い。患者は枕の上に腕を上げて、片腕をもう片方の腕に乗せ、前方にもたれかかり、腕に頬を乗せるようにして頭を横に向ける。施術者は、快適になるまで患者に姿勢を変えてもらう。顔置き台がないので、患者が片側に首をねじっていることから首が凝ってしまわないように治療中に患者の調子を尋ねなくてはならない。施術者は、必要に応じて頭を反対向きに回してもよいことを知らせなくてはならない。

患者を支える別の方法は、椅子に後ろ向きにまたがるように座らせることである。患者が椅子の背もたれに前向きにもたれかかる時に快適になるように、患者と椅子の背もたれの間に枕を置く。患者は、治療中、頭を立てたままである。

このタイプの即席の状況でマッサージをする時に施術者が用いるべき身体力学は、製品の座位マッサージ用チェアに座っている患者に治療する間に使うものと同じである。これらには、圧迫する時にランジポジションで柔らかく膝を曲げ、腕をリラックスさせること、「力ずくで」組織を施術するのではなく重力を利用すること、肩をリラックスさせたままにすることが含まれる。

治療プロトコル

このテキストに示した技術の多くは、背もたれの真っ直ぐな椅子に座った患者に適用できる。施術者は、自らの創造性を用いて独自の治療をデザインすることも奨励される。以下は、基本的なルーティンとして施術者におすすめの治療プロトコルである。施術者は、施術中に椅子につまずかないように、椅子の脚に注意すべきである。

1. 直立ポジションで患者の後に立つ。患者の上部僧帽筋を両側から揉む（図5-67）。
2. ランジポジションに移行する。患者のT-6の高さで脊柱の両側に指を開いて両方の手のひらを平らにして置く。脊柱起立筋群を真っ直ぐに圧迫する時に、後側の脚を真っ直ぐに保つこと。患者の背中の中央部まで下がりながら手のひらで圧迫する（図5-68A）。背中の中央で、施術者の手首の過伸展を防ぐために、親指を中に入れて拳を柔らかく握って手の位置を変える。患者の後腸骨稜に達するまで、背中の筋肉に真っ直ぐに圧迫を加え続ける（図5-68B）。T-6の高さまで戻りながら圧迫する。あと2回繰り返す。
3. 患者の右側に移動して、患者の右上部僧帽筋に施術者の左前腕を置く。上部僧帽筋に向かって真下に前腕で圧迫しながら、ランジポジションになるように身体を沈め、その後楽にする（図5-69）。肩関節に達するまで上部僧帽筋に沿って前腕を外側に移動させつつ繰り返す、その後、

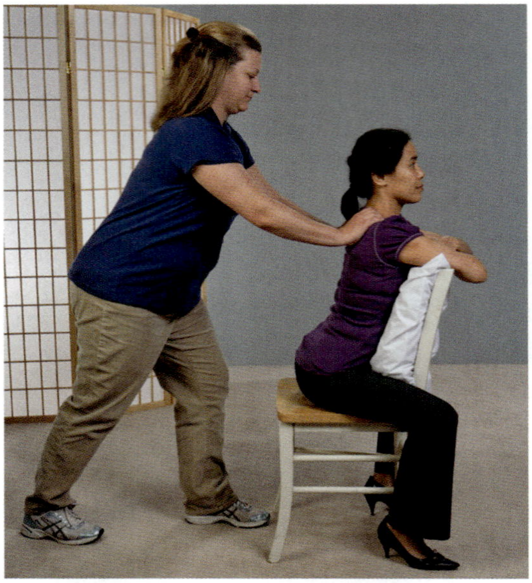

図5-67　両側の上部僧帽筋を揉む。

首に向かって内側へと戻る。あと3回繰り返す。

4. 患者の菱形筋に沿って左の前腕を置き、強く圧迫する。前腕の広い面を使って、圧迫する（図5-70A）。前腕の角度と位置を変えることによって、また患者の横に移動することによって、患者の背中の右上領域全体に対処する（図5-70B）。
5. 患者の左側に移動し、ステップ3から4を繰り返す。
6. 患者の後ろに立ち、ステップ2を繰り返す。これは、患者の腰に施術する準備をしながら、背中の上領域および下領域をつなげる動作である。
7. 片膝をついた姿勢に移行する。患者の背中の中央部から始めて、拳を柔らかく握って、患者の後腸骨稜に達するまで脊柱起立筋に向かって両側を真っ直ぐに圧迫する（図5-71）。背中の中央部まで戻りながら圧迫する。あと2回繰り返す。
8. 拳を柔らかく握って円形の動きで圧迫する（図5-72）。後腸骨稜まで下方に向かって移動しながら、その後、背中の中央部まで上方に移動しながら、様々な方向に組織を動かす。あと2回繰り返す。
9. 拳を柔らかく握って、後腸骨稜まで再び下方へと円形の動きで圧迫し、後腸骨稜に達したら、股関節の大転子まで腸骨稜に沿って外方に円形の動きを続ける（図5-73）。両方の拳を柔らかく握って患者の右側に使い、続いて左側に使ってもよいし、左側と右側を同時に施術してもよい。目的は、後腸骨稜にある腰の筋肉付着部すべてに対処することである。
10. 患者の腰の施術を終えたら、直立ポジションで立って、患

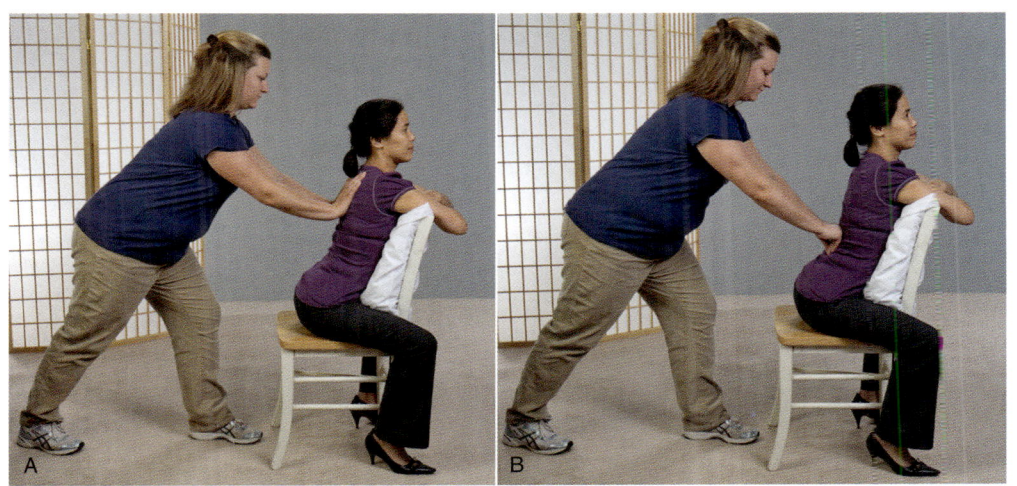

図5-68　**A**、患者の背中の中央まで下がりながら手のひらで圧迫する。**B**、拳を柔らかく握って、後腸骨稜まで下がりながら圧迫する。

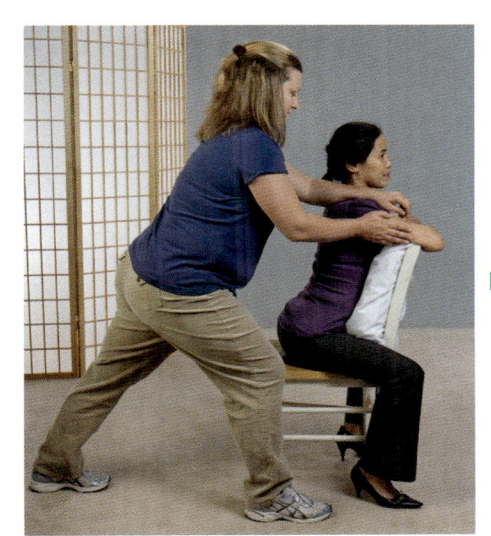

図5-69　前腕で上部僧帽筋に向かって真下に圧迫する。

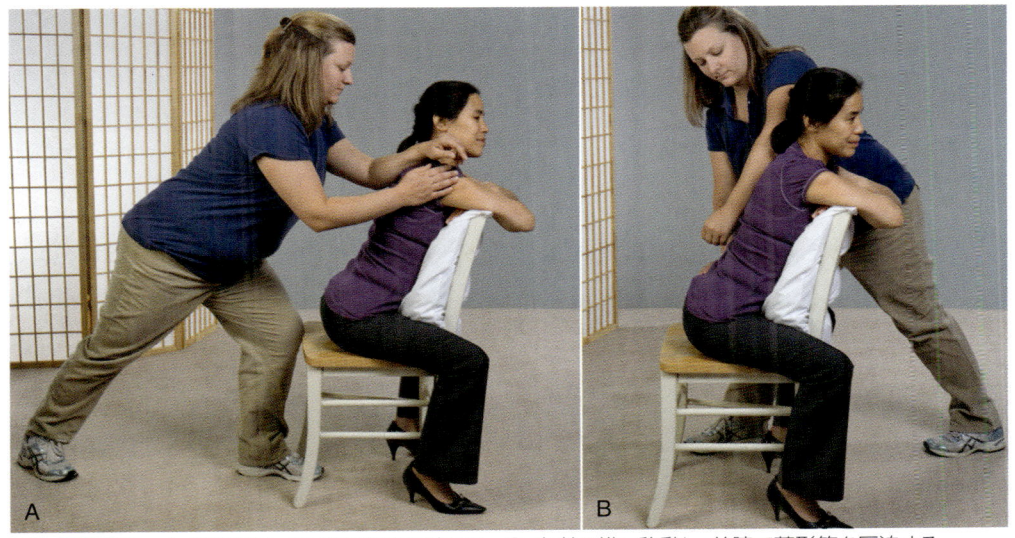

図5-70　**A**、前腕を使って、菱形筋を圧迫する。**B**、患者の横に移動し、前腕で菱形筋を圧迫する。

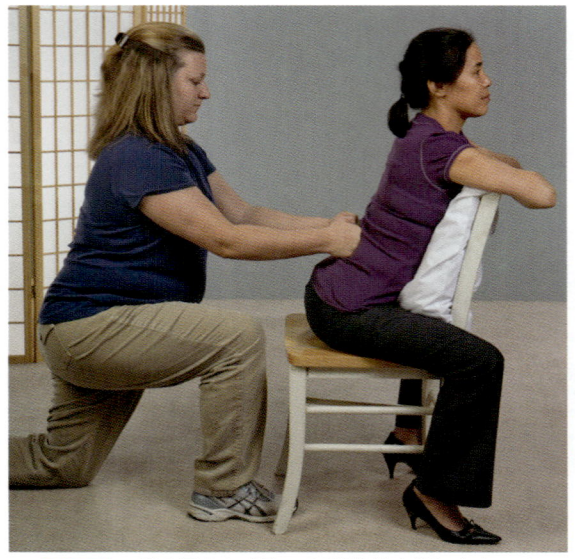

図5-71　拳を柔らかく握って、脊柱起立筋に向かって両側を真っ直ぐに圧迫する。

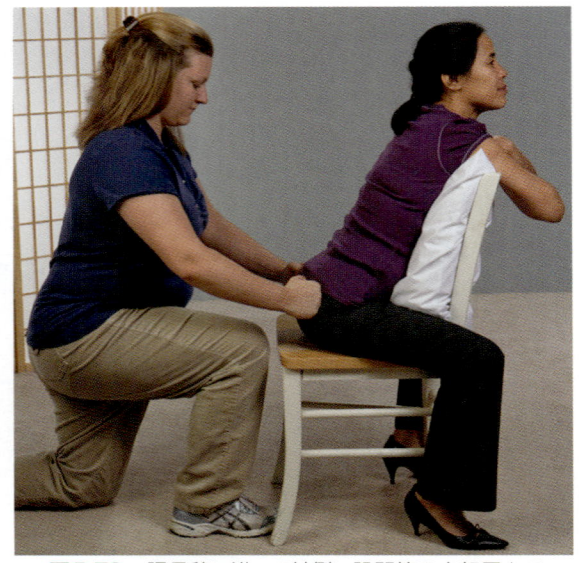

図5-73　腸骨稜に沿って外側に股関節の大転子まで円形の動きを続ける。

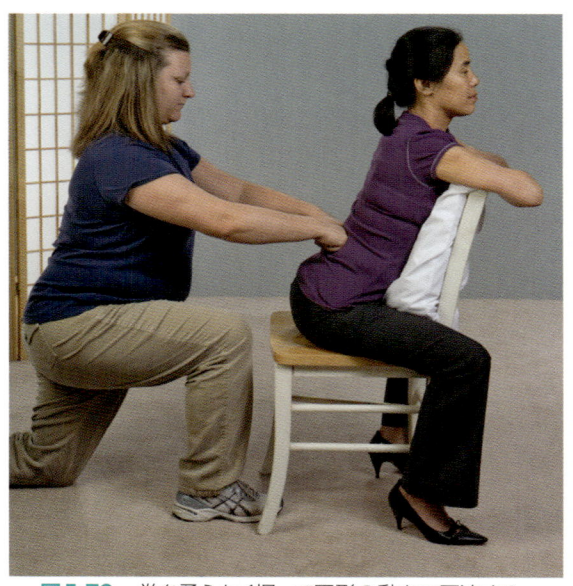

図5-72　拳を柔らかく握って円形の動きで圧迫する。

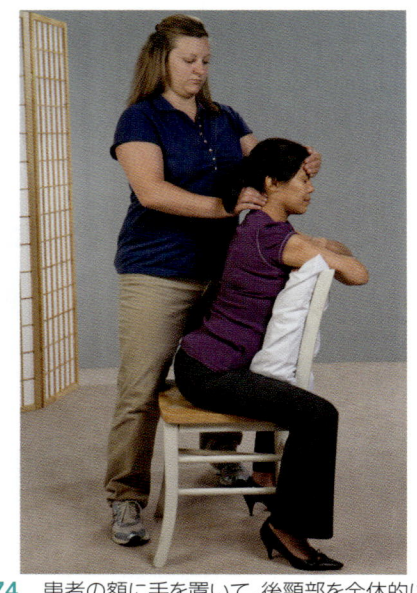

図5-74　患者の額に手を置いて、後頸部を全体的に揉む。

者の背中全体に沿ってブラシストロークを行って施術を終える。

11. 患者の左側に立つ。患者の額に左手を置いて安定させ、後頸部を全体的に揉む（図5-74）。
12. 患者の後ろに直立ポジションで立つ、患者の両腕の三角筋をつかむ。患者に息を吸わせると同時に肩を持ち上げる（図5-75A）。息を吐くときに、同時に肩を離す（図5-75B）。あと2回繰り返す。
13. 患者の右前に移動し、ランジポジションで立つ。患者の腕を取って、指が地面の方を向くように肘を伸ばさせる。腋窩ひだのすぐ下で両手で上腕をつかむ。（患者の手が椅子にぶつからないように）腕を若干外側に引っ張り、両手の間で上腕を転がすことによって腕をゆっくりと揺さぶる（図5-76）。
14. 親指を隣り合わせに置いて、両手で三角筋から手首まで圧迫する（図5-77）。
15. 握手をするように、患者の右手を施術者の右手でつかむ。左手を使って患者の上腕を片手で揉み（図5-78）、肘から

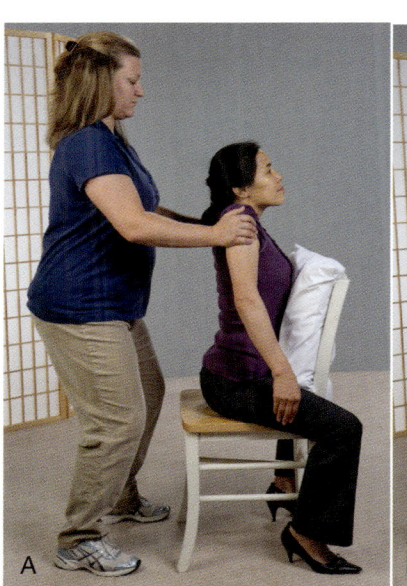

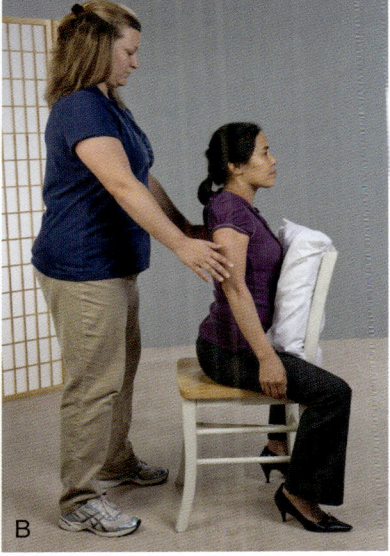

図5-75　**A**、両方の肩をつかんで同時に持ち上げる。**B**、息を吐くときに、両肩を同時に離す。

手首にかけて橈骨に沿って親指で深部円形摩擦する（図5-79）。折り返して肘までその動作を行う。尺骨に沿って、その後前腕骨間膜に沿って繰り返す。

16. 患者の右手のひらを下に向ける。両手で手のひらをつかみ、親指を平行にして手の甲に置く。ゆっくりと下方向外向きに圧迫して中手骨を広げる（図5-80）。あと2回繰り返す。
17. 患者の手のひらを上に向ける。両手の指を患者の指と組み合わせる。手のひらを開いてストレッチし、ストレッチを維持しながら両方の親指を使って手のひらの表面をマッサージする（図5-81）。
18. 患者の手のひらを下に向ける。患者の手首を左手でつかみ、右手の親指と人差し指の間に各指を穏やかにつかんで回転させながら、指の基部から先端まで移動する（図5-82）。それぞれの指に対して繰り返す。
19. 患者の左腕についてステップ13から18を繰り返す。
20. 患者の後ろで直立ポジションまたはランジポジションに移行する。患者の頭皮に両手を置いて、指先で円形または揉捏法で穏やかにマッサージする（図5-83）。
21. 患者の左側の上部僧帽筋、右側の上部僧帽筋に、そして、肩甲骨に沿って背中の上部に叩打法を行う（図5-84）。上方へのストロークを強調すること。
22. 患者の背中全体にブラシストロークを行って治療を終える（図5-85）。

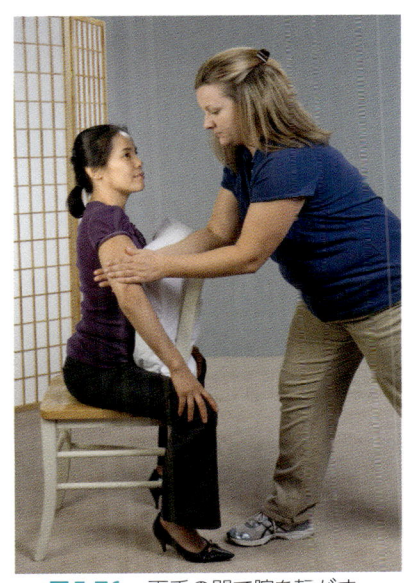

図5-76　両手の間で腕を転がす。

まとめ

施術者が座位マッサージに組み込むことができるストレッチには、首、胸、腕の筋肉や上部僧帽筋へのストレッチが含まれる。ストレッチ以外の特別な技術によって恩恵を受けうる患者の身体の他の領域には、前方および外方の頸筋、胸筋、前鋸筋、腸脛靭帯（ITB）、腓腹筋が含まれる。これらの技術には、ブルドージング、圧迫、深部摩擦、揉捏法、前腕ワークな

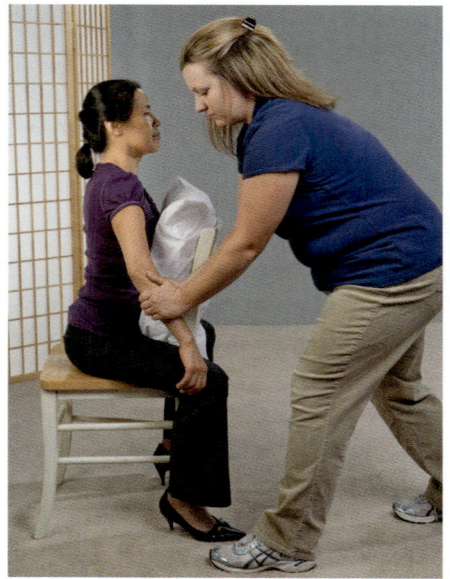

図5-77　三角筋から手首にかけて圧迫する。

図5-79　橈骨に沿って円形摩擦する。

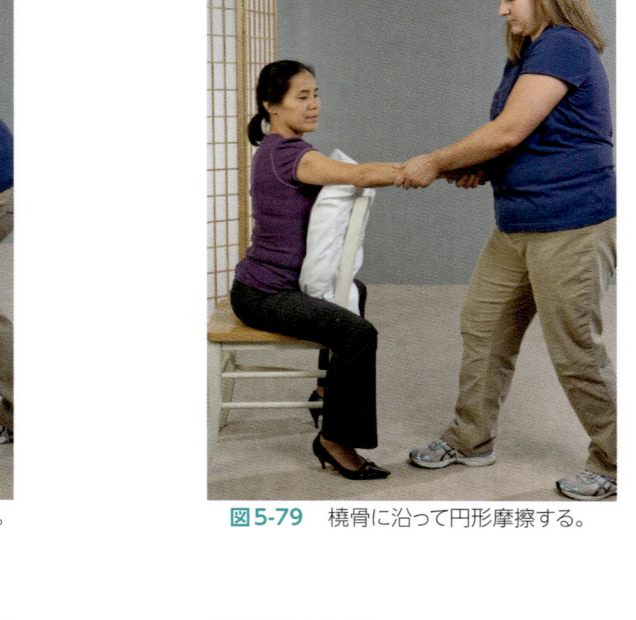

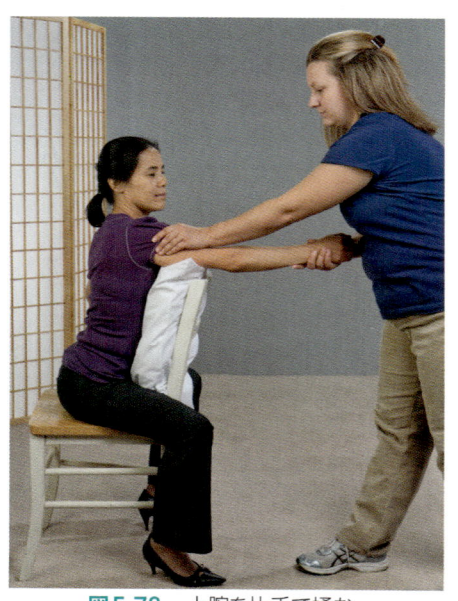

図5-78　上腕を片手で揉む。

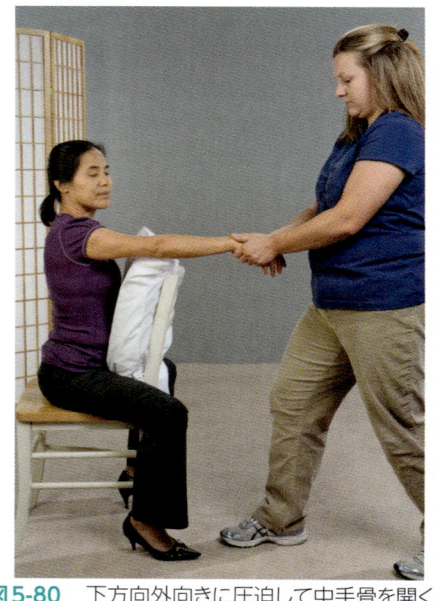

図5-80　下方向外向きに圧迫して中手骨を開く。

どがある。

　座位マッサージの施術は、例えば、患者の首に対処するのにより適した角度が求められる場合、患者が施術台にうつぶせで寝ることが快適でない場合、または腰や脚のさらなるストレッチが必要な場合に、施術台や布団での治療を補完できる。施術者は、座位マッサージ用チェアに座った状態で治療を開始または終了する理由について患者にはっきりと伝えて、チェアから施術台や布団へ移動（またはその逆）をどのように行うかについて説明する必要がある。布団で行う指圧とタイ式マッサージは、腰、脚、足首をほぐしてストレッチする。

　車いすを使っている患者に技術を適用することもできる。卓上マッサージサポートを使うこともできるし、膝の上に重ねた枕で患者を支えることもできる。施術者は、電動車いすやシニアカーが適所に固定され、すべてのスイッチが治療中に

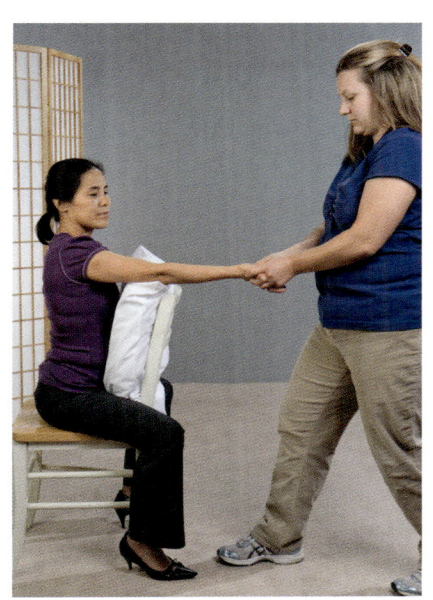

図 5-81　指を組み合わせて、手のひらを広げてストレッチし、両方の親指の腹で手のひら全体をマッサージする。

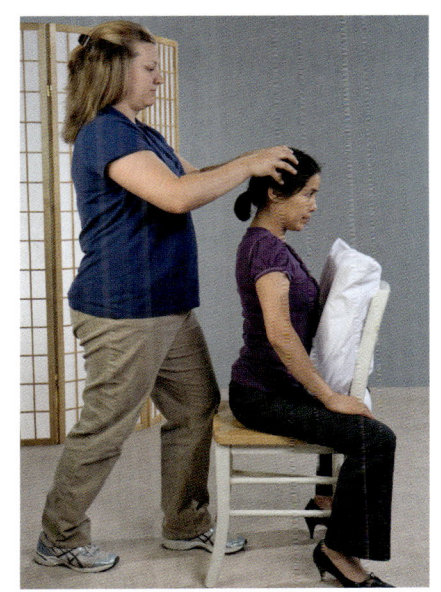

図 5-83　患者の頭皮をマッサージする。

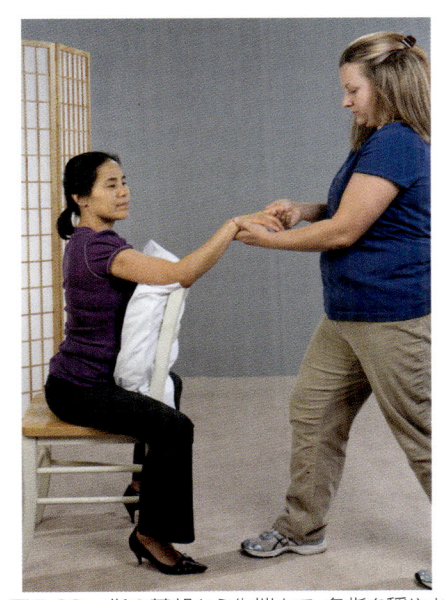

図 5-82　指の基部から先端まで、各指を穏やかにつかんで転がす。

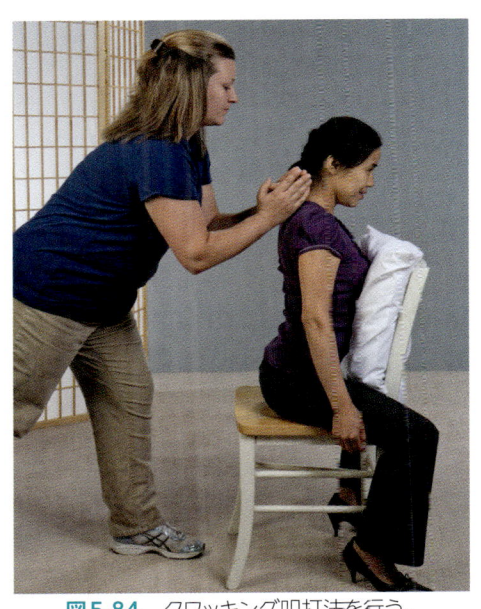

図 5-84　クワッキング叩打法を行う。

切られていることを確認する必要がある。

　座位マッサージ技術は、自宅、介助施設、ホスピス、病院のいずれであっても、ベッドの患者に適用できる。こうした患者は、マッサージを受けることができるほど元気であって、マッサージが禁忌の症状を持たない必要があり、米国では、治療を行うために患者の主治医から書面での許可を受ける必要がある。治療セッションは、適切に文書で記録される必要があり、治療前の（問診票）フォーム、各治療ごとの正確なセッションノートが含まれる。

　適切な支えが重要であり、施術者は、医療器機や患者の身体の注意すべき部位に留意しなくてはならない。患者が足を床につけてベッドサイドに座ることができるなら、枕と椅子で支えることができる。そうでなく、患者がベッドの上で座ることができる場合には、患者がもたれかかる枕を前に置くことができ

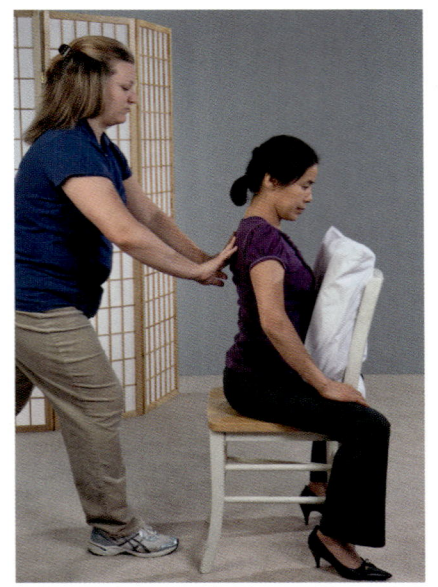

図5-85　背中にブラシストロークを行う。

る。

　病院で患者に治療を行う際には、患者の体力、感情的および精神的気力に最良の配慮が必要とされる。こうした環境では、病原体に接触する可能性も高いので、施術者は、健康を維持するために適切なステップを取らなくてはならない。施術者は、医療環境で施術する際の感情的な影響にも注意する必要がある。

　座位マッサージ治療は、背もたれの真っ直ぐな椅子に座っている患者に提供することもできる。一つの方法は、テーブルに枕か発泡ゴム製の補助枕（ボルスター）を置き、患者をスツールか椅子に座らせて、それらに前方にもたれかからせる方法である。別の方法は、患者を椅子に後ろ向きにまたがるように座らせることである。患者が椅子の背もたれに前向きにもたれかかる時に快適になるように、患者と椅子の背もたれの間に枕を置く。患者は、治療中、頭を立てたままである。

学習問題

学習問題の答えは216ページ。

選択問題

1. 首のストレッチに対する適応症は次のうちどれか？
   a. 筋肉の緊張
   b. 関節炎
   c. 椎間板ヘルニア
   d. 強直性脊椎炎

2. 首の外側のストレッチにおいて、施術者に勧められない動作は次のうちどれか？
   a. 患者の手を頭越しに反対側の耳の所に置く。
   b. 患者に深呼吸をさせる。
   c. 患者の頭を押し下げる。
   d. 患者の上部僧帽筋に前腕を置く。

3. 上腕三頭筋のストレッチの際、患者の肘の先端はどちらに向いているか？
   a. 下向き
   b. 外向き
   c. 内向き
   d. 上向き

4. 座位マッサージ用チェアに座っている間に患者の腓腹筋に行うことができる技術は以下のうちどれか？
   a. 揉ねつ法
   b. 円形摩擦法。
   c. 親指での押圧
   d. 上記のすべて

5. 背もたれの真っ直ぐな椅子に座っている患者に施術する時、考慮すべきことは以下のうちどれか？
   a. 患者の首を片側に向けていることから、首が凝る。
   b. 枕は、患者の膝に置く。
   c. ランジポジションは、圧迫するのに効果的でない。
   d. 施術者は圧迫する時に重力に逆らって施術する。

穴埋め問題

1. 後頚部のストレッチは、およそ＿＿＿＿＿＿＿＿秒間保持してから離すべきである。

2. 筋膜＿＿＿＿＿＿＿＿は、筋肉付着部を安定させて、筋肉が伸張するように患者に動かさセる技術である。

3. 座位マッサージと施術台のマッサージの両方を含む治療では、患者が座位マッサージ用チェアから施術台へ移動する方法について、＿＿＿＿＿＿＿＿＿＿＿＿＿＿＿＿中に伝えておくのが最も良い。

4. ベッドの患者に施術する間、施術者は、施術中に＿＿＿＿＿＿＿＿＿＿＿＿＿＿＿を無視しがちなので、患者の身体力学に気をつけなければならない。

5. 患者の許可を得た上で、背中のマッサージを行うために、病院のベッド上で患者の後ろに＿＿＿＿＿＿＿＿＿＿。

記述問題

以下の設問について、簡潔に答えよ。

1. 患者のITBに対する技術を行う利点について説明せよ。

   ＿＿＿＿＿＿＿＿＿＿＿＿＿＿＿＿＿＿＿＿＿＿＿＿
   ＿＿＿＿＿＿＿＿＿＿＿＿＿＿＿＿＿＿＿＿＿＿＿＿
   ＿＿＿＿＿＿＿＿＿＿＿＿＿＿＿＿＿＿＿＿＿＿＿＿
   ＿＿＿＿＿＿＿＿＿＿＿＿＿＿＿＿＿＿＿＿＿＿＿＿
   ＿＿＿＿＿＿＿＿＿＿＿＿＿＿＿＿＿＿＿＿＿＿＿＿

学習問題

2. 施術者が、座位マッサージ用チェアでの全身治療から始めて施術台で終える理由について説明せよ。

3. 座位マッサージのために車いすの患者を支える方法を2つ説明せよ。

4. 施術者が、医療施設で座位マッサージを行う前に考慮すべきさまざまな要素について説明せよ。

5. 座位マッサージのために背もたれの真っ直ぐな椅子に座っている患者を支える方法について説明せよ。

アクティビティ

1. 本章に提示した追加の技術および適用を、友人や家族など少なくとも10人に施術する。さまざまな身体の大きさと体形の人々に施術すること。

2. 車いす、病院のベッド、背もたれの真っ直ぐな椅子にいる患者のための手順を実践する。車いすを使っている患者や病院のベッドにいる患者を知らない場合、こうした状況を再現して練習すること。

3. 車いす、ベッド、背もたれの真っ直ぐな椅子の患者のためのあなた自身の治療プロトコルを作る。

4. 顔置き台に頭を置くことを好まず、座位マッサージ用チェアに背中を真っ直ぐにして座る患者のための治療プランをデザインする。

5. 膝の関節炎や膝の置換手術のために、座位マッサージ用チェアに快適に座ることができない患者のための治療プランをデザインする。どのように適応させる必要があるか？

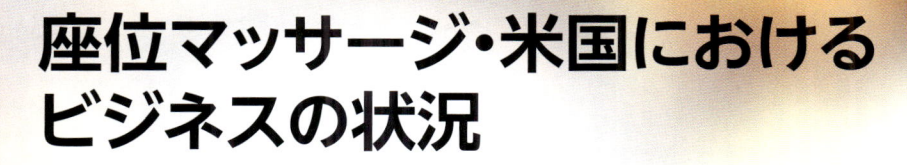

座位マッサージ・米国における
ビジネスの状況

6

目 的

この章を読めば、
読者は以下の項目に必要な情報を得ることができる：

1. 従業員と個人事業主の違いを説明する。
2. 座位マッサージの従業員として成功するための要素について述べる。
3. ビジネス計画の重要性と構成要素について議論する。
4. ターゲットとする市場を描く。
5. マーケティング計画を作成する。
6. 顧客にアプローチする有効な方法について議論する。
7. 座位マッサージのプレゼンテーションを作成し実行する。
8. 患者の問診票、治療の情報管理方法、患者の教育用資料、名刺、パンフレット、マッサージのギフト券など、座位マッサージのビジネス材料を作る。
9. 効率的な定期契約を計画するためのガイドラインを含め、座位マッサージの顧客の管理について議論する。
10. 座位マッサージ事業者と座位マッサージサービスを受ける会社との間の公正な契約の構成要素について説明する。

キーワード

営業計画	定期契約
顧客基盤	投資費用に対するリターン
顧客層	取引関係
セールス	ビジネス計画
損失補償契約	マーケティング
ターゲット市場	マーケティング計画

座位マッサージビジネスの状況

座位マッサージ治療をフルタイムまたはパートタイムで提供することが、多くの施術者にとって実行可能なキャリア選択である。施術者は、座位マッサージ単独あるいは施術台マッサージと併せて提供することを選択できる。企業で行う座位マッサージはたいていの場合平日仕事であり、散発的に施術台マッサージの予約が入る施術者もいる。座位マッサージの実施は、施術者にとって、治療予約カレンダーの空欄を満たす手段になり得る。

第1章を振り返ってみよう。施術者は、例えば、座位マッサージサービスのための会社またはその他の組織やグループと契約した会社の従業員にボディーワークサービスを提供する従業員または個人事業主になるなど、座位マッサージの仕事のいくつかのタイプから選択することができる。また、一人であるいは他の施術者と組んで、独自の座位マッサージビジネスを始めることを選ぶこともできる。どれを選択したとしても、座位マッサージビジネスを効率的に運営する方法の知識を持っていれば、施術者の専門的技術やキャリアの成功に大きく役立つ。

従業員と個人事業主

独立を考えていない、またはビジネスオーナーに興味のない施術者にとって、座位マッサージ治療を提供する会社の従業員または個人事業主として働くことは、最高の選択とも言える。どちらで働きたいのか決め兼ねている施術にとって、それぞれ特有のガイドラインがある。

賃金は座位マッサージの会社によってさまざまである。時間給の会社もあれば、治療費の歩合で支払う会社もある。施術者は、働きたいと思う会社の支払いのしくみ、賃金、昇給方針、昇進の機会について調べて確かめておく必要がある。米国の場合チップについては、従業員や個人事業主がチップを受け取ることを許していない会社もあるし、許している会社もある。個人事業主は、患者から直接チップを受け取ることになるが、従業員は、患者から直接現金を受け取る場合もあるし、給料に追加される場合もある。

施術者が座位マッサージ会社の従業員になるか、個人事業主になるかにかかわらず、施術者と会社の間で契約書を取り交わすことが重要である。従業員にとってこの契約書は、明確かつ具体的に以下の詳細事項を記したものでなければならない。

165

- 仕事のスケジュール
- 賃金
- 傷病休暇と休暇の日数
- 従業員の専門職賠償責任保険を会社が支払ってくれるかどうか
- 医療保障制度の選択肢

　個人事業主用の契約書は、会社に支払う手数料または各治療の歩合と、個人事業主が仕事に入れる日時を含んでいなくてはならない。基本的に、契約書は、従業員または個人事業主が責任を持つことと会社が責任を持つことを含んでいなくてはならない。すべての期待と義務が、明確な文言で記載されていなければならない。契約または合意が適法かつ実行可能なものであることを確かめるために、署名する前に弁護士に審査してもらうのが賢明だ。

　座位マッサージの会社には、従業員または個人事業主が明確に認識して書面に書いておくべきその他の方針や手続きもあるかもしれない。例えば、秘密保持契約に署名し、会社を代表する者として以外に治療を行わないことや、会社を辞めるときに患者を取らないことに合意するよう求められる場合がある。従業員または個人事業主は、会社の休暇方針についても知る必要がある。たいていの場合は、利用できるシフトと患者の予約の両方に対して、年功序列のシステムがある。最も勤続の短い人が、最後にシフトを選ぶことになる。また、施術者は、時間を守り、予定された予約時間で仕事をすることも期待されている。特定の患者への施術を拒否することは、一般には受け入れられない。施術者は、個人的な感情を交えずにプロ意識を持つ必要がある。

　ほとんどのマッサージ治療ビジネスには、服装規程があり、座位マッサージを提供する会社も例外ではない。従業員であろうと個人事業主であろうと、施術者は、きちんとした見た目や服装を期待される。例えば、以下のようなものが含まれる。

- 見えるところにタトゥーや顔のピアスがないこと
- 髪の毛と爪がきちんと整えられていること
- 制服（会社が支給するか施術者が購入する会社のシャツと無地のズボンなど）、または、ポロシャツとカーキズボンなどの会社指定の衣服を着用していること。施術者の衣服は清潔で見苦しくないことが期待されている（つまり、しわになっておらず、施術者がかがんだ時に胸やおしりがしっかり隠れ、きつすぎず緩すぎない、などである）
- 清潔で臭いのしない靴で、運動靴のようにつま先のあるものを履くこと

　図6-1は、プロの着衣として認められる服を着た数人の施術者である。

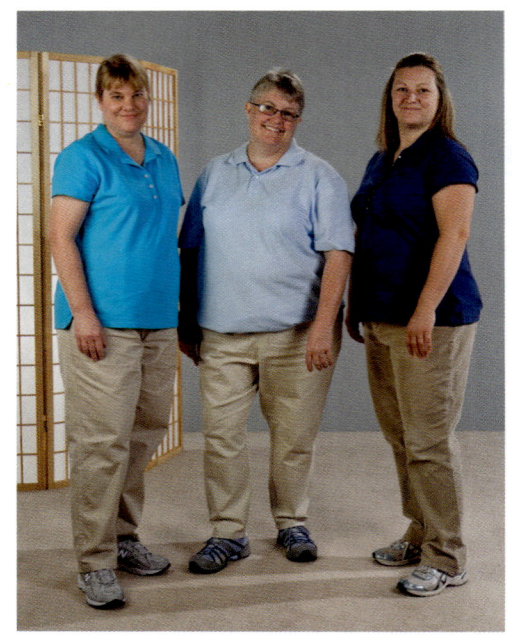

図6-1　施術者が着用するプロらしい服装の例。

座位マッサージビジネスを始めるにあたって

　施術者が、会社や組織で定期的な座位マッサージの予約を受ける場合、このことを、**定期契約**を持つという。定期契約の維持とは、施術者の提供するサービスが患者のニーズを満たすのを保証することに関わるタスクを意味し、それによって、定期的にマッサージを提供できるようになる。座位マッサージの定期契約を獲得して一定期間維持することができるということは、座位マッサージを施術者のビジネスの有望な要素にするための要となる。

　座位マッサージの定期契約の確立を成功させ、うまく維持することに影響する多くの要素がある。これらには、屋号を選び、ビジネス計画を立て、取引先担当者にアプローチして効率よくコミュニケーションし、プレゼンテーションのスキルを持ち、パンフレットや名刺または患者の満足度に関する調査など、わかりやすく魅力的な書面のマーケティング材料をデザインし、優れた情報管理スキルを持つことが含まれる。

屋号を選ぶ

　施術者が座位マッサージビジネスのための屋号を選ぶ時に欠かせないのは、名称がビジネスの内容と提供するサービスの内容を反映することである。名称は、プロにふさわしく、マッ

サージとボディーワークの専門職に適したものでなければならない。名称は、名刺に1行で収まるくらい短いほうがよい。そうすれば、患者と潜在的な患者が覚えやすくなる。

時に、施術者は、わかりやすくて機知に富んでいると自分で思う屋号を思いつくことがあるが、結果として潜在的な患者に完全に誤解されるだけだ。例えば、屋号を「完全マッサージ！頭から足の先まですべてを治療」と名付けた施術者が得る反応を考えてみよう。施術者は、屋号が、頭、首、肩、上背部、腰背部、股関節、脚、足を効果的に治療できることを意味することは明らかだと思うかもしれない。一方で、潜在的な患者は、屋号が性的サービスを利用できることを意味すると思うかもしれない。施術者は、屋号が伝えるものについてより客観的な意見を得るために、信頼できる家族、友人、相談相手に、考えている屋号を評価してもらうことを検討すべきだ。

ビジネス計画を立てる

多くの場合、人々はよい考えを思いつくが、その考えを実行に移すために必要なステップを必ずしも知っている訳ではなく、彼らの多くは、実行の費用と収入について現実的な予測を持っていないかもしれない。座位マッサージビジネスを既存のボディーワークの一部として行うか治療全体として行うかを考える時、一貫した**ビジネス計画**を立てることを強くおすすめする。ビジネス計画とは、明確なビジネス目標の骨子、ビジネス目標を達成できる理由の背後にある根拠、そしてそれらの目標に到達するための現実的な計画である。

ビジネス計画を策定に役立つ多くのリソースがある。例えば、Sandy Fritz著「Business and Professional Skills for Massage Therapists」（エルゼビア社、2010年）、Cherie Sohnen-Moe著「Business Mastery第4版」（Sohnen-Moe Associates社、2008年）、連邦小企業庁（www.sba.gov）、商工会議所、商業改善協会（www.bbb.org）などである。さらに、多くの都市や町では、ビジネスコーチと相談役に相談することができる。座位マッサージをビジネスに上手く組み込むために必要なステップを決定する時には、十分な情報を得た上で決断をすることが重要である。

以下の情報は、ビジネス計画を構成するものではなく、むしろ、ビジネス計画を策定するために必要な調査のひな形を意図している。もう一度、実際のビジネス計画の策定に役立つ追加のリソースを探すことを読者に強くおすすめする。

ビジネスの構築または拡大時に検討する必要がある4つの重要な領域は、以下を決定することを含む。
1. ターゲット市場
2. 提供するサービスおよび商品
3. サービスおよび商品の提供方法（営業計画としても知られる）
4. 投資費用と収入に対する財政計画

ターゲット市場

ターゲット市場とは、ビジネスとして呼び込みたい患者（顧客）の具体的なタイプを指す。ターゲット市場を持つことは、ビジネスを知ってもらうために費やすお金、時間、努力を振り向ける人々の範囲を狭めることに役立つ。ほとんどのビジネスでは、マーケティングに一定量のお金を使わなければならないので、ビジネスが満たすことのできるニーズを持つ可能性が高い人を見つけ出して、それらの人にビジネスを知ってもらうのが費用対効果の高い方法である。

ボディーワークビジネスを成功させる鍵は、積極的にサービスの定期的な予約を入れる顧客を安心できる数だけ確保することである。これを**顧客基盤**という。どのようにして顧客を自分のビジネスに呼び込み、どれだけの顧客がいれば事業の成功と見なすのか？　施術者が、自営の世界に踏み込む時に、自問しなければならない2つの基本的な問いかけである。まさにビジネスを始める時、あるいは新たな方向性へと踏み出す時、施術者はサービスの対象となる顧客の種類に明確なビジョンを持っているのがベストである。いくつかの特定のグループに焦点を絞れば、これらのグループに対するマーケティングに関して言えば、お金と努力の節約に役立つ。

ターゲット市場が決定すると、施術者に**顧客層**を検討しなければならない。顧客層とは、さまざまな人々の特徴のことで、年齢、収入、職業、家族の人数（つまり、夫婦に何人の子供がいるか）、教育レベルなどである。この情報に基づいて、施術者が自問できるいくつかの問いかけを以下に示す。

- 惹きつけたいと思っている顧客はどんなタイプか？　例えば、マーケティングしたい年齢層は？　これらの顧客は、どんな収入レベル、職業、余暇活動を持っている可能性があるか？
- これらの患者はどんな場所にいるか？　自分の地域の特定の地域に居住しているのか、あるいは全体的に散らばっているのか？
- これらの顧客は、どのように治療の支払いをするか？
- これらの顧客が必要としている治療はどんなタイプか？　言い換えると、これらの顧客が座位マッサージに興味を持つきっかけとなった疾患や状況はどのようなものか？　一日中デスクに座っている職業に就いていて、腰の痛みを軽減する治療に興味があるのか？　一日のほとんどがコンピュータ仕事で、座位マッサージ技術が役立ちうる首の筋肉の痛みを持っているのか？　一日中立ち仕事で全身の筋肉の緊張を軽減することに興味があるのか？　結婚

して子供を作り始める世代で、ブライダルシャワーやベビーシャワーのパーティーで座位マッサージを治療として提供してもらうことを望んでいるのか？

ターゲット市場を決定するもうひとつの方法は、地域社会の産業やビジネスについて考慮することである。地域の労働者は、法律事務所、コールセンター、警備会社などで、一日の大半をコンピュータや電話に向かって過ごしていたり、一日中立ち仕事をしていたりするのか？　言い換えると、従業員のためになるサービスを施術者に依頼しそうな会社や職業があるかどうかを判断するために、地域の労働者をよく知るべきだ。施術者は、より多くのアイデアを得るために、インターネットの検索エンジンに「座り仕事」と入力してみることもできる。他のリソースとしては、地域図書館を利用してのイエローページ（団体、組織、競合する座位マッサージビジネスなど）の検索、地域の商工会議所への接触、時には、単に近所やビジネス街でのドライブなどがある。

インターネットも、顧客層および傾向を調べるための優れたリソースであり、特に、アメリカマッサージセラピー協会（www.amtamassage.org）、ボディーワーク・マッサージ専門業連合（www.abmp.com）、治療的マッサージ・ボディーワーク国家認定機関（www.ncbtmb.org）などのウェブサイトが役に立つ。ターゲット市場のメンバーが属する専門組織のウェブサイトもあるはずだ。

アプローチしようと考えている企業、職業、組織を特定したら、次のステップはそれらの調査である。各ビジネスについて、何人くらいの従業員がいて、どんなタイプの仕事をしているか（例えば、コンピュータ仕事、電話対応、電話による勧誘販売、肉体労働など）を調べること。その後、従業員の身体に仕事がもたらす影響および座位マッサージの効果についていくらか調査する。例えば、従業員がヘッドセットを使わずに一日中電話をしているのか？　この場合、首と肩の機能障害と、座位マッサージがどのようにこれらの領域の筋肉の緊張と痛みを軽減できるかについて、プレゼンテーションを作ること。一定割合の労働者がコンピュータを使っている場合、従業員は、手首および指関節に反復運動損傷症候群を発症するリスクがある。これらの情報を前提に、発症や、その徴候を示している人々の悪化を防ぐ具体的な治療プランを作る。座位マッサージは柔軟な手法であるので、ターゲットにできる市場に実際的な制限はない。重要なのは、1つか2つのグループに関心を絞った上で、対象となるビジネス、職業または組織に座位マッサージを導入する方法を見出すことである。

マーケティング

マーケティングは、見込みのある顧客（または、座位マッサージとボディーワークの場合には患者とも言う）に対して商品またはサービスを宣伝、販売、流通させることを含む。マーケティングの目的は、興味を持つ人々と取引関係を作ることを目標として、商品またはサービスに興味を持たせることである。取引関係は、支払いに対する見返りとして相互合意に基づいた方法で商品またはサービスを提供することからなる。マーケティングはたいていの場合、幅広い顧客層に対して行われるが、マーケティングの一部であるセールスは、商品またはサービスに少なくともいくらかの興味を示している人々に焦点を絞る。セールスは一対一で行われ、商品またはサービスの提供者（または提供者の代表）が、取引関係を作るために見込みのある顧客と直接コミュニケーションする。セールスについては、本章の「セールス」のセクションで詳述する。

マーケティング計画

施術者がターゲット市場を決定すると、マーケティング計画、つまり、1または複数のマーケティングの目的を達成するために必要な行動を詳しく述べた書類を作る時だ。端的に言うと、施術者のターゲット市場への到達方法に関する計画である。以下の情報が含まれる必要がある。

- ターゲット市場への到達方法
- この方法の推定コスト
- マーケティング方法を実行するスケジュール
- さまざまなマーケティング方法の効果を評価するためのシステム

マーケティング計画を策定する道筋でビジネスのビジョンについて明確にすることが欠かせない。そうすれば、積極的、率直、かつ専門的な方法でコミュニケーションを行うことが簡単になり、施術者が言うべきことに対して、見込みのある患者が耳を傾けるようになる傾向がある。明確にする助けとして、施術者は、「座位マッサージを提供するすべての他の会社と私の会社の違いはどのようなものか？」という問いを常に念頭に置いておくべきである。この問いに対して、以下のような答えのリストを作ることが施術者にとって有効である。

- 私の教育、経験、専門性のレベルは、座位マッサージを提供する他の会社から私の会社を差別化している。
- 私のために働いている施術者のすべての教育、経験、専門性のレベルは、座位マッサージを提供する他の会社から私の会社を差別化している。
- 私はさまざまな長さの治療を提供する（つまり、10分間、15分間、20分間）
- 急な依頼でも治療ができる

- さまざまな環境で治療ができる
- 治療料金は、私のビジネスの競争力を高める
- 道具と消耗品は最高品質である

ターゲット市場への到達方法

　可能性のあるターゲット市場を特定した後は、そこへ到達するための方法を見つける必要がある。個人的なネットワークから始めることができる。

　つまり、家族、友人、ご近所、社会的および専門的に面識のある人などだ。おそらく、施術者には税理士であるご近所さんがおり、納税のシーズン中には、コンピュータの前で長時間話し合う。施術者が座位マッサージの利益について話をすることができれば、座位マッサージについてプレゼンできる面会の場を会社で設定してくれるかもしれない。あるいは、毎週のヨガクラスに参加して、座位マッサージを必要とするグループについて誰かに話を聞く。これは、施術者が売り込みをして自分のビジネスについて説明するチャンスだ。

　多くの仕事上のつながりは、通常の日々の会話において、あるいは、スポーツや買い物、タッパや化粧品の売買など、施術者が楽しむ活動を通して得られるものである。施術者は、名刺を持ち歩くべきだ。食料雑貨品店での偶然の会話が、座位マッサージに関して話をする絶好のチャンスにつながる可能性もある。

　会議や見本市は、こうしたイベントを主催する大都市に住む施術者にとっては大きなマーケティングのチャンスだ。地域の商工会議所は、その地域にやってくるイベントと、イベントの連絡担当者を調べるのに理想的な場所である。商工会議所の中には、こうした情報を提供する前にビジネスオーナーの加入を求めるところもあるし、情報に対して手数料を取るところもある。地域の商工会議所に加入するのは、施術者が具体的なターゲット市場に関してどの方向に進みたいのか確信を持てない場合に取るべき良いステップだ。商工会議所のメンバーとして、施術者は、親睦会や地域の他のビジネスオーナーと交流する朝食やランチに参加する機会を持つ。これは、ビジネスについて話し、場合によっては、足がかりを得られる方法である。施術者は、自分のビジネスに関心を惹きつけ、名刺を配る方法として、これらのイベントの一つで座位マッサージ治療を提供することをアレンジしてもよい。

　施術者が用いることができるその他の一般的なマーケティング方法は、顧客リストに、電子メールブラスト、ニュースレター、または紹介チラシを送ることである。施術者がすでに顧客基盤を持っている場合、それを使うことができる。そうでなければ、メーリングリストを借りたり購入したりすることができる。リストを見つけるためには、オンライン検索を推奨する。

　さまざまな環境で無料のセッションを提供することも効果的な場合がある。例えば、新店舗をオープンさせる時、または、新たな場所でビジネスを展開する時には、オープンハウスを開催するのが米国では一般的だ。参加者全員に無料の座位マッサージ治療を提供するのが、店舗への関心を惹きつける優れた方法だ。また、施術者が短時間で多くの人々と出会う優れた方法でもある。ビジネスのオーナーが、免許のあるマッサージ施術者のサービスに時間給を払うことをいとわないのが理想である。しかし、これが当てはまらない場合でも、施術者が自分のビジネスを宣伝するよいチャンスではある。無料の座位マッサージを提供することを検討すべき多くの他の会場がある。例えば、地域主体の書店、健康フェア、または、癌研究のためのチャリティーウォークなどのチャリティーイベントなどだ。

　しかし、無料で座位マッサージをやり過ぎると、座位マッサージが施術台マッサージに代わりうるものだと評価されなくなることを注意すべきだ。時に、ビジネスを売り出す方法として無料のサービスを提供する必要があるが、座位マッサージが、サービスに対して対価を支払う価値があるものではなく「無料の」手法と見なされるほど頻繁に無料にしないよう注意しなくてはならない。施術者は、非営利団体だけに無料マッサージサービスを提供して、会社や企業には課金するというガイドラインの設定を検討するかもしれない。

　ターゲット市場がどれだけ具体的であるかまたは広いかに関わらず、地域社会に出て行って、自分の信じるビジネスをしていることを潜在的な患者に知ってもらうことが、施術者にとって一番の利益になる。興味深い人に電話する、無料セッションを提供するためにオフィスを訪問する、または、ネットワークづくりのイベントで印象に残った人や時間を割いてくれた人に礼状を送るなど、フォローをすべきである。礼状は、簡単に書けて、プラスの印象を与えるフォローの方法であり、施術者の提供するサービスを求める人が施術者を思い出すきっかけになる。

マーケティング方法の推定コスト

　マーケティング方法を進める前に、マーケティング予算を決定しなければならない。マーケティング予算は、現実的な額で、施術者が賄うことができるものでなければならない。例えば、ラジオやテレビのコマーシャルなど、エキサイティングなマーケティング方法のアイデアに夢中になるのは簡単だ。しかし、その費用が施術者の財力を上回っている場合、または、施術者がそれを支持する顧客基盤を持っていない場合には、施術者は、ビジネス拡大の観点で利益を生むかもしれないし生まないかもしれない投機的事業のために、持っていないお金を費やしたという窮地に立つことになる可能性がある。

　マーケティング予算を決定した後、施術者は、自分に見合っ

たマーケティング方法を決定できる。施術者が魅力的だと思う方法をリストアップして、その費用を調査するのが最良の方法である。費用には、マーケティング方法のあらゆる側面を考慮すべきである。例えば、施術者が、自分の座位マッサージビジネスを宣伝するチラシを送ろうと決めた場合、米国では1,000名のメーリングリストを借りるのに75米ドル掛かるのが妥当と思われる。しかし、以下のようなことに掛かる他の費用もある。

- 施術者へのリストの配達
- 差出人住所ラベル
- 宛名ラベルへの氏名と住所の印刷
- チラシのデザイン
- チラシの印刷
- チラシを送るための封筒
- 切手

このリストが示すように、すぐに費用がふくれ上がる可能性があり、最初は妥当な価格のマーケティング方法だと思っていた方法が、そうでもないと分かることがある。実際の費用を集計した時に不愉快な驚きを受けるよりも、前もって調査した方がよい。

マーケティング方法を実行するスケジュール

マーケティング予算の範囲内でマーケティング方法を決定したら、これらの方法を実行するためのスケジュールを決定するべきである。スケジュールも現実的なものであるべきだ。個人的なネットワークを通してビジネスについて広く知ってもらうなど、すぐに実行できるマーケティング方法もある。チラシをつくって郵送するという時間のかかるものもある。マーケティング方法の中には何度も繰り返せるものもあるが、財政的な判断から、あるいはマーケティング方法が機能しているかどうかを検討するために、またその両方のために、2ヶ月ごとに商工会議所の交流のための朝食に参加する、3ヶ月に1度チラシを送るなど、間隔を開けて繰り返すことを選択してもよい。

施術者は、マーケティング計画の参照ツールとして実際のスケジュールを作ることが有効だと分かるだろう。各マーケティング方法を実行する日付を記したリストのような簡単なものであってもよいし、必要であればもっと詳しいスケジュールをデザインしてもよい。

マーケティング方法の効果を評価するためのシステム

座位マッサージの定期契約または顧客基盤の増加などの見返りがあって初めてマーケティング方法を続ける意味があるので、自分のマーケティング方法がどのくらい効果的であるのかを評価する方法が必要だ。それにより、時間、努力、お金を、有効な方法に賢く費やし、有効でないマーケティング技術を捨て去ることができる。

マーケティング方法の有効性を評価する最も容易で最も直接的なシステムは、施術者のビジネスをどうやって知ったのかを新規の患者に尋ねることだ。患者に直接尋ねてもよいし、問診票や調査票で質問してもよい。施術者は、新規患者の人数、これらの患者が治療を開始した日付、患者が施術者に連絡するきっかけとなったマーケティング方法の種類について、文書で記録しておくべきだ。これらの記録があれば、それぞれのマーケティング方法を行った日付と患者の増加が見られた時期を比較できる。施術者は、この情報を用いて、どうすればビジネスを最も上手く売り込むことができるのか、成功度の低い方法はどれか、全く機能していない方法はどれかを知ることができる。

提供するサービスおよび製品

座位マッサージビジネスについて効果的にコミュニケーションをするために、施術者は、どんなサービスおよび商品を提供するのかを決める必要がある。このプロセスに役立つように、施術者は以下の質問を自問するとよい。

- オンサイトの座位マッサージだけを提供したいのか、それとも、確立されたボディーワーク施術の中で追加サービスとして座位マッサージを提供するつもりなのか？
- すべての治療を自分で行いたいのか、従業員や個人事業主を使いたいのか、あるいは、治療と他の施術者の管理の両方を行いたいのか？
- 会社だけで座位マッサージ治療を提供したいのか、健康フェアや誕生パーティーなどの他のイベントにも応じるのか？
- 15分間治療だけを提供したいのか、それよりも短い治療や長い治療をしたいのか？
- マッサージ治療だけを提供したいのか、（追加料金で）アロマセラピーや手や耳のリフレクソロジーなどの他のサービスを治療とともに提供したいのか？
- 座位マッサージ治療とともに、手の強化ツールや、患者のストレッチや強化の助けになる長いゴムバンド、アロマセラピーオイルなどの商品の販売を行いたいのか？

これらの質問の答えは、施術者のサービスの範囲をできるだけ明確にするのに役立ち、ビジネスの成功に極めて重要だ。

サービスおよび製品の提供方法

提供する予定のサービス（および販売する予定の商品）が明確になったら、それらを提供する方法、つまり**営業計画**として知られる計画を決定する。営業計画は、例えば以下の側面を含む。

- 《治療スケジュールの決定》特別なイベントのためなど1回きりで提供するのか、あるいは、会社との定期契約を獲得する目標があるのか？　定期契約である場合、どのくらいの頻度でサービスを提供するのか？　週1回か？　月1回か？
- 《治療の頻度と長さの決定》座位マッサージサービスの開始および終了はいつか、各セッションの長さは？
- 《座位マッサージ治療を提供する人の決定》何人の施術者が治療を実行するのか？　複数の施術者がいる場合、道具、スケジュール管理、治療の提供に関する責任の所在をどのようにするのか？
- 《イベントまたは会社で座位マッサージを利用できることを潜在的な患者にどのようにしてて知らせるかの決定》これをどのようにして行うか？　イベントや会社の連絡窓口の責任か、座位マッサージの施術者の責任か？
- 《治療スペースの条件の把握》治療スペースをどのようにどこにつくるか？　設置・片付けに施術者が費やせる時間は？
- 《施術者への支払い方法の決定》患者が直接支払うのか？　会社やイベントの計画者が支払うのか？

これらの例から、明確な営業計画もビジネスの成功に欠かせないものであることがわかるだろう。

投資費用と収入に対する財政計画

どんなビジネスに関してもそうだが、採算のとれる座位マッサージビジネスとは、ビジネスからの収入が投資した費用より大きいということを意味する。投資の費用と収入を決定するのに役立つように、「投資費用」および「投資費用に対するリターン」などといったワークシートを作成するとよい。**投資費用に対するリターン**は、施術者が、投資した金額を取り戻す（つまり、収支が合う）ために座位マッサージ治療から得る必要がある金額であり、それを超えた分が利益である。

総収入から投資費用を減算する。その差が利益（または損失）である。この数字は有効な数字だろうか？　これは、投資したお金と時間に関して達成可能な目標か？　そうでなければ、何を調整する必要があるのだろうか？　座位マッサージ治療に対してもっと多く請求する必要があるのか？　より高額で長い治療を提供すべきなのか？　ビジネスを売り込む安価な方法があるか？　最終的な収益を改善するために、収入を増やす、支出を減らす、またはその両方を行うことができる。楽しくて刺激的なほどに大きく、しかも達成可能な計画を考え出すのが課題だ。

セールス

マーケティングは、できるだけ多くの人々に施術者のビジネスとサービスを知ってもらうためのものであるが、セールスは、取引をまとめるためのものだ。これは、サービス／商品の提供者（または提供者の代表）が、商品またはサービスに対してお金を支払うことを顧客に合意してもらうために、見込みのある顧客と直接コミュニケーションする段階である。これは、一般に、商品またはサービスが顧客にどのような利益をもたらすかに関する議論と、商品またはサービスを提供する費用および方法を含む。いくつかのタイプのセールスでは、顧客と提供者は費用と提供方法の交渉をすることができ、これは、座位マッサージビジネスにも当てはまる。

座位マッサージサービスは、必ずしも「フリーサイズ」であるわけではないが、患者特有の状況に合わせてカスタマイズできる。従って、施術者は、見込みのある患者のニーズと好みについて質問することが重要だ。これは、患者への純粋な興味を示すだけでなく、施術者が、サービスを提供するため、または患者が施術者のビジネスにぴったり合うかどうかを判断するために有益な情報である。必ずしもすべての患者がぴったり合うとは限らないからである。以下の質問をすると役に立つ。

- 従業員は何人ですか？
- 会社に従業員の健康プログラムがありますか？　それについて教えてください。
- 座位マッサージ治療を受けることに従業員に感心があると思いますか？　その場合、どのくらいの頻度で？　週に1回？　月に1回？
- 従業員は、治療を受けるために10分、15分、または20分だけデスク（または仕事場）を離れることができますか？　できない場合には、デスクや仕事場で治療を受けることができますか？
- 従業員の多数が座位マッサージ治療を受けるのに都合の良い曜日や時間帯はいつですか？
- 従業員が座位マッサージ治療を受けるのに都合の良い各月の特定の時間帯はありますか？
- 座位マッサージサービスに対する会社の支払い方法が分かりますか？　治療の全費用を会社が支払いますか、従業員が全費用を支払いますか、それとも、会社と従業員で折半しますか？
- 従業員が治療の全費用を支払う必要がある場合、従業員にその余裕がありますか？
- 従業員に座位マッサージ治療を提供する可能性についてどなたとお話しするべきでしょうか？　最高責任者ですか？　人事担当者ですか？　その方と座位マッサージサービスについてお話しするためにアポイントを取って、私の施術

を体験できるように無料の治療を受けていただきたいのですが?
- 無料の短い座位マッサージ治療を、従業員が好むかどうかを確かめるために従業員に提供することは可能でしょうか?

見込みのある顧客に施術者が他に知らせることができるのは、施術者が会社と取り交わす契約書の一部に **損失補償契約** を含めることができるということだ。米国における損失補償契約とは、従業員が会社の施設で座位マッサージを受けたことから損害を被った場合に、会社に責任を負わせることができないというものである。また、施術者の専門職賠償責任保険が、現場で施術した治療の結果として生じた患者の損傷に必要な補償を提供する。

取引先担当者へのアプローチ

まずはオープンハウスで潜在的な顧客の注目を引いたとして、成功したいならば、イベントが終わった直後にその注目や関心を、お金を払ってくれる顧客につなげるスキルを身に付けなければならない。

取引先担当者との最初の話し合いで変えたり構築したりする1つの方法は、その職場で無料治療を提供して、経営側がどのように提案を受け止めるかを見ることである。このアプローチの鍵となるのは、座位マッサージ施術者を雇うことを決める担当者と面会し、理想的には働きかけるようアレンジすることだ。会社のサイズによって、この担当者は、オーナー、人事管理者、または健康管理者であるかもしれない。

フォローアップの連絡は、決定権のある1人または2人の人と面会する時間をもらうための短い電話であってよい。電話中に、施術者は以下のことをしなくてはならない。
- 自分たちが誰で、どんなビジネスをしていて、何故電話しているのかを説明する。
- 電話に他の人が出た場合には、最初に連絡を取った人の名前を伝える。
- 座位マッサージのプレゼンとデモンストレーションを無料で提供するための日時を申し出る。
- プレゼンのための実際の日時を設定するために折り返し電話する時間を決める。
- 相手が座位マッサージに興味を示しているか否かにかかわらず、丁寧に会話を終え、お礼を言う。
  状況に応じて、フォローアップの連絡は、手紙とできればパンフレットを同封して送るという方法でもよい。この手紙には以下の情報を含めるべきだ。
- 施術者に関する紹介文。施術者の資格と施術者が提供する治療のタイプ。
- 施術者がこの会社に連絡することを選んだ理由。
- 施術者が会社または組織に提供できるサービスは何か。
- 従業員がサービスからどのような利益を受けるか。
- 施術者の連絡先情報。
- 会合をアレンジするために、座位マッサージサービスを雇うことに関して決定権のある人との面談または電話を要求する。

手紙を送ったら、施術者は、座位マッサージ技術のデモンストレーションのために会合を依頼する電話をしてフォローできる。

プレゼンテーションスキル

会社に関する確かな知識を含む十分に準備されたプレゼンは、会社の連絡担当者にとって印象的であり、それを見てもらえば、座位マッサージサービスがいかに会社の従業員に役立つかということを受け入れやすくなるだろう。プレゼンは、座位マッサージの効果に焦点を絞って簡潔にした方がよく、デモンストレーションを含めるべきである。

プレゼンにおいて、施術者は、その企業がストレスに満ちていて、従業員が損傷を来たすおそれがあるかのように伝えないことを意識しなければならない。これは、会社の経営者またはオーナーに失礼になる。その代わり、プレゼンは、日々の労働活動中に従業員が行う作業について施術者が知っていることを反映した上で、座位マッサージが職場にもっと健康をもたらすことで会社の利益になり得ると続けるべきだ。生産性を高めることを論証できれば、なおよい。

施術者の中には、人々の前でプレゼンするのが苦手だという人もいるだろう。人前で話をするのが、得意なスキルではないかもしれないし、実際に恐怖であるかもしれない。しかし、プレゼンは、施術者が信じているもの、すなわちマッサージとボディーワークの利点について話す機会であるということを、念頭に置いておくべきである。座位マッサージを行うことが施術者の好きなことならば、仕事への情熱がプレゼンから伝わってくるだろうし、情熱があれば他の人に話すのも簡単になる。

声に出して何度もプレゼンの練習をすれば、内容に慣れることができる。取引先担当者と会う前に、友人や同僚に聞いてもらってフィードバックをもらうこともできる。十分に準備されたプレゼンは、「即興でやる」よりもはるかにスムーズに進行できる傾向にある。座位マッサージサービスについて重要なことをはきはきと正確に話すことができ、施術者と聴衆の両方にとって楽しめる方法でそうすることができるのが、プロとしての姿勢の表れだ。

それでもまだ、人前で話しをすると思うだけで恐ろしいという場合には、スピーチ講座や地域の大学の出張講座に参加する

座位マッサージ問診票

氏　　名：＿＿＿＿＿＿＿＿＿＿＿＿＿＿＿＿＿＿＿＿＿＿＿＿＿＿

電話番号：＿＿＿＿＿＿＿＿＿＿＿＿＿＿＿＿＿＿＿＿＿＿＿＿＿＿

電子メール：＿＿＿＿＿＿＿＿＿＿＿＿＿＿＿＿＿＿＿＿＿＿＿＿＿

以下のうち当てはまるものにチェックしてください。

医師の治療を受けていますか？＿＿＿＿　　最近怪我をしましたか？＿＿＿＿

最近病気をしましたか？＿＿＿＿　　お薬を飲んでいますか？＿＿＿＿

不調を抱えているのは体のどこですか？＿＿＿＿　アレルギーがありますか？＿＿＿＿

頭部＿＿＿　首＿＿＿　肩＿＿＿　腕＿＿＿

手首＿＿＿　手＿＿＿　背中＿＿＿　股関節＿＿＿

脚＿＿＿　足＿＿＿

以下に署名することによって、現時点で座位マッサージに対する禁忌がないことを述べることになります。

署名＿＿＿＿＿＿＿＿＿＿＿＿＿＿＿＿＿　日付＿＿＿＿＿＿＿＿＿＿＿＿＿＿

図6-2　簡単な問診票

か、トーストマスターズ・インターナショナル（TI）に加入することを検討しよう。トーストマスターズは、メンバーのパブリック・スピーキング、コミュニケーション、リーダシップスキルの向上を助けることに特化した非営利教育組織である。さらなる情報は、以下のウェブサイトで。www.toastmasters.org.

プレゼンテーション

プレゼンテーション自体は以下の3つの部分を含めるとよい。

はじめに

- 自己紹介と保有資格の紹介。
- いつどこで訓練を受けたかについて述べる。
- 提供するサービスについて述べる。
- 今日このグループと話をする理由について説明する。

座位マッサージについて

- 座位マッサージとは何かを説明する。
- 座位マッサージの利点のいくつかを列挙する。
- 座位マッサージはどのように見えてどのように感じるかを述べる。
- 短いデモンストレーション治療を提供する。
- その会社のための座位マッサージの定期契約の内容を説明する。

最後に

- 従業員に座位マッサージを提供する恩恵と価値についてまとめる。
- 質問を受け付ける。
- グループの人たちと話す機会を持てた感謝を表明する。
- 施術者の連絡先情報を残す。

時間を節約しつつ、よりダイナミックかつ効率的なプレゼンをするために、デモンストレーション中に話をすることもできる。

プレゼン後、施術者はプレゼンをアレンジしてくれた人に個人的に感謝を述べ、フォローアップの面会のための連絡をするのに都合の良い時間を尋ねる。明確な時間が決まらない場合には、単に1週間のうちにもう一度連絡すると言うことができる。1週間とは、面会すべき決定権のある人にとって、座位マッサージサービスを雇うかどうかを決定するのに十分な時間である。施術者は、翌日に礼状を送り、会社の代表に話を聞いてもらうことを楽しみにしていること、あるいは1週間以内に連絡を取ることをもう一度述べておく。

情報文書について

座位マッサージは一般的に移動ビジネスである。従って、場所から場所へと書類仕事を持って行く不便があるだろう。しかし、ボディーワークセッションのように、安全で適切な治療を提供するために、患者についてできるだに多くの情報を得ることが重要である。選択肢としては、情報を得るために短く簡潔な問診を行う方法、または、問診票を使う方法がある。適切な情報を集めることができる限りは、どちらのアプローチでもよい。検討すべきその他の書類は、治療の記録フォーム、

座位マッサージ問診票

氏　　名：＿＿＿＿＿＿＿＿＿＿＿＿＿＿＿＿＿＿＿＿＿＿＿＿＿＿＿＿＿＿＿＿＿＿
住　　所：＿＿＿＿＿＿＿＿＿＿＿＿＿＿＿＿＿＿＿＿＿＿＿＿＿＿＿＿＿＿＿＿＿＿
＿＿＿＿＿＿＿＿＿＿＿＿＿＿＿＿＿＿＿＿＿＿＿＿＿＿＿＿＿＿＿＿＿＿＿＿＿＿＿

電話番号：＿＿＿＿＿＿＿＿＿＿＿＿＿＿＿＿＿＿＿＿＿＿＿＿＿＿＿＿＿＿＿＿＿
電子メール：＿＿＿＿＿＿＿＿＿＿＿＿＿＿＿＿＿＿＿＿＿＿＿＿＿＿＿＿＿＿＿＿
生年月日：＿＿＿＿＿＿＿＿＿＿＿＿＿＿＿＿＿＿＿＿＿＿＿＿＿＿＿＿＿＿＿＿＿

以下の質問にお答えください：

医師の治療を受けていますか?＿＿＿＿＿受けている場合、治療の理由と、現時点でマッサージの禁忌があるかどうかを教えてください。＿＿＿＿＿＿＿＿＿＿＿＿＿＿＿＿＿＿＿＿＿＿＿＿＿＿＿＿＿＿＿＿＿
＿＿
＿＿

最近病気をしましたか?その場合、どのような病気ですか?＿＿＿＿＿＿＿＿＿＿＿＿＿＿＿＿
＿＿
＿＿

最近怪我をしましたか?その場合、どのような病気ですか?＿＿＿＿＿＿＿＿＿＿＿＿＿＿＿＿
＿＿
＿＿

現在お薬を飲んでいますか?その場合、どのようなお薬ですか?＿＿＿＿＿＿＿＿＿＿＿＿＿＿
＿＿
＿＿

アレルギーがありますか?その場合、どのようなアレルギーですか?＿＿＿＿＿＿＿＿＿＿＿＿
＿＿
＿＿

今日の治療で重点を置きたいのは何ですか?＿＿＿＿＿＿＿＿＿＿＿＿＿＿＿＿＿＿＿＿＿＿＿
＿＿
＿＿

どんな圧がお好みですか?　　　穏やか　　　ほどほど　　　強く

追加のコメントはありますか?その場合、どのようなものですか?＿＿＿＿＿＿＿＿＿＿＿＿＿
＿＿
＿＿

以下に署名することによって、現時点でマッサージセラピーに対する禁忌がないことを述べることになります。
署名＿＿＿＿＿＿＿＿＿＿＿＿＿＿＿＿＿＿＿＿　日付＿＿＿＿＿＿＿＿＿＿＿＿＿＿＿＿

図6-3　長い問診票

S:

O:

A:

P:

図6-4 SOAPチャート

患者のための資料、名刺、パンフレット、マッサージのギフト券などである。自治体によっては、記録フォームを除くすべての書類を含むあらゆる広告媒体に、法的に施術者が有するマッサージ師またはマッサージの免許番号を掲載することを命じている所があるということに注意すべきだ。これが当てはまるかどうかを調べるために自分の業務を統治する法律をチェックすること。

問診票

座位マッサージの問診票は短いものでよい。通常は治療が15分から20分の長さなので、詳細な治療歴は必要ないだろう。従って、問診票は、患者が、服薬、最近の怪我、治療セッションで重点的に治療したい部位などを書き留める簡単なチェックリストでよい（図6-2）。必要であれば、施術者は、フォーム上にチェックされた情報について患者と一緒に掘り下げることができる。これらの問診票は、一般的には、1ページの半分くらいの長さであり、便利のために、切り取り式のページフォーマットに印刷することもできる。

施術者の中には、より詳細な問診票を好む人もいる。しかし、患者が治療セッションの時間枠の前または範囲内で書き込みを完了するかどうかを念頭に置くことが重要だ（図6-3）。通常は治療ごとの時間が短いので、患者は問診票を書くのに多くの時間を使いたくはない。どの情報が最も欠かせないのかを念頭に置いて、その情報を得られるような問診票を作ること。

情報管理方法

施術者の中には、座位マッサージのための記録文書を書か

ず、各治療が全身の施術台マッサージに比べてかなり短いので必要ないのだと考える人がいる。定期的な座位マッサージ顧客を持つ他の施術者は、患者の治療セッションについての履歴を書き残していないために、患者を混同したり、最高の治療を施術できなかったり、患者に損傷をさせたりすることもあるのではないかと懸念するかもしれない。この場合、アクセスしやすく、使い勝手がよく、持ち運びできる個人的な情報管理システムを作るのがベストだろう。

座位マッサージ治療セッション中に明らかになったことを以下のように記録する。

- 《主観的情報》治療に関して感じたり経験したことを患者がどのように述べているか。
- 《客観的情報》目視と触診の評価中、そして治療中に、施術者が患者に関して観察したことは何か。
- 《評価》治療の結果として施術者が気づいた患者の組織と身体の変化。
- 《計画》治療の効果を持続させるのに役立ち、患者の健康と福祉を高めるための患者への提案、および次回の治療セッションでの技術または重点部位についての見解。

この情報を全て合わせてSOAPチャートと呼ぶ。主観的情報（Subjective）、客観的情報（Objective）、評価（Assessment）、計画（Plan）である。これら4つの構成要素を用いた治療の記録フォームをデザインするのは容易であり、各治療後に速やかに記入できる。図6-4は、簡単なSOAPチャートの一例である。

米国ではほとんどの保険会社が患者に補償する前にSOAP記録を求めるので、保険会社と取引のある施術者は、治療記録を保持する必要がある。この場合、それらの患者の治療セッションの詳細な記録を忘れずに保持し、求められた時には即座に提出すること。保険会社は、特に、SOAPチャートがどのように書かれているか、どんな略語が用いられているかにこだわる。SOAPチャートに関するさらなる情報は、Sandy FritzおよびM. James Grosenback著『Essential Sciences for Therapeutic Massage（第3版）』（2009年、Mosbyエルゼビア社）；Sandy Fritz著『Fundamentals of Therapeutic Massage（第4版）』（2009年、Mosbyエルゼビア社）；Diana Thompson著『Hands Heal（第3版）』（2005年、Lippincott Williams & Wilkins社）で見られる。

記録は、患者が呈していた症状、患者が経験していた筋肉の緊張および痛みを軽減するために施術した技術、マッサージ治療の結果を述べる説話形式で行ってもよい。これは、SOAPチャートの情報と同じだが、あまり正式なスタイルではない。

もうひとつの方法は、情報カードと呼ばれる5×3インチ

（12.7cm×7.6cm）のカードを使って、それらを箱に入れて持ち歩く方法だ。これは、患者のデータを管理する便利で簡単な方法になりうる。各患者カードは、連絡先情報と、筋肉の緊張および痛みが典型的に生じる部位に関する記録と、技術、音楽の種類、顔置き台、アロマセラピーの患者の好みを含む。マッサージ治療に関連する任意のその他の情報や、長く待ち望んでいた旅行または孫の誕生など、患者の生活に起こりうるイベントを記録することもできる。折に触れ、こうした生活のイベントに言及して連絡すれば、上手く患者と連絡を取り続けることができる。

技術に明るい人なら、患者の記録を維持する携帯可能かつ有効な手段として、ノートパソコンを使える。SOAPチャート作成、支払いの追跡、患者のデータと好みのリスト化用のソフトなど、マッサージ師のために特別にデザインされたさまざまなソフトウェアプログラムを利用できる。顧客の誕生日が近づいたら、幸せを願うカードや、場合によっては次の予約時の割引券を送ることもできる。

資料

教育用の資料は、セッションの合間の健康についての関心事を紹介するものなので、患者に渡しておくとよい。資料には、患者が経験している問題に焦点を当てたストレッチ、栄養情報、またはエクササイズなどを含めることができる。しかし、一部の自治体では、患者にこの情報を提供することが、マッサージ師の業務の範囲を超えると見なされる。施術者は、発信を法的に許可されている情報の種類を調べるために、自分の業務を統治する法律をチェックするべきだ。

生活においてあまり支援や資源がない患者にとっては、健康と福祉を高めるようデザインされた情報文書をもらう行為が、大きな影響を持ちうる。また、資料で、セッションから得られる効果を患者に教えれば、また治療を受けようという動機付けになるかもしれない。この理由から、患者に提供する資料すべてに、屋号と連絡先情報（必要であれば、マッサージ師のマッサージ免許番号）を記すべきである。

名刺

名刺は、座位マッサージビジネスを売り込む最も有効な方法の一つだ。名刺は、読みやすく、乱雑になることなく適切な情報を含めるとよい。

- 氏名
- 資格（例えば、LMT（公認マッサージセラピスト）、NCTMB（治療的マッサージ・ボディーワーク国家認定機関））
- 電話番号
- 職場の住所
- 持っている場合、ウェブサイト情報または電子メールアドレス
- 必要であれば、マッサージ師またはマッサージ免許番号

書き込む情報と同じように重要なのが、体裁、つまり使用するフォントの色やタイプである。読みやすい色とシンプルなフォントを使った方がよい。複雑なフォントは非常に読みづらい。デザインの手助けや安価な名刺を提供するソフトウェアプログラムやウェブサイトもあるし、協力してくれる人（友人や有料のコンサルタント）と一緒にデザインを作るのもひとつの選択肢だ。一般に、シンプルな方がよいことを覚えておいて欲しい。

冊子およびパンフレット

冊子およびパンフレットの目的は、施術者と施術者のビジネスに関する情報を潜在的な患者に提供することである。冊子は、一般的にはA4サイズの紙に印刷され、情報量に応じて半分か1/3（2つ折りか3つ折り）に折りたたまれる。パンフレットの方がシンプルである。たいていの場合、両面印刷で、冊子よりも作るのに費用がかからない。

基本的な冊子には、提供する座位マッサージサービスの簡単な説明および概要と、連絡先および場所の情報を含める。施術者は、受けた訓練、経験、患者への施術の目的などを概説した個人的なプロフィールを含めることを検討してもよい。施術者の中には、価格表を掲載する人もいるが、その場合、治療価格の変更がある度に新しい冊子が必要になる。含めるべきその他の項目は以下の通りである。

- ビジネスポリシー。24時間以内にキャンセルした患者への対応など。
- 座位マッサージ治療を受けるためのガイドライン。
- 座位マッサージ治療の利点。
- 満足した患者からの推薦（文）。
- 必要であれば、マッサージ師またはマッサージ免許番号

デザインに関しては、名刺と同じ検討事項が当てはまる。読みやすい色とシンプルなフォントが一般にベストである。

座位マッサージや一般的なその他のボディーワークの利点に関する冊子を患者に配るのもよい。これらは、施術者のビジネスに特化した冊子ではないが、連絡先情報をのせることができる。

マッサージのギフト券

多くの満足した患者が、家族や友人に座位マッサージの効果を楽しんでもらう機会を提供したいこともあるので、患者に治療を施す場所の近くにマッサージのギフト券を展示することを検討しよう。そうすれば、患者は、家族や友人のことを考えつつギフト券を購入することができる。患者がマッサージのギフト券の購入を待つ必要がある場合（例えば、施術者が次のセッションに何枚か持ってくるまで）、またはギフト券を購入する

ために施術者のオフィスまでやってくる必要がある場合、こうしたことが障害になり、入手するのを忘れたり、気持が変わったりする可能性もある。多くの会社の色々なスタイルのギフト券を選んで購入することもできるインターネットを、うまく活用するとよいだろう。

また、マッサージギフト券の販売の記録をつけておくと有効だろう。一つには、1年の特定の時期に多く売れて、それに基づいて事を進めるべきだと気づく。さらに、マッサージギフト券が何枚出回っているかを把握しておくとよい。施術者は、それらのセッションの支払いがすでに済んでいることを忘れてはならず、購入後しばらくして多くのマッサージギフト券が一度に使われた場合、現金の流れに影響が出る場合もある。

座位マッサージの明細書の管理

施術者は、自分の座位マッサージビジネスが提供するサービスについて詳しいことが重要だ。企業や組織に売り込む時、事前に決定したビジネスに関する詳細の多くを知っていることが欠かせない。そうでなければ、施術者と企業の双方にとって都合のよい契約を交渉することが難しくなる可能性がある。ただし、歩み寄る姿勢も同じく重要である。

例えば、ソフトウェア会社が、座位マッサージ治療の提供に関して施術者との面会を設定したとする。会社は、治療のための個室がないため、デスクで従業員に施術することを希望している。施術者は、そのような方法では質の高い治療を提供できないと考えるので、契約を辞退した。施術者は、会社と面会し契約を受け入れて要求された通りに治療を行っている同業者に、このことを話した。1ヶ月以内に、治療のために個室を利用できるようになり、今では、従業員は、デスクから離れた別の部屋の同業者の座位マッサージ用チェアに座って治療を受けている。もちろん、施術者が最初の契約を受け入れていたならば、個室は決して具体化されなかっただろう。しかし、契約した施術者は、デスクでも従業員に対して非常によい治療を提供できると思っていたかもしれないが、少なくとも、デスクで従業員に効果的な治療を行うことはできないと思い、この契約を引き受ける他の誰かを探したことだろう。

効率的な定期契約を計画するためのガイドライン

座位マッサージの定期契約を獲得して維持することには、単に治療を行うよりも、はるかに多くのことがある。それは理解できる焦点領域であるが、同じくらい重要な他の焦点領域も検討すべきである。提供するサービスの定義、定期顧客の連絡担当者の決定、サービスの頻度と個別の治療セッションの長さの決定、患者の申し込みシステムの作成、見込みのある患者に座位マッサージに期待できることを伝える方法の確立、治療スペースのアレンジと設定、支払い方法の決定、ポリシーと手続きの書面の準備、患者の満足度調査の提供、そして、最後に、施術者が仕事をする予定の会社、グループ、組織、またはイベントとの契約の締結などである。

以下は、効率的な定期契約を計画するのに役立つガイドラインである。

- 提供するサービスを定義する。これは明らかなことのように聞こえるだろうが、施術者の中には、座位マッサージだけでなく、栄養、線維筋痛、職場での人間工学など、健康関連の話題に関するワークショップを提供する人もいる。例えば、セッションでアロマセラピーを使ったり、(施術者の業務の範囲内であれば)患者がストレッチや強化のために利用できる大きなゴムバンドなどの健康関連商品を販売したりすることを、追加サービスとして含めることができる。各サービスの説明と価格に関する情報を具体的かつ明確にすることが重要である。

- 現場での予約の頻度を決定する。会社、組織、またはグループとの予約の頻度は、それらのニーズと、治療を受ける人数によって決まる。例えば、大きな会社は、週1回で毎回数時間、施術者に来てもらいたいかもしれない。より一般的な頻度は、月に1、2回数時間ずつである。施術者は、契約を結ぶ前にスケジュールを把握しておかなければならない。

- セッションの長さの決定。各セッションの長さは、個々の患者のニーズ、会社、組織またはグループのニーズ、施術者が雇われている時間の長さ、誰が支払いするか、によって決まる。座位マッサージセッションは、一般的には、15分から20分間であるが、状況に応じて延長も短縮もできる。予め決められた時間だけ現場にいるように会社が施術者を雇っている場合、各セッションの長さは、その時間で治療を受けると予測される従業員数によって決まる。大企業では、予め決めた時間中に治療を提供するために複数の施術者が必要になるかもしれない。個々の患者が支払いの責任を負う場合、会社が支払う場合よりも治療が短く(あるいは長く)なるかもしれない。

- 現場での連絡先窓口を探す。現場の連絡担当者に、座位マッサージの日時を従業員に知らせるための電子メールの送信や、治療スペースの予約、有効な駐車券の取得などの手配を手伝ってもらうと助かる。この連絡担当者は、新たな取引の開始時に、施設の案内、スタッフの紹介、そして、座位マッサージについて従業員に知らせる方法についてのアドバイスをしてもらうのに欠かせない。また、連絡担当者は、施術が暇なときに、座位マッサージサービス

が待ち時間なしに利用できることを個々の従業員に知らせることによって、ビジネスを宣伝してくれることもある。連絡担当者に、助けてくれたお礼の気持ちとして無料または割引治療を提供することを検討しよう。

- サービスの受け方について患者に情報提供する。連絡担当者は、座位マッサージセッションの予定を知らせるのと同じ電子メールで、座位マッサージの受け方を従業員に知らせることができる。例えば、電子メールで「しわになっても気にならない衣服を着てくるか、座位マッサージ用に着替えを持ってきてください。タイトスカートや分厚いセーターを着てこないでください。最高の治療を受ける妨げになる可能性があります。また、顔は顔置き台に置くことになり、頭皮マッサージが治療に含まれるかもしれません。これらのいずれかが不快である場合、施術者に知らせてください。あなたのために治療を調整します」。
- サービスに申し込む方法について従業員に情報提供する。施術者は、訪問予定の週の初めと前日（治療が月曜日に予定されている場合には前週の金曜日）に連絡担当者に電話して、会社の準備を確認すること。

理想的には、連絡担当者は、施術者が来る週の初めに電子メールを送り、施術者が来る前日（または治療が月曜日に予定されている場合には前週の金曜日）にもう一度送る。電子メールは、治療の申し込み場所も従業員に知らせるべきだ。申し込み方法の選択肢は、連絡担当者に電子メールを送って連絡担当者が後から申し込み用紙に氏名を追加するか、従業員が氏名を書き込める申し込み用紙を用いるかである。この申し込み用紙は、みんなが見ることができる会社の共通スペースか休憩室に置くことができる。理想的には、患者が事前に申し込むのがよく、そうすれば、施術者は、その日のスケジュールを把握できる。

申し込み用紙は、シンプルで読みやすくすること。しかし、小規模な会社では、申し込み用紙は必要ないかもしれない。その代わり、一人の従業員が終わったら、次の従業員が治療を受けるということを繰り返して、治療を受けたい従業員全員に施術するまで続ける。

別のタイプの申し込み用紙には、10分から15分間に区切った治療セクションの時間枠と、患者が予定より遅れた場合に施術者が連絡できるように連絡先電話番号（または会社の内線）を書き込むスペースを設けるとよい。他にもキャンセル待ちリストを作成し、時間枠が埋まりきる前に申し込めなかった人たちに対応できるように、電話番号を記入してもらう。このシステムを使えば、施術者は、患者が現れなかったりキャンセルになったりして時間を無駄にすることなく、予定を詰めて仕事ができる。複数の施術者が現場での治療を提供する場合、申し込み用紙にも反映しておくこと。

予定が計画通りに正確に進まないことを考慮して、スケジュールの最後の30分か1時間は埋めないようにする。そのようにすると、スケジュールが計画通りに進んだ場合に、その時間でキャンセル待ちリストの患者で埋めることができる。遅れている場合には、時間通りに終えることができるかもしれない。

- 治療スペースをつくる。先述したように、施術者が治療を行うスペースは、サイズ、アクセスのしやすさ、整頓の程度がさまざまである。できるだけスペースを快適にするために、道具や消耗品を、整然と片付けて邪魔にならないようにしておくこと。そうすれば、患者にとっても安全なスペースにすることができる。使えるスペースを治療向けのスペースにするには、できれば照明を落として、音源を持込み、骨と筋肉のフリップチャートを展示して、（施術者の業務の範囲内であれば）患者に教育用資料を提供するとよい。施術者の中には、気持ちを静めて落ち着かせるためにアロマセラピーを使う人もいる。どんな場合でも、名刺、冊子、マッサージギフト券を展示するとよい。患者が、何度もマッサージギフト券を目にして、もうすぐ誰かに贈り物を買わないといけないことを思い出す場合もあるし、将来的に施術者からマッサージギフト券を購入できることを知らせる効果もある。
- 支払い方法。座位マッサージ治療の支払い方法には、通常、以下の3つの主な方法がある。
    - 個人で支払う。患者がサービス時に全治療費を支払う。施術者は、支払いの受取方法（例えば、現金、小切手、クレジットカード）を選択できる。
    - 会社が支払う。会社が施術者に時間単位で支払う。施術者は、各治療セッションの時間枠に患者がいてもいなくても支払いを受ける。会社が支払うと知れば、ほとんどの従業員は喜び、会社が従業員の健康と福利に貢献していることが分かるので、通常は、この支払い方法が多い。
    - 折半する。個々の患者が治療費の半分を払い、会社が残りの半分を支払う。この方法は、会社が治療費の一部を支援する意思があることを示すので、オフィスのやる気にもつながる。

    治療費を負担するグループや企業から支払いを受ける場合、サービスの日に支払いを受けるのか、請求書を送付するのかを前もって合意するのが重要である。請求書を送ることで合意した場合、支払い期限を明示するように契約書を作成することが重要である。確実に支払いを受けられるように、正確でタイミングよく請求手続きを進めることも重要である。
- ポリシーと手順。座位マッサージの定期顧客に誤解を生

じたり意思疎通が困難になったりするのを避けるため、ガイドラインと予想されることを事前にできるだけ多く書き出しておくのが重要である。ポリシーと手順に含まれるのは、例えば、予約のとり方（およびキャンセルの仕方）、予定された治療に遅れたり来なかったりした患者に対する罰則、座位マッサージを受ける最高の方法のヒント、支払いスケジュールなどである。例えば、予約時間に来なかった場合のポリシーは、患者がマッサージセッションの支払いを予め済ませ、治療に現れない場合に料金を没収するというポリシーが可能である。施術者は、どのポリシーと手順が彼らとそのビジネスの成功にとって重要であるかを判断し、それに従って書面にしておかなければならない。

- 患者の満足度調査。定期的な座位マッサージ顧客に関するよいことの一つは、連帯感と親近感を育むことができることだ。ただし、長期間治療できるありがたみを忘れて手を抜くようなことをしないのが重要だ。これを防ぐ一つの方法は、施術者の仕事ぶりの評価を患者に（もちろん匿名で）頼む調査をランダムに行う方法である。調査は、以下のような質問を含みうる。「施術者は時間通りに到着しましたか？」「セッションは治療効果があると感じましたか？」「筋肉の痛みと緊張から解放されたと感じましたか？」「座位マッサージセッションの結果として生産的になったと感じますか？」施術者の顧客と定期的に連絡を取ることが重要である。

契約

書面で契約することは、施術者の知り合いがいない大企業で仕事をするか、友人の小さなグループで仕事をするかに関わらず、よい考えである。書面での契約は、マッサージ治療を受ける人と施術者の双方の利益を保護する。これらの利益は、関連する会社、グループ、組織の性質とサイズに応じて、非常に複雑または非常にシンプルになりうる。多くの座位マッサージ施術者が、非常に小口の契約であるか、もしくはオーナーと理解し合っているという理由で契約書なしで仕事をしている。唯一必要な契約は握手だと思っているのだ。しかし、人間の本質からして、すべての当事者が、あらゆる当事者の保護を保証するために相互の利益になる契約書を作るのがベストである。

契約書の構成要素

契約書は、以下を含むべきだが、必ずしもこれに限定される必要はない。
- 両当事者の氏名、住所、連絡先情報
- 施術者が会社に提供することを合意しているサービスの説明—何を、どこで、いつ、どのような頻度で、どのような期間。
- 施術者が治療のために準備することを合意した道具および消耗品の説明（例えば、正常に使える状態の座位マッサージ用チェア、患者の合間にチェアを清潔にする殺菌方法など）
- 会社が施術者のために準備することを合意した設備などのリスト。治療を提供するスペース、現場での連絡担当者、サービスの宣伝、従業員が治療に申し込む方法の説明など。
- 会社、組織、またはグループがサービスに対して支払う具体的な額。
- 支払い方法。個々の患者からか、会社からか、もしくは折半か。
- 支払いスケジュール。サービス提供日の支払いか、もしくは請求書を渡すのか。
- いずれかの当事者によるサービス中止の根拠と、必要な解除通告期間の長さ。
- これらの契約条件に違反した場合の各当事者に対する罰則。

小企業の契約書起草を専門とする弁護士との契約も検討すること。

まとめ

座位マッサージ施術者は、座位マッサージサービスを提供する会社の従業員または個人事業主になることを選択できる。従業員と対照的に、個人事業主は、自分のスケジュールを設定し、自分の道具を使い、患者から直接支払いを受ける。税金、社会保障費、メディケアも支払うことになる。座位マッサージの会社には、従業員または個人事業主が明確に認識して書面に書いておくべきその他の方針や手続きもあるかもしれない。施術者が座位マッサージ会社の従業員になるか、個人事業主になるかにかかわらず、施術者と会社の間で契約書を取り交わすことが重要である。

また、一人であるいは他の施術者と組んで、独自の座位マッサージビジネスを始めることを選ぶこともできる。座位マッサージビジネスの成功に影響する要素は多く、自営を選んだ施術者は、施術者のターゲット市場、提供するサービスと商品、営業計画、投資費用と収入のための財政計画など、ビジネス計画を作るべきである。ターゲット市場に、顧客層を利用して決定でき、施術者がマーケティング計画をつくるのに役立ちうる情報を提供する。マーケティング計画には、ターゲット市場への到達方法、これらの方法にかかる推定コスト、マーケ

ティング方法の実行スケジュール、さまざまなマーケティング方法の効果を評価するシステムを含める必要がある。採算のとれる座位マッサージビジネスとは、ビジネスからの収入が投資した費用より大きいということを意味する。投資費用と、投資の元を取るのに必要な収入を決定する必要がある。

　潜在的な顧客に座位マッサージサービスを売り込む時に、顧客が施術者のビジネスにぴったり合うかどうかを判断し、合う場合にサービスの提供をカスタマイズできるようにするには、見込みのある顧客にニーズと好みを尋ねることが重要である。見込みのある顧客にアプローチするために、施術者は、対面あるいは電話やフォローアップの手紙で連絡をとることができる。施術者は、会社、グループ、または組織の意思決定者にプレゼンをして、座位マッサージのデモンストレーションをして無料の治療を提供しつつ、スタッフやメンバーに対する座位マッサージの利点を説明することができる。

　座位マッサージビジネスに必要な情報文書には、問診票、SOAPチャートまたはその他の情報管理方法、患者向け教育用資料、名刺、冊子やパンフレット、マッサージのギフト券などがある。患者に提供するすべての情報文書は、明確で読みやすくなければならず、施術者の連絡先情報を含めるとよい。

　座位マッサージの定期契約を効率的に管理することには、提供するサービスの決定、現場での予約頻度の決定、セッションの長さの決定、現場の連絡担当者を探すこと、サービスの受け方に関する患者への情報提供、サービスへの申し込み方法に関する従業員への情報提供、治療スペースを作ること、支払い方法の決定、書面でのポリシーと手順の準備、患者の満足度調査などが含まれる。当事者すべての利益を保護するため、会社および座位マッサージサービスの提供者の間で契約書を取り交わすのがベストである。

学習問題

学習問題の答えは216ページ。

選択問題

1. ビジネスとして呼び込みたい患者の具体的なタイプを指す用語とは?
   a. 顧客基盤
   b. ターゲット市場
   c. 会社との定期契約
   d. マーケティング計画

2. 座位マッサージビジネスで儲けを出すために座位マッサージでいくら稼ぐ必要があるかということを指す用語とは?
   a. 投資費用に対するリターン
   b. 投資費用
   c. マーケティング計画
   d. 総収入

3. 座位マッサージのプレゼンに含めるべきなのは以下のどれか?
   a. 施術者の自己紹介と資格紹介
   b. 技術の簡単なデモンストレーション
   c. 施術者の連絡先情報
   d. 上記のすべて

4. 施術者が座位マッサージ技術を高めるのに役立つのは以下のどれか?
   a. サービスの支払いの折半
   b. ビジネス契約
   c. 患者の調査
   d. マッサージのギフト券

5. 座位マッサージビジネス契約の目的は以下のどれか?
   a. すべての当事者の保護
   b. 患者が治療に満足することの保証
   c. 施術者のポリシーと手順の説明
   d. 申し込み用紙の作成

穴埋め問題

1. 独自のスケジュールを設定して患者から直接支払を受ける施術者は＿＿＿＿＿＿＿＿＿＿＿と見なされる。

2. ＿＿＿＿＿＿＿＿＿＿＿とは、明確なビジネスの目標の骨子、目標を達成できる理由の背後にある根拠、そしてそれらの目標に到達するための現実的な計画である。

3. 教育用資料は、施術者がセッションの合間の患者の＿＿＿＿＿＿＿＿＿＿＿に関心を持っていることを患者に示す。

4. 冊子およびパンフレットは、施術者と施術者のビジネスに関する＿＿＿＿＿＿＿＿＿＿＿を潜在的な患者に提供する。

5. 従業員への座位マッサージサービスの告知、座位マッサージの受け方の説明、治療の申し込み用紙の管理は、会社の＿＿＿＿＿＿＿＿＿＿＿を通してできる。

記述問題

以下の設問について、簡潔に答えよ。

1. ターゲット市場を決定する時、施術者が自問できる4つの質問とは?

2. ターゲット市場に到達するために施術者が利用できる6つの方法について述べよ。

学習問題

3. 取引先担当者へのフォローアップの電話に含めることができる適切な話題について述べよ。

4. 施術者が座位マッサージ治療の情報管理に利用できる3つの方法について説明せよ。

5. 施術者が、ポリシーと手順を書面にすることが重要な理由について説明せよ。

アクティビティ

1. あなたの理想的な座位マッサージビジネスについて述べよ。屋号、施術したい患者のタイプ、1セッションでの治療回数と各治療の長さ、施したい治療のタイプ、料金体系、一人で働きたいか、他の施術者と一緒に働きたいか、など。他の座位マッサージ施術者を雇うビジネスを思い描いているなら、雇用に必要な資格および従業員の募集方法について述べよ。

2. 屋号を選ぶ。名刺、パンフレット、情報管理フォーム、マッサージのギフト券、申し込み用紙、あなたのビジネスに対する患者の満足度調査を計画せよ。

3. 地域の会社、組織、グループについて、オンライン、イエローページ、商工会議所で調査せよ。座位マッサージの恩恵を受ける可能性がある会社、組織、グループのリストを作り、それぞれについて、座位マッサージから恩恵を受ける理由を具体的に書き出せ。

4. アクティビティ1からターゲット市場を1つか2つ選択し、ターゲット市場のメンバーが経験している可能性がある症状に対して座位マッサージの治療プランを設計せよ。

学習問題

5. 座位マッサージビジネスのビジネス計画を策定せよ。
   _____
   _____
   _____
   _____
   _____

6. 座位マッサージビジネスのマーケティング計画を策定せよ。
   _____
   _____
   _____
   _____
   _____

コミュニケーションと倫理

施術者にとっての倫理と効果的なコミュニケーションの重要性

施術者のプロ意識の特徴は、実際的なスキルのレベルよりはるかに多くのものからなる。品位のレベル、アカウンタビリティ（つまり、倫理）、自己提示の質などの要素を含む。一般に、プロ意識のレベルが高いほど、患者の満足度（およびビジネスの利益）が高くなる。ほとんどのマッサージおよびボディーワークプログラムに、倫理およびコミュニケーションの授業が組み込まれているが、倫理は日々の生活の一部でもあることを忘れないことが施術者にとって重要である。施術者は、プロとしての行動を導く個人的な行動指針がマッサージおよびボディーワーク専門業の倫理規定に沿っていることを確認しなくてはならない。

倫理規定

倫理とは、労働倫理、保護倫理など、一連の道徳原則である。それらの原則について考えたことあるかどうかに関わらず、人は皆、何らかの倫理の下で行動しており、それらの倫理に従って彼らの日々の決定がなされる（例えば、お財布を拾った。そのままネコババするか？　同僚に腹が立った。重要な電話のメッセージを伝えるのを「忘れて」しまおうか？）。プロのマッサージおよびボディーワークの施術者は、患者の肉体的および精神的健康を守るような振る舞いを保証し、業務を導き、ビジネスを誠実に運営するのに適切な方法をとる責任を施術者に持たせる倫理基準に従う必要がある。施術者は、専門団体によって定められた倫理規定に従ってこれを行う。

倫理規定は、専門団体が決めた一連のガイドラインであり、専門団体のすべてのメンバーが、患者、同僚、他の専門団体のメンバーとの行動に関して期待されることについて基本的理解を持つことを確実にするために欠かせないものである。端的に言うと、規定は、専門団体を統括する行動指針を述べたものである。囲み記事7-1は、アメリカマッサージセラピー協会の倫理規定であり、囲み記事7-2は、ボディーワーク・マッサージ専門業連合の倫理規定、囲み記事7-3は、治療的マッサージ・ボディーワーク国家認定機関の倫理規定である。

マッサージおよびボディーワークの専門団体は、患者の最善の利益を念頭に置いていない施術者から患者を保護するために倫理規定を設けているということを、患者が知っていることも重要である。例えば、多くの患者は、脊椎の調整を行うことがマッサージ師の業務の範囲を超えていることを知らない。こうした調整を患者が要求しても、施術者は、その訓練を受けておらず患者に損傷を負わせる可能性が高いので、要求に応えることができないと患者に伝えるのが、マッサージ師の責任である。また、施術者は、脊柱の調整を行うと、専門団体の倫理規定を破ることになる言うべきである。施術者は、マッサージおよびボディーワークの治療医院に倫理規定を掲示することを検討することができるし、オンサイトで座位マッサージを施術する場合には小さな携帯用のコピーを持っていくとよい。

効果的なコミュニケーション

患者にとって適切な治療プランを立てるために、施術者は、質問内容、最も適した質問の仕方、そして、回答を活かして、患者の表現したニーズおよび好みを考慮に入れつつ患者の症状に対処するボディーワークセッションを行う方法に熟練していなければならない。患者の声を聞き、聞いたことを正確に振り返ることが、成功には欠かせない。

コミュニケーションスキルは、治療前後のインタビューのためだけに必要なのではない。患者の多くは話し好きである。手で触れる施術は、ある程度の親密さを促進するため、時に、患者は自分の生活や身体の問題について詳細にかなり親密に語る。その場合に患者と上手いコミュニケーションを取るには、会話を治療の妨げにさせないことである。これは時に、職場で治療を行う場合には特に、困難になりうる。しばしば、患者は、同僚、つまり、施術者が治療セッションのコース中に施術する可能性がある人との会社での人間関係や問題について話したがる。この例においては、施術者がプロ意識を維持し、

囲み記事7-1 アメリカマッサージセラピー協会倫理規定

この倫理規定は、マッサージ師が施術を行う上で従うことを合意した基準をまとめたものであり、容認できる倫理的なプロとしての行動の一般原則を宣言するものである。

マッサージ師は以下を行うものとする

1. 専門的サービスを求める人々に対して最高品質のマッサージ療法/ボディーワークを提供するために献身すること。
2. 患者および/または同僚に偏見を持って差別したり行動したりしないことにより、各個人の本来の価値および人格を認めること。
3. 継続して教育および訓練を受けることによって、長所、限界、効果の定期的な自己評価を行い、プロとして優秀であることを示すこと。
4. プロとして築いた患者との関係性について秘密保持を認識し、各患者のプライバシーの権利を尊重すること。
5. 業務の範囲、地域の法律の範囲内ですべてのビジネスおよびプロとしての活動を行い、プロとしてのイメージを与えること。
6. 患者との性行為または性的活動を慎むこと。
7. 自己、患者、および同僚の肉体的、精神的、感情的健康に害を及ぼさない責任を負うこと。

アメリカマッサージセラピー協会（2009年）より。

囲み記事7-2 ボディーワーク・マッサージ専門業連合倫理規定

倫理規定

ボディーワーク・マッサージ専門業連合のメンバーとして、以下に概説されたABMP倫理規定に従うことをここに固く誓います。

患者との関係性

- 常に患者に最大の関心を払い、可能なかぎり最高品質のサービスを提供することに努めます。
- 患者との明確で誠実なコミュニケーションを維持し、その機密を保持します。
- 自分のスキルの限界を認識し、必要な時には、患者を適切な資格を持つ医療専門家に紹介します。
- マッサージ、ボディーワーク、身体治療、またはエステ施術者の資格において行動する間、決して、どのような種類の性的誘惑も行ったり容認したりいたしません。

職業意識

- 最高基準のプロとしての行為を維持し、顧客、ビジネスの同僚、医療専門家、一般の方に関して倫理的にプロらしくサービスを提供します。
- すべての倫理意識のある施術者の権利を尊重し、友好的にプロらしくすべての医療専門家と協力します。
- 専門的セッションに先立って、あるいはセッション中に、精神に作用するドラッグ、アルコール、または人を酔わせるものの使用を慎みます。
- 常にプロらしい衣服を着用します。適切な衣服は、ふさわしい服装で、一般的なビジネスおよび専門業の慣行に一致するものとして定義されます。
- サービスの宣伝または販売促進もしくはサービスの実際の実行において、何らかの形態で性的なものを示唆または明示する任意のビジネスと提携せず、また雇用もされません。

業務/適切な技術の範囲

- マッサージ、ボディーワーク、身体治療、およびスキンケアに関するABMPの定義および訓練の限度の範囲内でサービスを提供します。適切な訓練を受けていないマッサージ、ボディーワーク、またはスキンケア技術には従事せず、教育、訓練、資格、および能力を誠実に示します。
- 提供しているサービスの意図を自覚し、用いるマッサージ、ボディーワーク、または身体治療技術の適用に関して的確な判断力を意識して実践いたします。
- 免許がない限りは、カイロプラクティック、整骨医、理学療法士、足病学、整形外科、心理療法、鍼灸治療、皮膚科学、美容術、もしくは任意のその他の専門業または医療分野を実践するための免許を必要とするヒトの骨格構造のマニピュレーションまたは調整、診断、処方、任意のその他のサービスを提供をいたしません。
- こうした適用が禁忌であるかどうかを決定するため、および/または、特定の個人に適用するのに最も有益な技術を決定するために用いられる特別なマッサージ、ボディーワーク、身体治療、またはスキンケア技術の肉体的効果について十分に教育を受け理解します。患者のプライマリ・ケア提供者からの書面での委託がなければ、禁忌である可能性がある場合には、マッサージ、ボディーワーク、身体治療、またはスキンケア技術を施しません。

イメージ/宣伝文句

- 自分自身、自分のビジネスまたは勤務先、および専門業一般のために、プロとしてのイメージを与えるよう努力します。
- マッサージ、ボディーワーク、身体治療、またはスキンケアの実際の利点に関して一般の方々の教育に積極的に参加します。
- 倫理的に良識を持ってサービスの広告および販売促進を誠実に実行し、適切な訓練および/または認証を受けている技術のみ実践および/または宣伝いたします。実行する技術の潜在的な利点に関して虚偽の主張をすることはいたしません。

アメリカマッサージセラピー協会（2009年）より。

囲み記事7-3　治療的マッサージ・ボディーワーク国家認定機関倫理規定

倫理規定
2008年10月改訂

NCBTMB認証者および申請者は、社会的信頼および信用を立証し、この専門職の評判を高め、個々の患者の利益を保護するように行動するものとする。認証者および申請者は：

I. 専門的サービスを求める人々に最高品質のケアを提供するために、誠実に献身する。
II. 教育およびプロとしての所属を含めて、資格を誠実に代表し、資格のあるサービスのみを提供する。
III. 患者、他の医療施術者、そして公衆に、自分の分野の範囲および制限を正確に情報を提供する。
IV. マッサージおよびボディーワークの制限と禁忌を認識し、患者に適切な医療専門家を紹介する。
V. 患者に利点があるという合理的な期待がある場合にのみ治療を提供する。
VI. 個人およびプロとしての長所および短所を定期的に評価し、教育訓練を継続的に受けることにより、専門知識および能力を常に維持および向上させ、プロとして卓越することに努力する。
VII. 正直かつ誠実にビジネスと職務を遂行し、すべての個人の生来の価値を尊重する。
VIII. 患者および/または医療専門家に対して不当な差別をしない。
IX. 患者が書面で開示を要求しないかぎり、もしくは、医学的、法的、または市民の保護のために開示が必要でないかぎりは、すべての患者の情報の秘密を守る。
X. インフォームドコンセントおよび自発的な同意をした上で治療を受けるという患者の権利を尊重する。認証を受けた施術者は、治療を提供する前に、患者または患者の代理人のインフォームドコンセントを取得して記録する。この同意は、書面または口頭であってよい。
XI. 先の同意にかかわらず、患者が治療を拒否、修正、または終了させる権利を尊重する。
XII. 患者の安全、快適、プライバシーを確保するように、掛け布および治療を提供する。
XIII. 正当で合理的な理由から個人または身体の部分の治療を拒否する権利を行使する。
XIV. 申請者または施術者がNCBTMBによって認証されるのに先立って、申請者または施術者と患者の間に以前から存在する関係がない限りは、たとえ、患者が性的な関係性を試みたとしても、いかなる状況であっても、患者と関係する性行為、性的活動、または性感を与える行動を始めることまたはそれに従事することを控える。
XV. 患者または専門業の最高の利益のために行動するという施術者の義務と矛盾する可能性のある任意の関心、行動、または影響を避ける。
XVI. プライバシー、開示、露出、感情表現、信仰に関する患者の境界、およびプロとしての行動についての患者の合理的な期待を尊重する。施術者は患者の自主性を尊重する。
XVII. 紹介、決定、または治療に影響を与える意図のある、もしくは、純粋に個人的利益になり患者の利益にならない贈り物または心付けを拒否する。
XVIII. NCBTMB実務基準、本倫理規定、および治療的マッサージ・ボディーワーク国家認定機関によって交付されたすべてのポリシー、手順、ガイドライン、規制、規定、要件に従う。

アメリカマッサージセラピー協会（2009年）より。

これらの会話の秘密を保持し、お互いに関して従業員が言ったことを伝えないようにする必要があるので、倫理に沿ったコミュニケーションスキルが必要である。

さらに、患者がアドバイスを求めているのか、単に話したいだけなのかを区別できることが重要である。施術者と患者の間の治療的つながりは、施術者が望ましくない回答を提供し続ければ容易に壊れうる。患者がアドバイスを求めていたとしても、倫理的でない場合や、業務の範囲外である場合もある。こうした場合、施術者は「あなたが求めているタイプのサポートを提供するための資格を私は持っていませんが、喜んで適切な人をご紹介します」などと言うことができる。患者が単にリラックスしたくて交流したくない場合には、施術者は、治療中に静かにする必要がある。

施術者が内容、声の調子、話し方（つまり、患者が話す内容だけでなくどのように話しているか）に注意していない時に深刻な誤解が生じうるので、効果的なコミュニケーション（聞くこと、話すことの両方で）が必須である。これは、プロ意識の主要な構成要素であり、オンサイト治療はプロという立場で働くことを含むので、これを念頭に置いておくべきである。

プロとしての自己提示

一般に、第一印象とは4〜20秒間の印象である。第一印象は、患者がその施術者を選ぶかどうかを決定する要素になりうるので、施術者にとって極めて重要な時間である。患者が施術者から見聞きすることに不安を感じたら、ボディーワークセッションを受けない可能性もある。**プロとしての提示**とは、落ち着きと自信、そして資格と技術の裏付けを持って、自己を提示する能力だ。また、それは施術者の倫理を通しても示される。プロとしての提示にはいくつかの側面がある。これらには以下のようなことが含まれる。

- 予約の時間よりも早めに到着して、準備し、指定の時間に正確に開始できるようにする。

- プロらしい服装と清潔な衛生状態で、施術者が身なりを意識して見苦しくないよう注意していることを患者に示す。
- 親しげで礼儀正しい態度で患者を迎える。
- 清潔でよく手入れされた道具を使う。
- すべての患者のサービスに同じ料金体系を設定する。

　これらの例は、常識のように思えるだろう。しかし、ある人にとっての常識が別の人には常識ではないかもしれない。年齢、生活、職歴、個人の信仰はすべて、施術者がプロとしての責任と義務をどのように解釈するかを決定する要素になる。

プロとしての態度と行動

　世界のとらえ方は、人の態度に反映されるものであり、態度は、世界との関わり方を反映する。長い間ネガティブな状態で生活するのは健康的ではない。免疫系を消耗させ、人を遠ざける傾向になり、仕事を繁盛させる施術者の能力を損なうからであり、患者が施術者のタッチを通してネガティブな気持を感じ取る可能性があるからである。プロとしての態度とは、一般に、ポジティブで新しい考えにオープンであり、（ものごとが計画通りに行かず、創造的な問題解決が必要な時に有効な）持ち前の柔軟性を伴うような態度である。ネガティブでプロらしからぬ態度は、他の人の欠点を増幅する傾向があり、一般に、変わろうとする気持を持たずに不満を表すことになる。どちらの態度が、信頼や思いやりを思い起こさせるイメージを患者に対して与えるだろうか？　誰にでも悪い日はある。責任感のある倫理的な施術者は、あまりポジティブな見通しがない状態を長い間経験しても、誠実な態度を維持してそれを認めようとし、それが何なのかを理解するために助けを求め、変えるために働きかけようとする。

　プロとしての態度は、プロとしての行動（つまり、施術者がプロとしての立場でどのように行動するか）に現れる。予約の時間通りに姿を見せることは、自分と患者を尊重する態度を示すプロの行動である。施術者が顧客に対して定めたポリシーおよびガイドラインから外れた要求をする患者に効果的に対処することは、目的および公正さの明確さを示すものである。

　プロであることは、施術者が患者の適切なニーズ（座位マッサージの業務の範囲内にあるニーズ）を優先し、彼ら自身のニーズを満たすための手段として施術者／患者間の関係性を利用しないことを意味する。治療の有益な効果が得られる施術者と患者の間の関係性またはつながりを、**治療関係**と呼ぶ。そのつながりは、適切かつ安全で患者中心のものでなければならない。治療関係を守ることは常に施術者の責任であると認識することが必須である。

治療中の会話

　一般に、治療関係は、施術者のニーズが患者のニーズに優先する時に危うくなる。例えば、患者が施術者の一週間を尋ねた時に、施術者の中には、患者に話をさせずに自分自身について際限なく話をする人がいるかもしれない。プロの施術者は礼儀正しく答え、患者に集中し続けることができる。以下の発言は、個人的な質問に簡潔に答えた上で、患者に関心を戻すことができる方法の例である。

- 「お気遣いありがとうございます。この1週間はよかったですよ。さあ、深呼吸をしてください。もう一度深呼吸をお願いします」。
- 「よい1週間でしたよ。お気遣いありがとうございます。今日は肩の具合はいかがですか?」

　言い換えると、患者が関心を持ってくれることに常に感謝して、それから患者に焦点を戻していく。施術者の中には、患者と会話をしないと、不作法で人間的でないと見られるのではないかと思う人もいる。座位マッサージセッションが短い時は特に、そうであるとは限らない。施術者が質問に感謝して簡潔に答えているかぎりは、長くて複雑な答えをする必要はない。

　ある患者にとっては、話すことがリラックスの手段であり、別の患者にとっては、緊張しているサインである。患者がただ話をしたいだけという場合もあるので、施術者は患者に話をさせておけばいい。患者が「ものを考えるのをやめて身体に意識を向ける」のを助けようと努力して、患者に深呼吸してリラックスするように言い続けることは、上手くいかないばかりか、患者を悩ませる恐れもある。

　たとえ、施術者がその話題について非常に知識が豊富であっても、治療は意見を述べる時間でも場でもない。境界については、本章の後半で議論するが、これは、施術者が自分自身をどの程度さらけ出すかという境界を設定する一例である。境界は欠かせないものである。なぜなら、境界がなければ、施術者は患者との深く内向きな会話に巻き込まれたり、議論が白熱したりする可能性があり、そのいずれも療法的な患者中心の治療の提供につながるものではないからだ。

施術者と患者の関係性のバランス

　特に、長期間にわたって同じオフィスで同じ患者に治療を行う場合に、施術者が、患者と心からの会話をしてはいけないと言っているわけではない。個人的なレベルの親密さやつながりの感覚が、時間の経過、施術者の施術の質、治療関係の成立から育つ傾向がある。その後に施術者がやるべきことは、友人ではなくプロの立場で施術しているのであり、サービスの提供に対して報酬をもらっているのだと常に念頭に置くように、どのように関係性のバランスを取るかを知ることである。こうした要素のバランスを取る能力は、実践と経験からもたらされるが、施術者の役割をプロとして理解し、患者が最優先であると認識するところから始めなければならない。

施術者が、患者とのセッション中に自分自身について多くを語っていることに気づいたら、その理由を自問することが重要だ。仕事の場でこれをするのは、一般に、生活の他の場所で個人的なことを共有する場がないということを意味する。つまり、その地域に来たばかりで友人がまだいないか、あるいは、何らかの理由で友人や家族から離れていて、患者が、定期的に出会う親しく感じる唯一の人々なのである。施術者の数だけ理由がある。しかし、こうした行動は、信頼できる相談相手、仲間、または同僚からの支援を求める必要、あるいは、専門のカウンセラーと一緒に、この問題が意味するところと、仕事の邪魔にならないように個人的に管理する方法を追求する必要があることを示唆する。

プロとしてふさわしくないその他の行動

どんなに患者に対して心やすく感じても、どれだけ長く施術をしてきたとしても、確実にいつでもプロらしく振る舞い、どんな理由でも、プロらしくない行動をしないようにする必要があることは、それほどストレスではない。施術者が気をつける必要があるその他のプロらしくない行動の例は以下の通りである。

- 患者が子どもっぽい冗談や下品な冗談を言う場合に、同じような冗談を言う。
- マッサージ業を侮辱するコメントをする。
- ゴシップや意地悪な会話をする。
- 特に、マッサージ治療を優れたものに見せようとして、他の専門業に対して失礼な態度を取る（例えば、「私はカイロプラクティック治療は決して受けません。背中にひびを入れるだけなので、それからまた回復しなければなりません。マッサージの方がずっといいですよ」）。
- いつも直前にキャンセルする（例えば、高額を支払う患者など、よい依頼が来たので、または、その日はただ仕事をしたくないので）。
- マッサージの定期契約に甘えて、ぞんざいになる（例えば、頻繁に予定より遅れる、実務について不注意になる、患者とゴシップを話す、など）。
- 落ち着いて話す、オフィス内の仲裁人になる、または、立ち去ることを選ぶのではなく（どんな理由であれ）患者と議論する。

プロとしての誠実さと行動に敬意を払って行動する施術者は、強く自信に満ちた印象を患者に与える。この印象は、最初に患者を引き付けて、施術を受けたいと思わせるものである。一貫性、効果的な技術、および患者中心の治療を提供すれば、患者は繰り返しやってくるはずだ。

プロとしての身なり

先に述べたように、第一印象は瞬時のもので、主に視覚によるものだ（もちろん、顕著な臭いがしていないかぎりは）。施術者が着ているもの（その状態や、身体に合っているか）、施術者のヘアスタイル、そして、衛生のレベルが、人々がすぐに反応する莫大な量の情報をもたらす。例えば、さまざまな組織の資金を集めるためのウォーキングやランニングなどの地域サービスイベントで、他の施術者がいるにもかかわらず、特定の施術者のところに長い行列ができるという経験を著者はしたことがある。一般に、人気のある施術者は、状態がよく清潔で折り目のついたズボンまたは短パン、清潔なポロシャツ、こざっぱりした髪型（髪が長い場合には後ろで結ぶ髪型）、清潔な運動靴を着用して、新しい患者を迎えて施術する時に暖かい微笑みを浮かべている。対照的に、同じイベントで、しわになったズボンや太ももの周りがほつれている短パン、しわになっているかフィットしていないポロシャツ（または、タンクトップなどのプロらしくないシャツ）、泥だらけの靴を着用し、ぼさぼさの髪型で不機嫌そうな顔つきをした施術者は、たいてい忙しくなることがない。こうした手が空いている施術者の方に行くように言われたとしても、患者はたいていの場合丁寧に断り、最初のタイプの施術者を指して「彼を待っているのです。彼の手が空くまで待ってもいいですか？」と言う。

このシナリオは、人々の選択に関して印象がどのくらい力を持つかという例である。もちろん、これはすべての人に当てはまるわけではないが、人というのは普通は、魅力的だと思うものにずっと積極的に反応するのだ。成功するには、この傾向に注意を払い、それに従った服装と行動をする必要がある。時間とお金を費やして、教育的ボディーワークプログラムを首尾よく完了したら、次のステップは、彼らのビジネスに投資することである。道具と消耗品に加えて、プロ用の衣装が必要だ（第6章で述べたプロの衣服を思い出して欲しい）。衣服が高価でなければならないということではない。安価な衣服でも、こざっぱりして手入れの行き届いていれば、プロ意識について同じメッセージを発信できる。

施術者が仕事をする現場の環境から、適切な衣装が何であるかがわかる。すべてのボディーワークのプロは、この50年間一所懸命働いて、ボディーワーク、特にマッサージ療法を、大人の楽しみという範疇から医療分野へと引き上げた専門業の多くの開拓者たちがいたことに留意しなくてはならない。従って、施術者の衣装は、この専門業が得た立場と尊敬を、公共の目と他の医療提供者の目に映し出すものであることが重要である。

他者との境界

境界とは、最も簡単には、限度のことだ。境界は、個人の行

動に関するものである。これらの境界は、自分自身について何を明らかにすると選択するのか、そして、どのような行動および情報を他者から受け入れるのかによって決まる。人々が自分の境界を設定する時、このように言う「ここが私の引いた線です」。境界のタイプについて、いくつかの例を以下に示す。

- 《肉体的境界》身体に触れられる方法や誰に触れられるかを自分自身で決める。
- 《精神的および感情的境界》人々は、さまざまなテーマに関してどれだけ考えて感じるかを決め、考えて感じたことについてどれだけさらけ出すかを選び、他者と精神的および感情的にどれだけ関わるかを決める。

個人的な境界とプロとしての境界がある。個人的な境界とは、人生経験、育てられ方、教育を通して、自分の言動を統制するために選んだ境界である。個人的な境界には、意識的に選んだものも、そうでないものもあるが、いずれも個人の倫理観に基づいている。個人的な境界を設ける別の要因は、安全を生みだして構造を提供するという要因である。人々がその環境で安全だと感じ、彼らと他者に期待されることを分かっている時には、他者とより深くつながりを持つことができる。人々は、状況に応じて、いつでも境界を変更できるという事実も意識している。

プロとしての境界は、仕事での個人の行動を統制する。プロとしての境界は、職業倫理の欠かせない部分である。倫理規定は、実際に、倫理的な概念を身につけ、適切な境界によって規定された適切な行動としてそれらを提示する方法である。施術者が業務の範囲について明確に理解している場合、例えば、彼らが施術する技術と施術しない技術についての境界を設定するために必要な情報を持っていることになる。

プロとしての境界は、目的の本質が個人的境界とは異なる。ボディーワーク専門業での目的は、専門的で質の高い治療を提供することである。プロとしての立場において、施術者は、患者がただ個人的な話をするために来ているのではなくて、施術者からのアドバイスを求めているのだという事実を意識しなければいけない。施術者の側で明確に定義されたプロとしての境界は、施術者が患者に何かを求めたり必要としたりするのではないかと心配しなくてもよいことを患者に保証する。これによってその後、治療関係が形成される。

先に述べたように、肉体的な境界もある。ボディーワーク専門業において、これは、患者が施術者に正確にどのくらいの圧迫をしてほしいか、限界を超えるのがいつかを知らせた時に明らかになる。ボディーワーク専門業における感情的境界は、仕事がうまくいかなくて施術者に対して短気になっている患者の例を通して明らかにすることができる。施術者は、患者に効果的な治療を提供するために、患者の不機嫌を個人攻撃として受け取らずに、関与しないようにすることによって、境界を設定できる。

境界は、お金に関しても設定できる。施術者の目的が座位マッサージサービスに対する報酬を受けることである場合、お金は、患者との治療関係の一部である。報酬を受ける重要性に関して施術者が明確に理解するほど、施術が成功するだろう。なぜだろうか？ 仕事の価値と、自尊心をはっきりと自覚して、意欲的になり、この感覚を患者と分かち合うことができるからだ。多くの施術者が、慈善目的のボディーワークに時間とエネルギーを注ぐことを幸せに感じているが、施術者は、常に無料で施術することによって、訓練と仕事の価値を過小評価すべきではない。

ボディーワーク分野における境界の目的は、関係者全員の安全を生みだすことと、患者と施術者が治療関係の中で互いの期待と要求を明確に理解できるように透明性を促進することである。オンサイトの環境で、施術者が患者との関係を発展させてきた場合、互いの生活について個人的なことを言ったり、施術者が最終的に施術することになる他の従業員についてのコメントを聞いたりすることが、容易になる可能性がある。目標は、すべての患者に対してオープンであることと、施術者が距離を置いているように見えるほど毅然とした境界をまだ設定していないことの間のバランスを見つけられることだ。施術者がプロとしての境界を明確に理解すれば、巧妙に話をそらしたり、必要に応じて方向転換しつつ、患者と暖かく友好的なままでいる能力を身に付けるのが容易になる。

施術者が個人的境界とプロとしての境界を認識、理解、設定、または維持することが困難である場合、助けを求めることを強く勧める。信頼できる相談相手や同僚との話し合い、境界と倫理に関するワークショップやオンライン講座への参加、マッサージ師とボディーワーカーのための倫理に関するテキストを読むことが役立つ。ウェブサイトwww.thebodyworker.comも、よい情報源である。

会社での人間関係

企業、組織、グループは、独自のルールとガイドラインを持つ小さなコミュニティのようなものである。いくつかのルールは、明確に定義され、守られる。しかし、グループに対する新参者を躓かせうるものは、暗黙のルールや昔から続く派閥や確執である。こうした背景において、会社での人間関係とは、組織内の関係性や、権力またはリーダーシップに対する競合する利害関係をひっくるめたものである。グループが大きくなるほどに、誰もが上手くやっていけるわけではないという可能性が高くなる。時に、同僚について恐ろしいことを言う人のマッサージを受け、まさにその同僚が次の予約に入っているということもあるだろう。プロの施術者は、会社の人間関係の水域を航海し、巻き込まれたりどちらかの側についたりしないように

できる。プロ意識のこの側面は、施術者がすべての患者に平等であり、人によって治療の質を変えず、患者とのゴシップに関わらないことを意味するものだ。サービスを受けるためのポリシーと手順を具体的にすることを含め、明確な境界を維持できれば、施術者がえこひいきする（そして、会社の人間関係の渦に巻き込まれる）可能性があるなどと思われずに、治療のために訪問する各環境ですべての患者とつながりを持つことが容易にする。

以下は、オフィスで起こりうる典型的な状況の例であり、質の高いサービスを提供する施術者の能力または意欲に挑むものである。

上司と部下の間の関係性

施術者の冷静さと落ち着きが必要になる会社の人間関係の一例は、従業員の一人と個人的な（親密な）関係のある上司に関するシナリオである。結果として、上司の大切な人はオフィスで特別な治療を受けるかもしれず、その影響は施術者にも及びうる（例えば、上司はこの従業員に、他の従業員よりも15分間余計に座位マッサージを提供するよう言うかもしれない）。これにより、他の従業員の間で妬みが生じ、施術者はすべての治療を公平にすべきであるという期待が高まることがある。

この場合、施術者はプロとしての姿勢を維持し、すべての患者に提供するよう契約した仕事について明確な境界を設定しなくてはならない。上司の大切な人の治療を優遇したことについて意見する人に、施術者は、このように言うことができる。「私には治療スケジュールの設定に責任はありません。でも、今はあなたの治療時間なので、あなたのニーズに集中できるとうれしいです」

時計を見て、きっちりとした時間帯を要求する

座位マッサージの各取引には、各治療の時間の長さ、各患者が予約時間をどのように知らされるかに関して、実務基準がある。これらの基準は、取引までの組織立った流れを確保し、特定の場所にどのくらいの時間いることになるかを施術者が判断できるようにするものである。

1人または複数の従業員が、別の従業員と同じ時間の長さではないことに不平を言うかもしれないという例がある。この状況に対処する方法は2つある。一つの方法は、部屋の見えるところに時計を置くことである。患者が治療に現れたら、施術者はこのように言う。「こんにちは、レイチェル。3時の予約にようこそ」そして時計を指さす。「15分間のセッションをしましょう。さあ、始めましょう」。これは、患者に治療が始まる時間を知らせると同時に、セッションがどのくらい続くかを口頭で明らかにするきっかけになる。患者が申し込む治療時間がさまざまである場合に、セッションの長さを告げるのに特に役立つ。

すべての治療が同じ長さであることを保証するもう一つの方法は、タイマーを使うことである。タイマーを患者の見える所において、治療時間を設定することができる。しかし、セッションの終わりに突然鳴り出すベルやブザーにびっくりする可能性があるので、患者に注意しておくこと。割り当てられた時間だけ治療を受けることを患者に保証するこの方法は、患者が治療時間の公平性または平等さに疑念を表している状況を除いて、通常は勧められない。

治療の長さと施術者が実際に施術を行う時間の長さを区別しておくのも重要だ。例えば、20分間のセッションには、2分間の治療前インタビューと1分間の治療後のインタビューが含まれており、実際の施術時間は17分間になる。施術者のポリシーと手順のガイドラインの文言で、これを明確にしておくべきであるだ。患者が不公平に扱われていると思わないように、患者に対して明確にすべき重要な区別である。また、喋りすぎて治療時間を遅らせて短縮することを防ぎ、できるだけ速やかに治療を始めることができる。

患者は時々、治療を受ける時間帯になわばり意識を持つようになる。例えば、施術者は、隔週木曜日の午後1時に企業と決まった予約をしており、常に1番の予約を取りたがる従業員がいたとする。その従業員が予約に遅れ、施術者が全体の治療スケジュールを狂わせて彼のための予約を保持するのを期待しない限りは、必ずしも問題ではない。また、別の従業員が早く退社するためにその時間帯を求めているのに、最初の患者が1番目の治療の時間帯に固執するなど、スケジュールの柔軟性を妨げる場合に問題になりうる。患者当たりの報酬を受けている場合、施術者は、2番目の従業員のスケジュールに対応できなければ、潜在的な収入を失うことになる。

オフィスの雰囲気と話しやすさによっては、この状況に関して連絡担当者に話をすることが可能かもしれない。施術者は、例えばこのように言うことができる。「ジーンは、治療をとても受けたいけれど、午後まではいられないと言っていました。彼女のスケジュールを1番にするか、早めることができますか？」そうすれば、連絡担当者が決定をすることができる。施術者がその日のスケジュールに柔軟性を持たせていれば、以下のように言って連絡担当者に知らせることができる。「実のところ、午後遅くまでいられない従業員に合わせて、30分早く始めることもできますよ」。確実な患者が早い時間帯を埋めることを確信しないかぎりは、この提案をするのは賢明でない。その時間帯が埋まらなければ、施術者は早くやってきても暇なだけである。

企業、組織、グループでマッサージを望むすべての人が必ずマッサージを受けられるわけではない。企業または施術者

のいずれかがこのことを意識し出したら、正式に従業員への調査を行って、施術者が滞在する時間が十分であるかを検討する価値があるだろう。そうでなければ、オフィスのマネージャーと話して治療時間を増やすように交渉することを検討する。

上司についての愚痴

多くの人にとって話しやすく、生活についての詳細を親密に話すことについて安全と自由を感じる傾向があるという意味で、ボディーワークの施術者は、カウンセラーと対比されてきた。職場において、従業員の間に上司に関する不安があるときに、しばしば起こることだ。施術者がオフィスにいる理由の一つは、健康と福祉の促進である。従業員は、上司に関するストレスを発散させることが一つの気晴らしの方法であると思うかもしれない。その場合、施術者は敬意を持って耳を傾けつつも、会話に引き込まれないことが不可欠である。そのような行為はプロとしてふさわしくなく倫理的な境界を越えるばかりか、上司が従業員の健康ケアを施術者に委ねたという信頼を裏切ることになる。

患者が施術者を上司の愚痴話に引き込もうとするような場合、施術者は、「あなたが上司に対してどのくらい神経質になっているか分かります。どのくらい肩が緊張しているか感じられますよ。このマッサージが緊張をいくらか解決する助けになって、デスクに戻った時にそれほど不満を感じないとよいですね」などと巧みに言うことができる。この応答には、上司への施術者の意見は含まれていない。しかしこれは、施術者が不満に耳を傾けていることを患者に知らせつつ、患者と治療の理由に注意を引き戻す方法である。施術者が現場の上司または従業員を好きかどうかにかかわらず、こうした感情または意見を共有するのは適切でもないしプロとしてふさわしくもない。

初めて座位マッサージを受ける患者とのコミュニケーション

第3章には、座位マッサージが初めての患者に言うべきことと、座位マッサージ用チェアへの適切な座り方が網羅されていた。しかし、時々、施術者が止める前に、座位マッサージが初めての患者がチェアに近づいて、胸骨パッドに背中を当ててすぐに座ってしまうことがある。これを防ぎ、患者の戸惑いを最小限にするために、施術者は常に、新しい患者と握手をして自己紹介し、こうたずねなくてはならない。「座位マッサージを受けたことがありますか？」受けたことがないと答えた場合、施術者は、チェアの調整メカニズムの説明をしながら座り方を見せることができる。

施術者が止める前に患者が施術者を追い抜いてチェアに後ろ向きに座った場合、患者に速やかに教えて戸惑わせないようにすることが重要である。ただ、この姿勢で座位マッサージ治療を受けることも可能であるが、普通ではない。以下は、患者の方向を変えさせる方法の一例である。

「ちょっと立ち上がっていただけますか？　座位マッサージ用チェアの違う特徴をお知らせしたいと思います。実際には、2つの方向のどちらにも座ることができます。このように（指さす）向かい合うと、このパッドが胸を支え、膝はこのパッドに置きます。これは、顔を支える顔置き台で、これが腕を置くところです。患者さんが胸骨パッドに背中をつけて座ることを好む場合もあり、同じように施術できますが、こっちの方法で座ることで、首、肩、背中の筋肉により良くアクセスできます。今日はどのように座るのがいいですか？」この短い会話で、患者に選択肢を与えつつ、施術者が患者のニーズに対応する意思があることを患者に認識させることができる。

また、チェアに前向きに座るのが難しいような身体的な状態や制限があるかどうかを患者に聞くことも重要だ。しかしながら、患者が実際にチェアに座るまでは快適に座れるかどうか必ずしも分からないので、患者が率直に話していると思い込むべきではない。例えば、患者が最近膝の手術を受けていた場合、施術者は、患者が膝を曲げる必要がないように、脚を前または膝置き台の横に持ってくる方法をすぐにやってみせることができるし、そうでなければ、おそらくチェアに後ろ向きに座る方が快適だろう。

新しい患者に対して最初にするべきことは、楽にさせて、チェアでの快適さのレベルについて質問ができるようにし、マッサージが始まって快適さのレベルが変わったら施術者に言うようにさせることである。

フィードバック

新しい患者およびリピーターの患者との別の短い会話は、セッションがどのように進んでいるかについてのフィードバックの重要性である。**フィードバック**は、治療の効果に関して患者と施術者の間で情報を共有することについてボディーワーク専門業で用いられる用語である。治療が始まる前にこのことについて話しておけば、例えば、この部位の圧迫を弱くまたは強くして欲しい、あるいは首のマッサージを受けたくないといったことを率直に話す許可になる。変更を要求することができると分からずに、患者が治療セッションを通じて苦しむことがあってはならない。すべての座位マッサージセッションがこのようなものだと思って、もう一度セッションを受けることはないかもしれない。そうでなければ、患者はまた来るが、圧迫が強すぎる場合、またはストレッチが快適でない場合などに施術者

に伝えないことから、損傷をするリスクがある。

施術者の観点からは、治療に満足していなかったけど治療が終わるまで何も言わなかったのだと、後で聞いて落胆することになる。あるいは、最悪のシナリオでは、ある患者が施術者の行った治療を気に入らなくて来るのをやめたと、その同僚から聞くことになる。タイムリーなフィードバックは、施術者が、その瞬間に、何が上手くいっていて何が上手くいっていないのかを理解するために欠かせない。また、患者に治療についての意見を言う機会を与えることにもなる。施術者が患者にフィードバックをするよう頼むと、患者は、率直に話し、要求し、好みを述べてよいのだと分かるのだ。

フィードバックを与えることの重要性について患者に話す方法の一例は以下の通りである。「治療中いつでもフィードバックをいただきたいのです。特に、快適でない時、圧迫が強すぎたり十分でない時、ストレッチが気持ちよくない時、あるいは、技術が効いていない時に、お願いします。あなたのニーズに合うように最善を尽くすことができるよう、私に伝えるのを遠慮しないでください」。

この短い言葉で、患者にフィードバックする許可を与えるだけでなく、どのようなフィードバックができるのかという例も提示し、施術者がプロであり、フィードバックに気分を害することはないということを患者に確信させることになる。施術者は、患者の体験していることに関心を示し、セッションのリラックスした流れを妨害しないかぎりは、セッション中にたびたび患者についてチェックをするのも適切だ（例えば、「圧は十分ですか？」）。

患者はたいてい、座位マッサージ治療中には施術者と向かい合っていないので、患者が何かを伝えたい時に施術者に知らせるために、さまざまな信号を提案できる。例えば、患者が話したい時に顔置き台から頭を浮かすのでもよいし、圧が強すぎる場合に右手を、十分でない場合に左手を挙げるようにしてもよい。どのようなシステムであっても、患者と施術者が事前にそれに合意すべきであり、システムは従いやすいものでなければならず、患者が治療に向けてリラックスするのを阻害してはならない。患者の中には、何か言いたい時にいつでも顔置き台からただ大声で話す人もいるだろう。これは、施術者が自分自身についての会話を制限すべきもう一つの理由である。施術者が患者に集中していないと、重大なフィードバックの合図を見逃すかもしれない。

フィードバックをお願いするのと同じくらい重要なことは、施術者がフィードバックに耳を傾ける方法である。施術者がフィードバックを個人に対する言動と受け取らないことが極めて重要である。圧が強すぎると患者が言った場合、その情報は患者に関するものであり、施術者の技術に関するものではない。これは、気質と経験の問題だ。施術者がものごとを個人的に受け取る傾向のあるタイプの人である場合、念頭に置くべきことは、多くの経験を積めばフィードバックを容易に受ける能力が身に付くということである。

治療後の聞き取り

セッションが終わった後に、患者にセッションをどのように感じたかを聞くことが施術者にとって適切だ。これは、治療の結果に焦点を当てた簡単な治療後の聞き取りまたはフィードバックセッションである。質問は短く簡潔な方がよく、セッションの目標が達成されたか、患者がセッションに満足していたかを、施術者が把握できるものでなければならない。聞き取りは患者がチェアを離れた後、以下のように言うことができる。「どのように感じていますか？　右肩の緊張はほぐれたように感じていますか？　やり方を変えて欲しい部分、または次回来た時にもう一度やってもらいたいことはありますか？　ありがとうございました。今日の午後は必ずたくさんの水を飲んでください」。

この治療後のフィードバックセッションにより、施術者は一人ひとりの患者に集中し続けることができ、患者は、治療中に言うのを忘れていたこと、あるいは、顔置き台に顔をついている間ではなく施術者に対面して言いたかったことを言うことができる。

時に、どんなに施術者がフィードバックについて説明しても、あるいは、施術者がどれほど促したとしても、患者がフィードバックをしないこともある。実際には、この場合に施術者ができることは何もない。どんな状況でも、何かが気に入らない時に言及することに消極的な人もいる。これは、ただ性格という事実である。

こういうわけで、施術者は、患者からの言葉を使わない合図に対して常に注意すべきである。例えば、患者が腕をリラックスさせずに身構えている場合に、施術者の圧が強すぎたり、ストレッチが快適でなかったりするサインが、患者の身体の緊張に表れる可能性がある。患者がセッションの終わりにアイコンタクトを避ける場合、治療について気に入らないことがあったのに、そのことを話したくないということを意味するかもしれない。こうした合図に気づいた時には、慎重過ぎるくらい慎重になり、例えば、圧を軽くし、ストレッチを緩め、よそよそしく見える患者に愛想よくする。患者と施術者の間の協調が、治療関係の成功にとって重要である。施術者がこの協調を導いて具体化できるほど、患者が従ってくれる可能性が高くなる。

フィードバックフォーム

患者の満足度を評価するために、患者が匿名で記入できる書面のフィードバックフォームを提供するのが一つの選択肢である。これは、施術者が無頓着になってきて、おそらくプロとし

てのスキルの低下を自覚していない場合に、長期間の定期顧客にとって特に有効である。

　フィードバックの提供がオフィスにとって容易で効率的になるように、連絡担当者にフィードバックフォームを郵送し、すべてのフォームを十分に入れられる大きさの返信用封筒に切手を貼って同封すること。または、指定された連絡担当者に、記入方法の指示と共にフィードバックフォームを渡して帰るだけでもよい。連絡担当者は、施術者の代わりにフィードバックフォームを配布して回収することができる。いずれの方法でも、連絡担当者がフォームを配布して回収するので、施術者が直接関わらないことで、より正直なフィードバックが得られる。また、書面のフォームを使えば、フィードバックをすることに不安がある患者でも、コメントを書く機会ができる。

施術の準備

　先に述べたように、プロ意識の一つの表れは、初めての予約に対して十分に準備ができるように早めに到着することだ。早く着くことは、施術者が企業と仕事をすることに熱心であり、時間通りに始める準備をしていて、常にそこにいることを期待できることを示している。第2章で述べたように、施術者がオフィスまたは事務所に始めて訪問する時に時間通りに確実に到着する方法の一つは、場所の見つけ方について連絡担当者からできるだけ多くの情報を得ることだ。もうひとつの方法は、最初の予約の少なくとも1日前にその場所を探しておくことだ。これにより、施術者が道に迷って、スケジュールに遅れたり、移動時間の計算を誤ったりした場合に起こりうるストレスが軽減される。新しい取引に遅れたり、息を切らして疲れ切った様子で数分前にようやく到着したりするほど、第一印象が悪いことはない。

　到着後に、準備のために少なくとも20-30分を予定しておくべきだ。この準備時間は、治療スペースの準備だけに使うのではなく、心と体の準備にも使うことができる。どの施術者にも、仕事の準備をする独自の方法がある（つまり、身体的なウォーミングアップを行い精神的に患者に集中する準備）。これらの方法は、性格、現場の環境、現場で治療を始めるために必要な準備の量によって違ってくる。施術者が時間通りに到着して準備すると、予想外のことが起きた時に柔軟に対応できる。

心の準備

　施術者の中には、現場に到着して準備をし、すぐに治療を始める人もいるが、集中して気持ちを落ち着けるために少し時間を必要とする人もいる。集中して気持ちを落ち着ける作業は、落ち着いてリラックスして、治療を行う準備をし、患者に対してオープンになって患者と治療関係を作るために欠かせない構成要素である。

　集中して気持ちを落ち着けることによる心の準備は、多くのさまざまな方法でなされうる。施術者それぞれ独自の方法があり、例としては、深呼吸、ストレッチ、座った状態で静かに瞑想したりお祈りしたりすることなどである。この静かな時間によって、施術者は、現場までの運転やそれで起こったかもしれないストレス、治療セッションが終わった後に施術者を待っているかもしれない仕事、用事、または他の作業や（予期された、または恐ろしい）出会い、そして、やることリストを作る日々の作業を、ひとまず忘れることができる。

身体の準備

　身体の準備とは、治療のセッティングと施術者の身体の両方を準備することを指す。連絡担当者から当日の予約の申し込み用紙を受け取ってチェックし、座位マッサージ用チェアを組み立て、治療の部屋を安全で効率的にするためにすべての消耗品を整え（顔置き台カバー、ボトル入りの水、時計、名刺、パンフレット、マッサージのギフト券、教育用資料、音源、釣り銭など）、（第3章で述べたように）ウォーミングアップのストレッチやエクササイズをして、最後に手を洗う。

特殊なニーズの患者

　患者の中には、標準的な形式で座位マッサージセッションに参加できない人もいる。例えば、ある患者は顔置き台に顔を置くと閉所恐怖を感じて不快になり、ある患者はチェアの構造の体重制限を超えるかもしれない。座位マッサージ治療を受けることができないとこうした患者に伝えるのは、プロらしくないし差別的であるので、特殊なニーズに対応するためのアイデアを準備しておくとよい。どんなニーズであっても、次の予約までの期間が長い場合や、その顧客に別の施術者が治療することがある場合には、条件と対応策について詳細な記録を残しておくこと。座位マッサージ治療を快適に受けるために患者が必要とするものについては、患者自身が最高の情報源である。必要なことを患者にたずねるのに躊躇せず、効果的な治療セッションができる方法を探す際に柔軟かつ創造的になること。

閉所恐怖症の患者および呼吸器系に問題のある患者

　顔置き台に顔を乗せて胸骨パッドに向かって前にもたれることを好まない患者もいる。こうした患者は、胸骨パッドに背中

をつけて、シートを最も低い位置にして座ることを好むかもしれない。この場合には、顔置き台を取り除き、アームレストを下位置に降ろして、患者がアクセスしやすいようにする。治療の大部分は、患者の上部僧帽筋、首、胸筋、腕、手に集中することになる。患者が座位マッサージ用チェアに座ると全く快適でないと感じる場合には、背もたれの真っ直ぐな椅子に座らせて治療を行う。ただし、キャスター付きの椅子では、圧迫を行うと必然的に動いてしまい、患者と施術者が損傷をする可能性があるので、どんな種類でもキャスター付きの椅子は使ってはならない。

体の大きな患者

座位マッサージ用チェアは、一般的に約136kgまで支えることができる。しかし、身体の大きな患者が、快適または安全に座れることを意味するものではない。従って、先に述べたように、施術者は通常の椅子に座るという選択肢、または、施術者が患者の背中にアクセスできるようにチェアに後ろ向きにまたがるという選択肢を提供できる。

患者に対してこれを巧みに提案できる方法の一例として、このように言うとよい。「このようにチェアに座る（チェアに座ってみせる）のが快適ですか、それとも背もたれのまっすぐな椅子に座って治療してみますか？ あなたの肩、首、腕、手に同じようにアクセスできますよ。腰の施術もしたいなら、このようにチェアに座ることもできます」。この時、施術者は背もたれの真っ直ぐな椅子にまたがって、背もたれにもたれて見せ、「どうですか？」と聞く。

患者がこうしたアイデアに同意しない場合、チェアが患者を構造的に支えることができない恐れがあり損傷のリスクがあることをはっきりと、しかし穏やかに言うかどうかは施術者次第である。このコメントは、チェアが安全でないとも、患者に関することにも言及していない。患者は、もちろん、施術者の言葉を解釈したいように解釈できる。しかし、施術者の第一の目標は、患者の安全である。患者が安全ではない疑いがあれば、施術者は、それに応じて行動する責任があるのだ。また、施術者は、治療をどのように調整する必要があるかについて情報を得るために、患者からのフィードバックを促し、簡単な治療後の聞き取りを行うべきである。

まとめ

他のボディーワークの業務と同様に、座位マッサージの業務においては、施術者のプロ意識に欠かせない要素である倫理とコミュニケーションが重要である。プロ意識のレベルが高くなるほど、施術者は成功する。施術者は、プロとしての行動が、マッサージおよびボディーワーク専門業の倫理規定に沿っていることを確認しなくてはならない。施術者による効果的なコミュニケーションスキルには、特に企業においては、治療前および治療後、そして治療中に患者へのインタビューを行うことが不可欠である。

施術者は、プロとしての自己提示に留意する必要があり、それには、着衣、衛生および身だしなみ、態度、自信、几帳面さ、患者を出迎え話をする方法、使う道具の状態が含まれる。

ボディーワーク分野における境界の目的は、関係者全員の安全を生みだすことと、患者と施術者が治療関係の中で互いの期待と要求を明確に理解できるように透明性を促進することである。プロとしての境界を維持することで、施術者は社内の人間関係を上手く切り抜けることができる。

マッサージを初めて受ける患者とコミュニケーションする時、施術者は、チェアに後ろ向きに座ってしまった患者に対して礼儀正しく振る舞い、患者がそのように座ることを好む場合には柔軟に対応して治療を行うべきである。

治療を行う前に、施術者は、プロらしい方法で患者を出迎え治療を行うことができるように、心と体の準備をしなくてはならない。また、特殊なニーズの患者と効果的にコミュニケーションし、座位マッサージ治療に対するニーズに対応できることが、施術者にとって重要である。

学習問題

学習問題の答えは216ページ。

選択問題

1. 患者、同僚、他の専門業のメンバーに対してどのように行動することが期待されるのかを団体のメンバーが理解するために欠かせない、専門団体が決定した一連のガイドラインを何というか？
   a. 境界
   b. フィードバック
   c. 倫理規定
   d. プロとしての提示

2. 治療中に患者が施術者に対して個人的な質問をし続けている場合、施術者がすべき最善のことは何か？
   a. 患者の質問のすべてに答える
   b. 穏やかに患者に集中を戻そうとする
   c. 患者が静かにすれば最高の治療効果を感じることができると言う
   d. 患者の質問に対して答えない

3. 何が許容可能であるか、そして、何に関わる選択をするかについて、限度を決める時に設定するものは何か？
   a. フィードバック
   b. 治療関係
   c. 境界
   d. 倫理規定

4. 患者がフィードバックをすることに乗り気でない場合に施術者ができることは以下のうちどれか？
   a. 治療をより良くするフィードバックを受けることを歓迎していると言う
   b. 治療中の言葉を使わない合図を観察する
   c. 現場の連絡担当者に匿名のフィードバックフォームを配布してもらう
   d. 上記のすべて

5. 治療を始める前に少し時間を使って施術者が集中することは、どのような種類の準備か？
   a. 心の準備
   b. 身体の準備
   c. 時間的準備
   d. プロとしての準備

穴埋め問題

1. 落ち着きと自信、そして資格と技術の裏付けを持って、一般の人の前で自己を提示する施術者の能力を_____という。

2. 治療の有益な効果が得られる施術者と患者の間の関係性を_____という。

3. 清潔で糊のきいた衣服や、清潔な肌着や靴は、施術者の_____の例である。

4. 治療の効果に関する患者と施術者の間での情報共有を意味するボディーワーク専門業で用いられる用語は_____である。

5. _____である患者は、顔置き台に顔を置くのを快適と感じないだろう。

記述問題

以下の設問について、簡潔に答えよ。

1. 効果的なコミュニケーションがボディーワーク施術者の成功に欠かせないのは何故か説明せよ。

　　_____
　　_____
　　_____
　　_____
　　_____

学習問題

2. プロとしての態度や行動がボディーワーク施術者の成功に与える影響について述べよ。

3. 施術者が従事すべきでないプロらしくない行動について、少なくとも5つ挙げよ。

4. 社内の人間関係と上手く折り合うために施術者が用いることができる3つの方法について説明せよ。

5. 座位マッサージを提供する現場に施術者が早めに到着するのが重要なのは何故か？ 少なくとも6つの理由を挙げよ。

アクティビティ

1. あなたの私生活での倫理規定を書き出せ。ボディーワーク施術者としてのあなた自身の倫理規定を書き出せ。両者で重複する部分は何か？ 2つの規定の間で、互いに相反するように思われる部分はあるか？ ある場合、なぜ相反すると思うか？ これらの部分を近づけたいか？ その場合、どのようにするか？

2. ボディーワーク施術者としてプロらしい態度および行動をしていると思うか？ している場合、それらが何かを述べよ。困難であると思う部分がある場合、それは何か？ 変えるために何をすることができるか？

3. テキストで示した例以外で、現場で治療を行う間に遭遇すると思われる社内の人間関係の例を少なくとも3つ考えよ。それぞれにどのように対処するか？

学習問題

4. プロの座位マッサージ施術者にインタビューせよ。現場で治療を行う際に直面した困難と、それにどのように対処したかについて質問せよ。

　_____
　_____
　_____
　_____
　_____

5. 患者が匿名で記入できるフィードバックフォームをデザインせよ。フィードバックを書き込む領域と、患者によるフィードバックの書き方を含めよ。各領域でスコアをつけるようにするか？ ○をつけて回答するようにするか？ フィードバックを記入するようにするか？

　_____
　_____
　_____
　_____
　_____

6. 治療を始める前に集中したり気持ちを落ち着けたりする3つの方法を列挙せよ。集中したり気持ちを落ち着けたりする技術を実践しない場合、何故しないのか？ 少なくとも3つの方法を調べて、どれが自分にとって魅力的かを検討せよ。

　_____
　_____
　_____
　_____
　_____

8 伝統中医学の経絡一覧*

伝統中医学（TCM）の基本原理の一つは、陰と陽の概念である。陰と陽は、古典的な図によって表される（図8-1）。陰と陽を真に理解するためには、2つの一見相反する考えを同時に持たねばならない。光の中にある闇と闇の中にある光だ。陰/陽の図において、闇の部分は光の種を有し、光の部分は闇の種を有する。光と闇の部分は、静止しておらず、一方が他方へ流れ込む。陰と陽は固定されていない。一定の運動をしており、常に互いに形を変えている。陰極まれば陽となり、陽極まれば陰となる。冬の寒さと闇（陰）は、遠い昔から春の温かさと光（陽）までしか続かない。

陰と陽の関係性を用いると、構造、機能、過程の関係性を実感することができる。これらのいずれかの陰の特徴は構造と実体であり、陽の特徴は活動とエネルギーである。表8-1は、陰と陽の現象の例を示している。人体も陰と陽の側面を有しており（表8-2）、気の経絡も陰と陽に別れている。

伝統中医学では、自然現象が5つの元素、金、水、土、木、火に分類された。季節、食べ物、風味、色、音が、それらの要素のそれぞれに分類された。古代の医学は、身体の側面、つまり器官、感覚器官、組織、感情、行動属性を含むように、五行説を拡張した。すべてのものが5つの元素に分類されることを配当と呼び、これらの配当は、診断と治療の実践において伝統中医学の医師が参考として用いていた。表8-3は、五行配当を示しており、どの経絡がどの元素に分類されるかということも含まれている。

経絡

手の太陰肺経（図8-2）
陽器官

機能：	気の摂取
関連：	鼻、鼻腔、喉、気管支、肺、皮膚、呼吸
象徴するもの：	構造および活力、境界
TCM：	気と呼吸を支配する、流体（霧状の流体）および衛気を分散する、気を下降させる（気の散乱と摩耗の防止）、水の運行を調整する、魄を宿す
位置：	肺経は、LU-1で始まる。LU-1は、鎖骨の外側端の下窩のおよそ1寸下方である。肺経は、そこから、三角筋の最前部、上腕二頭筋、および腕橈骨筋を流れる。次に、皮膚が白く薄い腕の前方（陰）の外側を下方へ流れる。腕橈骨筋の腱に沿って進み、手首を越えて掌の親指側の母指球を通り、親指の爪の端の橈骨側先端のLU-11で終わる。

手の陽明大腸経（図8-3）
陽器官

機能：	排出
関連：	大腸、口、喉、鼻、粘液性分泌物、排便、分泌
象徴するもの：	放出の能力
TCM：	気を下降させる、老廃物の運行を可能にする
位置：	LIは、人差し指の爪の橈骨側に位置するLI-1で始まる。腕の後側（陽）で指伸筋および橈側手根伸筋に沿って流れ、それから、腕橈骨筋の前縁に沿って流れる。上腕二頭筋の2つの筋頭間を上方に流れ、三角筋前方を通って肩鎖関節上のLI-15に至る。肩鎖関節から、LIは、肩の上部を通って、首の前方に沿って斜めに、胸鎖乳

---
*この情報は、『The practice of shiatsu』（Mosby）より引用。

表8-1 陰と陽の現象の例

陰の現象	陽の現象
冷	熱
休止	運動
消極的	積極的
闇	光
内側	外側
収縮	膨張
減少	増加
穏やか	騒々しい
静	動
秋、冬	春、夏
夜	日中
女性	男性

出典：『The practice of shiatsu』（Mosby）

表8-2 身体構造の陰と陽の側面

陰の側面	陽の側面
足部	頭部
下半身	上半身
体幹の前面	体幹の背面
四肢の内側	四肢の外側
骨	皮膚
内臓器官	筋肉
体液（例えば、血液、リンパ液、粘液、脳脊髄液、唾液）	エネルギー（例えば、気、代謝［ATP形成、消化など］、神経インパルス、血流、リンパの流れ）

ATP（アデノシン３リン酸）
出典：『The practice of shiatsu』（Mosby）

表8-3 五行配当表

	金	水	土	木	火
五季	秋	冬	土用	春	夏
五方	西	北	中央	東	南
五色	白	黒、青	黄色、茶色	緑	赤
五味	辛	鹹（塩辛さ）	甘	酸	苦
五香	腥（なま臭い）	腐（くされ臭い）	香（香ばしい）	臊（あぶら臭い）	焦（こげ臭い）
五気	燥	寒	湿	風	暑
五化	収	蔵	化	生	長
状態	鎮静	停滞	遷移	目覚め	覚醒
五神	魄（身体的な魂；体をつくる物質）	志（野心；意志）	意・智	魂（霊的な魂；非物質的）	神（精神；意識）
陰の器官(五臓)／時間帯	肺　午前3-5時	腎　午後5-7時	脾　午前9-11時	肝　午前1-3時	心　午前11-午後1時
陽の器官(五腑)／時間帯	大腸　午前5-7時	膀胱　午後3-5時	胃　午前7-9時	胆　午後11-午前1時	小腸　午後1-3時
感覚器官(五官)	鼻	耳	口	目	舌
組織(五主)	皮毛	骨	筋肉	筋（腱）	血脈
感情(五志)	悲・憂	恐	憂	怒	喜
音(五声)	哭	呻	歌	呼	笑

出典：『The practice of shiatsu』（Mosby）

突筋の中央を通る。顎に至って下顎枝のすぐ前方で顔に近づく。
LIは、「笑線」に沿って外側縁へ進み、鼻の両側の鼻孔の外側LI-20で終わる。

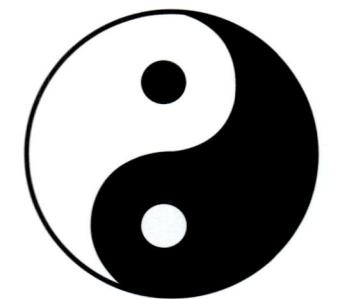

図8-1　陰陽太極図　出典：『The practice of shiatsu』（Mosby）

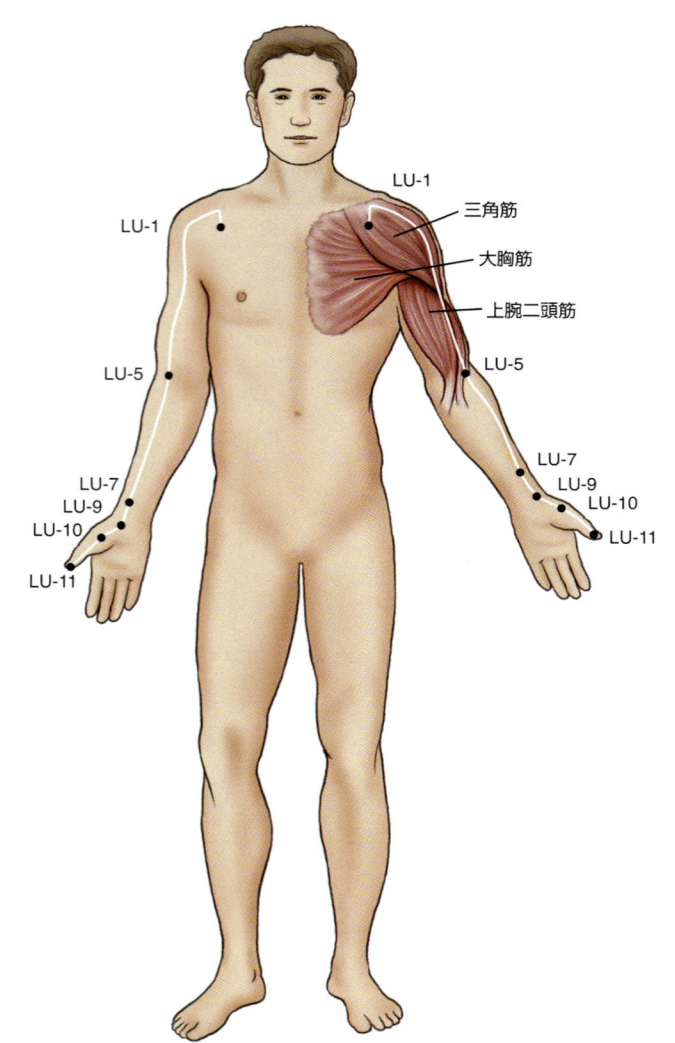

図8-2　手の太陰肺経　出典：『The practice of shiatsu』（Mosby）

足の少陰腎経（図8-4）
陰の器官

機能：	水の代謝、すべての流体分泌の制御、内分泌システムの統合、刺激
関連：	腎臓、下垂体、アドレナリン、ストレス応答、恐れと恐怖、性的ホルモン、生殖への要求、耳、骨、腰
象徴するもの：	刺激、柔軟性、刺激に対する応答能、必要な時にエネルギーを出す能力
TCM：	精を宿す、身体の基本的な陰と陽を蔵する、水分を支配する、肺の気を捕らえ固定する、髄（脳および中枢神経系）を生み出す、意志の力と野心を宿す
位置：	腎経は足底のKI-1から始まる。KI-1は、足底中央の前方陥中で、足指を屈すると最も陥凹する部分である。KIは、足部の内側を上昇し、後方近位に向かって曲がり、アキレス腱のすぐ前方、内踝の上面にあるKI-3に至る。KIは、内踝周囲で円を描いて、内踝の下面にあるKI-6を通り、後方へと戻る。そこから、KIは、腓腹筋内側頭を近位方向に上がって、半膜様筋と半腱様筋の腱が出会う膝窩の内側まで下肢を上昇する。KIは、太ももの内側に沿って内転筋のすぐ後側を、鼠径部が会陰と交わるところまで続く。この時点で、KIは体内を通る。KIは、恥骨稜のすぐ上方、体の正中線からおよそ0.5寸のところで腹部に現れる。KIは、胸部を上方へと走り、胸骨の外側縁に沿って広がる。腎経はKI-27で終わる。KI-27は、鎖骨の内側縁の下方のくぼみにある。

足の太陽膀胱経（図8-5）
陽の器官

機能：	自律神経系を支配、すべての器官の機能にエネルギーを供給、流体の転換と気の浄化
関連：	意志、決定、強さ、疲労、恐れ、子宮、膀胱、脊柱、骨、体液のバランス、生殖
象徴するもの：	刺激、応答能、浄化、流動性

8 伝統中医学の経絡一覧 ■ 201

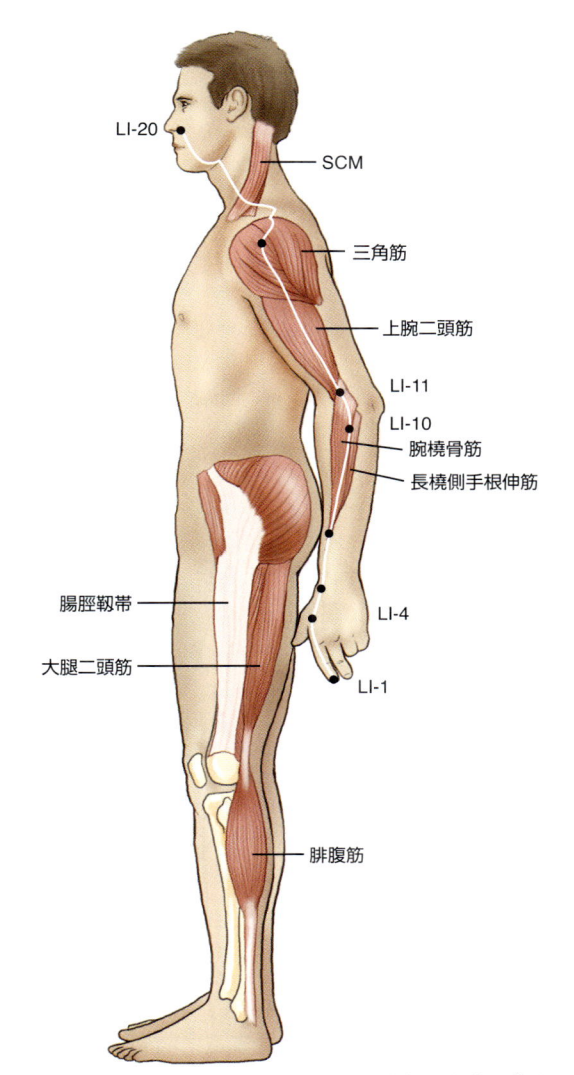

図8-3 手の陽明大腸経SCM、胸鎖乳突筋　出典:『The practice of shiatsu』(Mosby)

中を下る。一方の枝は、肩甲骨の内側縁に沿って下方向外向きに進み、次に、第4仙骨孔の高さまで脊柱のおよそ2寸外側を下る。もう一方の枝は、脊柱起立筋を通って一番下の仙骨孔に至る垂線につながる。もう一つの枝は、脊柱起立筋を通る垂線に沿って一番下の仙骨孔に至る。次に、仙骨の上部まで上昇し、斜め内向きに再び下がって、仙骨孔を越え尾骨の端に至る。

UBの2本の枝は、脚の後側に続き、膝窩中央部UB-40の位置で合流する。内側の枝は、臀部を外向きに進んで臀溝の中央部へと至る。そして、大腿後部の中央を通って下降する。大腿後部の最後の1/3で外向きに曲がって膝窩の外側に至ると、膝窩の中央のUB-40に向かう。背中の外側の枝は、一番下の仙骨孔から殿筋の外側のカーブに沿って進む。若干内向きに角度を変え、膝窩の上方およそ手の幅分の位置でUBのもう一方の大腿後部の枝と交差する。そして、UB-40へ向かって下降する。合流後、UBは、腓腹筋の中央を遠位に向かって下降し、アキレス腱と外踝の間を通って外向きに進む。外踝の周りを曲がり、足部の外側縁に沿って進み、足の小指の爪の外側にあるUB-67で終わる。

足の太陰脾経(図8-6)

陰器官

機能：	消化分泌、ホルモン
関連：	思考、膵酵素、唾液、胃液、インスリン、グルカゴン、小腸液、胆汁
象徴するもの：	養育、生殖能力、思考力、食物および考えの消化、考え学ぶ能力、栄養
TCM：	食物と水を変換して輸送する(出生後の気の源)、血液を含む、筋肉および四肢を制御する、気を上昇または高まらせる、思考(考える、学ぶ、記憶する、分析すること)を宿す
位置：	SPは、足の親指の内側、爪甲角からおよそ1/16寸のところにあるSP-1から

TCM：　すべての器官の機能を正常な状態にする、腎臓からの汚れた流れを受け入れて尿に変える、尿を貯め排尿する、子宮の機能に影響する、背中に強さと支えを与えて姿勢に影響する

位置：　UBは、内眼角の上方眼窩にあるUB-1で始まり、両側で、上方に向かっていき額に至る。前頭骨の上部で若干広がり、頭頂部を越え、後頭部を下がって後頭下縁に至る。脊柱のおよそ1寸外側で、後頸部領域を下る。UBはそれぞれ、首から二手に分かれて背

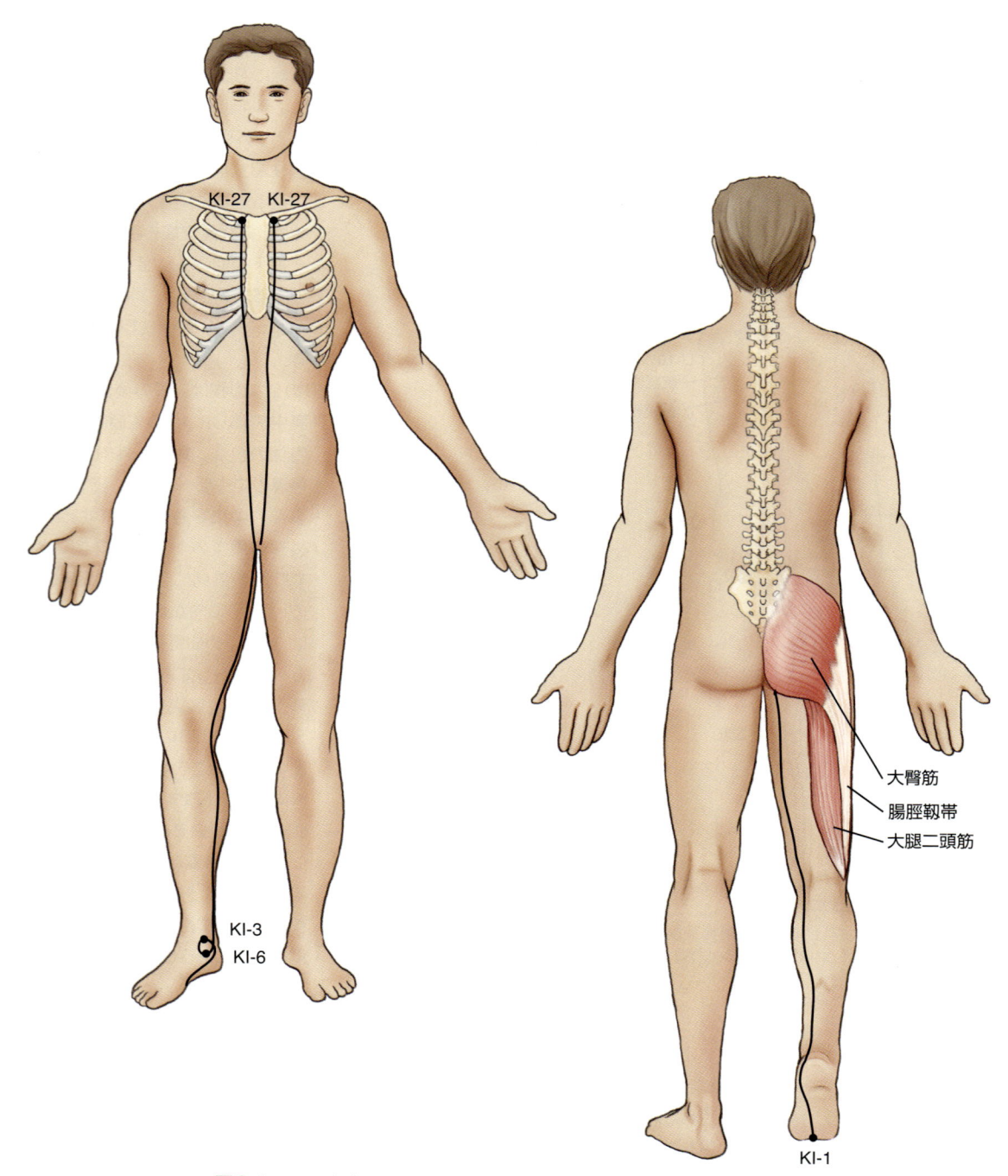

図8-4　足の少陰腎経　出典：『The practice of shiatsu』（Mosby）

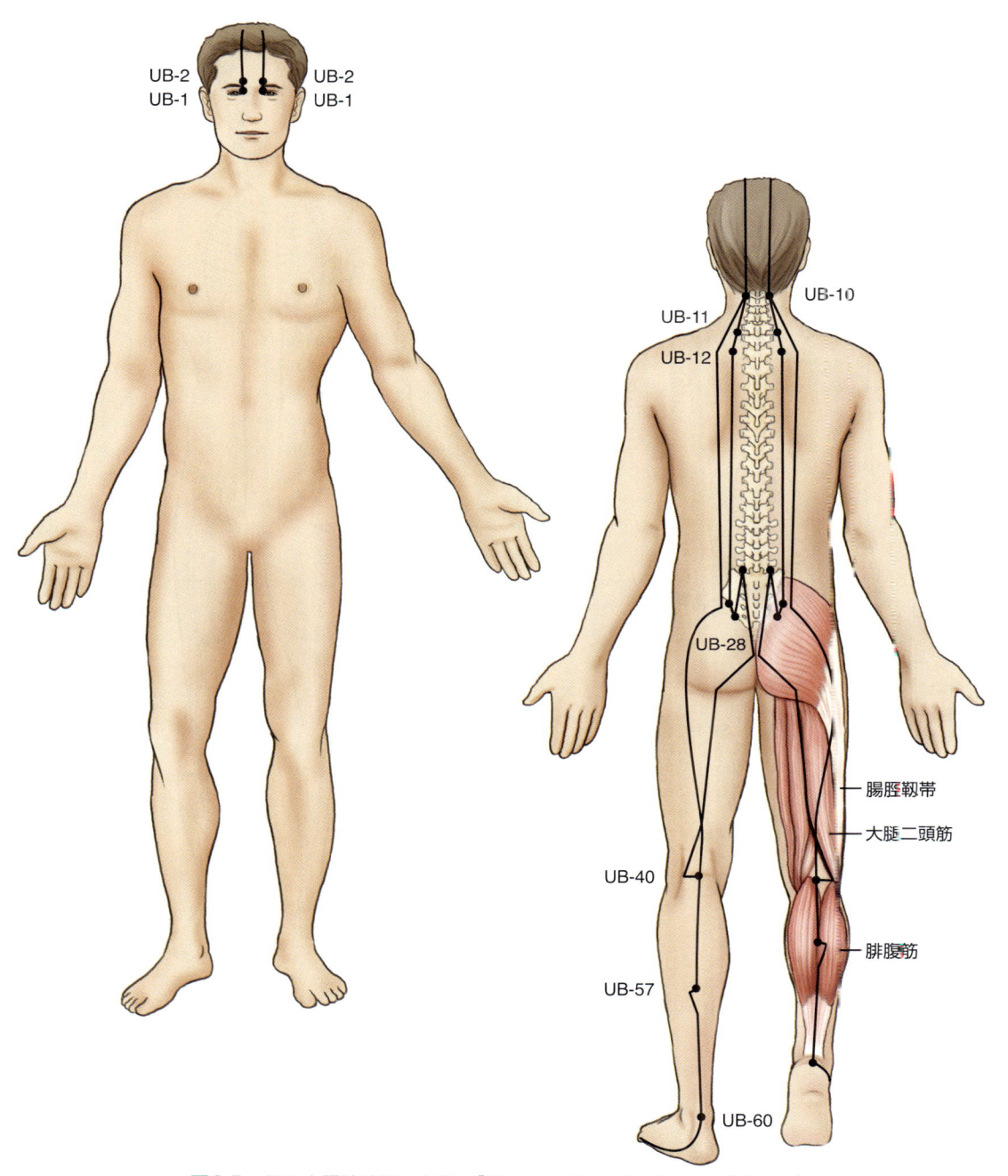

図8-5　足の太陽膀胱経　出典：『The practice of shiatsu』（Mosby）

始まる。縦足弓の最も高い点にある SP-4へ向かって足部の内側を進み、足首を通って内踝の前方に至る。腓腹筋のすぐ前方をふくらはぎに沿って近位に向かって進み、膝蓋の内側縁、そして、内側広筋と大腿直筋の結合部を通って、鼠径部に至る。次に、SPは、腹直筋の外側縁の外方1寸に沿って腹部を通って上方に進む。

胸郭のすぐ下で、SPは乳頭と並ぶように緩やかに外方へ角度を変え、乳頭および大胸筋を通って、LU-1のおよ

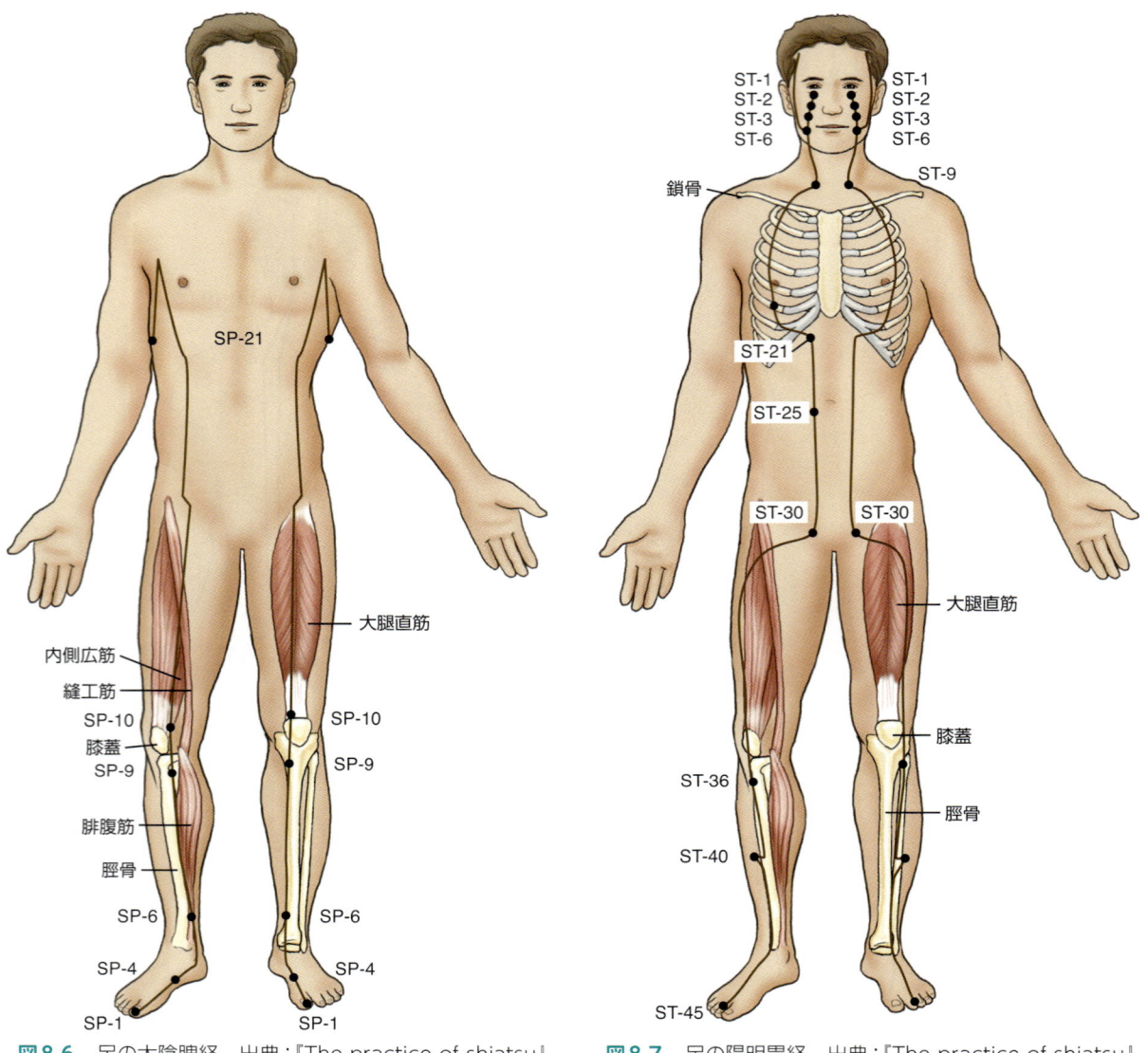

図8-6 足の太陰脾経　出典：『The practice of shiatsu』(Mosby)

図8-7 足の陽明胃経　出典：『The practice of shiatsu』(Mosby)

そ1寸下方かつ若干内側に位置するSP-20に至る。そして、下方向外向きに下降しSP-21で終わる。SP-21は、腋窩線の中央で第7肋間の高さ（腋窩からおよそ手の幅分下方）に位置する。

足の陽明胃経（図8-7）
陽器官
機能：　　　食物の摂取、栄養の輸送、消化管、食欲全体を支配

関連：　　　食道、胃、十二指腸、食欲、授乳、卵巣、子宮、月経サイクル

象徴するもの：　養育、繁殖能力、地に足がついた感じ（誠実さ）

TCM：　　　食物の「腐敗と熟成」（「煮立っている大釜」）を制御する、気を下降させる

位置：　　　STは、目の中心の下のST-1で始まり、頬を下降し口角を通り過ぎる。下顎の輪郭に向かって外方に曲がり、下顎に沿って後方に進み、咬筋の中央にあるST-6に至る。そこから枝分かれして、一本の枝が側頭筋の上端まで真っ

直ぐ上昇する。STは、ST-9へ向かって食道の両側に沿って下がり、鎖骨の上縁に沿って水平に走る鎖骨頭に向かって下降する。

鎖骨の中点で、STは、乳頭間線に沿って乳頭へ下降する。第5肋骨の高さで、腹直筋の外側縁に向かって緩やかに曲がる。

STは、腹直筋に沿って下方に進んで恥骨の直上に至り、次に、鼠径線を斜めに横切って、大腿直筋の前方外側縁、膝蓋外側縁、前脛筋に向かう。

足首で、STは、第2足趾の腱の外側縁に沿って遠位に進み、趾爪の外側縁にあるST-45に終わる。

足の厥陰肝経（図8-8）
陰器官

機能：　　　　栄養の貯蔵、体全体の気の自由な流れを制御、解毒の支配、血流の制御

関連：　　　　流れ易さ、制御、解毒、視覚、目、腱、爪、行きすぎた行動/放縦、エネルギーおよび感情の上昇と下降、重大な意思決定

象徴するもの：人生計画の選択と遂行、ビジョン、計画、行動

TCM：　　　　目標に向かって意思を固める能力を与え、気力とエネルギーを持つ能力を与える、気のスムースな流れを確保する、血液を蓄える

位置：　　　　LVは、足の親指の内側の趾爪角から1/16寸の位置にあるLV-1に始まり、足の親指の腱の外側に沿って足関節前方に向かって進む。脛骨の内側縁に沿ってふくらはぎのおよそ2/3まで進み、次に、ふくらはぎ後内側を通って緩やかにカーブし、膝の内側のおよそ1寸下方に至る。そして、LVは、およそ1寸前方に曲がり、大腿部内側の薄筋の直下を通って恥骨に至る。

恥骨から、LVは、上方向外向きに方向転換し、第11肋骨（浮遊肋）の先端の下方にあるLV-13に至る。続いて、上方向内向きに方向転換し、乳頭間線上、第6および第7肋骨の間にあるLV-14で終わる。

足の少陽胆経（図8-9）
陽器官

機能：　　　　消化液分泌の制御、感情的・身体的気の分配

関連：　　　　体の側面、消化液分泌の制御、目、腱、柔軟性、日々の意思決定の明瞭さ、差別と公平性、臆病に対してリスクを取る能力

象徴するもの：達成感、勇気/気力/苦痛

TCM：　　　　胆汁を蓄えて分泌する、判断と意思決定を制御する

位置：　　　　GBは、外眼角にあるGB-1から後方に下降して、下顎と耳たぶの接合点に至る。次に、側頭筋の中央に向かって上方向前向き上昇し、およそ1寸真っ直ぐ下降し、後方に下降して、TH-21で耳の上端が頭蓋骨に付着する位置に至る。そして、およそ1.5寸真っ直ぐに上昇した後、頭部を下降し耳の周りを回って、乳様突起にまで下がる。次に、GBは、側頭筋の上縁に沿って上方向前向きに曲がって、前頭部のGB-14に至る。GB-14は、瞳孔の真上で、眉毛の上方およそ0.5寸にある。GBは、先ほど前頭部まで辿ったよりもおよそ1寸内側を後方に戻って頭部を越え、乳様突起および上部僧帽筋の付着部の後方、後頭下縁に向かって下方に進む。次に、僧帽筋の上縁を下降してGB-21で肩の中点に至り、そこから体内を通る。

GBは、腋窩の下に再び現れ、第8肋骨上にあるGB-24に向かって下方向内向きに曲がる。次に、ほぼ真っ直ぐ後方に進んで、第12肋骨の先端にあるGB-25に至る。GB-25から、GBは、再び前腸骨稜に沿って前方に進み、前上腸骨棘に至る。

前上腸骨棘から、GBは後方に進んで、大転子と仙骨の間の1/3に位置するGB-30に至る。次に、GBは、前方に方向転換し、腸脛靱帯に沿って上腿外側を下がり、下腿外側を腓骨に沿って

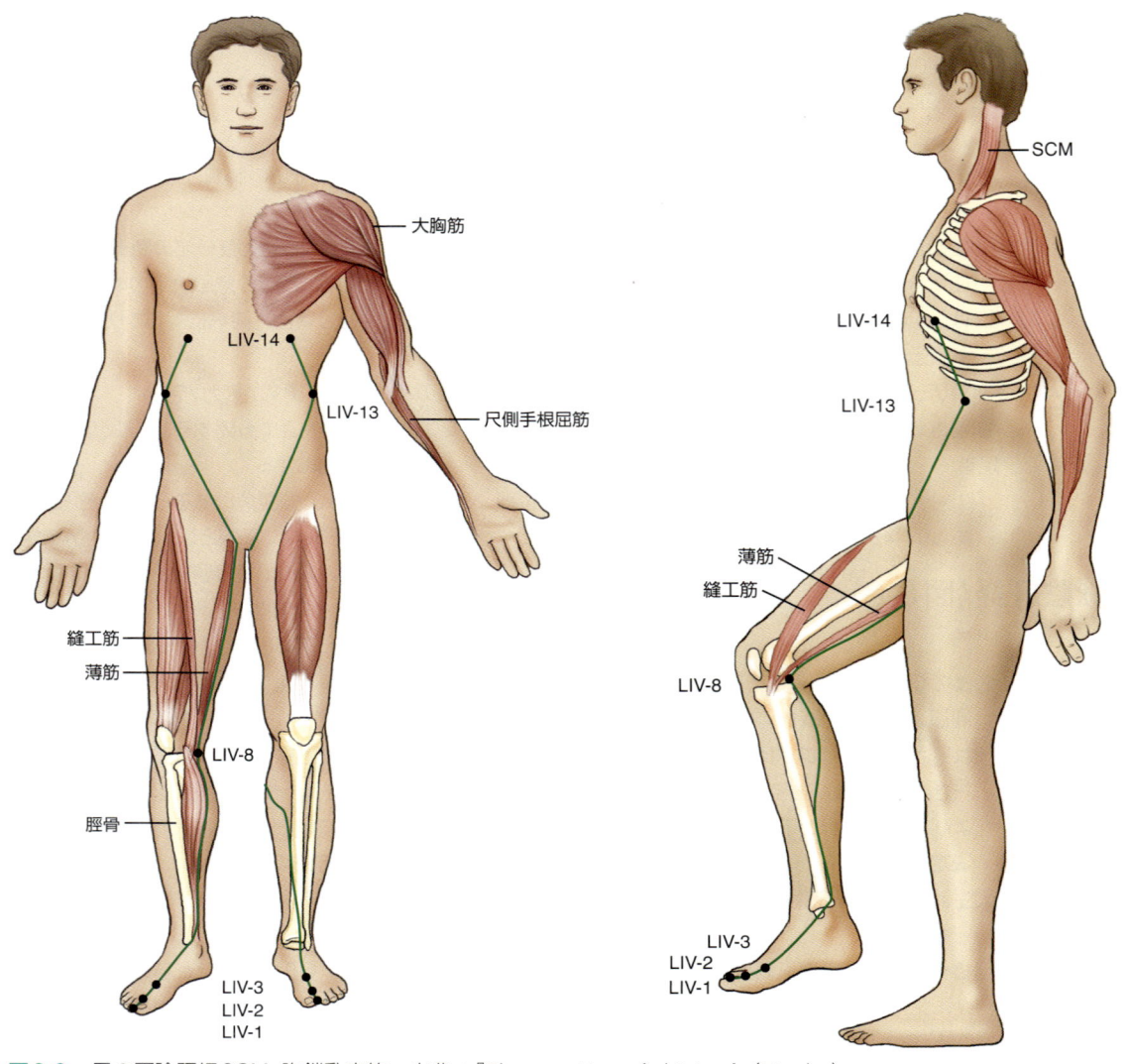

図8-8 足の厥陰肝経SCM、胸鎖乳突筋　出典：『The practice of shiatsu』(Mosby)

下降する。腓骨をおよそ1/3下がったところで、GBは、およそ1寸真っ直ぐ前方に進んでGB-36に至り、下向きに方向転換して腓骨の方に戻り、第4足趾の外側腱に至る。GBは、第4足趾の外側、趾爪角から1/16寸の位置にあるGB-44で終わる。

手の少陰心経（図8-10）
陰の器官

機能：　　　　適応、経験の感情的解釈
関連：　　　　心臓、舌、会話、汗、顔色、中枢神経系（脳）、胸腺
象徴するもの：感情的適応、感情的安定性、精神
TCM：　　　　血流を支配および推進する、血管を制御する、神を宿す、汗を制御する
位置：　　　　HTは、腋窩の中央にあるHT-1から、上腕二頭筋および上腕三頭筋の間の腕の前方（陰）に沿って外側に伸びる。尺骨の内側に沿って進み、小指の橈骨側、爪角から1/16寸にあるHT-9に終わる。

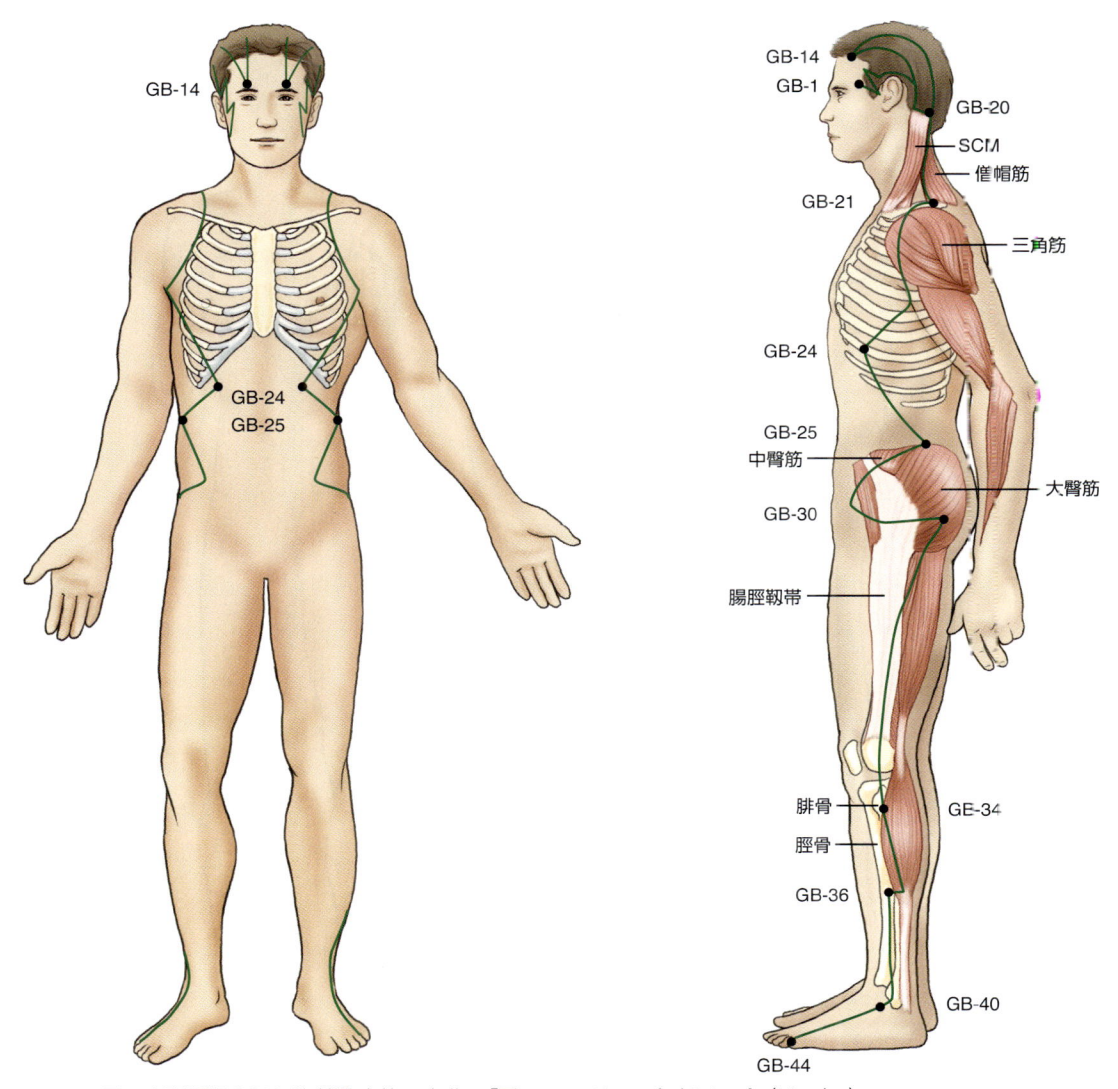

図8-9 足の少陽胆経SCM、胸鎖乳突筋　出典：『The practice of shiatsu』（Mosby）

手の太陽小腸経（図8-11）
陽器官

機能：　　　　　すべての種類の食物と経験の同化と吸収
関連：　　　　　小腸、脊柱、脳脊髄液、ショックのメカニズム
象徴するもの：　同化（別の物質を自分自身に変換する）、受容、充填、変容
TCM：　　　　　汚れたものから純粋なものを分離する（消化機能）
位置：　　　　　SIは、小指の尺骨側、爪角から1/16の位置にあるSI-1に始まる。手首の内側を通り、尺骨縁に沿って腕の後側（陽）を進む。そして、肘頭突起と上腕の内側上顆の間で肘の部分を横切る。上腕三頭筋の中央を通って腋窩ひだへ進み、肩峰のすぐ後ろのくぼみにあるSI-10に至る。

SI-10から、SIは下方向内向きに進んで、肩甲骨の中央にあるSI-11に至る。次に、棘上筋の中央にあるSI-12の真上へと上昇する。SIは、S-13に向かって内側（かつ若干下方）に進む。そこからC7の高さに向かって上方に進

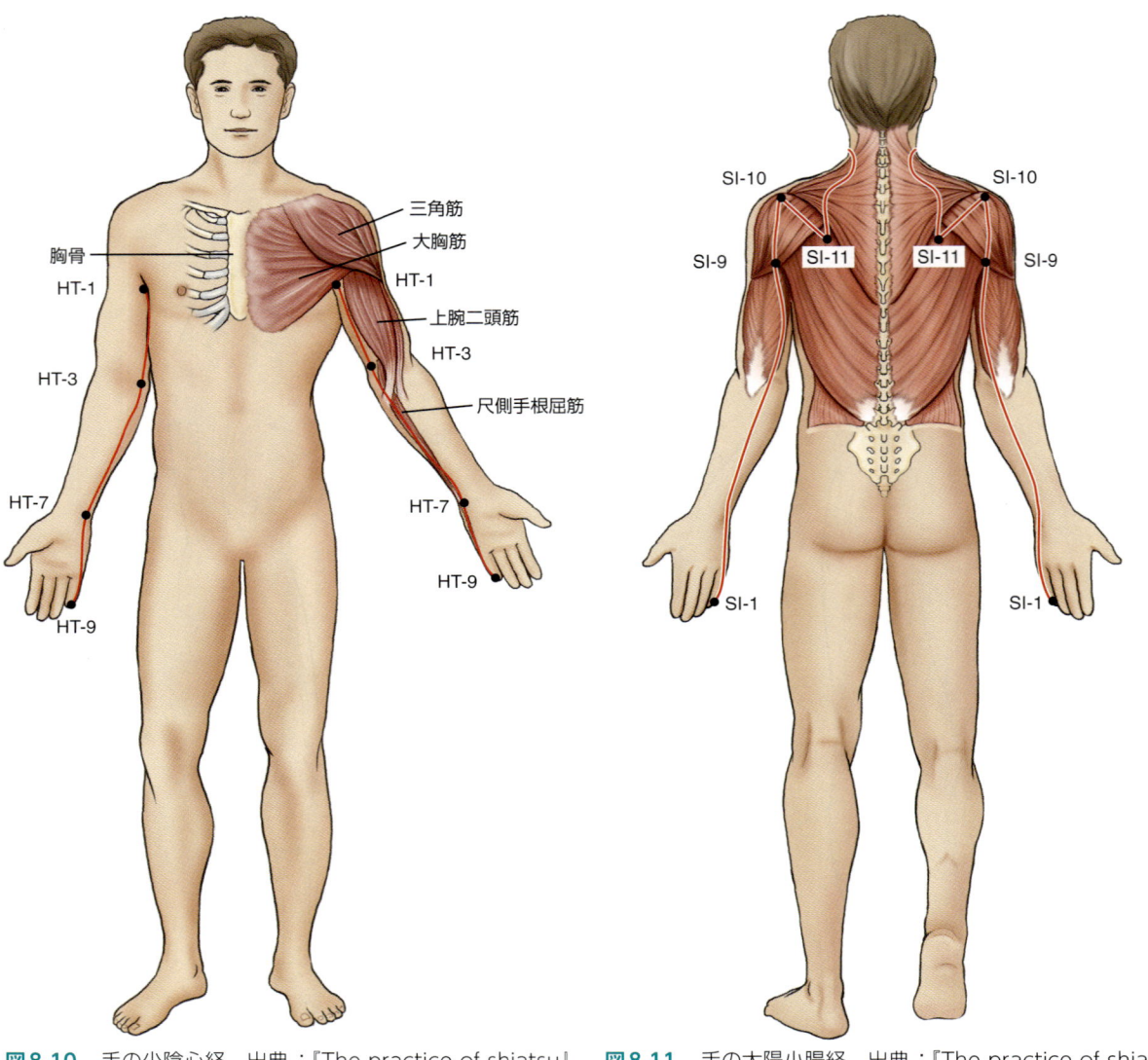

図8-10 手の少陰心経　出典：『The practice of shiatsu』(Mosby)

図8-11 手の太陽小腸経　出典：『The practice of shiatsu』(Mosby)

む。
C7から、SIは、耳たぶのすぐ下のSI-17に向かって首と胸鎖乳突筋を斜めに横切って上昇する。次に、顎へと上方向前向きに進み、下顎枝のすぐ後ろを通った後に上に進み、頬の下を通る。頬骨弓に沿って後方外向きに進み、耳珠の前のくぼみにあるSI-19で終わる。

手の厥陰心包経（図8-12）
陰器官

機能：　　　「臣使の官」、神の保護、内核に循環を提供、血管系の支配

関連：　　　心臓器官、深部／中央の循環、大きな血管の機能、静脈および動脈、血圧、脆弱性、内面／前面

象徴するもの：　感情の安定性、夢による精神／神の使者、血液の母／血液の保護者、感情の核を守る、心臓の周りのエネルギーの緩衝帯

TCM：　　　心臓および神と結びつくことによる意識

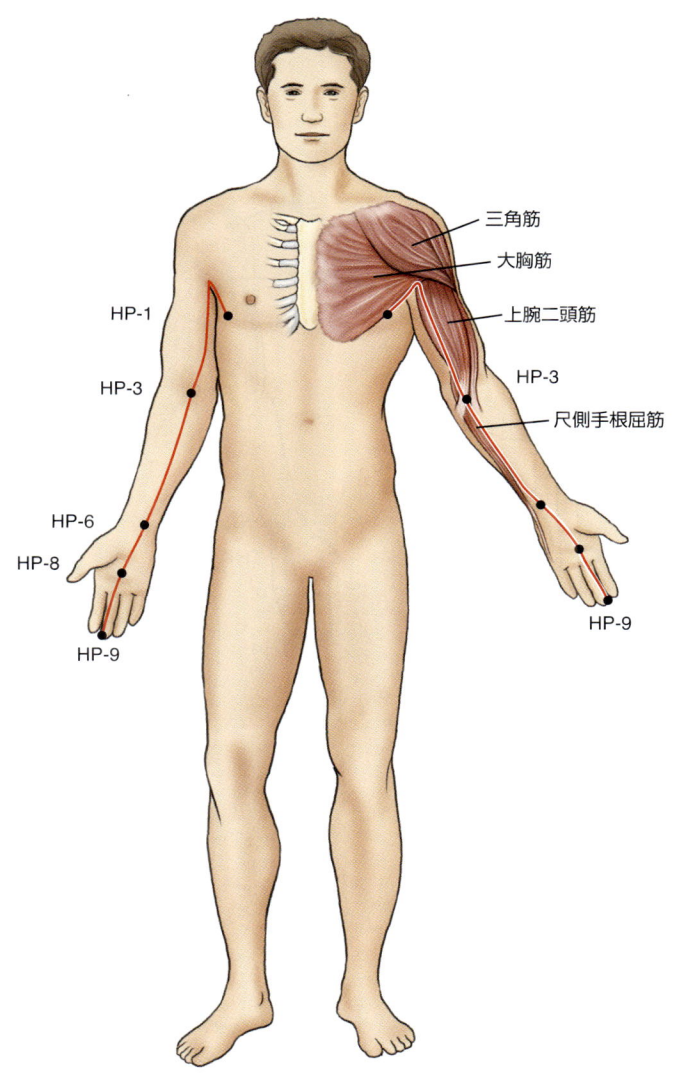

図8-12 手の厥陰心包経　出典：『The practice of shiatsu』(Mosby)

レベルの原気を用いて、心臓の周りのエネルギーの緩衝帯を仲介し、有害な影響、ショック、感情的トラウマから心臓を守る；心臓の血液を守り、大きな血管の血液循環に関連する；神の安定性を確保する；心身の全体に神の影響を広め、心臓と連携して、胸の中および体全体の気と血液の流れをスムースにする。

位置：　HPは、乳頭のすぐ外側若干上方、第4肋間間隙にあるHP-1で始まる。腋窩まで上方に進む。

前腋窩を通り、上腕二頭筋頭間で腕の前方（陰）に沿って進み、その後、肘の中央を通る。そこから、橈側手根屈筋および長掌筋の間を進み、掌の中央を通って、中指先端の橈骨側にあるHP-9で終わる。

手の少陽三焦経（図8-13）

三焦経は、身体の3つの「加熱器」（バーナー、保温器）にちなんで名付けられている。

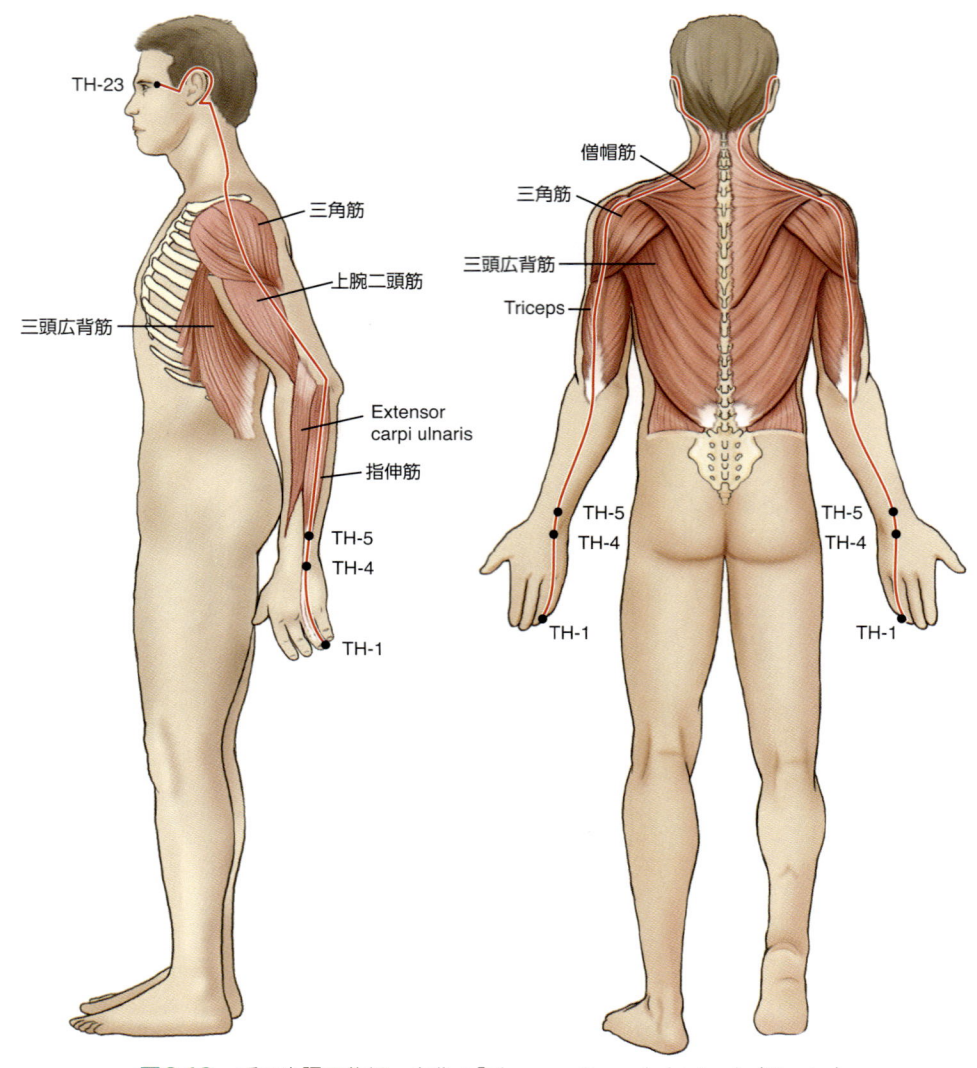

図8-13　手の少陽三焦経　出典：『The practice of shiatsu』(Mosby)

陽の器官

機能： 心の保護、血液およびリンパの末梢循環、すべての器官系の間の原気および情報の流通者、暖める力、または腎火の供給システム

関連： 表面および腹部筋膜/腸間膜、血液循環、リンパ系、代謝、免疫、感染、アレルギー反応、体温調節、耳、難聴、肥大腺、扁桃腺炎、片頭痛、首と肩のこり、皮膚、粘膜

象徴するもの： 保護対開放、身体的・非身体的境界を作るプロセスへの感情的反応、体表の支配、病原体または感情的発作に対する防衛

TCM： 原気の自由な運行を促進するか、原気の通り道になる；温める必要があり転換を可能にする身体の3つの空間：

- 上部加熱器：心肺であり、食べ物の気と空気を結びつける（「霧のように」）
- 中部加熱器：胃、脾臓であり、食べ物を処理して食べ物の気にする（「煮立っている大釜のように」）
- 下部加熱器：腎臓、膀胱、小腸、大腸であり、不純なものから純粋なものを分離し老廃物を排出するように機能する（「排水溝のように」、老廃物の除去

　　　　　　に従事する）

位置： 　THは、第4指の尺骨側先端、爪角から1/16寸の位置にあるTH-1に始まる。第4指の腱に沿って進み、正中線の内側に向かって腕の後側を上昇する。次に、THは、肘頭突起を越えて、上腕三頭筋の外側頭の中央を通り、三角筋後方を通って、肩峰にあるTH-14に至る。そして、THは、棘上筋に沿って内側に進む。その後、僧帽筋の外側縁を上がって後頭部に至る。後頭部の最外側縁から、THは、顔に向かって前方に枝分かれして、耳たぶの下に至る。耳が頭に付着しているところまで耳たぶの周囲で円を描いた後、頬骨弓の最外側面にあるTH-22まで上昇する。THは、直線的に進み、眉毛の外側端にあるTH-23で終わる。

9 関連筋の付着部と機能一覧*

上背部

僧帽筋

《付着部》後頭部、項靱帯、およびC7ないしT12の棘突起から、鎖骨の外側1/3、肩峰、肩甲棘まで

《機能》
- 上部僧帽筋－肩甲骨を挙上、後退、上方回旋させる；頭部および首を伸展、側屈、反対側に回旋させる
- 中部僧帽筋－肩甲骨を後退させる
- 下部僧帽筋－肩甲骨を下制、後退、下方回旋させる

棘上筋（肩回旋腱板筋：ローテーターカフ）

《付着部》肩甲骨の棘上窩から上腕の大結節まで
《機能》肩関節で腕を外転および屈曲させる

棘下筋（肩回旋腱板筋：ローテーターカフ）

《付着部》肩甲骨の棘下窩から上腕の大結節まで
《機能》肩関節で腕を外旋させる

小円筋（肩回旋腱板筋：ローテーターカフ）

《付着部》肩甲骨の外側縁の上2/3から、上腕骨の大結節まで
《機能》肩関節で腕を外旋および内転させる

肩甲下筋（肩回旋腱板筋：ローテーターカフ）

《付着部》肩甲骨の肩甲下窩から、上腕骨の小結節まで
《機能》肩関節で腕を内旋させる

大円筋

《付着部》肩甲骨下角および外側縁の下1/3から、上腕骨二頭筋溝の内側唇まで
《機能》肩関節で腕を内旋、内転、および伸展させる；肩甲骨を上方回旋させる

菱形筋

《付着部》C7-T5の棘突起から肩甲骨の内側縁まで、脊柱から下角まで
《機能》肩甲骨を後退、挙上、下方回旋させる

腰背部

広背筋

《付着部》T7-L5の棘突起、後仙骨、後腸骨稜（すべて胸腰筋膜を通して）から、下から3つないし4つの肋骨まで、肩甲骨下角から、上腕骨二頭筋溝の内側唇まで
《機能》肩関節で腕を伸展、内転、内旋させる；肩甲骨への付着部を介して骨盤を前傾させる；肩甲骨を下制する

脊柱起立筋群

《付着部》骨盤、脊柱、胸郭、頭部に付着
《機能》胴体、首、頭部を伸展、側屈、同じ側へ回旋させる；骨盤を前傾および挙上させる

腰方形筋

《付着部》第12肋骨およびL1-L4の横突起から、後内側腸骨稜まで
《機能》骨盤を挙上および前傾させる；胴体を伸展および側屈させる；第12肋骨を下制する

大臀筋

《付着部》後腸骨稜、後外側仙骨、尾骨から、大腿骨大結節および腸脛靱帯まで
《機能》
- 筋肉全体－股関節で大腿部を伸展および外旋させ、股関節で骨盤を後傾させる
- 上部線維－股関節で大腿部を外転させる
- 下部線維－股関節で大腿部を内転させる

中臀筋

《付着部》腸骨の外側面から、大腿骨の大転子の外側面まで

---

*本付属資料の情報の出典：『筋骨格系の触診マニュアル』（ガイアブックス）

《機能》
- 後部線維－股関節で大腿部を外転、伸展、外旋させる；股関節で骨盤の同じ側を後傾および下制する
- 中部線維－股関節で大腿部を外転させ、股関節で骨盤の同じ側を下制する
- 前部線維－股関節で大腿部を外転、屈曲、内旋させる；股関節で骨盤の同じ側を前傾および下制する

首および頭

僧帽筋

《付着部》後頭部、項靱帯、およびC7ないしT12の棘突起から、鎖骨の外側1/3、肩峰、肩甲棘まで

《機能》
- 上部僧帽筋－肩甲骨を挙上、後退、上方回旋させる；頭部および首を伸展、側屈、反対側に回旋させる
- 中部僧帽筋－肩甲骨を後退させる
- 下部僧帽筋－肩甲骨を下制、後退、下方回旋させる

胸鎖乳突筋（SCM）

《付着部》胸骨の胸骨柄および鎖骨の内側1/3から、頭蓋骨の乳様突起および後頭部の後半分まで

《機能》首の下部を屈曲させて頭部と首の上部を伸展させる、頭部および首を側屈および反対側に回旋させる、胸骨および鎖骨を挙上する

頭板状筋

《付着部》C3-C6の高さの項靱帯およびC7-T4の棘突起から、頭蓋骨の乳様突起および後頭部の上項線の外側1/3まで

《機能》頭部および首を伸展、側屈、同じ側に回旋させる

頸板状筋

《付着部》C3-C6の棘突起から、C1-3の横突起の後方小結節まで

《機能》頭部および首を伸展、側屈、同じ側に回旋させる

頭半棘筋

《付着部》C7-T6の横突起およびC4-6の関節突起から、上項線および下項線の間の後頭骨の内側半分まで

《機能》頭および首を伸展、側屈させる

斜角筋

《付着部》第1および第2肋骨から、C2-C7の横突起まで

《機能》首を屈曲、側屈、反対側に回旋させる；第1および第2肋骨を挙上する

後頭下筋群

大後頭直筋（RCPMaj）
小後頭直筋（RCPMin）
下頭斜筋（OCI）
上頭斜筋（OCS）

《付着部》
- RCPMaj－C2の棘突起から、後頭部の下項線の外側半分まで
- RCPMin－C1の後方小結節から、後頭部の下項線の内側半分まで
- OCI－C2の棘突起から、C1の横突起まで
- OCS－C1の横突起から、上項線および下項線の間の後頭部外側まで

《機能》環椎後頭関節で頭部を伸展および前方移動させる；OCIは環軸関節で環椎を同じ側に回旋させる

肩甲挙筋

《付着部》C1-C4の横突起から肩甲骨の内側まで、脊柱から上角まで

《機能》肩甲骨を挙上および下方回旋させる；首を伸展、側屈、同じ側に回旋させる

腕および手

三角筋

《付着部》鎖骨の外側1/3、肩峰、肩甲棘から、上腕骨の三角筋粗面まで

《機能》
- 筋肉全体－肩関節で腕を外転させる、肩甲骨を下方回旋させる
- 前部三角筋－肩関節で腕を屈曲、内旋、水平に屈曲（水平に外転）させる
- 後部三角筋－肩関節で腕を伸展、外旋、水平に伸展（水平に内転）させる

上腕三頭筋

《付着部》
- 長頭－肩甲骨の関節下結節、外側頭および内側頭－上腕骨後面から尺骨の肘頭突起まで

《機能》
- 筋肉全体－肘関節で前腕を伸展させる

- 長頭-肩関節で腕を内転および伸展させる

上腕二頭筋

《付着部》
- 長頭-肩甲骨の関節上結節、短頭--肩甲骨の肩甲骨烏口突起から橈骨粗面および共同屈筋腱を覆う深筋膜まで

《機能》
- 筋肉全体-肘関節で前腕を屈曲させる、前腕を回外させる、肩関節で腕を屈曲する
- 長頭-肩関節で腕を外転させる
- 短頭-肩関節で腕を挙上させる

上腕筋

《付着部》上腕骨前面の遠位1/2から、尺骨の結節および筋突起まで
《機能》肘関節で前腕を屈曲させる

腕橈骨筋

《付着部》上腕骨の外側顆上稜の近位2/3から、橈骨の茎状突起まで
《機能》肘関節で前腕を屈曲させる

円回内筋

《付着部》（共同屈筋腱を介して）上腕骨の内側上顆、上腕骨の内側顆上稜、尺骨の筋突起から、橈骨外側の中央1/3まで
《機能》前腕を回内させる、肘関節で前腕を屈曲させる

方形回内筋

《付着部》尺骨の遠位1/4の前内側面から、橈骨の遠位1/4の前外側面まで
《機能》前腕を回内させる

回外筋

《付着部》上腕骨の外側上顆および尺骨の回外筋稜から、橈骨の近位1/3まで
《機能》前腕を回外させる

手関節屈筋群（前前腕部）

橈側手根屈筋、長掌筋、尺側手根屈筋
《付着部》
- 近位付着部-3つの手関節屈筋すべてが共同屈筋腱を介して上腕骨内側上顆に付着する；尺側手根屈筋は尺骨の近位2/3にも付着する
- 遠位付着部-橈側手根屈筋は、第2および第3中手骨底で掌面の橈骨側に付着する；長掌筋は掌の手掌腱膜に付着する；尺側手根屈筋は第5中手骨、豆状骨、有鉤骨鉤で手の基部の尺骨側に付着する

《機能》
- すべての3つの手関節屈筋-手首関節の屈曲；橈側手根屈筋-手の橈屈；尺側手根屈筋-手の尺屈

浅指屈筋

《付着部》（共同屈筋腱を介して）上腕骨の内側上顆、尺骨の筋突起および橈骨前面の近位1/2から、第2-第5指の中節骨の前面まで
《機能》中手指節関節および近位指節間関節で第2-第5指を屈曲させる、手首を屈曲させる、肘関節で前腕を屈曲させる

深指屈筋

《付着部》尺骨の前面の近位1/2および骨間膜から、第2-第5指の末節骨の前面まで
《機能》中手指節関節および遠位指節間関節で第2-第5指を屈曲させる、手首を屈曲させる

長母指屈筋

《付着部》橈骨遠位端の前面および骨間膜、尺骨の筋突起、および上腕骨の内側上顆から、親指の末節骨の基部の前面まで
《機能》手根中手関節、中手指節関節、指節間関節で親指を屈曲させる；手首を屈曲させる；肘関節で前腕を屈曲させる

前腕伸筋群（後前腕）

長橈側手根伸筋、短橈側手根伸筋、尺側手根伸筋、指伸筋、小指伸筋
《付着部》
- 近位付着部-長橈側手根伸筋は上腕骨の外側顆上稜の遠位1/3に付着する；残りの4つの手関節伸筋は共同伸筋腱を介して上腕骨の外側上顆に付着する
- 遠位付着部-長橈側手根伸筋は手の甲の橈骨側で第2中手骨底に付着する；短橈側手根伸筋は手の甲で第3中手骨底に付着する；尺側手根伸筋は手の甲の尺骨側で第5中手骨底に付着する；指伸筋は第2-第5指の中節骨および末節骨の背側に付着する；小指伸筋は第5指の中節骨および末節骨の背側に付着する

《機能》すべての5つの手関節伸筋は手首関節を伸展させる
- 長橈側手根伸筋および短橈側手根伸筋-手を橈屈させる、肘関節で前腕を屈曲させる

- 尺側手根伸筋－手を尺屈させる、肘関節で前腕を伸展させる
- 指伸筋－中手指節関節および指節間関節で第2-第5指を伸展させる、肘関節で前腕を伸展させる
- 小指伸筋－中手指節関節および指節間関節で第5指を伸展させる、肘関節で前腕を伸展させる

学習問題の答え

第1章 (20ページ)

選択問題
1. b
2. c
3. a
4. d
5. d

穴埋め問題
1. 10、30
2. 5000
3. 感情的、心理的
4. 経絡
5. 時間、費用、慎み深い

第2章 (50ページ)

選択問題
1. d
2. b
3. c
4. a
5. b

穴埋め問題
1. 投資費用に対する利潤
2. 6、8、10
3. 身体力学
4. 衛生、衛生管理
5. 冷静

第3章 (99ページ)

選択問題
1. b
2. c
3. a
4. d
5. b

穴埋め問題
1. 真っ直ぐに、より大きい、呼吸
2. 角度、真っ直ぐ
3. 90°
4. 円形摩擦、深部特定摩擦
5. 注意すべき部位または危険な部位

第4章 (126ページ)

選択問題
1. c
2. a
3. d
4. b
5. b

穴埋め問題
1. ツボ
2. 腰方形筋
3. ヌードリング
4. 斜角筋、小胸筋
5. GB-21、LI-4

第5章 (163ページ)

選択問題
1. a
2. c
3. d
4. d
5. a

穴埋め問題
1. 7から10
2. ピンアンドストレッチ
3. 治療前の問診
4. 自分の姿勢
5. ひざまづく

第6章 (181ページ)

選択問題
1. b
2. a
3. d
4. c
5. a

穴埋め問題
1. 個人事業主
2. ビジネス計画
3. 健康(または福利)
4. 情報
5. 連絡担当者

第7章 (195ページ)

選択問題
1. c
2. b
3. c
4. d
5. a

穴埋め問題
1. プロとしての提示
2. 治療関係
3. プロらしい服装
4. フィードバック
5. 閉所恐怖症

*記述問題の答えは、本文内より探すこと。

参考文献

Abercromby P, Thomson D: Seated Acupressure Massage, Chichester, England, 2001, Corpus Publishing.

Adler RB, Rodman G: Understanding Human Communication, ed 10, New York, 2009, Oxford University Press.

American Massage Therapy Association（アメリカマッサージセラピー協会）: 2008 Massage Therapy Industry Fact Sheet: Retrieved October 7, 2008, from http://amtanmssage.org/news/MTIndustryFactSheet.htmW2.

Anderson SK: The Practice of Shiatsu（指圧の実践）, St. Louis, MO, 2008, Mosby Elsevier.

Barker LL, Gaut DR: Communication, ed 8, Boston, 2002, Allyn & Bacon.

Benjamin BE, Sohnen-Moe C: The Ethics of Touch, Tucson, AZ, 2005, Sohnen-Moe Associates.

Benjamin PJ: A Look Back. High Plinth, Low Plinth: Some Bodywork Tables from The Past, 2001. Retrieved December 1, 2008, fromwww.amtamassage.org/jounial/sp_01_journal/ alookback.htm.

Benjamin PJ: A look back: Seated massage in history, Massage Therapy Journal, Spring 2003. Retrieved December 1, 2008, from www.amtamassage.org/journal/spring03_journal/LookBack.pdf.

Benjamin PR: Seated massage in history, Massage Therapy Journal, Spring 2003. Retrieved November 24, 2008, from www.amtamassage.org/journal/spring03_journal/LookBack.pdf.

Benjamin PJ, Tappan FM: Tappan's Handbook of Healing Massage Techniques, ed 4, Upper Saddle River, NJ, 2005, Pearson Prentice Hall.

Beresford-Cooke C: Shiatsu Theory and Practice: A Comprehensive Text for the Student and Professional, ed 2, Philadelphia, 2003, Churchill Livingstone.

Bilz FE: The Natural Method of Healing, Leipzig, 1898, FE Bilz.

Bureau of Labor Statistics, U.S. Department of Labor, Survey of Occupational Injuries and Illnesses in Cooperation with Participating State Agencies. Retrieved May 12, 2009, from http://www.bls.gov/iif/oshwc/osh/case/osnr0031.pdf.

Bureau of Labor Statistics, U.S. Department of Labor, Survey of Occupational Injuries and Illnesses in Cooperation with Participating State Agencies. Retrieved May 12, 2009, from http://www.bls.gov/iif/oshwc/osh/case/ostb 1973.pdf.

Bureau of Labor Statistics, U.S. Department of Labor, Survey of Occupational Injuries and Illnesses in Cooperation with Participating State Agencies. Retrieved May 12, 2009, from http://www.bls.gov/nr/oshwc/osh/case/ostb 1954.txt.

Calvert RN: The History of Massage（マッサージの歴史）, Rochester, VT, 2002, Healing Arts Press.

Calvert RN: Pages from History: The Massage Chair, 2002. Retrieved December 26, 2008, from www.massagemag.com/Magazine/2002/issue97/history97.php.

Clay JH, Pounds DM: Basic Clinical Massage Therapy: Integrating Anatomy and Treatment, ed 2, Baltimore, MD, 2006, Lippmcott, Williams & Wilkins.

Corey G, Corey MS, Callanan P: Issues and Ethics in the Helping Professions, ed 7, Belmont, CA, 2007, Brooks/Cole.

Dixon MW: Body Mechanics and Self-Care Manual, Upper Saddle River, NJ, 2001, Prentice-Hall.

Fritz S: Essential Sciences for Therapeutic Massage, ed 3, St. Louis, MO, 2009, Mosby Elsevier.

Fritz S: Fundamentals of Therapeutic Massage, ed 4, St. Louis, MO, 2009, Mosby Elsevier.

Frye B: Body Mechanics for Manual Therapists, ed 3, Baltimore, MD, 2010, Lippmcott, Williams & Wilkins.

Gold R: Thai Massage, ed 2, St. Louis, MO, 2007, Mosby Elsevier.

Greene L, Goggins RW: Save Your Hands! ed 2, Coconut Creek, FL, 2008, Body of Work Books.

Lowe WW: Orthopedic Massage: Theory & Technique, St. Louis, MO, 2003, Elsevier Health Sciences.

McIntosh N: The Educated Heart, ed 2, Baltimore, MD, 2005, Lippincott, Williams & Wilkins.

Mihina AL, Anderson SK: Natural Spa and Hydrotherapy, Upper Saddle River, NJ, 2010, Pearson Education.

Muscolino JE: The Muscle and Bone Palpation Manual with Trigger Points, Referral Patterns, and Stretching, St. Louis, MO, 2009, Mosby, Elsevier.

Muscolino JE: The Muscular System Manual, ed 2, St. Louis, MO, 2005, Mosby, Elsevier.

Neumann DA, Wong DL: Kinesiology of the Musculoskeletal System: Foundations for Physical Rehabilitation, St. Louis, MO, 2002, Elsevier Science.

Oatis CA: Kinesiology: The Mechanics and Pathomechanics of Human Movement, ed 2, Baltimore, MD, 2008, Lippincott, Williams & Wilkins.

Palmer D: Chair Massage History, 2001-2004. Retrieved June 27, 2008, from www.TouchPro Institute.org: www.touchpro.org/about_touchpro/chair_massage_history.html.

Parfitt A: Seated Acupressure Bodywork, Berkeley, CA, 2006, North Atlantic Books.

Roth M: The Prevention and Cure of Many Chronic Diseases by Movements, London, England, 1851, John Churchill.

Salguero CP: Encyclopedia of Thai Massage, Scotland, 2004, Findhorn Press.

Sohnen-Moe CM: Business Mastery, ed 4, Tucson, AZ, 2008, Sohnen-Moe Associates.

Stephens RR: Therapeutic Chair Massage, Baltimore, MD, 2006, Lippincott, Williams & Wilkins.

Thompson DL: Hands Heal, ed 3, Baltimore, MD, 2005, Lippincott, Williams & Wilkins.

Tortora GJ, Derrickson B: Principles of Anatomy and Physiology, ed 12, Hoboken, NJ, 2008, John Wiley & Sons.

TouchPro Institute: Founder: David Palmer, 2008. Retrieved June 27, 2008, from www.touchpro.org: www.touchpro.org/about_touchpro/david_palmer.html.

Werner R: A Massage Therapist's Guide to Pathology, ed 4, Baltimore, MD, 2008, Lippincott, Williams & Wilkins.

索引

Earthlite　26
Golden Ratio Woodwork　26
Living Earth Crafts　25,26図
Membership Warehouse Clubs　27,27図
NRG Energy Massage Tables　26-27,26図
NRG Grasshopper 携帯座位マッサージ用チェア 26-27,26図
Oakworks　25,25図
Pisces Production　25-26,26図
Quicklite 座位マッサージ用チェア　24図,26,26図
SCMは胸鎖乳突筋を参照。
Stronglite, Inc.　24図,25-26,26図
Touch America　24図,26,26図

あ

足関節
　ストレッチ／ウォーミングアップ　70, 70図-71図
　ほぐす技術　142, 144図
足の裏の施術　144,145図
足の厥陰肝経　205,206図
足の少陰腎経　200,202図
足の少陽胆経　205-206,207図
足の太陰脾経　201-204,204図
足の太陽膀胱経　200-201,203図
足の陽明胃経　204-205,204図
脚を真っ直ぐに伸ばしたストレッチ　142,142図
圧迫　3,56-67,57図-58図
　圧力をかける／かいほうする　57図
　肩の疾患の治療　109図
　車いすの患者への　147図
　下の領域　91,94図
　上背部左側領域　83,89図-90図
　背中全体　79,88図
　背もたれのまっすぐな椅子での技術　160図
　手の甲での　58図
　ねじり　58図
　菱形筋／上部僧帽筋　83-90,91図
　ベッドの患者に適用する治療　151図,155図
　腰背部の治療　113図
　両手を重ねて圧迫　58図
アメリカマッサージセラピー協会倫理規定　197囲み記事
按摩　6
按摩、東洋ボディーワーク　7
移動
　移動手段　46-49
　　計画／組織化　46-47
　　支払い　46
　　施術スペース　47
　　設置／片付け時間　47

駐車場の利用可能性　47
治療間の時間　46
治療の件数／長さ　46
場所の地図　47
申し込み用紙　46
道具、配慮　43-44
到着　47-48
　駐車と施術場所の位置確認　47
　設置　47
　治療スペース　47,47図-48図
陰と陽
　陰陽太極図　200図
　体の側面　201図
　例　199表
腕橈骨筋　214
腕と手の解剖学　213-214
　腕橈骨筋　214
　円回内筋　214
　回外筋　214
　三角筋　213
　手関節屈筋群　214
　上腕筋　214
　上腕三頭筋　213
　上腕二頭筋　214
　深指屈筋　214
　浅指屈筋　214
　前腕伸筋群　214-215
　長母指屈筋　214
　方形回内筋　214
腕と手の治療　118-124
　疾患　118-119
　　腱炎　118-119
　　腱滑膜炎　118-119
　　手根管症候群　119
　治療プロトコル　119-123, 120図-124図
　ツボ　123-124
　　肩貞　123,124図
　　後渓　123,124図
　　臑臓　123-124,124図
　　手三里　123,124図
衛生　39-43
　ガイドライン　39-40
　　清潔な衣服　39
　　手洗い　39
　　手の殺菌剤　39-40
　　短く清潔な爪　39
　　指輪、ブレスレット、腕時計を外す　39
衛生管理　39-43
　ガイドライン　41-42
　　消毒後に顔置き台にカバーをする　41-42
　　使用前に清潔にされた道具　41
　　メンテナンスのために製造業者の指示に従うこと　42

消毒剤　40
道具のメンテナンス　41-42
普遍的（標準的）予防策　41図
殺菌剤　40
円回内筋　214
円形摩擦法（サーキュラーフリクション）　60-61,63図,83,90図
　肩の疾患の治療　109図
　車いすの患者への　147図,149図
　背中の中部および腰の治療　114図
　背もたれのまっすぐな椅子の技術　160図
　ベッドの患者に適した治療　154図
　親指での押圧　3,57-59,60図
　　片側の　57-59, 60図
　　くものような　57-59, 60図
　　手の甲　57-59, 60図
　　頭部および首の治療　117図
　　曲げた四指　57-59, 60図
オンサイトマッサージ　1-2 座位マッサージも参照。

か

回外筋　214
外関　111,118,118図
外関　111,118,118図
解剖学／キネシオロジー
　腕および手の　213-215
　　腕橈骨筋　214
　　円回内筋　214
　　回外筋　214
　　三角筋　213
　　手関節屈筋群　214
　　上腕　213-214
　　上腕三頭筋　213
　　上腕二頭筋　214
　　深指屈筋　214
　　浅指屈筋　214
　　前腕伸筋群　214-215
　　僧帽筋　64図, 79, 83, 89図, 94図, 130-132, 132図-133図, 212-213
　　長母指屈筋　214
　　方形回内筋　214
　首と頭部の　213
　　胸鎖乳突筋　213
　　頸板状筋　213
　　肩甲挙筋　213
　　後頭下筋群　213
　　斜角筋　213
　　頭半棘筋　213
　　頭板状筋　213
　上背部の　212
　　棘下筋（肩回旋腱板筋）　212
　　棘上筋（肩回旋腱板筋）　212

索引

肩甲下筋（肩回旋腱板筋） 212
小円筋（肩回旋腱板筋） 212
僧帽筋 64図, 79, 83, 89図, 94図,
　130-132, 132図-133図, 212-213
大円筋 212
菱形筋 212
腰背部の 212-213
広背筋 212
脊柱起立筋 212
大臀筋 105図, 212
中臀筋 105図, 212-213
腰方形筋 83図, 104図, 212
顔置き台
　衛生管理 41-42
　　洗濯可能な顔置き台カバー
　　使い捨て顔置き台カバー 42
　　ペーパータオル 41-42, 42図
　設置 33, 33図-35図
　調整 33, 33図-35図, 36
下胸郭 78, 80図
下肢のストレッチ／ウォーミングアップ 70, 70図
肩／腕、ストレッチ／ウォーミングアップ
　70-72, 74図-76図
片側の親指押圧法（サムプレッシャー）
　57-59, 60図
肩関節での腕のストレッチ 133, 135図
肩と腕のストレッチ
　肩関節での腕のストレッチ 133, 135図
　患者の前に立った腕のストレッチ 133, 136図
　持続的な圧迫を伴う上腕三頭筋のストレッチ
　　134, 137図
　上腕三頭筋のストレッチ 134, 136図
肩の疾患 103-104
　治療プロトコル 104-110
　　圧迫 109図
　　円形摩擦 109図
　　揉ねつ法 109図
　　前腕での圧迫 109図
　ツボ 111
　　外関 111
　　肩井 111
　　肩貞 111
　　後渓 111
　　臑兪 111
　　天宗 111
　　秉風 111
　癒着性関節包炎 103-104
カッピング叩打法（パーカッション） 67図
　頭部および首の治療 117図
　ベッドに寝た患者に適した治療 155図
　ベッドに寝た患者に適した治療 155図
体が大きな患者 193
肝炎ウィルス 41
患者に対する考察 48-49
患者の足に膝をつく技術 144, 145図
患者の頭部の後ろに手を置いた胸筋のストレッチ
　132-133, 135図
患者の前に立って行う腕のストレッチ
　133, 136図
関節モビリゼーション（関接可動域技術） 3
環跳 115
環跳 115
技術 56-67

圧迫 3, 56-67, 57図-58図, 109図
患者への適応 150-156
関節モビリゼーション 3
強擦 3, 59
車いすの患者 144-150
　支え 144-146, 146図
　治療プロトコル 146-160, 146図-150図
叩打法 3, 66-67, 67図
個別の技術 56-67
四指／親指での押圧 3, 57-59, 60図-61図
揉ねつ法 3, 56-60, 61図-63図, 109図
振せん法 65, 65図-66図
ストレッチ 3, 129-134
　肩と腕 133-134, 135図-137図
　胸筋 132-133, 134図-135図
　首 129-130, 130図
　上部僧帽筋 130-132, 132図-133図
　前鋸筋 136, 137図
　その他の部位 134-139
　腸脛靭帯のストレッチ 139, 140図
施術台と布団 139-144
　椅子からチェアへの移動 140-141
　椅子から布団への移動 141-144
　指圧／タイ式マッサージ技術
　　142-144, 142図-145図
　背もたれのまっすぐな椅子 156-160
　　治療プロトコル 156-160, 156図-162図
　前腕での圧迫 3, 60-62, 64図, 109図
　チェアに患者を後ろ向きに座らせる
　　136-139, 137図
　胸筋 139, 139図
　首の筋肉の前方および外側
　　138-139, 138図
　注意すべき部位 67-68
　　位置 68, 68図, 69図
　　ブラシストローク 65-66, 66図
　治療プロトコル 151-156, 151図-155図
　手のひらでの圧迫 3
　パーミング 57, 59図
　肘での圧迫 3, 62-65, 64図-65図
　補促的手技 129
　摩擦 3, 60-62, 63図, 109図
騎馬の構えは直立ポジションを参照。
救急箱 40囲み記事
境界 188-191
　社内で人間関係 189-191
　上司／同僚との関係 189-190
　上司についての愚痴 191
　時計を見てきっちりとした時間帯を要求する
　　190-191
胸郭出口症候群 116
　原因 116
　座位マッサージの禁忌 116
　症状 16
　治療 116
　定義 116
胸筋、患者を後ろ向きに座らせてストレッチする
　139, 139図
胸筋のストレッチ 132-133, 134図
強擦（ディープグライディング） 3, 59
棘下筋（肩回旋腱板筋） 212
胸鎖乳突筋（SCM） 213
棘上筋（肩回旋腱板筋） 212

棘突起 78, 80図
緊張性頭痛 116
　原因 116
　座位マッサージの禁忌 116
　症状 116
　治療 116
　定義 116
筋肉 78-79
　概観 101-102
　肩回旋腱板：ローテーターカフ
　　棘下筋 212
　　棘上筋 212
　　肩甲下筋 212
　　小円筋 212
　肩帯後方の 81図, 102-103図
　正面図 82図
　後前腕部 87図
　後腰下 105図
　斜角筋 105図
　上腕後方 85図
　上腕前方の 84図
　脊柱起立筋群 83図
　前前腕部 86図
　僧帽筋 64図, 79, 83, 89図, 94図,
　　130-132, 132図-133図, 212-213
　中臀筋／大臀筋 105図, 212-213
　腰方形筋 83図, 104図, 212
筋膜ピンアンドストレッチ 131-132, 133図
首と頭部の解剖学 213
　胸鎖乳突筋 213
　頸板状筋 213
　肩甲挙筋 213
　後頭下筋群 213
　斜角筋 213
　僧帽筋 64図, 79, 83, 89図, 94図,
　　130-132, 132図-133図, 212-213
　頭半棘筋 213
　頭板状筋 213
首のストレッチ／ウォーミングアップ
　72, 77図-78図
首の外側のストレッチ 129-130, 130図
車いすの患者に対する技術 144-150
　クワッキング叩打法 150図
　圧迫 147図
　支え 144-146, 146図
　揉ねつ法 147図, 149図
　治療プロトコル 146-160, 146図-150図
　円形摩擦 147図, 149図
　頭皮マッサージ 150図
クワッキング叩打法 57図
　車いすの患者への 150図
　背もたれのまっすぐな椅子の技術 161図
頸板状筋 225
契約 179
　契約書の例 179
　構成要素 179
　従業員用の契約書 165-166
結核 41
血管迷走神経性失神 96-98
腱炎
　腕と手の治療 118-119
　原因 118-119
　座位マッサージの禁忌 119

症状　118
治療　119
定義　118
腱滑膜炎
　腕と手の治療　118-19
　原因　118-119
　座位マッサージの禁忌　119
　症状　118
　治療　119
　定義　118
肩甲挙筋　213
肩甲骨　78,80図
肩井　111
肩井　111
肩帯後方の筋肉　81図,102図-103図
　正面図　82図
現代マッサージ療法　9-10,9図-10
肩貞　111,123,124図
肩貞　111,123,124図
後渓　111,115
後渓　111,115図,118,118図,123,124図
後渓　118, 118図, 123, 124図
後頸部のストレッチ　130,131図
合谷　118,118図
合谷　118,118図
後前腕部筋　87図
叩打法（パーカッション）　3,66-67,67図
　カッピング　67図
　車いすの患者への　150図
　クワッキング　67図
　背もたれのまっすぐな椅子の技術　161図
　ハッキング　67図
後頭下　105図
後頭下筋群　213
後頭部　78, 80図
広背筋　212
股関節／腰のための両脚ストレッチ　142,144図
股関節関節モビリゼーション　142,143図
呼吸器系の問題　193-194
五行配当表　199表
腰の関節モビリゼーション　142,143図
腰の疾患　112-113
　治療プロトコル　113-114,113図-115図
　　圧迫　113図
　　円形摩擦　114図
　　揉ねつ法　114図-115図
　　前腕での圧迫　115図
　　肘での圧迫　115図
　椎間板ヘルニア　112-113
　肉離れ　112
　捻挫　112
個人事業主
　契約書　165-166
　従業員との対比　165-166
コストコの携帯用マッサージ専門チェア　27,27図
骨性骨標識点　78-79, 80図, 88図
　下胸郭　78,80図
　棘突起　78,80図
　肩甲骨　78,80図
　後頭部　78,80図
　指骨　79,80図
　尺骨　79,80図
　手根骨　79, 80図

上腕　78,80図
上腕肩甲関節　78,80図
仙骨　78,80図
中手骨　79,80図
腸骨稜　78,80図
橈骨　78,80図
腕尺関節　78,80図
コミュニケーション
　新たな患者　191-193
　　治療後の聞き取り　192
　　フィードバック　191-192
　　フィードバックフォーム　192-193
　効果的な　184,186

さ
座位マッサージ　1-2
　概観　2-5
　技術　2-5
　　摩擦　3,60-62,63図,109図,114図
　　圧迫　3,56-97,57図-58図,109図,113図
　　関節モビリゼーション　3
　　強擦　3,59
　　叩打法　3,66-67,67図
　　個別の技術　56-67
　　揉ねつ法　3,59-60,61図-63図,
　　　　109図,114-115図
　　振せん法　65,65図-66図
　　ストレッチ　3
　　前腕での圧迫　3,60-62,64図,
　　　　109図,115図
　　手のひらでの圧迫　3
　　パーミング　57,59図
　　肘での圧迫　3,62-65,64図-65図,115図
　　ブラシストローク　65-66,66図
　　指での押圧　3,57-59,60図-61図
　最適な場所　17,18囲み記事-19囲み記事
　　医療現場　18
　　会議／見本市　19
　　競技会　18,19図
　　健康関連のイベント　18
　　娯楽の場所　18,19図
　　職場　18,19図
　　ストレスの多い場所　18,18図
　　特別なイベント　19
　　日常的な活動の場所　18
　　人通りの多い場所　18,18図-19図
　施術者に対する利点　15-17
　　多様化　16-17
　　地域イベント　16
　施術台のマッサージとの対比　5,6表
　チェアの選択　23-27
　道具　2-5
　　座位マッサージ用チェア　2図
　　背もたれのまっすぐな椅子
　　　　2図,22,23図,156-160
　　卓上マッサージサポート　2図,22,23図
　ビジネスの基礎　165-167
　血流の増加　11
　柔軟性　11
　職場　11-15,15表
　頭痛の軽減　11
　ストレスの軽減　11
　精神的な明晰さ　11

東洋ボディーワークの観点　15
免役機能の向上　11
りてん　11-15
理由　1-2
歴史　5-11,23-24
　起源　5
　現代マッサージ療法　9-10,9図-10図
　スウェーデン式マッサージ療法　9-10,9図
　スケジュール　12図-14図
　西洋式マッサージ療法　8-10
　東洋ボディーワーク　5-7
　パーマー　10-11,23-24
座位マッサージ用チェア　2図
　片付け　38
　構造と各部名称　29-33,32図-33図
　製造／流通　25-27
　　Earthlite　26
　　Living Earth Crafts　25,26図
　　Membership Warehouse Clubs
　　　　27,27図
　　NRG Energy Massage Tables
　　　　26-27,26図
　　Oakworks　25,25図
　　Pisces Production　25-26,26図
　　Quicklite　24図,26,26図
　　Stronglite, Inc.　24図,25-26,26図
　　Touch America　24図,26,26図
　設置　29-33
　　アームレストの調節　33,33図-35図
　　アームレストを所定の位置に上げる
　　　　33,33図-35図
　　顔置き台を所定の位置に上げる
　　　　33,33図-35図
　　顔置き台を所定の位置に調整
　　　　33,33図-35図
　　ケースから取り出す　29,31図
　　固定した土台　33,33図-35図
　　チェアの土台の調節　33,33図-35図
　背もたれのまっすぐな椅子
　　　2図,22,23図,149図
　選択　23-27
　卓上マッサージサポート　2図,22,23図
　調整　33-39
　　アームレスト　33,33図-35図,38,38図
　　顔置き台　33,33図-35図,36
　　患者の身長の確認　34-35,36図
　　胸骨パッド　35-36,36図-37図
　　姿勢を確認するための触診　36,38図
　　専門的技術　38
　　チェアの土台　33,33図-35図
　特徴　24-25
　　チェアの安定性　25
　　チェアの重さ　24-25
　　チェアの組み立てやすさ　25
　　チェアの耐久性　25
　　チェアの調整オプション　25
　　チェアのビニール／色の選択　25
　　チェアの品質保証　25
　取り扱い　27-39
　　車いす　27,29図
　　呼吸　28-29
　　身体力学　27-29
　　不適切／適切なケースのつかみ方

索引

27,29図
不適切／適切なチェアの下ろし方　28,31図
不適切／適切な運び方　27,28図
不適切／適切な向きの変え方　27-28,30図
不適切／適切な持ち上げ方　27,28図
付属品　25
殺菌剤　40
漂白剤　40-41
冊子／パンフレット　176
三角筋　213
三焦経は手の少陽三焦経を参照。
3方向の大腿四頭筋ストレッチ　142,145図
指圧　4
　足関節をほぐす技術　142,144図
　足に膝をつく　144,145図
　足の裏の施術　144,145図
　脚を真っ直ぐに伸ばしたストレッチ　142,142図
　主な経絡とツボ　8図
　体全体のストレッチ　142,144図
　股関節／腰のための両脚ストレッチ
　　142,144図
　股関節関節モビリゼーション　142,143図
　腰の関節モビリゼーション　142,143図
　3方向の大腿四頭筋ストレッチ　142,145図
　膝から胸のストレッチ　142,143図
　歴史　7
指骨　79,80図
四指／親指での押圧（フィンガープレッシャー）　3
四指での押圧（フィンガープレッシャー）
　3,57-59,61図
四指を曲げた親指押圧法（サムプレッシャー）
　57-59,60図
持続的な圧迫を伴う上腕三頭筋のストレッチ
　134,137図
斜角筋　105図,213
斜頸　116
　原因　116
　座位マッサージの禁忌　116
　症状　116
　治療　116
　定義　116
尺骨　79,80図
社内の人間関係　189-191
従業員
　契約　165-166
　個人事業主との対比　165-166
揉ねつ法（ニーディング）　3,56-60,61図-63図
　肩の疾患の治療　109図
　車いすの患者への　147図,149図
　拳での揉ねつ法　59,63図
　上部僧帽筋　79,89図
　背中の中部および腰の治療　114図-115図
　背もたれのまっすぐな椅子の技術
　　156図,158図,160図
　寄せ上げる　59,61図
　頭部および首の治療　117図
　ベッドに寝た患者に適した治療　152図
　ペンチグリップ　59,62図
手関節屈筋群　214
手根管症候群
　腕と手の治療　119
　原因　119
　座位マッサージの禁忌　119

症状　119
治療　119
定義　119
手根骨　79,80図
臑臑　111,123,124図
臑臑　111,123-124,124図
小円筋（肩回旋腱板筋）　212
手三里　123,124図
手三里　123,124図
上司／同僚との関係　190
消毒剤　40
上部僧帽筋のストレッチ　130-132,132図
上背部領域212
　棘下筋（肩回旋腱板筋）　212
　棘上筋（肩回旋腱板筋）　212
　肩甲下筋（肩回旋腱板筋）　212
　小円筋（肩回旋腱板筋）　212
　僧帽筋　64図,79,83,89図,94図,
　　130-132,132図-133図,212
　大円筋　212
　菱形筋　212
情報管理方法　175-176
上腕　78,80図
上腕筋　214
上腕肩甲関節　78,80図
上腕後方の筋肉　85図
上腕三頭筋　213-214
上腕三頭筋のストレッチ　134,136図
上腕前方の筋肉　84図
上腕二頭筋　214
除染プロトコル　42-43
書面でのコミュニケーション　173-177
　冊子／パンフレット　176
　情報管理方法　175
　資料　176
　SAOP　175-176,175図
　マッサージのギフト券　176-177
　名刺　176
　問診票　175,173図,174図
資料　176
鍼灸　7
深指屈筋　214
仁神術　4
振せん法（バイブレーション）　65,65図-66図
身体力学
　チェアの扱い　27-29
　マッサージシークエンス　52-55
　大きな筋肉を使う　53
　呼吸　53
　背中を真っ直ぐにする　53
深部摩擦　60-61,63図,83,90図
心包経は手の厥陰心包経を参照
　208-209,209図
シークエンス、基本的な　74-96
　腕／手　90
　オープニング：背中全体の圧迫　79,88図
　下部領域の圧迫　91,94図
　患者がチェアから立ち上がるのを助ける
　　96,97図
　筋肉　78-79
　首／頭皮　92-96
　肩帯後方の正面図　82図
　肩帯の背面および後方　81図

後前腕部　87図
骨標識点　78-79,80図
　下胸郭　78,80図
　棘突起　78,80図
　肩甲骨　78,80図
　後頭部　78,80図
　指骨　79,80図
　尺骨　79,80図
　手根骨　79,80図
　上腕　78,80図
　仙骨　78,80図
　中手骨79,80図
　腸骨稜　78,80図
　橈骨　78,80図
　腕尺関節　78,80図
　腕尺関節　78,80図
上部僧帽筋の揉ねつ　79,89図
上部僧帽筋の前腕での圧迫　83,89図
上腕後方の　85図
上腕前方の　84図
上腕領域　90
身体力学　52-55
　大きな筋肉を使う　53
　呼吸　53
　背中を真っ直ぐにする　53
スツールの使用　55,56図
脊柱起立筋群　83図
背中の左上領域の前腕での圧迫
　83,89図-90図
前前腕部　86図
治療の終了　96
治療のヒント　79
胴体の5つの領域　78,79図,88図
　後頭部と後頸部　78,79図
　左上　78,79図
　左下　78,79図
　右上　78,79図
　右下　78,79図
ニーディングポジション（膝立ち）
　55,55図-56図
左下領域　92
左の肩甲骨の深部摩擦および円形摩擦
　80,90図
ブラシストローク　92
右下領域　91-92,95図
腰方形筋　83図,104図,212
ランジポジション　53-55
　圧迫する　53,54図
　背の高い／背の低い施術者　53,54図
　菱形筋、上部僧帽筋の肘での圧迫
　　83-90,91図
推拿　5
スウェーデン式マッサージ、歴史　9-10,9図
　ふくらはぎの筋肉　139,141図
筋違いは肉離れを参照。
スツール、座って技術を適用する　55,56図
ストレッチ　3,129-134
ストレッチ／ウォーミングアップ　70-72,70図
　足関節　70,70図-71図
　下肢　70,70図
　肩／腕　70-72,74図-76図
　首　72,77図-78図
　脊柱　70,72図

膝　70,71図
肩と腕
　　上腕三頭筋のストレッチ　134,136図
　　肩関節での腕のストレッチ　133,135図
　　患者の前に立った腕のストレッチ
　　　133,136図
　　筋膜ピンアンドストレッチ　131-132,133図
　　持続的な圧迫を伴う上腕三頭筋のストレッチ
　　　134,137図
　　上部僧帽筋　130-132,132図-133図
　　上部僧帽筋のストレッチ　130-131,132図
　　患者の頭部の後ろに手を置いた胸筋のストレッチ　132-133,135図
　　胸筋のストレッチ　132,134図
　胸筋　132-133,134図-135図,139,139図
　首　129-130,130図
　　後方の　130,131図
　　外側のストレッチ　129-130,130図
　　首の筋肉の前方および外側　138-139,138図
　前鋸筋　136,137図
　チェアに患者を後ろ向きに座らせる
　　136-139,137図
　腸脛靭帯のストレッチ　139,140図
　ふくらはぎの筋肉　139,141図
スパイダーサミング　57-59,60図
西洋式マッサージ療法
　現代マッサージ療法　9-10,9図-10図
　スウェーデン式マッサージ療法　9-10,9図
　歴史　8-10
脊柱、ストレッチ／ウォーミングアップ　70,72図
脊柱起立筋群　83図,212
施術台の技術　139-144
　椅子からの移動　140-141
背中は腰背部の領域；上背部領域を参照。
背もたれのまっすぐな椅子　2図,22,23図
背もたれのまっすぐな椅子での技術　156-160
　治療プロトコル　156-160,156図-162図
　　圧迫　160図
　　円形摩擦　160図
　　クワッキング叩打法　161図
　　揉ねつ法　156図,158図,160図
　　前腕での圧迫　157図
　　手のひらでの圧迫　157図
　　頭皮マッサージ　161図
　　ブラシストローク　162図
前鋸筋のストレッチ　136,137図
仙骨　78,80図
浅指屈筋　226
全身のストレッチ　142,144図
前前腕部筋　86図
前方および外方の頸筋、患者を後ろ向きに座らせてストレッチする　138-139,138図
前腕伸筋群　214-215
前腕での圧迫　3,60-62,64図
　肩の疾患の治療　109図
　上部僧帽筋　83,89図
　使用する前腕の部位　64図,94図
　背中の中部および腰の治療　115図
　背もたれのまっすぐな椅子の技術　157図
　菱形筋／上部僧帽筋　64図,94図
セールス　171-172
　ビジネス契約のためのアプローチ　172
僧帽筋　79,83,89図,130-132,
　132図-133図,212-213
SOAP　175-176,175図

た

大円筋　212
タイ式マッサージ　4-5,7図,142-144,
　142図-145図
　歴史　7図
大腸菌　41
卓上マッサージサポート　2図,22,23図
手の陽明大腸経　198-199,201図
注意すべき部位　67-68
　位置　68,68表,69図
中国式按摩　6-7
中手骨　79,80図
中臀筋／大臀筋　105図,212-213
腸脛靭帯のストレッチ　139,140図
腸骨稜　78,80図
長母指屈筋　226
直立ポジション（騎馬の構え）　55,55図
治療　基本的なシークエンス、技術も参照。
　腕および手の　118-124
　　腱炎　118-119
　　腱滑膜炎　11819
　　疾患　118-119
　　手根管症候群　119
　　治療プロトコル　119-123,120図-124図
　　ツボ　118,118図
　　ツボ　123-124
　開始前　69-74
　肩の疾患　103-104
　　治療プロトコル　104-110
　　ツボ　111
　　癒着性関節包炎　103-104
　　患者がチェアから立ち上がるのを助ける
　　　124-125
　　筋肉の概観　101-102
　　　肩帯の後方　102-103図
　　　後頭下　105図
　　　斜角筋　105図
　　　中臀筋／大臀筋　105図,212-213
　　　腰方形筋　104図
　　上背部領域　102-111
　セッションの終了　124-125
　着衣の患者への配慮　69,69図
　治療後の聞き取り　125
　治療前のストレッチ／ウォーミングアップ
　　70-72,70図
　　足関節　70,70図-71図
　　下肢　70,70図
　　肩／腕　70-72,74図-76図
　　首　72,77図-78図
　　脊柱　70,72図
　　膝　70,71図
　治療前の問診　72
　頭部および首　115-118
　　胸郭出口症候群　116
　　緊張性頭痛　116
　　疾患　116
　　斜頸　116
　　治療プロトコル　116-118,117図-118図
　初めて座位マッサージを受ける患者に対する
　　簡単な台本　72-74

腰背部　112-115
　圧迫　113図
　機能　114図
　腰の疾患　112-113
　揉ねつ法　114-115図
　前腕での圧迫　115図
　治療プロトコル　113-114,113図-115図
　ツボ　115,115図
　肘での圧迫　115図
治療後の聞き取り　125,192
治療的マッサージ・ボディーワーク国家認定機関
　マッサージとボディーワークの倫理規定
　　186囲み記事
椎間板ヘルニア　112-113
　原因　112-113
　座位マッサージの禁忌　113
　症状　112
　治療　113
　定義　112
ツボ　111
　腕と手の治療　123-124
　外関　111,118,118図
　環跳　115
　肩井　111
　肩貞　111,123,124図
　後渓　111,115
　後渓　118,118図,123,124図
　合谷　118,118図
　臑腧　111,123-124,124図
　手三里　123,124図
　天宗　111
　天柱　115,118,118図
　頭部および首の治療　118,118図
　秉風　111
　腰背部　115,115図
定期契約、管理　177-179
　効果的な組織のためのガイドライン　177-179
　申し込み用紙　178
テイラー博士、ジョージ・H.　9
デスクトップマッサージサポートは卓上マッサージ
　サポートを参照。
手の少陰心経　206,208図
手の少陽三焦経　209-210,210図
手の太陰肺経　198,200図
手の太陽小腸経　207-208,208図
手のひらでの圧迫　3
　背もたれのまっすぐな椅子の技術　157図
天宗　111
天宗　111
天柱　115,118,118図
天柱　115,118,118図
伝統中医学の経絡　198-211
　足の厥陰肝経　205,206図
　足の少陰腎経　200,202図
　足の少陽胆経　205-206,207図
　足の太陰脾経　201,203-204,204図
　足の太陽膀胱経　200-201,203図
　足の陽明胃経　204-205,204図
　陰と陽の体の側面　199表
　陰と陽の例　199表
　五行配当表　199表
　手の厥陰心包経　208-209,209図
　手の少陰心経　206,208図

手の少陽三焦経　209-210,210図
手の太陰肺経　198,200図
手の太陽小腸経　207-208,208図
手の陽明大腸経　198-199,201図
導引　6
道具　座位マッサージ用チェアも参照。
　衛生管理のメンテナンス　41-42
　整頓　44-46
　　最小限のキット　44,44図
　　中間的なキット　45,45図
　　デラックスキット　45-46,45図
　　展示会／見本市／フェアのためのキット　46
　座位マッサージ
　　座位マッサージ用チェア　2図
　　背もたれのまっすぐな椅子
　　　2図,22,23図,156-160
　　卓上マッサージサポート　2図,22,23図
　メンテナンスのために製造業者の指示に従うこと　42
　輸送の配慮　43-44
　　自動車の大きさ　44
　　セッションの場所　44
　　設置／片付け時間　44
道具の特徴　43-44
橈骨　78, 80図
投資費用に対するリターン　22
頭半棘筋　213
頭板状筋　213
頭皮マッサージ
　頭部および首の治療　118図
　　車いすの患者への　150図
　　背もたれのまっすぐな椅子の技術　161図
頭部および首の治療　115-118
　疾患　116
　　胸郭出口症候群　116
　　緊張性頭痛　116
　　斜頚　116
　治療プロトコル　116-118,117図-118図
　　頭皮マッサージ　118図
　　親指での押圧　117図
　　カッピング叩打法　117図
　　揉ねつ法　117図
　ツボ　118,118図
　　合谷　118,118図
　　外関　118,118図
　　後渓　118,118図
　　天柱　118,118図
東洋ボディーワーク
　按矯　6
　按摩　7
　　業務の範囲／適切な技術　185
　　座位マッサージの歴史と　5-7
　指圧　4, 7, 142-144, 142図-145図
　　足関節をほぐす技術　142, 144図
　　足に膝をつく　144,145図
　　足の裏の施術　144,145図
　　脚を真っ直ぐに伸ばしたストレッチ
　　　142,142図
　　股関節／腰のための両脚ストレッチ
　　　142,144図
　　股関節関節モビリゼーション　142,143図
　　腰のための両脚ストレッチ　142,143図
　　3方向の大腿四頭筋ストレッチ　142,145図

　　全身のストレッチ　142,144図
　　膝から胸のストレッチ　142,143図
　鍼灸　7
　仁神術　4
　タイ式マッサージ技術　4-5, 7図,
　　142-144, 142図-145図
　中国式按摩　6-7
　導引　6
　プロ意識　185
　利益　15
特殊なニーズの患者　193-194
　体が大きな患者　194
　呼吸器系に問題のある患者　193-194
　閉所恐怖症の患者　193-194

な
ニーディングポジション(膝立ち)
　55,55図-56図
肉離れ(筋違い)　112
　原因　112
　座位マッサージの禁忌　112
　症状　112
　治療　112
　定義　112
捻挫
　原因　112
　座位マッサージの禁忌　112
　症状　112
　治療　112
　定義　112

は
ハッキング(叩打法)　67図
パーマー、デビッド　10-11,23-24
パーミング　57,59図
パー・ヘンリック・リング　9
膝から胸のストレッチ　142,143図
膝のストレッチ／ウォーミングアップ　70,71図
肘／前腕での圧迫　3
肘での圧迫　3,62-65,64図-65図
　背中の中部および腰の治療　115図
ビジネスの基礎
　契約　179
　　契約書の構成要素　179
　座位マッサージ　165-166
　従業員対個人事業主　165-167
　情報文書
　　冊子／パンフレット　176
　　情報管理方法　175-176
　　資料　176
　　SAOP　175-176,175図
　　マッサージのギフト券　176-177
　　名刺　176
　　問診票　175,173図,174図
　セールス　171-172
　　取引先担当者へのアプローチ　172
　ターゲット市場　167-168
　定期契約管理　177-179
　　効率的な計画のためのガイドライン
　　　177-179
　　申し込み用紙　178
　ビジネス計画　167-168
　プレゼンの技術　172-173

　プロらしい服装　166図
　マッサージビジネスを始める　166
　マーケティング　168-171
　　計画　168-169
　　サービス／商品の提供　170-171
　　スケジュール　170
　　提供するサービス／商品　170
　　投資費用と収入に対する財政計画　171
　　屋号を選ぶ　166-167
微生物　39
病原体　39
　肝炎ウィルス　41
　結核　41
　大腸菌　41
ピンチグリップ揉ねつ法　59,62図
ヒーリングタッチ　4
フィードバック　191-192
フォーム　192-193
ふくらはぎの筋肉のストレッチ　139,141図
布団の技術　139-144
　椅子からの移動　141-144
普遍的(標準的)予防策　41囲み記事
ブラシストローク　65-66,66図
　背もたれのまっすぐな椅子での　162図
　ベッドの患者に適合した治療　153図
プレゼン技術　172-173
プレゼンテーション　173
　最後に　173
　座位マッサージについて　173
　はじめに　173
プロ意識　186-188
　施術者と患者の関係のバランス　187-188
　態度と行動　187-188
　治療中の会話　187
　プロらしくない行動　188
　プロとしての身なり　188
　ボディーワーク・マッサージ専門業連合　185
　マッサージ用チェアの調整　38
閉所恐怖症の患者　193-194
秉風　111
ベッドへの適用技術　150-156
　圧迫　151図,155図
　円形摩擦法　154図
　カッピング(叩打法)　155図
　揉ねつ法　152図
　ブラシストローク　153図
　治療プロトコル　151-156, 151図-155図
方形回内筋　214
ボディーワーク・マッサージ専門業連合
　イメージ／宣伝文句　185
　患者との関係性　185
　倫理規定　185囲み記事
ポラリティー　4

ま
摩擦　3,60-62,63図
　円形摩擦　60-61,63図,83,90図
　肩の疾患の治療　109図
　車いすの患者への　147図, 149図
　深部摩擦　60-61,63図,83,90図
　背中の中部および腰の治療　114図
　背もたれのまっすぐな椅子の技術　160図
　左側の肩甲骨　83,90図

ベッドに寝た患者に適合した治療　154図
マッサージのギフト券　176-177
マーケティング　168-171
　計画　168-170
　効果の評価システム　170
　サービス／商品の提供　170-171
　推定コスト　169-170
　スケジュール　170,171
　ターゲット市場への到達方法　169
　提供するサービス／商品　170-171
　投資費用と収入に対する財政計画　171
名刺　176
申し込み用紙　177-179
　キャンセル待ち患者　178
　計画／組織化　46
　時間枠　178
　複数の施術者　177-178
問診票　175,173図,174図

や
屋号を決める　166-167
癒着性関節包炎　103-104
　原因　103
　症状　103
　施術上で考慮すべき事項　103-104
　治療　103
　定義　103
指の背を使った圧迫法（コンプレッション）
　57-59, 60図
弓の構えはランジポジションを参照。
腰背部のツボ　115,115図

環跳　115
後渓　115
天柱　115
腰背部の領域　212-213
　広背筋　212
　脊柱起立筋群　212
　大臀筋　105図,212
　中臀筋　105図,212-213
　腰方形筋　83図, 104図, 212

ら
ランジポジション（射手の構え、弓の構え）
　53-55
　圧迫する　53,54図
　背の高い／背の低い施術者　53,54図
菱形筋　212
倫理
　新たな患者とのコミュニケーション　191-193
　　治療後の聞き取り　192
　　フィードバック　191-192
　　フィードバックフォーム　192-193
　倫理規定　184
　　アメリカマッサージセラピー協会
　　　185囲み記事
　　治療的マッサージ・ボディーワーク国家認定
　　　機関　186囲み記事
　　ボディーワーク・マッサージ専門業連合
　　　185囲み記事
　境界　188-191
　　社内の人間関係　189-191
　　上司／同僚との関係　190

　　上司についての愚痴　191
　　時計を見てきっちりとした時間帯を要求する
　　　190-191
　効果的なコミュニケーション　184,186
　　重要性　184-186
　施術の準備　193
　　身体の準備　193
　　心の準備　193
　特殊なニーズの患者　193-194
　　体が大きな患者　194
　　呼吸器系に問題のある患者　193-194
　　閉所恐怖症の患者　193-194
　プロとしての自己提示　186-188
　　施術者と患者の関係のバランス
　　　187-188
　　態度と行動　187-188
　　治療中の会話　187
　　プロらしくない行動　188
　プロとしての身なり　188
倫理規定　184
　アメリカマッサージセラピー協会
　　185囲み記事
　治療的マッサージ・ボディーワーク国家認定
　　機関　186囲み記事
　ボディーワーク・マッサージ専門業連合
　　185囲み記事
レイキ　4
ロス・マチアス博士　9

わ
腕尺関節　78,80図

著者について

パトリシア・M・ホランド
(Patricia M. Holland, MC, LMT)

　米国アリゾナ州トゥーソンの高名なヒーリング技術デザート研究所（トゥーソンの現コルティバ協会）より「1000時間のマッサージ療法認定」（1993年）および「100時間のタイ式マッサージ認定」（2004年）を受けるボディーワーカー。カウンセリングのMCとスピーチコミュニケーションの理学士号を取得。ヒーリング技術デザート研究所にて13年にわたる「オンサイトチェアマッサージ」の講師経験を含め、1993年から教育に携わる。現在は、トゥーソンのコルティバ協会で学生部長として務めるかたわら、「マッサージの基礎」および「クリニック概論」の教壇に立ち、座位マッサージを教えている。また、学校の「地域社会への貢献奉仕活動プログラム」をコーディネートし、学生による座位マッサージ提供のスーパーバイザーの役割も担っている。トゥーソンに私設のマッサージ療法診所「マインドフルタッチ治療的マッサージ（Mindful Touch Therapeutic Massage）」のオーナーでもある。

サンドラ・K・アンダーソン
(Sandra K. Anderson, BA, LMT, ABT, NCTMB)

　ボディーワーカー兼ボディーワークの教育者。ニューヨーク州イサカのイサカ・カレッジで生物学の学士号を修得後、複数の職業体験を経てマッサージ療法の技術を確立させる。その後アリゾナ州トゥーソンに移住、トゥーソンのヒーリング技術デザート研究所（現コルティバ協会）を卒業する。在学中、マッサージ療法（1991年）、指圧（1999年）、タイ式マッサージ（2002年）の認定を取得。この間個人的に施術をしながら12年間にわたり、主に解剖学、生理学、キネシオロジー、病理学、指圧技術の基礎分野の学生指導を行い、マッサージと指圧の学生クリニックの監督を務めた。5年間、解剖生理学の学科長を務め、カリキュラムと教育トレーニング課程を開発。また、治療的マッサージ・ボディーワーク国家認定機関の試験委員会の委員長を5年間務める。著書に『The Practice of Shiatsu』（エルゼビア）、共著に『Natural Spa』（ピアソン・プレンティス・ホール）がある。また、夫のデビドとともにトゥーソンにボディーワーク治療センター「トゥーソンタッチセラピー治療センター＆エデュケーションセンター（Tucson Touch Therapies Treatment Center and Education Center）」を開業。患者の治療に加えて、教育ワークショップを独自に開発して指揮している。

校閲者

ジョン・クーム（John Combe, LMT, NCTMB）
クーム健康センター　療法士兼教師
（オレゴン州ザダルズ）

マット・B. イソランピ
(Matt B. Isolampi, CNMT, LMT, MMT)
Westside Tech、オレンジ郡公立学校
マッサージ療法インストラクター
（フロリダ州ウィンターガーデン）

ミカエラ・ジョンソン
(Michaela Johnson, BA, LMT)
マッサージ・指圧・頭蓋仙骨（クラニオセイクラル）療法
　施術士
（アリゾナ州トゥーソン）

スコット・G. レイバーン
(Scott G. Rayburn, CMT, LMT)
セントラル・ステートマッサージアカデミー
D.B.A.ウォーターロックマッサージ療法
マッサージ療法インストラクター
（オクラホマ州オクラホマシティ）

レスリー・ローゼンタール
(Leslie Rosenthal, NCTMB, BSW, MPH)
マッサージ・ワークスオーナー
（カリフォルニア州ロングビーチ）

ジョー・スメルサー（Joe Smelser, BA, LMP）
コルティバ協会講師—シアトル
（ワシントン州シアトル）

著者：
パトリシア・M・ホランド (Patricia M. Holland)
サンドラ・K・アンダーソン (Sandra K. Anderson)

監修者：
森岡 望 (もりおか のぞむ)
日本リメディアルセラピー協会代表。リメディアルセラピスト、体育学修士。1995年順天堂大学大学院（スポーツ医学専攻）を修了。2002年メルボルン・カレッジ・オブ・ナチュラルメディシン卒業。リメディアルセラピスト、フィットネスセラピスト資格取得。順天堂大学体操競技部トレーナ。監修書に『ディープティシュー・マッサージ療法』『トリガーポイントと筋肉連鎖』（いずれもガイアブックス）がある。

翻訳者：
小坂 由香 (こさか ゆか)
京都大学理学部生物科学専攻。京都大学大学博士（理学）。訳書に『足の疾患と症例65』『テーピングテクニック』『推拿療法』（いずれもガイアブックス）がある。

Chair Massage
座位マッサージ
肩。首。頭。腰

発　　行	2014年10月1日
発　行　者	平野 陽三
発　行　所	株式会社 ガイアブックス
	〒169-0074 東京都新宿区北新宿 3-14-8
	TEL.03(3366)1411　FAX.03(3366)3503
	http://www.gaiajapan.co.jp

Copyright GAIABOOKS INC. JAPAN2014
ISBN978-4-88282-923-2 C0047

落丁本・乱丁本はお取り替えいたします。
本書を許可なく複製することは、かたくお断わりします。
Printed in China